இயற்கை உணவின் அதிசயம் ஆரோக்கிய வாழ்வின் ரகசியம்

(இயற்கை வாழ்வியல் மருத்துவ ஆய்வு நூல்)

ஆசிரியர்

பேராசிரியர், டாக்டர் மூ.ஆ.அப்பன் N.D.

(இவர் இயற்கை உணவுச் சித்தர். சிவசைலம் நல்வாழ்வு ஆசிரம நிறுவனர்
தேங்காய் பழ சுவாமிகளின் பிரதம சீடர் மற்றும் இளவல் ஆவார்)

செல் : 9380873645, 9944042986

உடற் பயிற்சி ஆசிரியர்

திருமதி. Dr. K. ஜோதிதயானந்தன் M.Sc., (Yoga) M.P.E., M.Phil., Ph.D.,
Associate Professor, Y.M.C.A. College of Physical Education,
Nandanam, Chennai, Tamil Nadu. email : jothidaya@gmail.com

கௌரவ ஆலோசகர்

அ.மெய்யப்பன், B.E., M.B.A., Dip. in Yoga
தவமிகு பிட்சு சுவமிகள் யோகா மற்றும் இயற்கை ஆய்வு மையம்

பதிப்பாசிரியர்

பாபா வள்ளுவன், இயற்கை ஆர்வலர்

புத்தகம் வெளியிடுவோர் மற்றும் விற்பனையாளர்

ISO 9001:2008 தரச்சான்றிதழ் பெற்ற நிறுவனம்

சென்னை

பாப்புலர் பப்ளிகேஷன்ஸ்

No. : 10/3, எத்திராஜ் தெரு, சூளைமேடு, சென்னை - 600 094.
Cell : 9787555182, 9566063452
www.popularpublications.com email : popularpublications23@gmail.com

நூல்விவரம்

நூலின் பெயர்	: இயற்கை உணவின் அதிசயம் ஆரோக்கிய வாழ்வின் ரகசியம்
பொருள்	: இயற்கை வாழ்வியல்
ஆசிரியர்	: மூ. ஆ. அப்பன்
முதல் பதிப்பு	: மார்ச், 2011
இரண்டாம் பதிப்பு	: ஆகஸ்ட் 2012
திருத்திய மூன்றாம் பதிப்பு	: ஜூலை 2013
திருத்திய நான்காம் பதிப்பு	: ஜனவரி 2014
திருத்திய ஐந்தாம் பதிப்பு	: நவம்பர் 2014
மொழி	: தமிழ்
பதிப்புரிமை	: பாப்புலர் பப்ளிகேஷன்ஸ்
நூல் அளவு	: டெம்மி 1X8
தாள்	: 16 கி.கி.
எழுத்தளவு	: 11.5
பக்கங்கள்	: 288
பதிப்பு விலை	: ~~230~~
சலுகை விலை	: ரூ. 176/- மட்டும்

ISBN 978-81-928725-0-6

கனிகளை உண்போம்;

பிணிகளை வெல்வோம்!

அன்பளிப்பு

அன்புடையீர் வணக்கம்.

நான் உங்களுக்கு அன்பளிப்பு அளித்துள்ள இந்நூல் உங்கள் நல்வாழ்விற்கு வழிகாட்டப் போகிறது என்பது உறுதி. இந்நூலை இயன்ற பொழுதெல்லாம் திரும்பத் திரும்பப் படியுங்கள், படித்துச் சிந்தியுங்கள். வாழ்வதும் வருந்துவதும் உணவாலே என நினைவில் கொள்ளுங்கள் இந்நூலில் கூறியவாறு உங்களது உணவு முறையை மாற்றியமைத்துக்கொள்ளுங்கள், இயன்றவரை சமைத்த உணவுகளை நீக்கி இயற்கை உணவுகளை உண்ணப் பழகுங்கள். சமைத்த உணவுகளைத் தவிர்க்க முடியாவிட்டால் அவற்றைச் சீர்திருத்திய உணவாக மாற்றுங்கள். செயற்கை வாழ்வினை முடிந்த அளவிற்கு இயற்கை வாழ்வாக்குங்கள். இது உங்களால் முடியும்.

உங்களது சந்ததியினரையும் இயற்கை உணவு - இயற்கை வாழ்வு வாழத் தூண்டுங்கள். உங்களது உறவினர்கள், நண்பர்கள், மற்றும் அண்டை அயலாருக்கும் இந்நூலைப்பற்றிக் கூறி, இந் நூலினைப் பெற்று, இந்நூலில் கூறியவாறு வாழப் பழகிக்கொள்ளத் தூண்டுங்கள்.

இந்நூல் மூலம் உங்களையும், உங்கள் சந்ததியினரையும் மானிட உலகையும் ஆரோக்கியமுடையவர்களாக்க முயலுங்கள், நோய் என்ற சொல்லை மறக்க முயலுங்கள்.

உங்களை இவ்வுலகு போற்றும்! வாழ்த்தும்!

நமது உடலும் மனமும் இயற்கையாகத் தன்னைத் தானே குணப் படுத்திக் கொள்ள முடியும். அந்தக் கலையைத்தான் இந்நூல் மூலம் உங்களுக்கு விளக்கி உள்ளார் இந்நூல் ஆசிரியர்.

நன்றி, தங்களன்புள்ள

இடம்:..............................

நாள்: ....

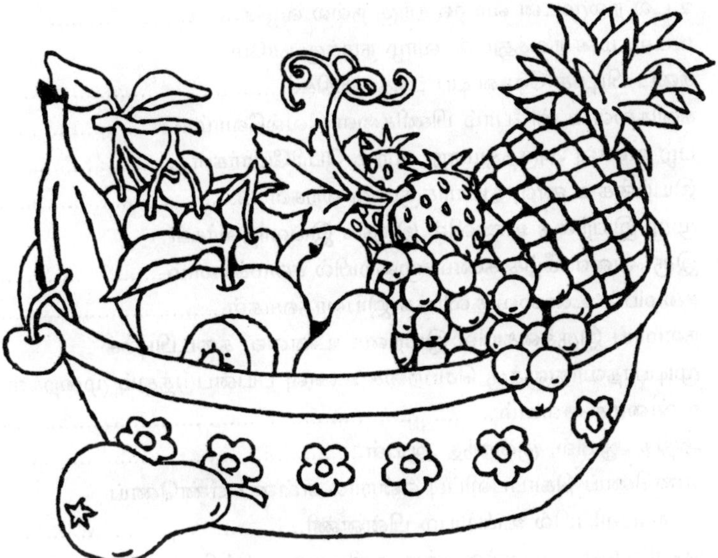

பொருளடக்கம்

பதிப்புரை

ஆரோக்கியத்தின் திறவுகோல் இந்நூல்

விளம்பரத்துக்காகவோ அல்லது வியாபார நோக்கத்துடனோ உருவாக்கப் படவில்லை, ஆரோக்கிய விழிப்புணர்ச்சிக்காக வடிவமைக்கப்பட்டது. ஆசிரியரின் ஐம்பத்தி ஐந்து வருட அனுபவச் சி தறலின் வெளிப்பாடு தான் இப்போது உங்களது கையில் உள்ள அரிய பொக்கிஷம்.

வாழ்க்கைப் பயணம் என்பது இறைவனின் பரிசு மழை. அது நெடுந்தூரம் பயணிக்க ஆரோக்கியம் அவசியம்.

நாம் உண்ணும் உணவிலுள்ள ருசியை மட்டுமே நமது நாக்கு உணர்கிறது. அது ஆரோக்கியத்துக்கு உகந்ததா இல்லையா என்பதை நம்முடைய மூளையே பகுத்துணர முடியும்.

நமது ஆசிரியரின் உடன்பிறந்த அண்ணன் திரு.மூ.இராமகிருஷ்ணய்யா அவர்கள் கூடவே இருந்து சிவசைலம் ஆசிரம வளர்ச்சியில் பங்கு பெற்றவர் இந்நூல் ஆசிரியர் திரு.மூ.ஆ.அப்பன் ஐயா அவர்கள். தாம் பெற்ற அனுப வத்தை இந்நூல் மூலமாக உங்களோடு பகிர்ந்து கொள்கிறார்.

நிறைகளை உங்கள் நண்பர்கள், உறவினர்களிடம் பரிந்துரைத்து தன்வந்திரி பகவான் அருள் பெற்று நோயில்லாத ஆரோக்கியமான சமுதாயம் உருவாக வழி செய்யுங்கள்.

தகுந்த மருத்துவ ஆலோசனைக்குப் பிறகு இந்த நூலில் குறிப்பிட்டுள்ள வற்றைப் பின்பற்ற வேண்டுகிறோம்.

இப்புத்தகம் மூலம் உங்கள் வாழ்க்கை மலரட்டும், மகிழ்வோடு.

பதிப்பாசிரியர்
பாபா வள்ளுவன்
இயற்கை ஆர்வலர்

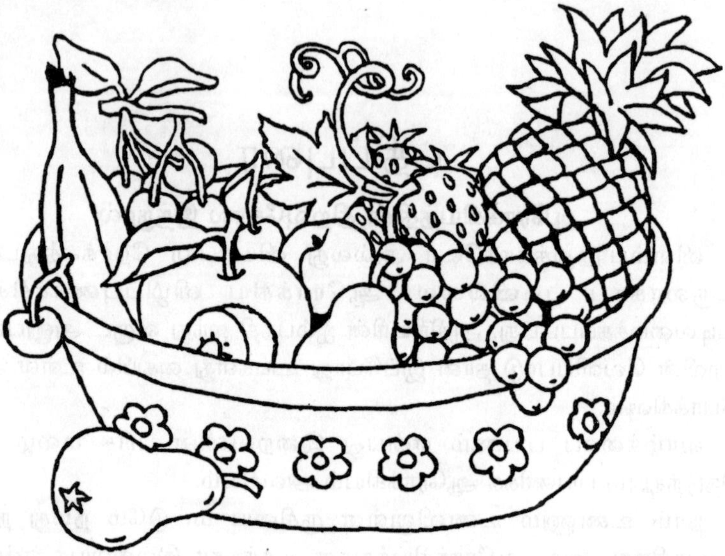

முன்னுரை

பரிணாம வளர்ச்சியில் மேம்பட்ட உயிரினமான மனிதன் மட்டும் உடல், உள நலத்தில் மிகவும் கீழான நிலையில் உள்ளான்; ஆனால், பரிணாம வளர்ச்சியில் கீழான உயிரினங்களான ஊர்வன, பறப்பன, நடப்பன ஆகிய உயிரினங்கள் உடல் நலத்தில் மேலான நிலையில் உள்ளன. காரணம், அவையெல்லாம் தக்க உணவு (சமைக்காத - இயற்கை உணவு) உண்கின்றன; தக்க உழைப்பு உழைக்கின்றன; தக்க சூழலில் வாழ்கின்றன. ஆனால், மனிதனோ தக்க உணவு உண்பதில்லை; தக்க உழைப்பு உழைப்பதில்லை; தக்க சூழலில் வாழ்வதில்லை. இதன் காரணமாக மனித உடலில் எத்தனை உறுப்புகள் உள்ளனவோ, அத்தனை உறுப்புகளிலும் நோய்கள் பெருகி வருகின்றன; இருப்பினும், நோயின்றி வாழ முடியாது மனிதன் மட்டும் மடிகின்றான்.

ஆனால், மனிதனைத் தவிர, இதர உயிரினங்களுக்கு (ஊர்வன, பறப்பன, நடப்பன) கண், காது, பல், மூளை, இதய, நுரையீரல், நோய், குடல், முதுகெலும்பு மற்றும் நரை முடி, வழுக்கை, நீரிழிவு, இரத்த அழுத்தம், வாதம்,

எய்ட்ஸ், தொழுநோய், வெண்புள்ளி, யானைக்கால், புற்றுநோய், குழந்தைப் பேறின்மை போன்ற எந்த நோயும் ஏற்படுவதில்லை.

எனவே மனிதனும், தனக்கு ஏற்படும் அனைத்து உடல், உள நோய் களிலிருந்து மீளவும், நோய் வராமல் காத்துக்கொள்ளவும், மனித குலம் மேம்பாடு அடையவும் சிறந்த வழி - எளிய வழி - சிக்கனமான வழி - இயற்கை வாழ்வியலை கடைபிடித்தால் பூரண குணம் கிட்டும் ஒப்பற்ற வழியான தக்க உணவு உண்ணுதல், உழைப்பு உழைத்தல், சரியான சூழலை ஏற்படுத்துதல் ஆகிய, 'இயற்கை வாழ்வு'க்கு மாறுவதன் மூலம் மனிதன் எவ்வித உடல், உள நோயின்றி வாழ்வதுடன், பரிணாம வளர்ச்சியின் அடுத்த நிலையான, 'மனிதனும் தெய்வமாகலாம்' எனும் இறை நிலைக்கு, மரணமிலாப் பெருவாழ்வு நிலைக்குச் செல்ல இயலும்.

ஆகவே, இந்நூலினைப் படிக்கும் அருமைச் சகோதர! சகோதரிகளே! இனியாவது, உங்களுக்கு எத்தகைய நோயிருப்பினும், எத்தனை நோய் களிருப்பினும், ஏற்றமிகு உணவாகிய நெருப்பில் சமைக்காத - சூரிய ஒளியில் சமைத்த தேங்காய், கொட்டைப் பருப்புகள், அனைத்துப் பழவகைகள், பச்சையாக உண்ணக் கூடிய காய்கறிகள், முளை வந்த தானியங்கள், அவல் ஆகிய இயற்கை உணவுகளை இயன்ற பொழுதெல்லாம் உண்ண முயலுங்கள் (இயலாத பொழுது சிறிது சமைத்த உணவும் உண்ணலாம்) கடுமையான நோயுள்ளவர்கள், நோய் நீங்கும் வரை, முழு இயற்கை உணவில் வாழ்வது உயர்வு. நடுத்தர நோயுள்ளவர்கள், காலையும் மாலையும் இயற்கை உணவிலும் மதியம் மட்டும் சமையல் உணவிலும் வாழலாம்; சாதாரண நோயுள்ளவர்கள் இரவு மட்டும் இயற்கை உணவும், காலையும், மதியமும் சீர்திருத்திய சமையல் உணவு உண்பதன் மூலம், நலம் பெற்று நீண்ட ஆயுளோடு வாழ்பவர்கள் எண்ணிக்கை பெருகி வருகிறது என்பது பல ஆண்டுகளாக நான் கண்டுவரும் அனுபவ உண்மையாகும். தக்க உடலுழைப்பு என்பது, நாமே நேரடியாக உடலுழைப்பில் ஈடுபடுவதாகும். இந்த வாய்ப்பில்லாதவர்கள் யோகாச னம், சூரிய நமஸ்காரம், அல்லது எளிய உடற்பயிற்சி, மூச்சுப் பயிற்சி செய்யலாம். இயற்கைச் சூழ்நிலைகளின் நடுவே வாழ்வது சிறப்பு ஆகும். தாவரங்களில்லையேல், உயிரினங்களில்லை.

முடிவாக, தக்க உணவு, உழைப்பு, சூழல் அடங்கிய, இயற்கை வாழ்வியலில் மனிதர்கள் நோயற்று வாழ எல்லாம் வல்ல இறைவனை வணங்கிப் பிரார்த்திக்கிறேன்.

இயற்கை உணவு முறையைக் கடைப்பிடிக்க, காலை எழுந்து வயிறு நிறையத் தண்ணீர் குடித்து, காலை மாலை இருவேளையும் எனிமா எடுத்து வயிற்றைப் பூரணமாக சுத்தம் செய்து, இரு நேரமும் குளிர்ந்த தண்ணீரில் குளித்து, நோய்க்கு ஏற்றவாறு மூச்சுப்பயிற்சி, ஆசனம், தியானம் செய்ய வேண்டுமென்பது பொதுவான விதிமுறை என்பதை வாசகர்கள் நினைவில் கொள்ள வேண்டும்.

எனது 55 வருட அனுபவத்தின் வெளிப்பாடே இந்நூல். உங்களையும் உங்கள் சந்ததியினரையும் ஆரோக்கிய வாழ்வுக்கு அழைத்துச் செல்லும் அரிய பொக்கிஷம் என்பதை மறந்துவிடாதீர்கள்.

மானிடருக்கு பேருதவியாக இருக்கும் இச்சிறப்பு நூலினை, சீரிய முறையில் அச்சிட்டு வெளியிட்ட, **'பாப்புலர் பப்ளிகேஷன்ஸ்'** நிறுவனத்துக்கு நன்றியைத் தெரிவித்துக் கொள்கிறேன்.

'உணவே மருந்து!'
'மருந்தே உணவு!!'
மாறுபாடில்லாத வுண்டி மறுத் துண்ணின்
ஊறு பாடில்லை யுயிர்க்கு.

- மூ.ஆ. அப்பன்
ஆசிரியர்

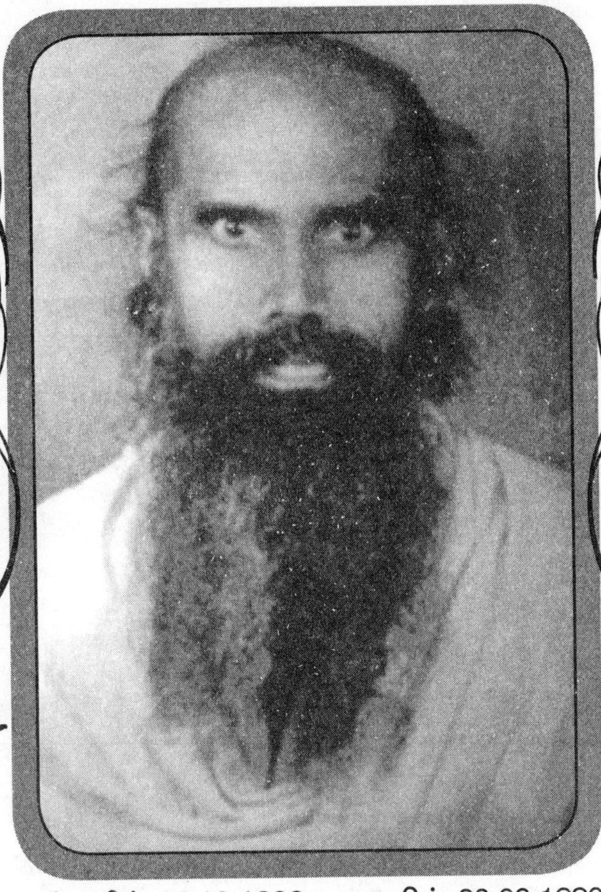

மண்ணில் 14.10.1932 - மனதில் 26.03.1990

சமர்ப்பணம்

நெல்லை மாவட்டம், அம்பாசமுத்திரம் வட்டம், சிவ சைலம் இயற்கை வாழ்வு நிலைய நல்வாழ்வு ஆசிரம நிறுவனர் இயற்கை உணவுச் சித்தர் உலகம் உய்ய உருவெடுத்த மாமனிதர் புலவர். தவத்திரு. மூ.இராம கிருஷ்ணன் அவர்களின் திருமலரடிக்கு சமர்ப்பணம்.

அன்னாரது குருநாதர் சென்னை, திருவொற்றியூர் தியாகி தவத்திரு ம.கி.பாண்டுரங்கனார் அவர்களின் திருமலரடிக்கும் சமர்ப்பணம்.

**திருத்திய பதிப்பிற்கு
பலவிதமான தகவல்களும் ஆலோசனைகளும்
கொடுத்து உதவிய அறிஞர் பெருமக்களுக்கு
நன்றி!**

திரு. அ. மெய்யப்பன் பி.இ., எம்.பி.ஏ., டிப். இன் யோகா
திருமதி. டாக்டர். ஜோதிதயானந்தன்
M.Sc., M.P.E., M.Phil., P.hd.,
திரு.இராமலிங்கம் எம்.ஏ.பி.எட்.
ஆடுதுறை இயற்கை மருத்துவ சங்கச் செயலர்
திரு. மா. தசரதன் எம்.எஸ்.சி. யோகா
திரு. ஆர். பிச்சை முதலியார் பி.ஏ., பி.எல்.,
திரு. சுவாமி ஸஹஜானந்தா அவர்கள்
திரு. ஆர்.கே. சங்கர் எம்.எஸ்.சி.,
(Food Safety Consultant) Nestle Staff
திரு. தெ. சொக்கலிங்கம், பி.எஸ்.சி., ஐ.சி.ஐ.சி.ஐ. வங்கி
மழைநீர் பொறியாளர் திரு. கி. வரதராஜன் J.E. PWD
திரு ஹரிஹரன் M.Sc., Yoga
பேராசிரியர் திரு. N. இன்பமணி M.Sc., Ph.D.,
திரு. சே.வி. சுப்பிரமணியன், Indian Air Force
எனர்ஜி ஹோம், புதுச்சேரி

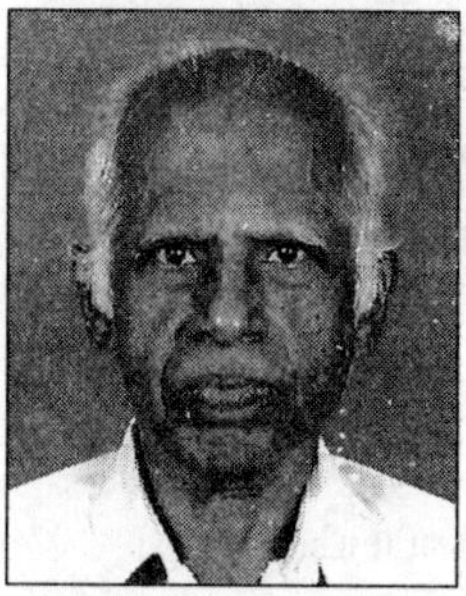

தவமிகு பிட்சு சுவாமிகள் யோகா மற்றும்
இயற்கை மருத்துவ ஆய்வு மையம்
அ.மெய்யப்பன், பி.இ.எம்.பி.ஏ.,டிப்.இன்.யோகா
எண் : 15, மேல்தளம், திரு.வி.க. 3ஆம் தெரு,
மயிலாப்பூர், சென்னை - 600 004.
கைபேசி : 94443 23730
e-mail id : bhikshuadippodi@gmail.com

மதிப்புரை

பெருமதிப்பிற்குரிய வழக்கறிஞர் தாண்டவராயன் ஐயா அவர்களும் சுந்தரமூர்த்தி அய்யா அவர்களும் ஏற்பாடு செய்து 1991 இல் மே மாதத்தில் திருவண்ணாமலையில் நடத்திய இயற்கை நல்வாழ்வுப்பயிற்சி முகாமில் இயற்கை உணவு நிபுணர் மூ.ஆ.அப்பன் ஐயா அவர்களைச் சந்தித்தேன். பயிற்சியாளனாக இருந்த எனக்குப் பயிற்சி யின் போது திடீரெனத் தசை களில் இழுப்பு (Cramp) ஏற்பட்டது.

முகாம் ஆசிரியராக இருந்த மூ.ஆ.அப்பன் ஐயா, சமையல் உணவை விட்டு இயற்கை உணவுக்கு மாறும்போது ஏற்படும் அசௌகரியம் இது. நாளானால் சரியாகி விடும் என்று தைரியம் கொடுத்தார்கள். அந்த முகாமில் கலந்துகொள்ளும் முன் எனது எடை 73 கிலோ. முகாமில் கலந்துகொண்ட பின் எனது எடை 60 கிலோ.

நான் மூன்று மாதங்கள் இயற்கை உணவு உண்டபிறகு எனது இரத்தம் சுத்த மாகி நல்ல இரத்தச்சுழற்சி ஏற்பட்டு நோய் நீங்கி உடலிலுள்ள அனைத்து உறுப்புகளும் செம்மையாக இயங்கத் தொடங்கின தவமிகு பிட்சு சுவாமிகள் அவர்கள் வந்த நோய்கள் நீங்கவும் நோய்கள் வராது காக்கவும் ஆகார நியமம் ஆசனம் பிராணாயாமம் இவைகளே முக்கிய வழிமுறைகளாகும் என்று அவரது நூல்களில் குறிப்பிட்டுள்ளார்கள்.

ஆந்திராவில் உள்ள ராஜமுந்திரியைச் சேர்ந்த பி.எஸ். கோபாலராவ் அவர்கள் 1939 இல் எழுதியுள்ள அவரது **"Uncooked Food"** நூலில் இயற்கை உணவு சமைக்காத உணவுதான் நோய்களை நீக்க வல்லது, ஆரோக்கியம் தரவல்லது என்று குறிப்பிட்டுள்ளார்கள்.

லண்டனில் எண்பது ஆண்டுகளாகச் செயல்பட்டுவரும் "International Naturecure Society" மருந்தில்லா மருத்துவத்தைப் பரப்பி வருகிறது. அதைச் சேர்ந்த டாக்டர் சித்வா அவர்கள் மக்களுக்கு மருந்தைக் கொடுக்காமல் மருத்துவ அறிவைக் கொடுங்கள் என்று கூறிவருகிறார்.

இயற்கை உணவு ஆரோக்கியத்தை மேம்படுத்த உதவும். பெற்ற ஆரோக்கியத்தைத் தக்கவைத்துக்கொள்வதற்கு யோகா உதவும்.

மூ.ஆ.அப்பன் ஐயா அவர்கள் எங்கள் மயிலை வீட்டில் தங்கியிருந்த போது அதிகாலையில் குளித்த பின்பு கடினமான ஆசனங்களான மயூராசனம், சர்வாங்காசனம் ஹலாசனம், மச்சாசனம், சிரசாசனம் முதலிய ஆசனங்களை நாள்தோறும் எளிதாக செய்து வந்தார்கள்.

யோகாசனங்களை முறையாகப் பயின்ற பின் இந்த நூலில் விளக்கியுள்ள மற்ற ஆசனங்களைச் செய்து பாருங்கள். உடலும் மனமும் தூய்மை பெறும்.

1. இயற்கை உணவுத்தயாரிப்பு முறை அழகாக விளக்கப்பட்டுள்ளது.

2. காய்கள், மூலிகைகளின் மருத்துவ குணங்களை விளக்கி எழுதியுள் ளார்கள். சொறிசிரங்கு மற்றும் தோல் நோய்கள் நீங்கவும் விஷக்கடி நீங்கவும் குப்பைமேனி இலைகள் ஐந்தை உண்க என்ற குறிப்பு போல பல குறிப்புகள் அடங்கியுள்ளன.

3. காய்ச்சல், தலைவலி, மூலம் மற்றும் வயிற்று உபாதைகளிலிருந்து நிவாரணம் பெற எனிமா எடுத்துக்கொள்ளலாம் என்று குறிப்பிட்டுள்ளார்கள். அதோடு இயற்கை உணவு உண்ணத் தொடங்குமுன் எனிமா எடுத்துப் பெருங் குடல் மலக்குடல்களைக் கழுவி உடலைத் தூய்மைப் படுத்திக்கொள்க என்று குறிப்பிட்டுள்ளார்கள்.

4. தோல்நோய் நீங்க மண்குளியல் உதவும் என்று குறிப்பிட்டு மண்குளியல் பற்றி விளக்கியுள்ளார்கள்.

5. மாதவிடாய் சமயம் ஏற்படும் வலிகள் நீங்க இடுப்புக்குளியல் உதவும் என்று குறிப்பிட்டுள்ளார்கள்.

6. வாழையிலைக்குளியல் உடலில் உள்ள நஞ்சுகளை அகற்ற உதவும் என்று குறிப்பிட்டுள்ளார்கள்.

வாழ்க்கைச் செலவு கூடிவரும் இந்தக் காலத்தில் நூறு நோய்களுக்குச் சிகிச்சை முறைகள் கூறியுள்ளது பாராட்டுக்குரியதாகும்.

மருந்தென வேண்டாவாம் யாக்கைக்கு அருந்தியது

அற்றது போற்றியுணின்'' என்று வள்ளுவப்பேராசான் கூறியுள்ளதை நூலில் எடுத்துக்காட்டியுள்ளார்கள்.

எனது அன்பிற்குரிய வாசகரே!

உங்களுக்கு நல்லநேரம் தொடங்கியுள்ளதால் இந்த நூலை வாங்கியுள் ளீர்கள். இந்த நூலைப் படியுங்கள்.

இந்த நூலில் கூறியுள்ள சிகிச்சை முறைகளை ஒரு மாதம் நம்பிக்கையோடு பின்பற்றிப் பாருங்கள்.

சந்தேகங்களை நூலாசிரியருடனோ என்னுடனோ தொடர்பு கொண்டு நீக்கிக்கொள்ளுங்கள்.

இந்த நூலுக்கு 'மதிப்புரை' அளிப்பதைப் பெரும் பேறாகக் கருதுகிறேன்.

இந்த நூலைத் தமிழ்கூறும் நல்லுலகத்திற்குப் படைத்தளித்துள்ள இயற்கை உணவு நிபுணர் உயர்திரு மூ.ஆ.அப்பன் ஐயா அவர்கள் பல்லாண்டு பல்லாண்டு எல்லா நலன்களும் பெற்று மேலும் மேலும் தமிழ் மக்களுக்குச் செலவில்லாத இயற்கை மருத்துவத்தொண்டைத் தொடர்ந்து ஆற்றி வர எல்லாம் வல்ல இயற்கை அன்னை அருள்புரிய வேண்டுமென்று இயற்கை அன்னையை இறைஞ்சுகிறேன்.

சென்னை
12.10.2012

அன்புடன்
அ.மெய்யப்பன்

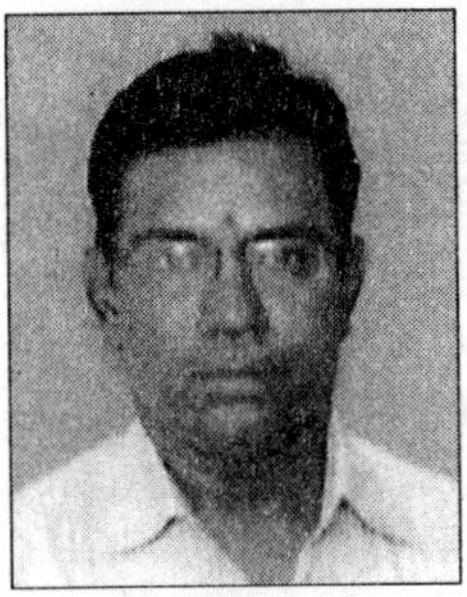

மதிப்புரை

இயற்கை உணவுக்கு மாறுவதால் உங்களுக்கு ஏற்படும் நன்மைகள்

அ) இயற்கை உணவில் நீர்ச்சத்து அதிகமாக இருக்கும். இதனால் இது உள்ளுறுப்புகளை தூய்மைப் படுத்த வல்லது.

2) உள்ளார்ந்த தூய்மை வருவதால் உடலில் உள்ள கழிவுப்பொருட்கள் மற்றும் அதனால் உண்டாகும் ''நச்சுத்தன்மை'' (Toxins) வெளியேறுகிறது.

3) இயற்கை உணவில் ''உயிர்ச்சத்து'' அல்லது ''உயிர் ஆற்றல்' அதிகமாக இருக்கும். வேகவைக்கும் பொழுது அது கணிசமாக குறைவுபடுகிறது. ''உயிர்ச் சத்து'' நமக்கு உற்சாகத்தை அதாவது உயிர்ப்புத்தன்மையை தருகிறது.

4) நாம் மாவுச்சத்தை (அரிசி) அதிகம் பழகிவிட்டதால், இயற்கை உணவை படிப்படியாக செயல் முறையில் கொண்டுவருதல் நலம். ''ஒரு நாளைக்கு ஒரு வேளை இயற்கை உணவு'' என்று தொடங்கலாம்.

5) இயற்கை உணவால் உற்சாகம், முகப்பொலிவு மற்றும் சிதைந்த உடல் செல்கள் புதுப்பிக்கபடுதல் ஆகியவை சிறப்பாக இருக்கும்.

6) தேவையற்ற உடல் கொழுப்பு குறைய வாய்ப்புகள் அதிகம் உள்ளது

7) ஜீரணமாவதற்கு சக்தி அதிகம் செலவாகாது. அதனால் அன்றாட செயல் திறன் அதிகரிக்கும்.

சென்னை
12.10.2012

R.K.Shankar, M.Sc. (Chemistr
Food - Safety Consultant, Nestle Sta

அனுபவ அறிக்கை

அறிமுகம்:

எனது பெயர் மழைநீர் கி.வரதராஜன். திருவாரூரில் குரு தெட்சணா மூர்த்தி நகரில் வசிக்கிறேன். நான் தமிழக அரசு பொதுப்பணித்துறையில் பொறியாளராக 36 ஆண்டுகள் பணிபுரிந்து, விருப்ப ஓய்வில் பணியைத் துறந்தவன். எனக்கு மனைவியும் ஒரு மகள், ஒரு மகனும் உள்ளனர். இருவருக்கும் திருமணம் ஆகிவிட்டது.

முன்னுரை:

எனது தந்தைக்கு சர்க்கரை நோய் இருந்தது. 52ம் வயதில் தான் எனக்கும் சர்க்கரை நோய், பரம்பரை அடிப்படையில் வந்துள்ளது கண்டறியப்பட்டது. எனக்கு விபரம் தெரிந்ததிலிருந்து எந்தவொரு மாத்திரை மருந்தும் சாப்பிட வேண்டிய தேவை ஏற்படவில்லை. அதையே தொடர்ந்து கடைப்பிடிக்க எண்ணினேன்.

அனுபவம்:

எனக்கு யோகப்பயிற்சி கற்றுக்கொடுத்த குரு சில ஆசனங்களைக் கற்றுக் கொடுத்து அதன் மூலம் சர்க்கரை குறையும் எனக் கூறினார். இதற்கிடையில் சென்னை சென்றபோது சோதனை செய்து பார்க்கும் ஆர்வத்தில் சர்க்கரை நோய் ஆராய்ச்சி மையம் மற்றும் அண்ணாநகர் சுந்தரம் மருத்துவமனையிலும் காலை முதல் இரவு வரை தங்கி உடல் பரிசோதனை மேற்கொண்டேன். இரு மருத்துவமனையிலும் 'No fruit' 'No root' அதாவது பழங்கள் சாப்பிடக் கூடாது. வேரில் காய்க்கும் காய்கறிகள் சாப்பிடக் கூடாது எனவும் காலை, மதியம் இரவு குறிப்பிட்டுள்ள கலோரி அளவுகளில் மட்டும் உணவு உண்ண வேண்டும் எனவும் கூறினார்கள்.

இந்நிலையில் ஆடுதுறை மருத்துவ சங்க முகாமில் கலந்து கொண்டால் சர்க்கரை குறையும் எனக் கூறினார்கள். நானும் முகாமிற்கு செல்லும் முன் இரண்டு இரத்த பரிசோதனை மையங்களில் இரத்தத்தின் சர்க்கரை அளவைச் சோதனை செய்து கொண்டு முகாம் சென்றேன். அங்கு இரவு உணவாக நிறைய பழங்கள் மட்டுமே சாப்பிடக் கொடுத்தார்கள். நான் சர்க்கரை நோய் உள்ளவன் பழங்கள் சாப்பிடக்கூடாது என ஆங்கில மருத்துவர் கூறி உள்ளதாகத் தெரிவித்தேன். ஆனால் பொறுப்பாளர்களோ பயப்படாமல் சாப்பிடுங்கள் இங்கு உங்களுக்கு எது நேர்ந்தாலும் நாங்கள் பொறுப்பு எனக் கூறினார்கள்.

முகாம் முடிந்து அடுத்த நாள் ஊர் வந்தவுடன் ஏற்கனவே இரத்தப் பரி சோதனை செய்து கொண்ட இரண்டு பரிசோதனை கூடத்திலும் பரிசோதனை செய்தேன். என்ன ஆச்சரியம் இரண்டு சோதனைகளிலும் சொல்லி வைத்தாற் போல 50 மி.கி. இரத்தத்தில் சர்க்கரையின் அளவு குறைந்திருந்தது.

எனவே எனக்கு நம்பிக்கை ஏற்பட்டது. அதுமட்டுமல்ல முகாமில் இறை வனால் படைக்கப்பட்ட அனைத்துப் பழங்களும் மனிதன் உள்ளிட்ட அனைத்து உயிரினங்களுக்கானவைதான். சித்தர்கள், யோகிகள், முனிவர்கள் பழங்களை

உண்டுதான் 100-125 ஆண்டுகள் நோயின்றி வாழ்ந்ததாகக் கூறியது சரியானது தான் என எனக்குப்பட்டது.

அது மட்டுமல்ல ஜீனி மற்றும் உணவுப் பொருட்களில் இருக்கும் இனிப்பு குளுக்கோஸ் எனவும், பழங்களில் இருக்கும் இனிப்பு புரக்டோஸ் (Fructose) எனவும், குளுக்கோஸ் செரிக்க மட்டுமே நமது உடலில் உள்ள கணையம் இன்சுலின் என்ற திரவத்தைச் சுரக்க செய்கிறது எனவும், புரக்டோஸ் செரிக்க இன்சுலின் தேவையில்லை எனவும் முகாம் உரையில் தெரிவிக்கப்பட்டது.

எனவே அதே வழியில் செல்லத் தீர்மானித்தேன். மதியம், இரவு இரு வேளை பழங்களும் (அனைத்துப் பழங்களும்) காலையில் நீராகாரம், பச்சைச் சாறுகள், முளைகட்டிய நவதானியம், கூழ் ஆகியவை உண்ணப் பழக்கப் படுத்தினேன். மாலையில் சுண்டல், காய்கறி சூப் சாப்பிட்டேன்.

என்ன ஆச்சரியம்! எனது சர்க்கரையின் அளவு படிப்படையாகக் குறைந்தது, ஒரு நாள் சர்க்கரையின் அளவு 102 மி.கி. எனத் தெரிய வந்தது. அப்போதிலிருந்து மதியம் காய்கறி (அனைத்து காய்கறி, கீரை, துவையல்) சமைத்து உண்ணத் தொடங்கினேன். தற்போது எனது இரத்தத்தின் அளவு 120-160 மி.கி. என்ற நிலையில் உள்ளது. இதுவரை சர்க்கரை நோய்க்காக எந்த ஒரு மாத்திரையும் மருந்தும் சாப்பிடவில்லை. தற்போது விஷேசங்களுக்குச் சென்றால் கூட இனிப்பு சாப்பிடுகிறேன்.

மனைவியின் சிறுநீரகப் பாதிப்பு:

எனது மனைவிக்கு ஒரு சமயம் சிறுநீர்த்தடை ஏற்பட்டுச் சென்னை அப்பல்லோ மருத்துவமனை சென்று திசு கல்சர் சோதனை செய்ததில் 65% அளவுதான் உங்கள் இரண்டு சிறுநீரகமும் வேலை செய்கின்றன எனவும், மாதா மாதம் சுமார் 8000 ரூபாய்க்கு மாத்திரை சாப்பிடவும் கூறினார்கள். மனைவியும் 4, 5 மாதம் மேற்படி மாத்திரை சாப்பிட்டு வந்தவர் இடையில் நான் பழங்களை உணவாக உண்டதால், இருவருக்கும் ஏன் தனித்தனி உணவு என என்னுடன் பழங்களை உண்ணத் தொடங்கியவுடன், மாத்திரை சாப்பிடு வதையும் நிறுத்தி விட்டார்கள் என்ன ஆச்சரியம் தற்போது கூடுதலாகவே சி று நீர் கழிக்க வேண்டிய நிலை தற்போது எனது மனைவிக்கு ஏற்பட்டுவிட்டது.

மேற்படி அனுபவத்திலிருந்து எனது உடலுக்கு நானே மருத்துவரானதுடன் நானும் ஒரு ஆராய்ச்சியாளராக மாறிவிட்டேன். சர்க்கரையை யோகா மூலம் அதிகப்படியாகக் குறைக்க ஆசனங்களில் சில மாற்றம் செய்துள்ளதுடன் இரத் தத்தில் உள்ள சர்க்கரை அளவை உடனடியாக 10-20 மி.கி குறைக்கும் உபாயங்களைக் கண்டறிந்து செயல்படுத்தி வருகின்றேன். மேலும் அரிசி யைத் தவிர்த்து, மாற்றாக புஞ்செய்த் தானியங்களான கம்பு, கேழ்வரகு, சாமை, தினை, வரகு போன்ற தானியங்களைச் சாப்பிட்டால் இரத்தத்தில் சர்க்கரை அளவு குறைகிறது. குறிப்பாக வரகு அரிசியில் நமக்குத் தேவையான நார்சத்து நிறைந்துள்ளதுடன் இரத்தத்தில் சர்க்கரையின் அளவை வெகுவாகக் குறைக்கிறது. அது போல பழங்களில் வாழை, கொய்யா, திராட்சை, ஆப்பிள் மற்றும் காய் கறியில் உருளைக்கிழங்கு, நவதானியத்தில் உளுந்து, நிலக்கடலை, பயிறு போன்றவைகளைத் தோலுடன் பயன்படுத்த வேண்டும்.

எனவே சர்க்கரை கரையக்கூடியது. கரைப்பார் கரைத்தால் அதுவும் கரையும் ஆகையால் கனிகளை உண்டு பிணிகளை மட்டுமல்ல, சர்க்கரையும் போக்கலாம் என்பது எனது அனுபவம்.

சர்க்கரை நோயை வெல்ல:

அ. நார்ச்சத்துள்ள உணவு வகைகள் (வாழைத்தண்டு - பீன்ஸ்-அரைக்கீரை - புடலை - பாகற்காய்)

ஆ. அனைத்துப் பழங்கள்

இ. முளை கட்டிய சிறுதானியங்கள்.

ஈ. முந்திய நாள் இரவில் வெண்டைக்காயை சிறு துண்டுகளாக்கி நீரில் போட்டு வைத்து அடுத்த நாள் காலையில் அதை மென்று உண்டபின் அந்த நீரையும் குடிக்கவும்.

உ. சூடான சாதத்துடன் கீழ்க்கண்ட பொடிகளில் ஏதேனும் ஒன்றைச் சேர்த்து சிறிது நெய் (அ) ந.எண்ணெயுடன் பிசைந்து சாப்பிடலாம்.

(சுண்டைகாய் - வெந்தியம் - அத்தி இலை - ஆவாரை இலை - கல்யாண முருங்கை - நாவல்கொட்டை)

வரகு அரிசியிலான உணவுகள்:

I. ஆசனம்:

(a) ஹலாசனம் (b) உட்கட் ஆசனம்

(c) தனுராசனம் (d) அர்த்த மத்தயேந்திராசனம் ஜீ (26)

II. பயிற்சி:

(a) மாற்று வணக்கம் (b) நடை

III. முத்திரை:

(a) கட்டைவிரலை மோதிர விரல் மீது வைத்து, உள்ளங்கையில் அழுத்தி, மற்ற விரல்களை நீட்டி அமர்ந்த நிலையில் 10-15Mts.

IV. இலைச்சாறுகள்:

(a) வில்வம்

(b) சிறியா நங்கை

(c) பெரியா நங்கை

(d) யானை நெருஞ்சி - சமூலம்

(e) அத்திஇலை

(f) ஆவாரை

(g) சிறு/பெருகுறிஞ்சா இலை

V. தவிர்க்க வேண்டியவை:

(a) வேக வைத்த முட்டை

(b) Packed Fruit Juices

(c) Non Veg. Food
(d) Any acid Nature Food
(e) அதிக உணவு
(f) அகால உணவு
(g) பொரித்த - வறுத்த - கருகிய உணவு பொருள்கள்
(h) மூன்று வேளையும் அரிசி உணவு.

கி.வரதராஜன்
கைபேசி : 9443152675

திரு.தெ.சொக்கலிங்கம் பி.எஸ்.சி.
ஐ.சி.ஐ.சி.ஐ வங்கி அதிகாரி(ஓய்வு), அள.சித.சொ.இல்லம்
ப.எண் 5/ பு.எண் 24., தேரோடும் வீதி
காரைக்குடி : 630 001. தொ.பே.எண் : 04565-236604

Apollo Hospitals - Madurai main road, Managiri, Karaikudi
Phone : 04565232940

DISCHARGE SUMMARY

Name: Mr.Chockalingam Age: 62 years Sex: Male UHID: KKDI 1336
Date of Admission: 09.02.2011 Date of Discharge: 10.02.2011
Consultant: Dr.M.Subramanian.M.D., (Senior Consultant in Internal Medicine)

Final Diagnosis:

TYPE II DIABETES MELLITUS
SYSTEMIC HYPERTENSION
FATTY INFILTERATION OF LIVER
BRONCHIAL ASTHMA

Clinical History:

This 62 years male, known hypertensive, diabetic came for Master Health Checkup, found to have high BP and hence admitted for evaluation.

On Examination:

Patient Conscious, Oriented, AFebrile

Pulse	:	90/min
BP	:	190/110 mmHg
CVS	:	S1 S2 +
RS	:	NVBS +
P/A	:	Soft
CNS	:	NFND
Investigation	:	Enclosed

Course in Hospital

He was admitted under Dr.Subramanian on 09/02/2011 for observation. He was given anti hypertensives and antidiabetics. His hospital stay was uneventful. He is discharged with the following suggestion.

Blood sugar Test:

Date	Blood Glucose Fasting	Blood Glucose	Blood Pressure post prandial
9.2.11	124 mg/al	276mg/al 220/130 sugar nil	Urine
25.02.11	119	235	160/90
28.03.11	103	110	150/100
27.04.11	80	136	150/90
24.05.11	80	118	
05.07.11	81	152	
23.08.11	101	132	150/90
13.10.11	104	132	140/90
06.12.11	82	105	
15.02.12	80	101	
29.05.12	85	120	
16.06.12	-	105	
24.09.12	93	114	
27.12.12	86	-	160/100
21.01.13			160/100

9.2.11 அன்று Sugar அளவு அதிகம் இருந்ததால் B.P. அதிகமாக இருந்தது. மருந்துகள் மற்றும் உணவுக் கட்டுப்பாட்டின் மூலம் B.P. Sugar முதலியவை படிப்படியாக குறைந்தது Sugarக்கு Glyciphage 850mg மாத்திரை காலை 1 மாத்திரையும் இரவு 1 மாத்திரையும் சாப்பிட்டு வந்தேன். பிறகு அந்த மாத்திரையின் அளவைக் குறைத்து Glyciphage 500mg ஆக 1 மாத்திரை மதியம் மட்டும் சாப்பிட்டு வந்தேன். Sugar அளவு படிப்படியாக குறைந்து விட்டபடியால் Sugar மாத்திரையை நிறுத்தும்படி சொல்லி விட்டார்கள். இப்போது Sugarக்கு மாத்திரை எதுவும் சாப்பிட்டு வரவில்லை. B.P. மட்டும் சற்று கூடுதலாக இருந்து வருகிறது. B.P.க்கு மட்டும் மாத்திரைகள் சாப்பிட்டு வருகிறேன்.

Sugar அதிகம் இருந்த போது வரகு அரிசி ஒருநேரம் சாப்பிட்டு வந்தேன். Sugar அளவு குறைந்த பின் வரகு அரிசி சாப்பிடவில்லை. ஆனால் அவ்வப்

போது வரகு அரிசி. கம்பு, கேப்பை, உளுந்து சேர்த்து அரைத்த மாவு தோசை சாப்பிட்டு வருகிறேன்.

(அளவு : வரகு 400g + கம்பு 400g + கேப்பை 400g + உளுந்து 200g ஆகியவற்றை மிஷினில் மாவாக அரைத்து தோசைமாவு மாதிரி கரைத்து ½ மணி நேரம் ஆன உடன் பிறகு தோசை ஊற்றி சாப்பிட்டால் நன்றாக இருக்கும்).

வரகு அரிசி:

ஒருவகை தானியம். வரகு தானியத்தை கோபுர கலசங்களில் நிறைத்து வைத்து, கலசங்களை கோபுர உச்சியில் வைத்து, அதன் பிறகு குட முழுக்கு நடைபெறும். கோபுர கலசங்களில் வரகு மட்டுமே இருக்கும். கோபுரத்தில் இடி தாக்காமல் தடுக்கும் சக்தி வரகுக்கு உண்டு. வரகு சிலப்பதிகாரத்தில் குறிப்பிடப்பட்டுள்ளது. சிலப்பதிகாரத்தில் இந்திர விழா ஊர் எடுத்த கதையில் மருவூர் பாக்கம் பற்றிக் குறிப்பிடும் போது இளங்கோ அடிகள்

''பால்வகை தெரிந்த பகுதிப் பண்டமொடு
கூலம் குவித்த கூல வீதியும்'' என்று குறிப்பிடுகிறார்.

பொருள்: ''பகுதி வேறுபடத்தெரிந்த பதினெண் வகைக் கூலங்களாகிய நெல்லு, புல்லு, வரகு, தினை, சாமை, இறுங்கு, துவரை, பயிறு வகைகள், உளுந்து போன்றவைகளை விற்பனை செய்யும் கூலக் கடைத்தெருவும்'' பூம்புகார் நகரில் கடற்கரையை ஒட்டிய பகுதியாகிய மருவூர் பாக்கத்தில் கூலக்கடைத் தெருவில் வரகு முதலிய தானியங்களை விற்பனை செய்ததாக இளங்கோ அடிகள் குறிப்பிடுகிறார்.

Sugar அதிகமாக இருந்த போது Walking, எளிய உடற்பயிற்சிகள், மூச்சு நடைப்பயிற்சி ஆகியவை செய்து வந்தேன். மூச்சையும் நடையையும் ஒருங்கிணைத்து நடப்பது மூச்சுநடை. Blood Sugar குறைபாட்டில் பலவகை உள்ளது. எனக்கு Type II Diabetes Mellitus என்று Discharge Summaryல் குறிப்பிட்டு இருக்கிறார்கள்.

குறிப்பு: வரகு அரிசியில் எல்லா சாதமும் செய்யலாம்.

உங்களுக்கு டயாபடீஸ் இருக்கிறதா?
உங்களுக்கு உதவுகிறார்கள் இவர்கள்

ஒரு பெரிய உண்மை தெரியுமா? நம்மில் பலர், நமக்கு சர்க்கரை வியாதி இருக்கிறதா என்று தெரியாமலேயே அதை நாம் அதிகப்படுத்திக் கொண்டிருக் கிறோம் என்பதுதான்!

உடம்புக்கு ஏதாவது வந்து சோதனை என்று போகும்போது தான் பலருக்கு தனக்கு 'சுகர்' எனப்படும் டயாபடீஸ் இருக்கிறது என்றே தெரிய வருகிறது.

அதுமட்டுமில்லை... கூடிய விரைவிலேயே சர்க்கரை வியாதி வரலாம் என்ற ஆபத்தான நிலை ஒன்றும் இருக்கிறது.. அதுபற்றித் தெரிந்தால்தான் நாம் நமது உணவு மற்றும் பழக்க வழக்கங்கள் மூலம் டயாபடீஸ் வராமலேயே தடுத்துக் கொள்ள முடியும்! ஆனால், இந்த விஷயமும் கூட வேறு ஏதாவது ஒரு சோதனைக்குப் போகும் வரையில் நமக்குத் தெரிவதில்லை.

நன்கு படித்தவர்கள் மத்தியிலேயே இந்த நிலைமை என்றால், கிராமத்து மனிதர்கள் பற்றிச்சொல்வானேன்...?

அமெரிக்காவில் வசிக்கும் சில இந்திய டாக்டர்கள் இதற்காக மெனக் கெட்டு நமது காந்தி கிராமத்தின் கிராமிய பல்கலைக்கழகத்துடன் இணைந்து கிராமங்களைத் தத்தெடுத்து, கிராம மக்களுக்கு சோதனைகளைப் பண்ணி அவர் களுக்கான மருத்துவ ஆலோசனைகளையும் சொல்லிக் கொண்டிருக்கிறார்கள்.

பாராட்டப்பட வேண்டிய இந்த முயற்சியை அவர்கள் முதன்முதலில் ஆரம் பித்திருப்பது திண்டுக்கல் அருகேயுள்ள ஆலமரத்துப்பட்டி என்கிற கிராமத்தில்!

இந்த கிராமத்தில் நடந்த சோதனையில் தனக்கு சர்க்கரை வியாதி இருக்கிறது என்ற உண்மையைத் தெரிந்து கொண்டிருந்தவர்கள் 2.2 சதவிகிதம் பேர். ஆனால், தனக்கு சர்க்கரை வியாதி இருப்பதே தெரியாமல் இருந்தவர்கள் எண்ணிக்கை இதைப்போல் இரண்டு மடங்கு! விரைவில் சர்க்கரை வியாதி வரலாம் என்றிருந்தவர்கள் எண்ணிக்கையோ இதைப்போல் ஏழு மடங்கு!

இதுகுறித்த விழிப்புணர்வை ஏற்படுத்தி அந்த மக்கள் அதைச் சரியாகப் புரிந்துகொள்ளும் வகையில் ஸ்பெஷல் ரெசிபிகள் தயாரிப்பு, பழங்கள் சாப்பிடும் பழக்கத்தை ஏற்படுத்த பழமரக்கன்றுகள் தருவது என்று தினமொரு விஷயமாகக் செய்து வருகிறார்கள்.

இந்தப் பணியில் ஈடுபட்டிருப்பவர்கள், காந்தி கிராம பல்கலைக்கழகத்தின் மனையியல் துறைத்தலைவர் டாக்டர் கமலம்மா, அமெரிக்காவில் பணிபுரியும் உணவியல் நிபுணர் பத்மினி பாலகோபால், டெக்சாஸ் 'ஏ அண்ட் எம்' பல்கலைக்கழக உதவிப்பேராசிரியர் டாக்டர் ரஞ்சிதா மிஸ்ரா ஆகியோரைத் தலைமையாகக் கொண்ட பதின்மூன்று பேர் கொண்ட குழு.

இவர்களது அறிவுரையால் இந்தக் கிராமத்தினர் தங்கள் உணவு மற்றும் வாழ்க்கை முறையை மாற்றியமைத்துக் கொண்டதால், டயாபடீஸ் வரும் ஆபத்தில் இருந்தவர்களில் 80 சதவிகிதம் பேருக்கு டயாபடீஸ் வராமலேயே தடுக்கப்பட்டிருக்கிறது என்கிறார்கள். அவர்கள் அந்த கிராம மக்களுக்குக் கொடுத்த சில அறிவுரைகள் நம்மில் பலருக்கும் உதவலாம். இதோ அவை...

மாவுச்சத்து மற்றும் கொழுப்புச்சத்து நிறைந்த உணவுப் பொருட்களைக் குறைத்துக்கொண்டு நார்ச்சத்து நிறைந்த உணவுப் பொருட்களான காய்கறிகள், கீரைகள், பருப்பு மற்றும் பயறு வகைகளை அதிகம் சேர்த்துக்கொள்ள வேண்டும். குறிப்பாக அவரை பீன்ஸ் போன்ற அத்தனை காய்கறிகள்... எல்லாவிதமான கீரை வகைகள்... கொய்யா, நெல்லி, பப்பாளி, குடை ஆரஞ்சு, தர்ப்பூசணி போன்ற பழங்கள்... முளைக்க வைத்த பயறுகள்... டயாபடீஸ் இருப்பவர்களுக்கும் தடுக்க நினைப்பவர்களுக்கும் நல்லது.

ஒரு நாளைக்கு மூன்றுவேளை உண்ணும் உணவை, ஐந்து வேளையாக உண்பது சிறந்தது.

தினமும் 20 லிருந்து 30 நிமிடம் வரை கட்டாயம் உடற்பயிற்சி செய்வதன் மூலம் நீரிழிவு நோய் வருவதைத் தடுக்க முடியும். முக்கியமாக வயிற்றில் கொழுப்பு அடைவதைத் தடுக்க வேண்டும்.

தொடர்ந்து மன உளைச்சல் இருந்தாலும், சர்க்கரை வியாதி வருவதற்கான வாய்ப்புகள் அதிகம்! எனவே மன உளைச்சல் இருக்கும் நேரத்தில் அமைதியாக பாடல் கேட்பது, தியானம் போன்ற செயல்களில் ஈடுபடுங்கள்.

''8'' எட்டு வடிவ நடைப் பயிற்சி முறை

எளிய முறையில் பிரமிக்கத்தக்க ஆரோக்கியம் பெறும் முறை சித்தர்கள் காட்டிய சிறந்த வழிமுறை. தினம் 15 முதல் 30 நிமிடம் வரை ஒன்று (அ) இருவேளை செய்தால் போதுமானது.

வாழி நலம் சூழ

வணக்கம்! நான் சென்னையில் தென்னக இருப்புப்பாதை அலுவலகத்தில் தணிக்கை அதிகாரியாக பணிபுரிகிறேன்! என் பெயர் ஹரிஹரன் இப்போது எனது வயது ஐம்பத்து நான்கு!

1992ம் ஆண்டு மே மாதம் ஆடுதுறையில் நடைபெற்ற ஒரு வார இயற்கை மருத்துவ முகாமில் கலந்து கொண்டு இயற்கை நலவாழ்வுப் பயிற்சி பெற்ற இனிய நினைவுகளை மீண்டும் நன்றியுடன் உங்களுடன் பகிர்ந்து கொள்கிறேன். அதற்குப் பின்னர் தற்போது உங்களிடையே எனது அனுபவங்களை பகிர்ந்து கொள்ள வாய்ப்பினை உருவாக்கித் தந்திருக்கும் திரு.மெய்யப்பன் ஐயா அவர்களுக்கும், திரு.இராமலிங்கம் ஐயா அவர்களுக்கும் அவர்கள் மூலம் இந்த வாய்ப்பினைத் தந்த இறைவனுக்கும் நன்றி செலுத்துகிறேன்!

கடந்த முறை முகாமில் கலந்து கொண்ட போது நான் சந்தித்த திருவாளர்கள் மெய்யப்பன், இராமலிங்கம் யோகி தி.ஆ.கிருஷ்ணன் மற்றும் மூ.ஆ.அப்பன் ஆகியோரின் தொடர்புகளும் மேலான வழிகாட்டல்களும் இன்றளவும் எனக்கு கிடைத்து வருகிறது என்பது பெருமைக்குரிய மகிழ்ச்சி தரும் செய்தியாகும்.!

உங்களிடையே இன்று நான் பேசவிருக்கும் தலைப்பு நான் எவ்வாறு எனக்கு ஏற்பட்ட நீரிழிவு நோயினை மருந்தின்றி குணமாக்கிக்கொண்டேன் என்பது பற்றி.

முன்னரே இயற்கை நலவாழ்வு பயிற்சி பெற்றிருந்தும் பணி மற்றும் கால மாறுபாடுகளின் காரணமாக என்னால் இயற்கை உணவினை தொடர்ந்து உண்டு வர இயலாமல் போனது. எனினும் கிடைக்கும் நேரங்களில் எல்லாம் சந்தர்ப்பங்களில் யோகா பயிற்சி மற்றும் இயற்கை உணவுகளை மேற்கொண்டு வந்திருந்கிறேன்! எனினும் பணி மும்முரம் காரணமாக ஏழு ஆண்டுகள் 2003 முதல் 2009 வரை இந்தியா முழுமையும் பயணம் செய்து நீண்ட நாட்கள் வெளியில் உணவு உண்ணவேண்டிய சூழ்நிலைகள் உருவானதால் எனக்கு நீரிழிவு பாதிப்பு ஏற்பட்டது! அதற்கு முன்னரே நான் உயர் இரத்த அழுத்தம் ஹைபர்டென்ஷன் போன்ற பாதிப்புகளால் இரயில்வே மருத்துவமனையில் சிகிச்சை பெற்று அங்கு தந்த ஆங்கில மருந்துகளை உண்டு வந்தேன். பின்னர் மன அழுத்தம் காரணமாக அதனுடன் சர்க்கரை வியாதியும் சேர்ந்து கொண்டது. இரத்த பரிசோதனை செய்து கொண்ட போது கீழ்க்கண்ட அளவுகள் இருந்தன. பிறகு சித்த மருத்துவம் மேற்கொண்டேன். நிறைய லேகியங்கள் பொடிகள், கஷாயங்கள், உணவுக்கட்டுப்பாடுகள் மேற்கொண்ட பின்னர் மீண்டும் பரி சோதனை செய்த போது கிடைத்த அளவுகள்!

9.1.2008 Blood Sugar Fasting 275mg/dl
Blood Sugar PP 469mg/dl

பிறகு எம்.வி. டையபெடிக் மருத்துவமனையில் சென்று அங்கு பரிசே ாதனை செய்து கொண்டேன்!

2.2.2008 Blood Sugar Fasting 217mg/dl
Blood Sugar PP 294mg/dl

அதன் பிறகு ஆங்கில மருத்துவத்தினை மேற்கொண்டேன்! தொடர்ந்து ஒரு மாதம் மருந்துகள் உணவுக்கட்டுப்பாடுகள் கடைப்பிடித்த பின்னர் கிடைத்த பரிசோதனை முடிவுகள்.

1.3.2008 Blood Sugar Fasting 85mg/dl
Blood Sugar PP 102mg/dl

மருந்துகளையும் உணவுக் கட்டுப்பாடுகளையும் தொடர்ந்து வரவேண்டும் என்கிற ஆங்கில மருத்துவரின் அறிவுரை அடிப்படையில் நான் இரத்த அழுத் தத்துக்கும் சர்க்கரை நோய்க்கும் தொடர் சிகிச்சை மேற்கொண்டேன்! ஆயினும் எனது உடல் உபாதைகள் குறைந்த மாதிரி தெரியவில்லை. ஆங்கில மருத்துவர்கள் கூறிய சித்தாந்தம் எனக்கு அலுப்பு தட்டியது!

ஏனெனில் மருந்துகளை உண்ணத் தவறி விட்டால் தொல்லைகள் அதிகமாக இருந்தன! சிகிச்சையின் போதும் உடல் வலி! சோர்வு! போன்றவை தொடர்ந்து இருந்தன. உடல் உஷ்ணக்கட்டிகள் போன்றவைகள் அடிக்கடி வந்து தொல்லை தந்தன! சிறுநீர்த்தாரை எரிச்சல் ஒரு தொடர்கதையாகவே இருந்தது.!

ஆங்கில மருந்துகள் சிறுநீரகங்களில் கற்களை உண்டாக்கும் என்று கூறி னார்கள். அதுவும் இன்றி தொண்ணூறு கிலோ எடையுடன் இருந்தேன்! உணவைக் குறைத்தாலும் இடர்ப்பாடு சாப்பிட்டாலும் இடர்ப்பாடு என்று இருதலைக் கொள்ளியாய் தவித்தேன்!

இந்த தொடர் தொல்லைகளில் இருந்து விடுபட எண்ணினேன்! ஏற்கனவே மேற்கொண்ட இயற்கை உணவு முறைக்கு மாற முடிவு செய்தேன்! கடந்த ஆண்டு மே மாதம் கும்பகோணத்தில் நடைபெற்ற இயற்கை நலவாழ்வு முகாமில் கலந்துகொள்ள பதிவு செய்தேன்! ஆனால் தேர்தல் பணிக்கு என்னை நியமித்ததால் அதில் கலந்து கொள்ள இயலாமல் போயிற்று. பிறகு திரு. யோகி கிருஷ்ணன் அவர்களை கடந்த ஆண்டு ஜூலை மாதம் சந்தித்தேன்.

அவர் என்னிடம் (நீங்கள் மீண்டும் தொடர்ந்து யோகப் பயிற்சிகளை மேற் கொள்ளுங்கள் இயற்கை உணவினை எவ்வளவுக்கெவ்வளவு முழுமையாக சாப்பிடுகிறீர்களோ அவ்வளவுக்கவ்வளவு குணமடைதல் விரைவாக இருக்கும்) என்றார். அவரது அறிவுரையின்படி யோகம் மற்றும் இயற்கை உணவு முறைகளை பின்பற்றினேன்.

கடந்த டிசம்பர் மாதம் திரு.மூ.ஆ.அப்பன் அவர்கள் பழனியில் நடத்திய ஒருவார இயற்கை நலவாழ்வு முகாமில் கலந்து கொண்டேன்.

அப்போது முழு இயற்கை உணவு முறைக்கு மாறியது மட்டும் இன்றி ஆங்கில மருந்துகளை சாப்பிடுவதை அறவே நிறுத்தினேன்!

ஒருவார இயற்கை நலவாழ்வு முகாமில் பெற்ற நேரடி அனுபவங்களும் யோகி கிருஷ்ணன் மாஸ்டரிடம் பெற்று வரும் தொடர் யோகப் பயிற்சிகளும் எனக்கு இரத்த அழுத்தம் உடல் எடை மற்றும் சர்க்கரை வியாதிகளின் பிடியில் இருந்து முழு விடுதலை பெற்றுத் தந்தன!

மேற்குறிப்பிட்ட தொல்லைகளின் அறிகுறிகள் என்னிடம் இருந்து முறையாக அகன்றுவிட்டன! ஆகையினால் நான் எந்த மருத்துவ பரிசோதனைகளையும் மேற்கொள்ளவில்லை! மேலும் ஆங்கில மருத்துவர்களை ஆலோசிக்காமல் ஆங்கில மருந்துகளை கடந்த டிசம்பரில் இருந்து நிறுத்தி விட்டேன்!

பின்னர் திருவாளர்கள் கிருஷ்ணன் ஐயா மற்றும் மெய்யப்பன் ஐயா இருவரும் என்னை மருத்துவ பரிசோதனை செய்துபார்க்கும்படி அறிவுறுத்தினார்கள்!

அதன் பேரில் இந்த ஆண்டின் ஏப்ரல் - மே - ஜுன் மாதம் முதல் வாரத்தில் மேற்கொண்ட இரத்தம் மற்றும் சிறுநீர் பரிசோதனைகளின் முடிவுகள் இதோ!

2.4.2010 Blood Sugar Fasting 87mg/dl
Blood Sugar PP 124mg/dl
Urine Sugar nil

7.5.2010 Blood Sugar Fasting 97mg/dl
Blood Sugar PP 126mg/dl
Urine Sugar nil

5.6.2010 Blood Sugar Fasting 87mg/dl
Blood Sugar PP 128mg/dl
Urine Sugar nil

இப்போது முழு இயற்கை உணவு முறைகளை கடைப்பிடிக்கிறேன்!

வாரம் ஒருநாள் உபவாசம் தொடர் யோகா பயிற்சிகள் என்னை ஆரோக் கியம் நிறைந்த ஒரு மனிதனாக மீட்டெடுத்து விட்டன.

வெய்யிலில் இருந்தால் தான் நிழலின் அருமை தெரியும் என்பார்கள். அதன் பொருளை முழுமையாக உணர்ந்து கொண்டேன்!

எனது நண்பர்கள் பலர் எனது வாழ்வில் ஏற்பட்ட மாற்றங்களைப் பார்த்து அவர்களும் யோகா இயற்கை நலவாழ்வு முறைகளைப் பின்பற்றி பலன் அடைந்து வருகிறார்கள்!

நான் சொல்ல விரும்பும் செய்திகள்:

உணவு மற்றும் வாழும் முறைகளிலும் எண்ணங்களிலும் சிந்தனைகளிலும் மாற்றம் ஏற்படுத்தாமல் வெறும் மருந்துகள் மூலமாக எந்த வியாதியையும் குணப்படுத்த முடியாது!

நான் எனது சர்க்கரை வியாதிக்கு இயற்கை நலவாழ்வியல் மூலம் குணம் பெற்ற போது எனது உடல் எடை குறைந்தது. இரத்த அழுத்தம் நார்மல் நிலைக்கு வந்தது. அது மட்டுமின்றி எனக்கு பிறவியிலேயே இதயத்தில் எல்.வி.சி.டி எனப்படும் குறைபாடு இருந்தது! அதன் காரணமாக யூரிக் ஆசிட் அதிகமாக இரத்தத்தில் கலந்துபோகும் தன்மையும் அதனால் எனது சிறுநீரகங்களுக்கு தொடர் தொல்லைகளும் இருந்தன. யூரிசீமியா எனும் இந்த தொல்லைக்காக சிறுநீர்ப் பிரித்திகளை ஊக்குவிக்கும் மருந்துகளையும் சாப்

பிட்டு வந்தேன். ஆனால் முழு இயற்கை உணவுக்கு மாறிய பின்னர் அந்த தொந்தரவும் என்னை விட்டு நீங்கிவிட்டது. முன்னர் இந்த மாத்திரைகளைச் சாப்பிடாவிட்டால் சீறுநீர் போகும் இடத்தில் எரிச்சல் அதிகம் ஆகிவிடும். சில சமயம் இரத்தம் கூட வெளியேறும்!

ஆங்கில மருந்துகளால் ஏற்படும் மோசமான பின்விளைவுகள். ஆனால் இயற்கை நலவாழ்வியலில் கிடைக்கும் குணம் பூரணமானது. ஒரு குறிப்பிட்ட வியாதியை மட்டுமின்றி உடல் முழுவதையும் செயல்பட்டு நமக்குத் தெரியாமல் இருக்கும் குறைபாடுகளையும் களைந்தெறியும் சக்தி இயற்கை நல்வாழ்வியலுக்கு உண்டு என்பதை முழுமையாக நான் உணர்ந்தேன்.!

அடுத்ததாகவும் நிறைவாகவும் நான் சொல்ல விரும்புவது ஒன்று உண்டு! இயற்கை நல்வாழ்வியல் உங்களை உங்களுக்கு ஏற்ற மருத்துவராக மாற்றுகிறது! மருந்தில்லா மருத்துவம் என்பதினால் செலவும் இல்லை! நாம் அன்றாடம் பயன்படுத்தும் பழம் காய்கறிகளை இயற்கையாக உண்பதினால் நமக்குப் பொருளாதார அடிப்படையில் கேஸ், மசாலா பொருட்கள், எண்ணை வகைகளுக்கான செலவு, உப்பு, சர்க்கரை, பால் பொருட்கள் மீதான செலவுகள் குறைகின்றன!

நோய் இல்லாமல் செயல்படுவதினால் அலுவலுக்கு விடுப்பு எடுத்தல், அலுவலக நேரங்களில் சோர்வாக இருத்தல், மருத்துவ மனைகளில் மருத்துவருக்காக காத்திருத்தல், தேவையற்ற அறுவை சிகிச்சைகளை பெரும் பொருள் செலவில் மேற்கொள்ளுதல், நோய்வாய்ப்படுபவரை கவனித்துக்கொள்ளுபவருக்கு ஏற்படும் தொல்லைகள் மருந்துக்கான பெரும் பொருட்செலவும், பக்க விளைவுகள் பின்விளைவுகள் போன்றவற்றை முழுமையாக தவிர்க்கலாம். மக்களின் ஆரோக்கியத்துக்காக அரசுகள் பெருமளவில் பணத்தை செலவு செய்வதைத் தவிர்ப்பதன் மூலம் மத்திய மாநில அரசுகள் அப்பணத்தை மக்கள் நலப்பணிகளில் நல்ல வழிகளில் செலவிடலாம்!

நல்ல உடல், நல்ல மனம், நல்ல சிந்தனைகள் கொண்ட மனிதர்கள் பெருகி னால் சமுதாயத்திற்கு அவர்களது பங்களிப்புகள் மேம்பட்டதாக இருக்கும்! நாட்டின் உற்பத்தியும் கூடும். மக்களிடையே நற்சிந்தனைகள் வளர்ந்து போட்டி பொறாமை போன்றவைகள் அகன்று சகோதரத்துவம் அன்பு போன்றவை பெருகும்.

எனது வாழ்வின் மிக முக்கியமான திருப்புமுனையைத் தந்திருக்கும் இயற்கை நலவாழ்வியலைப்பற்றி உங்களிடையே பகிர்ந்துகொள்ள நல் வாய்ப்பை ஏற்படுத்தித் தந்த திரு.மெய்யப்பன் ஐயாவுக்கும் திரு.ராமலிங்கம் ஐயாவுக்கும் மற்றுமுள்ள சங்க நிர்வாகிகள் எல்லாருக்கும் மற்றும் இங்கே பெருவாரியாக குழுமி இருக்கும் உங்கள் எல்லாருக்கும் மீண்டும் ஒருமுறை நன்றி பாராட்டி வணங்கி விடைபெறுகிறேன்.

நன்றி! வணக்கம்!

(ஆடுதுறை இயற்கை மருத்துவ சங்கத்தில் ஆற்றிய உரை)

ஏ.டி.ஹரிஹரன், M.Sc.(Yoga).

கைபேசி : 9444171339

வாழி நலம் சூழ, www.frutarians.blogspot.com இந்த இணைய தளத்தில் இயற்கை நல வாழ்வியல் பற்றிய செய்திகளை தெரிந்து கொள்ளலாம்.

இமெயில் ashvinjee@gmail.com

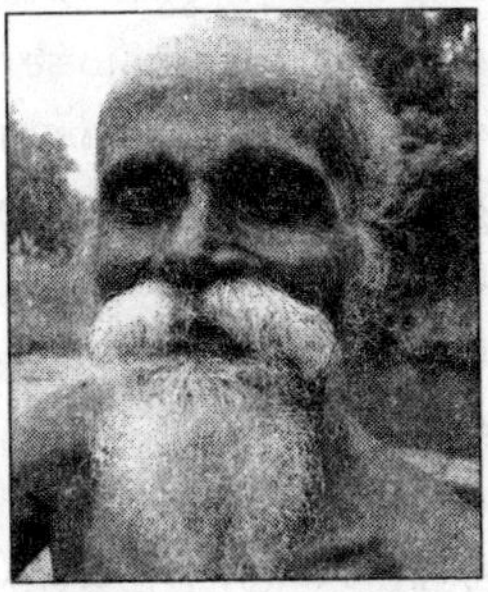

நானும் உங்களில் ஒருவன் என்னைப் பற்றித் தெரிந்துகொள்ளுங்கள்

என் தாத்தா, அப்பா, சித்தப்பா ஆகியோருக்குத் தொழுநோய் இருந்தது. அதனடிப்படையில், பரம்பரை நிமித்தம், எனக்கும், என் இருபதாவது (1960) வயதில் உடலில் (தொழுநோய்) செந்நிற உணர்ச்சியற்ற பற்றுக்கள் தோன்றிப் பரவின. தூத்துக்குடியைச் சார்ந்த ஆரோக்கியபுரம் தொழுநோய் மருத்துவமனை, மற்றும் வேலூர் கிறித்துவ மருத்துவமனையிலும் அப்பற்றுக்களிலிருந்து இரத்தத்தை எடுத்து ஆய்வு செய்தனர். ஆய்வில் தொழுநோய்ப் பற்றுக்கள் எனத் தோல்நோய் வல்லுநர்கள் உறுதி செய்தனர். தொழு நோய்க்குரிய ஆங்கில மருந்தான 'டேப்சோன்' (Dapsone) அல்லது 'டி.டி.எஸ்.' (D.D.S) எனும் வில்லைகளை நாள்தோறும் வீட்டிலிருந்தே விழுங்கிய வண்ணம் சிகிச்சை எடுத்துக் கொள்ளவும் அறிவுரை வழங்கி அனுப்பினர்.

அவ்வாறு என் இருபதாவது வயது முதல் இருபத்தெட்டு (1960-1968) வயது வரையிலும், வாரத்தில் ஆறு நாட்கள் (ஞாயிறு தவிர) மதிய உணவிற்குப் பின், நாள்தோறும் 'டேப்சோன்' வில்லை ஒன்று வீதம் விழுங்கி வரலானேன். அத்துடன் விட்டமின் பி-காம்ப்ளெக்ஸ், இரும்புச்சத்து வில்லைகளும் ஒவ்வொரு வேளை உணவிற்குப்பின் விழுங்கி வந்தேன். ஆங்கில மருத்துவம் கூறும் சரிசமவிகித உணவும் உண்டு வரலானேன். இத்துடன், நாள்தோறும், காலையில் யோகாசனப் பயிற்சிகள், குறிப்பாகச் சர்வாங்காசனமும் செய்து வந்தேன். தொடக்கத்தில், தொழுநோய் சற்று குணமானது போன்ற ஒரு கானல் நீர்க் காட்சி - மாயை தோன்றியது. ஆனால், பின்னர் தொழுநோய் வீரியமானது.

இந்நிலையில், திருச்செந்தூர் முருகக் கடவுள் மீது பக்தி கொண்டு, தொழுநோய் தொலையத் தொழுது வந்தேன். சென்னை, திருவொற்றியூர், சாத்தங்காடு கன்யா குருகுல வாசுகி மகளிர் உயர்நிலைப் பள்ளியில் தமிழாசிரியராகப் பணி புரிந்த எமது உடன்பிறந்த மூத்த சகோதரர் திருமிகு. மூ. இராமகிருட்டிணனாரிடமிருந்து எமக்குச் செய்தி

கிட்டியது. இன்றிலிருந்து நீ அனைத்து சமைத்த உணவுகளையும் விட்டுவிடு; சமைக்காத, இயற்கை உணவுகளான தேங்காய், அனைத்துப் பழவகைகள், பச்சையாக உண்ணக்கூடிய பச்சைக் காய்கறிகள், முளைகட்டிய தானியங்கள் இவற்றையே உண்டு வருவாய். இதுபோல் காபி, டீ, பால் மற்றும் பிற செயற்கைப் பானங்களை அருந்துவதை நிறுத்திவிட்டு, இயற்கைப் பானங்களான குளிர்ந்த தண்ணீர், தேங்காய்த் தண்ணீர், எலுமிச்சம் பழச்சாறு கலந்த தண்ணீர், மற்றும் பிற பழச்சாறுகள் போன்ற இயற்கை பானங்களையே அருந்தி வருவாய். டேப்சோன் முதலிய அனைத்து வில்லைகளையும் நிறுத்திவிடு, நீ நலம் பெறுவாய்'' எனக் கடிதம் எழுதியிருந்தார்.

எனவே எம் சகோதரரிடமிருந்து இயற்கை உணவு செய்தி கிட்டியதும், சமைத்த உணவுகளை முற்றிலும் துறந்தேன்; செயற்கைப் பானங்களையும் முற்றிலும் நிறுத்தினேன். இயற்கை உணவுகளை உண்டு, இயற்கை பானங்களை அருந்தி வரலானேன். அனைத்து வில்லைகள் விழுங்குவதையும் விலக்கினேன். தொடக்கத்தில் இயற்கை உணவு உண்ட சில மணி நேரத்திலேயே நன்கு பசி எடுத்தது. நடு இரவிலும் நன்கு பசி எடுத்துத் தூக்கம் வரவில்லை. அதாவது நாளுக்கு மூன்று வேளை உணவில் வாழ இயலவில்லை. மூன்று வேளைக்குப் பதில், பல வேளை இயற்கை உணவு உண்டேன். நடு இரவில் பசிக்கும்பொழுதும், சிறிது பழங்கள் உண்டு, மீண்டும் உறங்கச் செல்வேன். இயற்கை பானங் களையே அருந்தி வந்தேன். இவ்வாறு இருபது நாட்கள்தான் தொடர்ந்து என்னால் வாழ இயன்றது. பின்னர் என் உடல் எவ்வித இயற்கை உணவையும் ஏற்க மறுத்தது. பழக்கப்பட்ட சமையல் உணவை நாடியது. எனவே பழக்கப்பட்ட, சமையல் உணவிற்கு அடிமையான என் உடல் உணர்த்தியவாறு, அன்று ஒருவேளை மட்டும் சமையல் உணவு உண்டேன். மீண்டும் எனது உடல் இயற்கை உணவை ஏற்றுக் கொள்ளவே, மறுபடியும் தொடர்ந்து இருபது நாட்களுக்கு மேல் முழு இயற்கை உணவில் வாழ்ந்தேன்.

இயற்கை உணவு என்றால், ஒருவேளைக்குத் தேவையான அளவு தேங்காய்ச் சில்லுகளும், பழவகைகளும் உண்பேன். பிறிதொரு வேளை, தேவையான அளவு பச்சைக் காய்கறிகளும், பழவகைகளும் உண்பேன்; மற்றொரு வேளை தேவையான அளவு முளை வந்த தானியங்களும், பழவகைகளும் உண்பேன். இடையில் பசிக்கும்பொழுது, தேவையான அளவு பழவகைகளை மாற்றி, மாற்றி உண்பேன்; பச்சை வேர்க்கடலைப் பருப்பும் கொறிப்பேன். இவ்வாறு முழு இயற்கை உணவில் வாழும் பொழுது, ஒரு மாதத்தில் தொழு நோய் குணமாகியது. அதாவது, உடலில் தோன்றிய செந்நிற தொழுநோய்ப் பற்றுகள் மறைந்தன. அப்பற்றுக்கள் இருந்த உணர்ச்சி இல்லாமலிருந்த தோல் பகுதியில், உணர்ச்சி தோன்றியது. பற்றுக்கள் இருந்த பகுதியிலிருந்த தொழுநோய்க்

குழிப்புண் தானாக ஆறி, மறைந்தது. தடித்த மூக்கு, காது, முகம் இயல்பு நிலைக்கு மாறின. வளையத் தொடங்கிய சுண்டு விரல்கள் நேராக நிமிர்ந்தன. கை மூட்டுக்களில் உள்ள வீங்கிய எலும்புகள் வீக்கம் குறைந்து, இயல்பு நிலைக்கு மாறின. மொத்தத்தில், மூன்று மாதங்களில் என் உடலில் எவ்விதத் தொழு நோய்க்குரிய அறிகுறிகளும் இல்லை.

மேலும் எனக்கிருந்த கண் நோய், பல் நோய்களும் குணமாயின. மொத்தத்தில், இயற்கை உணவு உண்டதன் விளைவாக, இரத்தம் சுத்தமாகி, நல்ல இரத்த சுழற்சி ஏற்பட்டு, உடலிலுள்ள அனைத்து உறுப்புக்களும் செம்மையாக இயங்கின; உடல் தூய்மையானதால், நோய்களும் மறைந்தன. எம் உடலிலுள்ள அனைத்து உறுப்புக்களும் இயற்கை உணவு மூலம் சர்வீஸ் அல்லது ஓவர்ஹாலிங் செய்து, புதுப்பித்து, தூய்மைபெற்று, இயல்பாக ஆரோக்கிய நிலைக்கு மாறியது.

இதுபோல், யாருக்கும், எந்தவொரு நோய் இருந்தாலும், மருந்தின்றி, அறுவை சிகிச்சையின்றி, பக்க விளைவுகளின்றி, பணம் விரையமின்றி, எளிதாக, விரைவில், நமக்கு நாமே, இயன்ற அளவு இயற்கை உணவு அல்லது முழு இயற்கை உணவிற்கு மாறுவதன் மூலம் நலம் எய்தலாம்.

பகுத்தறிவுள்ள, மனித உயிரினமோ ஜலதோஷம், தலைவலி, இதயநோய், நீரிழிவுநோய், புற்றுநோய், சிறுநீரகநோய், சார்ஸ், எய்ட்ஸ், எலும்புநோய், நரம்புநோய், தோல்நோய், கண்நோய், பல்நோய், மூளைநோய், மன நோய், கொலஸ்ட்ரால், வாதநோய், குடல்நோய், மூலநோய், குழந்தையின்மை, சுகப்பிரசவமின்மை, தாய்ப்பாலின்மை, நரை, திரை, வழுக்கை என எண்ணற்ற நோய்களுக்குள்ளாகி, நோயின்றி வாழ முடியாமல் தவிக்கிறது. மனிதனுக்கு மட்டும்தான், மனித உடலில் எத்தனை உறுப்புக்கள் உள்ளனவோ, அத்தனை உறுப்புக்கள் பெயரில் நோய்கள், மருந்துகள், மருந்துவ வல்லுநர்கள், மருத்துவமனைகள் எனப் பெருகிக்கொண்டே போகின்றன.

எனவே, இந்நூலைப் படிக்கும் வாசகர் மற்றும் அவருடைய உற்றார், உறவினர், நண்பர், மற்றும் அயலாருக்கோ எத்தகைய உடல், உளநோய் ஏற்படினும், அந்நோய் நீங்க எத்தகைய மருத்துவத்தையும் நாடி, அலைந்து, காத்துக்கிடந்து, பணத்தை வீணாக விரயம் செய்ய வேண்டாம். நோய் யாது? எத்தகையது? எனும் காரணமறிய எவ்வித மருத்துவப் பரிசோதனையும் (எக்ஸ்ரே, ஸ்கேன், இரத்தம், மலம், சிறுநீர் மற்றும் இதர பரிசோதனைகள்) செய்ய வேண்டாம்.

முற்றிலும் முடிந்த அளவு இயற்கைக்குத் திரும்புவோம், இயற்கை யோடியைந்த வாழ்வு வாழ இயன்ற அளவு முயலுவோம், குறைந்தது ஒருவேளையாவது (இரவு) இயற்கை உணவிற்கு மாறுவோம்; முடிந்தால்

இருவேளைகள் (காலை, மாலை) இயற்கை உணவிற்கு மாறி, பகலில் ஒருவேளை மட்டும் உப்பு, புளி, காரம், எண்ணெய் ஆகியன அறவே இல்லாமல், அல்லது மிக மிகக் குறைத்துச் சமைத்த சைவ உணவு (சோறு பாதி + சமைத்த காய்கறிகள், கீரைகள் பாதி என்ற அளவில்) உண்ணுவோம். இன்னும் முடிந்தால், சமைத்த (வேகவைத்த) அல்லது சுட்ட உணவுகளைத் தவிர்த்து, வேகவைக்காத பச்சையான இயற்கை உணவு வகைகளைப் பசித்தபொழுதெல்லாம் மாற்றி மாற்றி எத்தனை வேளையானாலும், எவ்வளவு வேண்டுமானாலும் உட்கொள்ளுவோம். என்றாவது ஒருநாள் எந்த இயற்கை உணவையும் நமது உடல் ஏற்றுக்கொள்ள மறுத்தால், அன்று அந்த ஒருவேளை மட்டும் சமையல் உணவை உட்கொண்டு, மீண்டும், மறுபடியும் முற்றிலும் இயற்கை உணவு உட்கொண்டு வருவோம். இன்னும் முடிந்தால், இடையிடையே, 'லங்கணமே பரம ஔஷதம்' (உண்ணா நோன்பே உயரிய மருந்து) எனும் முதுமொழிக்கேற்ப அவசியப்படும் பொழுது திரவ உணவாக (குளிர்ந்த தண்ணீர், தேன் கலந்த தண்ணீர், எலுமிச்சம் பழச்சாறு, மற்றும் பிற பழச்சாறுகள்) அருந்தி, முடிந்த நாட்களில் உண்ணா நோன்பு மேற்கொண்டு, முடியாத பொழுது, உண்ணா நோன்பை நிறுத்தி, திட உணவாக இயற்கை உணவு ஆண்ணுவோம். வெள்ளைச்சீனி, உப்பு, அசைவ உணவு ஆகியவற்றைத் தவிர்க்கவும். எவ்வளவு நாள்பட்ட முற்றிய நோயும், எத்தகைய நோயும், இவ்வுடல் தன்னைத் தானே குணப்படுத்தும் முயற்சியில் நோய், நாளடைவில் நீங்கி, குணமாகி, நோயற்ற வாழ்வு வாழலாம். நோயுற்றவர்கட்கு இயற்கை உணவு, இயற்கை வாழ்வு இன்றியமையாதது; ஆனால் நோயில்லாதவர்களும் இயன்றபொழுதெல்லாம் இயற்கை உணவு, இயற்கை வாழ்வைப் பின்பற்றலாம்; நோய்க்கு இடங்கொடாமல் வாழலாம்; முதுமையைத் தவிர்க்கலாம்; 'விதியை மதியால் வெல்லலாம்' என்பதற்கிணங்க, இறப்பைத் தள்ளிப் போடலாம்!

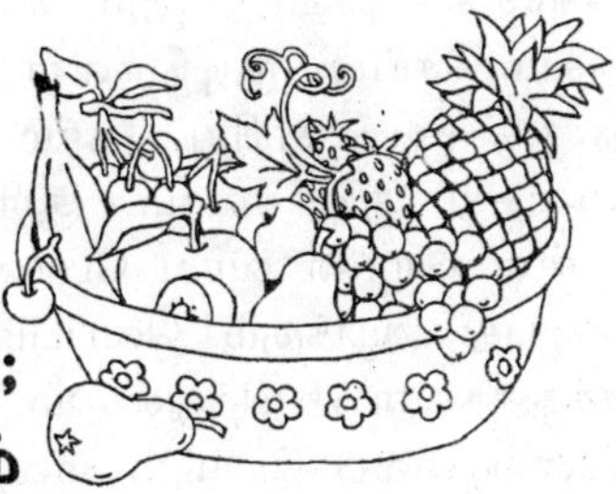

இயற்கை உணவின் அதிசயம்; ஆரோக்கிய வாழ்வின் ரகசியம்

பொது

உயிரினங்கள் இரு வகைப்படும். அவை, அசையா உயிரினங்கள், அசையும் உயிரினங்கள் எனப்படும். அசையா உயிரினங்கள் தாவரங்கள் ஆகும். இயற்கை, பல கோடி ஆண்டுகளாக முயன்று புல், பூண்டு, செடி, கொடி, மரம் என பரிணாம வளர்ச்சி பெற்றுள்ளது. இதே போன்று இயற்கை பல கோடி ஆண்டுகளாக செயல்பட்டதன் மூலம் ஐந்தறிவு, ஆறறிவு உயிரினங்கள் என அசையும் உயிரினங்கள் பரிணாம வளர்ச்சி அடைந்துள்ளன; ஆறறிவுகொண்ட மனிதனின் உடலமைப்பு மிக அற்புதமான படைப்பு. இத்தகைய அரிய பிறவி யான மானிடரின் உடலை இயக்கக்கூடிய எரிபொருள்கள் தூய காற்று, தூய நீர், தூய உணவு, இம் மூன்றும் ஒருங்கே அமையப் பெறின், மானிட உடல், நோய் எனும் பழுது ஏற்படாது செம்மையாகச் சிரஞ்சீவியாக இயங்கும்.

இருசக்கர, நான்கு சக்கர வாகனங்களின் மிகுதியான போக்குவரவு, பல்வேறு ஆலைகள் பெருக்கம், மரங்கள் மிகுதியாக வெட்டப்படுதல் ஆகியவற்றால் காற்று மாசுபடுகிறது. இத்தகைய மாசுள்ள - தூய்மையிலாத காற்றினை நாம் சுவாசிப்பதால், நம் உடலில் குருதி கேடுற்று நோய் ஏற்படுகிறது. மேலும், சமைத்த தானிய உணவைப் பெரும்பாலும் உண்பதால், உடலில் சளி மிகுதியாகி, காற்றுப் பையாகிய நுரையீரலில் காற்று மிகுதியாக இருப்பதற்குப் பதில், சளி மிகுதியாக உள்ளது. இதனால், நுரையீரலில் காற்றின் பரிமாண அளவு குறைந்து, நோய் ஏற்படுகிறது.

சுகாதார அறிவியல் அடிப்படையில், உள்ளாட்சி அமைப்புகள், பாதுகாக்கப் பட்ட குடிநீர் வழங்குவதாகக் கருதி, குடிநீரில் உள்ள நோய்க் கிருமிகளைக் கொல்லக் குளோரின் எனும் ரசாயனத் தூள் கலந்து, குடிநீரைக் கேடடையச் செய்து, தூய்மையிலாக் குடிநீரை வழங்கி வருகின்றன; நாமும் அக்குடி நீரை அப்படியே பயன்படுத்துகிறோம். அல்லது குடிநீரைக் காய்ச்சி ஆற

வைத்துக் குடிக்கிறோம். சில நோய்க் கிருமிகள் நீரை எவ்வளவு டிகிரி கொதிக்க வைத்தாலும், சாவதில்லை. இதற்கு மாறாக, குடிநீரைச் சுத்தம் செய்ய, குடிநீருள்ள பாத்திரத்தின் மீது வெள்ளைத் துணியால் நன்கு மூடி, சிறிது நேரம் வெயிலில் வைத்து சூடேற்றி, பின் ஆற வைத்து குடிக்கலாம். சூரிய வெப்பம் ஆக்க வெப்பம். குடிநீரில் உள்ள பிராண வாயு போன்ற நுண் சத்துக்களை அழிக்காது. நெருப்பு என்பது அழிக்கும். வெப்பம் குடிநீரிலுள்ள பிராண வாயு போன்ற நுண் சத்துக்களை அழித்துவிடும். குடிநீரில் சிறிதளவு துளசி அல்லது வில்வ இலைகளைப் போட்டு வைத்தும் சுத்தப்படுத்தலாம். அல்லது சிறிதளவு எலுமிச்சம் பழச்சாறு பிழிந்துவிட்டும், குடிநீரைச் சுத்தப்படுத்தலாம். இத்தகைய இயற்கை வழிகளை விட்டு, செயற்கை வழிகளில் குடிநீரைச் சுத்தம் செய்ய முயல்வது உயர்வில்லை.

தூய உணவென்பது நெருப்பில் சமைக்காத கொட்டைப் பருப்புகள், காய்கள், கனிகளே ஆகும். இத்தகைய தூய உணவாகிய இயற்கை உணவில் வாழும்போது, நோயுள்ள மானிட உடல், உறுப்புகளில் உள்ள பழுதுகள் நீங்கி, தன்னைத் தானே சரிப்படுத்தி, நோயில்லாது - பழுதுகள் இல்லாது இயங்குகிறது. சமைத்த உணவுகள் அனைத்துமே தூய்மையில்லா உணவுகள். எனவே சமைத்துண்ணும் மானிட உடல் மட்டும் விரைவில் நோய்க்கு ஆளாகி, பழுதுற்று, குறுகிய காலத்தில் செயலற்றதாகி, மரணமெய்துகிறது. மானிட உயிரினம் மட்டும்தான், உயிருள்ளபோதே கண் பார்வை குன்றுதல், பற்கள் இழத்தல், வழுக்கை, நரைமுடி, மலம், சிறுநீர் கழியாமை, செரியாமை, மூச்சுத் திணறல் போன்ற எண்ணற்ற குறைகளுடைய உடலோடு வாழ்ந்து அற்ப ஆயுளில் மடிய நேருகிறது.

இனி ஆரோக்கிய உணவைப் பற்றிப் பார்க்கலாம். ஒருவேளை (காலை) இயற்கை உணவாகத் தேவையான தேங்காய்ச் சில்லுகள் அல்லது தேங்காய்த் துருவல், வாழைப்பழம், பேரீச்சை, பன்னீர் திராட்சை, ஆரஞ்சு, ஆப்பிள், கொய்யா எனப் பல்வேறு கனிகளைத் தேவையான அளவு உண்ணலாம்.

மற்றொரு வேளையாக (பகல்) நன்கு கழுவிய பச்சைக்காய் கறிகள் (வெண் பூசணி, மஞ்சள் பூசணி, சுரைக்காய், சௌசௌ, கேரட், பீட்ரூட், முட்டைக்கோஸ், பீன்ஸ், வெண்டைக்காய், தக்காளிப்பழம், வெள்ளரிக்காய், நூல்கோல், வாழைத்தண்டு, புடலங்காய் முதலியன) அல்லது பசுங் காய்கறிக் கலவையைத் தேவையான அளவு உண்டபின், விரும்பும் அல்லது கிடைக்கும் கனி வகைகளை உண்ணலாம்.

பிறிதொரு (இரவு) வேளையில், தேவையான அளவு அவல் அல்லது முளைவந்த தானியங்கள் (வேர்க்கடலைப் பருப்பு, பச்சைப்பயறு, கொண்டைக் கடலை, எள், கம்பு, கோதுமை மற்றும் பிற) உண்டதும், கனிவகைகள் உண்ணலாம். இரவு உணவு ஏழு மணிக்குள் முடிப்பது உயர்வு தரும்.

நோய்கள் விரைவில் குணமாக, இவ்விதம் இயற்கை உணவுடன், இடையிடையே இயன்ற நாட்களில், 'லங்கணம் பரம ஔஷதம்' எனும் முதுமொழிப்படி உண்ணா நோன்பு இருக்கலாம். எனிமாக் குவளையைப் பயன்படுத்தி, மலத்தை முழுவதுமாக வெளியேற்றி, மலக்குடலைச் சுத்தப்படுத்தலாம். அதிகாலை, மாலை இருவேளையும் தினமும் குளிர்ந்த தண்ணீரில் நீராடலாம். மேலும் அவ்வப்போது சூரிய ஒளிக் குளியல், மண் குளியல், வாழையிலைக் குளியல், நீராவிக் குளியல் என எடுத்து, உடலையும், குருதியையும் தூய்மைப் படுத்தலாம். முழு இயற்கை உணவில் வாழும்போது, மூலிகைகள் தேவையில்லை.

சமைத்துண்பதாயின், ஆரோக்கியமாக வாழ, உப்பு, புளி, காரம், எண்ணெய் ஆகியவற்றை மிகக் குறைவாகச் சேர்த்துச் சமைத்த சைவ உணவை உண்ணலாம். ஒருவேளை அரிசி தானிய உணவையும், பிறிதொரு வேளை கம்பு, அல்லது ராகி, கோதுமை போன்ற மற்ற தானியங்களில் ஒன்றினால் சமைத்த உணவையும் உண்ணலாம். சமைத்த தானிய உணவின் அளவைக் குறைத்து, காய்கறிகள் கீரைகள், அளவைக் கூட்டி (50:50) உண்பது உயர்வுடையது. இத்துடன் கனி வகைகளையும் மிகுதியாக உண்ணலாம்.

இயற்கை வாழ்வியல், இயற்கை உணவு, இயற்கை மருத்துவம், யோகாசனம், சூரிய நமஸ்காரம், பிராணாயாமம், தியானம் மூலம் இயற்கையாக அனைத்து நோய்களிலிருந்தும் குணம் பெறவும், பயிற்சிகள் பெறவும், **திருநெல்வேலி மாவட்டம், அம்பாசமுத்திரம் வட்டம், சிவசைலம் அஞ்சலகம், கல்யாணிபுரத்தில் 33 ஏக்கர் நிலப் பரப்பில், சுமார் 10 ஏக்கர் பசுமையான சோலையின் நடுவில், புலவர் அமரர் திரு.மூ.இராமகிருஷ்ணன் அவர்கள் நிறுவிய நல்வாழ்வு ஆசிரமத்தை அணுகலாம். இவ்வாசிரமம் மலை சூழ்ந்த, இயற்கை எழிலுடைய ஆசிரமம். அன்னாரின் ஒரே புதல்வர். கருவிலிருந்தே சமைக்காத இயற்கை உணவில் வளர்ந்த மருத்துவர். இரா.நல்வாழ்வு பி.என்.ஒய்.எஸ். அவ்வாசிரமத்தைத் தற்பொழுது நடத்தி வருகிறார். இவ்வாசிரமத் தொலைபேசி எண்: 04634-283484, செல்: 9443043074**

சிவசைலம், நல்வாழ்வு ஆசிரம அமரர் புலவர் திரு.மூ.இராமகிருஷ்ணன் அவர்களின் உடன்பிறந்த இளவல். மூ.ஆனையப்பன் எனும் மூ.ஆ. அப்பன், இவரது முந்தைய நூலில் 28 நோய்களுக்கு மட்டும் தீர்வு கொடுத்தார். இவரது பரம்பரைத் தொழுநோயை, 'டி.டி.எஸ். எனும் டேப்சோன்' வில்லை, உயிர்ச் சத்து மற்றும் இரும்புச்சத்து வில்லைகள் விழுங்கியும், யோகாசனம் செய்தும் குணப்படுத்த இயலாது, இயற்கை உணவில் மட்டும் வாழ்ந்து, மிகக் குறுகிய காலத்தில் பூரண குணமடையச் செய்துள்ளார். இவர் தூத்துக்குடி மாவட்டம் திருச்செந்தூர் வட்டம், குலசேகரப் பட்டினம் எனும்

ஊரில், கடற்கரையருகில் சுமார் 3 ஏக்கர் நிலப்பரப்பில் சோலையின் நடுவில், 'இயற்கை வாழ்வு நிலையம்' நிறுவியுள்ளார். இவரால், இங்கும் இயற்கை வாழ்வு, இயற்கை உணவு, இயற்கை மருத்துவம், யோகாசனம், பிராணாயாமம், தியானம், சூரிய நமஸ்காரம் மூலம், அனைத்து உடல், உளப் பிணிகளும் குணப்படுத்தப்படுகின்றன. இந்நிலையத்தின் மிக அருகேயுள்ள நீண்ட கடற்கரை, ஆள் நடமாட்டம் இல்லாதது. கடலின் உள்ளும் மணற்பரப்பே, பாறைகள் இல்லை; நீண்ட தூரத்திற்கு ஆழமில்லாமல் உள்ளது. ஏகாந்தமாக, கடலில் நீராடச் சிறந்த இடம். இந்நிலையத்தில் நல் ஆரோக்கியத்திற்கு அடிப்படையான தூய காற்று, தூய நீர், தூய உணவு ஒருங்கே அமைந்துள்ளது. இந்நிலையத்தின் அருகிலேயே 12 கி.மீ. தொலைவில் உள்ள தொடர்வண்டி நிலையம், 'திருச்செந்தூர்' ஆகும்.

பொதுவாக பரம்பரை வியாதி என நீரிழிவு, தொழுநோய் ஆகியனவற்றையும், கர்ம வியாதி என புற்றுநோய், இதயநோய் ஆகியனவற்றையும் மக்கள் கூறி வருகின்றனர்; ஆனால், இயற்கை உணவில் வாழும் போது, எந்த நோயும் பரம்பரையாகவும், கர்மம் செய்தவர்கட்கும் வருவதில்லை; மாறாக குணமாகின்றன.

இனி, ஒவ்வொரு நோயாக, அந்நோய் குணம்பெற உண்ண வேண்டிய இயற்கை உணவுகள், மூலிகைகள், யோகாசனப் பயிற்சிகள் மற்றும் பிற இயற்கை மருத்துவ முறைகள் யாவை என்பதைக் காண்போம்.

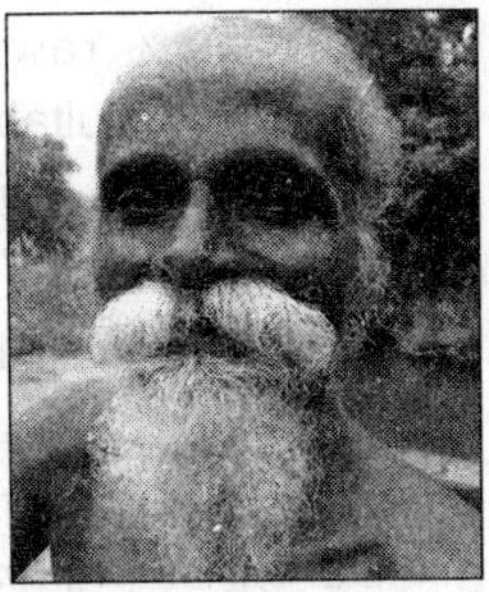

கனி உணவும் என் அநுபவங்களும்

நெல்லை மாவட்டம், அம்பாசமுத்திரம் வட்டம், சிவசைலம் (627 412) ஊரில், 'நல்வாழ்வு ஆசிரமம்' நிறுவி - மனித குலத்திற்கு இயற்கை வாழ்வு வழிகாட்டியாகத் திகழ்ந்து வந்த புலவர் தவத்திரு. மூ. இராமகிருஷ்ண சுவாமி அவர்கள் மூலம் இறைவனின் அருள் அடியேனுக்குப் பல ஆண்டு களுக்கு முன் கிட்டியது. அதன் பயனாகக் கடந்த பல ஆண்டுகளாகச் சமையல் உணவை விடுத்து, இயற்கை உணவாகிய கனிகளை (தேங்காயும், பழங்களும்) உண்டு வாழ்ந்து வருகிறேன்.

பல ஆண்டுகளுக்கு முன்பு, சமையல் உணவில் வாழ்ந்த பொழுது என்னுடலில் குணமாகாத தோல் வியாதி கனி உணவின் மூலம் எவ்வித மருந்துமின்றி,

''மருந்தென வேண்டாவாம் யாக்கைக் கருந்தியது

அற்றது போற்றி யுணின்''

என்ற பொய்யாமொழிப் புலவரின் திருக்குறளுக்கேற்ப, முற்றிலும் குணமாகியுள்ளது. மேலும் சமையல் உணவின்போது, படிக்கும் பொழுது கண்களிலிருந்து கண்ணீர் வடிந்து கண்பார்வை மங்குதல், அடிக்கடி பல் ஈறுகள் வீங்கிப் பல் அரணை கட்டிக் கடுமையான பல்வலி ஏற்படுதல், வாய் துர்நாற்றம் வீசுதல், சிறுநீர் மூலமாகவும், தூக்கத்தின் போதும் இந்திரியம் ஸ்கலிதமாதல், உணர்ச்சிவசப்படும் பொழுது இருதயத் துடிப்பு அதிகமாதல், அடிக்கடி மூக்குச்சளி, காய்ச்சல் ஏற்படுதல், மற்றும் பல நோய்களும் கனியுணவிற்கு மாறிய பின் படிப்படியாக முற்றிலும் நீங்கி, நல் ஆரோக்கியம் பெற்று நல்வாழ்வு வாழ்ந்து வருகிறேன். தீயில் சமைக்காத பச்சை உணவுகள் (Raw-diet) உண்டு, இத்தகைய நல் அனுபவங்கள் பெற்று ஈரான் நாட்டைச் சேர்ந்த திரு. ஏ.டி. ஹோவானேசியன் என்பவரும் தம் Raw Eating எனும் புத்த

கத்தில் "100% raw eating puts an immediate end to all diseases radically and simultaneously" என எழுதியுள்ளார். மேலும் அமெரிக்காவைச் சேர்ந்த பேராசிரியர் திரு. கேரிங்டன் என்பவரும் தம் நூலில், "Nature is the only curative agency" என்னும் கருத்தை வலியுறுத்தியுள்ளார்.

கனி உணவு மூலம் என்னிடம் பொறுமை, அன்பு, அமைதி, சிக்கனம், எளிமை மற்றும் பிற நற்குணங்கள் அனைத்தும் நன்கு வளர்ச்சி பெற்று வருகின்றன. ஆக என் உடலும், உள்ளமும் நலம் பெற்று வருகின்றன. ஆன்மிகத்திலும் அதிக நாட்டம் ஏற்பட்டுள்ளது. இக்கருத்திற்கொப்ப செர்மனியைச் சார்ந்த அறிஞர் திரு. அடால்ப் ஜஸ்ட் என்பவரும், தம் 'Return to Nature' என்னும் நூலில் "A diet of raw fruit does very much to increase all the powers of the body and still most all the original higher" என்னும் வரிகளை எழுதியுள்ளார்.

கனி உணவிற்கு மாறியபின் எனது தலைக்குத் தினம் எண்ணெய் தேய்க்கும் பழக்கத்தையும், எண்ணெய் தேய்த்துக் குளிக்கும் பழக்கத் தையும் முற்றிலும் நிறுத்தி விட்டேன். இது தவிர வைத்தியச் செலவு, மற்றும் வேண்டாத எத்தனையோ செலவுகளை, கனி உணவு என் வாழ்வில் நிறுத்தி, என்னைச் சிக்கனமான - எளிமையான - சுதந்திரமான ஆரோக்கியமான - தூய்மையான - இறையுணர்வோடு கூடிய நல்வாழ்வைத் தினமும் நடத்தி வரப்பெரிதும் துணை புரிந்து வருகிறது.

கனி உணவு அல்லது இயற்கை உணவு மூலம் நல்வாழ்வு பெற விரும்புபவர்கள், தங்களது தற்போதைய சமையல் உணவை படிப்படியாக நிறுத்தி, உணவு மாற்றம் செய்வது எளியமுறை எனக் கருதுகிறேன். அதாவது முதலில் இரவு உணவை மட்டும் இயற்கை உணவாக மாற்றிச் சில காலம் வாழ்ந்து ஓரளவு அனுபவம் பெற்றபின், காலை, இரவு இருவேளையிலும் இயற்கை உணவுக்கு மாறி, அதில் நல்ல அனுபவம் பெற்றபின், மூன்று வேளையிலும் இயற்கை உணவுக்கு மாறுவது சாத்தியமாகும். தொடக்கக் காலத்தில் பச்சைக் காய்கறிகள், முளைவந்த பாசிப்பயறு, ஊற வைத்த கொண்டைக் கடலை, முளை வந்த அல்லது ஊற வைத்த பிற தானியங்கள், பச்சைப் பாலில் உறை ஊற்றப்பட்ட பச்சைத் தயிர் அல்லது பச்சை மோர் முதலிய இதர பச்சை உணவுகளையும் (Raw Food) தேங்காய், பழங்களுடன் சாப்பிட்டு வரலாம். பின்னர் மற்ற பச்சை உணவுகளை நிறுத்தித் தேங்காய், பழங்கள், குளிர்ந்த நீர் ஆகியவற்றில் மட்டும் வாழ முயல்வது சிறப்புடையதாகும். குழந்தைகள் முதல் வயோதிகர் வரை இல்லறம், பிரம்மச்சரியம் ஆகிய எந்நிலையில் உள்ளவரும் இயற்கை உணவிற்கு எளிதில் மாறலாம். ஆனால் குழந்தைப் பருவம் அல்லது இளமைப் பருவத்திலிருந்து மாற்றுவது மிகவும் எளியது; சிறந்த பயனளிப்பதும் ஆகும். பற்கள் இருப்பவர்கள் தேங்காயைச் சில்லு சில்லுகளாகக் கடித்துத் தின்பதே

சிறந்த முறை; பற்கள் இல்லாதவர்கள் தேங்காயைப் பூவாகத் திருகி, வாயில் நன்கு மென்று சாப்பிடலாம்.

நம் நாட்டில் திருமூலர், விருச்சிகர் போன்ற பழம்பெரும் முனிவர்களும் கனி உணவினையே உண்டு வாழ்ந்ததாகக் கூறப்படுகிறது. காந்திஜி, திரு.வி. கலியாண சுந்தரனார், யோகி சுத்தானந்த பாரதியார் போன்ற நம் காலப் பெரியவர்களும் இயற்கை உணவு உண்டு, பல சோதனைகள் நடத்தி, அதன் சிறப்புகளை தங்களது நூல்களில் குறிப்பிட்டு உள்ளார்கள். மேல் நாடுகளிலும் சர். ராபர்ட் மெக்காரிஸன், அடால்ப் ஜஸ்ட், கேரிங்டன், லூயி கூனே, கிறிஸ்டின் நோல்பி, ஏ.டி. ஹோவானேசியன், வெஸ்லி ஸ்டீவன்சன், மற்றும் பல அறிஞர்களும் இயற்கை உணவு ஆராய்ச்சிகள் செய்து, அதன் ஒப்பற்ற குணங்களைத் தங்களது நூல்களில் விரிவாக எழுதியிருக்கிறார்கள்.

நம் தேசத்தந்தை, மாபெரும் கர்ம யோகியாகிய மகாத்மா காந்தியடிகள் அவர்களும், ‘உத்தம வாழ்க்கை’ என்னும் புத்தகத்தில், ‘அதி தீவிரமான அனுஷ்டானத்தின்படி சமையலுக்கு நெருப்புக் கூட உபயோகிக்க வேண்டாம். சூரியன் என்ற பெரு நெருப்பில் வெந்த ஆகாரத்தையே மனிதன் உண்பது நலம். பழவர்க்கங்களையே புசிப்பது சிறந்தது’ என்று நமக்கு வேண்டுகோள் விடுத்திருக்கிறார் என்றால், கனி உணவின் சிறப்புகளை நாமே சிந்தித்து முடிவு எடுத்துக் கொள்ளலாம்.

‘‘முழுமையாகத் தங்கள் நல வாழ்வைத் திரும்பப் பெற விரும்புகின்ற அனைவரும் உணவு வகைகளைப் பக்குவஞ் செய்வதையும், மாமிச உணவையும் கைவிட்டு, இறைவன் மானிடருக்கு முதலாவதாக உணவாக அளித்த விதைகள், கொட்டைகள், பழ உணவையே மிகுதியாக உண்ண விருப்பப்படுவர்.’’

- டாக்டர் ஜே.எச். கெல்லாக். எம்.டி.

(‘நல்வழி’ 1980 ஏப்ரல் மாத இதழ், பக்கம் 9)

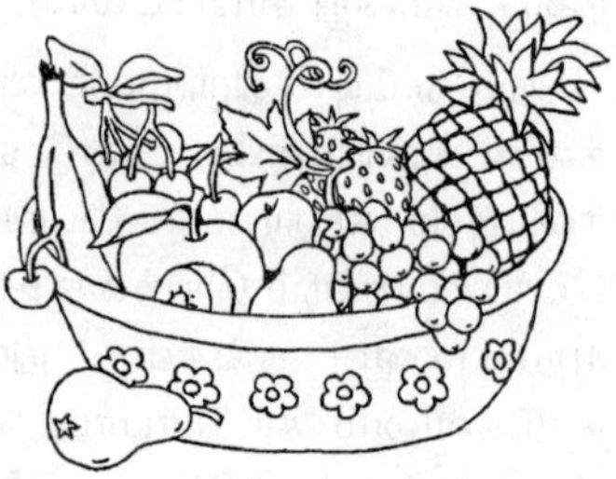

கனி உணவும், மனிதனும்

உலகில் இறைவனால் அல்லது இயற்கையால் படைக்கப்பட்ட உயிரினங்கள் (மனிதரைத் தவிர) அனைத்தும், இயற்கையால் வகுக்கப்பட்ட தங்களுடைய இயற்கை உணவினையே உண்டு, ஆரோக்கியமாகவும், எவ்விதச் சிக்கலுமின்றி இயற்கை வாழ்வு நடத்தி வருகின்றன. உதாரணமாக மண்புழுக்கள், மண்ணுளிப்பாம்புகள் மண்ணையும், பாம்புகள், முட்டைகள், சிறு பிராணிகள் போன்றவற்றையும், புழுக்கள் காய்கறிகளையும், பன்றிகள் பூமிக்குள் விளையும் கிழங்குகள், வேர்க்கடலை போன்றவற்றையும், பறவைகள், எலிகள் தானியங்களையும், சைவ விலங்கினங்கள் புல், இலை, தழைகள் போன்றவற்றையும், அசைவ விலங்கினங்கள், தாவரங்கள் மட்டும் உண்ணும் விலங்குகளின் இறைச்சியையும், குரங்குகள், பழங்களையும் தங்கள் இயற்கை உணவாகக் கொண்டுள்ளன. ஒவ்வோர் உயிரினமும் இவ்வாறு தனக்குரிய இயற்கை உணவை உண்பதற்கேற்ற உறுப்புகள் அமைப்பையும் கொண்டுள்ளன.

ஆனால் உயிரின இயலில் பரிணாம வளர்ச்சிப்படி குரங்கினத்திலிருந்து மேம்பாடடைந்த மனித சமூகமோ, இன்றைய நவீன நாகரிக உலகில் - விஞ்ஞானத்தில் மட்டும் அபரிமிதமாக வளர்ச்சியுற்ற அதே சமயத்தில், மெய்ஞ்ஞானத்தில் சொல்ல முடியாத அளவுக்கு வீழ்ச்சியுற்ற இன்றைய உலகில் - தாவர இயலில் செடி கொடிகளிலிருந்து பரிணாம வளர்ச்சியடைந்த தென்னை, மா, பலா, வாழை போன்ற உன்னதமான பழ மரங்களிலிருந்து கிடைக்கும் அற்புதமான தெய்விகக் கனி உணவினைத் தவிர்க்கிறோம். அற்பப் புல்லிலிருந்து பரிணாம வளர்ச்சியடைந்த நெல், கம்பு, சோளம், கோதுமை முதலிய தானியப் பயிர்களிலிருந்து கிடைக்கும். (எலி, பறவைகள் முதலியன இயற்கையாக உண்ணக் கூடிய) தானியங்களை அபகரித்து, அதன் தோல்களை நீக்கி அரிசியாக மாற்றி - சோறாக ஆக்கி - அதனையும் சாப்பிட இயலாமல் சோற்றுடன் உப்பு, புளி, காரம், எண்ணெய் போன்ற எண்ணற்ற

மசாலாப் பொருள்களையும் நம் நாக்கிற்கு, 'லஞ்சமாக'க் கொடுத்து, இவ்வுணவினைத் தயார் செய்ய நீண்ட நேரத்தினையும் வீணாகச் செலவிட்டு, இயற்கைச் சூழலையும் கெடுத்து வருகிறோம். உயிர்த்தன்மையற்ற சத்தற்ற - சக்கையான - உணவினை உண்டு, அதன் மூலம் நம் உடலின் உள் உறுப்புகள், வெளி உறுப்புகள் ஆகியவற்றின் ஆற்றலை இழந்து, (உதாரணம்: கண் பார்வை இழத்தல், பற்களை இழத்தல், வாதநோய், மூலம், கை, கால்கள் செயல் இழத்தல், குடலின் செரிமான சக்தியை இழத்தல், சிறுநீர் உறுப்புகளின் இயல்பை இழத்தல், நுரையீரலின் இயல்பை இழத்தல், இதயத்தின் ஆற்றலையே குறைத்தல்) எண்ணற்ற உடல், உள நோய்களுக்கு ஆளாகி நடைப்பிணமாக, வாழ்ந்து கொண்டிருக்கிறோம்.

கனி உணவே மனித உணவு:

மனித உயிரினமும் சிக்கி முக்கிக் கல்லைக் கண்டுபிடிக்கும் முன் - நெருப்பைக் காணும் முன் பச்சையான இயற்கை உணவுகளையே உண்டு வந்தது; அதிலும் மிகவும் மேம்பாடடைந்த - உயர்ந்த நிலையிலுள்ள மனிதர்கள் தேங்காயையும் பழங்களையும் மட்டுமே இறைவனுக்கு அர்ப்பணித்து, பின்னர் அதனை மட்டும் உண்டு வாழ்ந்திருக்கலாம்.

இதற்குச் சான்றாக நம் தமிழிலக்கியமான மணிமேகலையில், பன்னிரண்டு வருடங்களுக்கொரு முறை பழுக்கும் நாவற்கனியை மட்டும் உண்டு ஒரு முனிவர் (விருச்சிகர்) வாழ்ந்து வந்தாரென்றும், ஒரு சமயம் அம் முனிவர் பன்னிரண்டு வருடங்களுக்கு ஒரு முறை சாப்பிடக்கூடிய அந்நாவற் கனியை ஓடையின் கரையில் வைத்துவிட்டு நீராடும்பொழுது, அவ்வழியாக வந்த காய சண்டிகை என்னும் கந்தருவப் பெண், கவனியாமல் அந்நாவற் கனியை மிதித்துச் சிதைத்திடவே, அதனையறிந்த முனிவர் அப்பெண்ணுக்கு யானைத் தீப் பசிநோய் உண்டாகச் சபித்து, பின்னர் மணிமேகலையின் அருளாசியால் அப்பெண்ணுக்கு அச்சாபம் நீங்கியது என்று குறிப்பிடப்பட்டுள்ளது. மேலும் இராமாயணத்தில் இராமர் வனவாசம் சென்றிருந்தபொழுது காய் கனிகளையே புசித்து வந்தாரென்றும், சீதை இலங்கையில் அசோகவனத்தில் இராவணனால் சிறைப்பட்டிருக்கும் பொழுது, தன் கணவருக்குப் புசிக்கும் வேளையில் காய் கனிகளை யார் எடுத்துக் கொடுப்பார் என்று நினைந்து மிகவும் வருந்தியதாகவும் குறிப்பிடப்பட்டுள்ளது. இந் நியதியையே இன்றும் இந்துக்கள், கிறிஸ்தவர்கள், முகமதியர்கள் மற்றும் பிற சமயத்தினராகிய நாமனைவரும் இறைவனை வழிபடும் போதும், எல்லாத் திருவிழாக்களிலும், சடங்கு வைபவங்களிலும் தேங்காய், பழங்களுக்கு முதன்மை இடமளித்து அனுஷ்டித்து வருகிறோம்.

மற்ற உயிரினங்களைவிட மனித உயிரினம் மேலானது - ஆறறிவு படைத்தது என்பதற்காகவோ என்னவோ, இயற்கையானது தானியங்கள், காய்கறிகளைவிடத் தேங்காய்க்கும் பழங்களுக்கும் முறையே வலுவான

பாதுகாப்பான மூடியையும், தோல்களையும் கொடுத்துள்ளது. நன்கு முற்றிய முழுத் தேங்காயின் நெற்றிலிருந்து நார் உரித்து, சிரட்டையினை உடைத்து, அதனுள்ளிருக்கும் தூய நீரையும் பருப்பினையும் உண்ணக்கூடிய ஆற்றலினையும் அறிவினையும் இறைவன் மனிதனைத் தவிர வேறெந்த உயிரினத்திற்கும் அளிக்கவில்லை.

காய்கறிகளைப் பச்சையாக உண்பதற்குப் புழுக்களுக்கு உடலுறுப்புகள் அமைந்திருப்பது போல், நிலத்திற்கடியில் விளையும் வேர்க்கடலை, கிழங்குகள் போன்றவற்றை மண்ணைத் துளைத்து மண்ணுக்கடியிலிருந்து பச்சையாகத் தின்பதற்கு வசதியாகப் பன்றிகளுக்கு நீண்ட முகம் அமைந்திருப்பது போல், தானியங்களை உண்பதற்கு ஏதுவாக பறவைகளுக்கு அலகுகளும், எலிகளுக்கு உடலுறுப்புகளும் அமைந்திருப்பது போல், இறைச்சியைப் பச்சையாகச் சாப்பிட புலி, சிங்கம் போன்ற மிருகங்களுக்கு நீண்ட கோரைப் பற்கள் கொண்ட வாயும் அமைந்திருப்பது போல், தேங்காயையும் பழங்களையும் பச்சையாகச் சாப்பிட ஏதுவாக மனிதனுக்கு கடிப்பதற்கு முன் பற்களும், நன்கு சுவைத்து அரைப்பதற்குக் கடைவாய்ப் பற்களும் அமைந்திருக்கின்றன.

தானியப் பயிர்கள், காய்கறிப் பயிர்கள் ஆகியவற்றின் வேர்களை விடப் பழத் தாவரங்களின் வேர்கள் மிகவும் நீளமானதாகவும், வலுவுள்ள தாகவுமிருப்பதால், அவ்வேர்கள் அதிக ஆழத்திலிருந்து தாதுப்பொருட் களையும், சத்துப் பொருட்களையும் கிரகித்துக் கொள்வதன் மூலம் மற்ற இயற்கை உணவுகளைவிடப் பழங்கள் அதிகச் சத்துள்ள சிறந்த இயற்கை உணவாக மனிதனுக்கு அமைந்துள்ளன. மேலும் தானியங்கள், காய்கறிகளை விடக் கனிகளைப் (தெங்கின் பழமான தேங்காயும் கனி வகையிலடங்கும்) பச்சையாக மனிதன் மிகவும் எளிய முறையிலும் எவ்விதச் சிரமமும் இல்லாமலும் ருசியாகவும் இயல்பாகவும் சாப்பிட முடியும். இக் கருத்தினை வலியுறுத்தி திரு. எச்.சி. மெங்கல் எம்.டி., என்னும் மேல் நாட்டறிஞர், ''மனிதனுடைய உடலமைப்பைப் பார்க்கையில், அவன் கனி உணவினனாக இருக்க வேண்டும் என்பதுதான் தெய்வ உத்தேசம் என்று நன்றாகத் தெரிகிறது'' என்று கூறியுள்ளார்.

இயற்கை உணவுக்கும் இறைவனுக்கும் உள்ள தொடர்பு

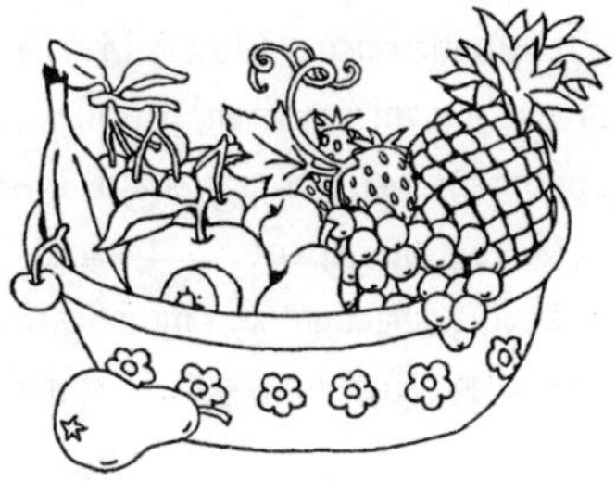

சிவபெருமானுக்கு முக்கண்கள் இருப்பதாக நமது புராணங்கள் கூறுகின்றன. தெங்கின் கனிக்கும் (தேங்காய்) மூன்று கண்கள் இருப்பதால் நம்மவர் தெங்கின் கனியைச் சிவபெருமானுக்கு ஒப்பிட்டு வருகின்றனர். இதேபோல் தமிழ்த் திருக்கடவுளாகிய - அழகு தெய்வமாகிய - திருமுருகப் பெருமானை பக்த பெருமக்கள் அனைவரும், 'பழம்நீ' (பழநி) என்று கனியைச் சம்பந்தப்படுத்திப் பக்திப் பரவசத்தோடு அழைத்துப் பாடிப் பரவசமடைந்து வருகிறார்கள்.

முருகன் தம் தந்தைக்கு, 'அஉம்' (இவ்வார்த்தையே 'ஓம்' என்னும் பிரணவம் என்பர்) என்ற வேத மந்திரத்தினை இரகசியமாகக் காதில் ஓதினார். இம்மந்திரத்திலுள்ள 'அ' என்னும் எழுத்து அநாதியாகிய ஆதி பகவனைக் குறிக்கிறது; 'உ' என்னும் எழுத்து உயிரினங்களைக் குறிக்கிறது. 'ம்' என்னும் எழுத்து பாசம், உறவு அதன் தொடர்பினைக் குறிக்கிறது. இம் மந்திரத்திற்குச் சைவ சித்தாந்தம், 'பதி, பசு, பாசம்' என்னும் வார்த்தைகளால் குறிப்பிடுகிறது.

இம்மந்திரத்தினை 'இறைவன் எல்லா உயிரினங்களிலும் குடி கொண்டுள்ளான். அதன் மூலம் எல்லா உயிரினங்களிலும் இறைத் தன்மை உள்ளது' என்று பொருள் கொள்ளலாம். இறைவனது முத்தொழில்களான, 'ஆக்கல், காத்தல், அழித்தல்' ஆகியவற்றின் ஓர் அங்கமாக மனிதன் கனி தரும் பழமர விதைகளை நிலத்தில் ஊன்றி முளைக்க வைப்பதன் மூலம், 'ஆக்கல்', அப்பழ மரக் கன்றுகளை விலங்குகளிலிருந்தும், கால நிலைகளிலிருந்தும் அழியாமல் காத்து வளர்ப்பதன் மூலம், 'காத்தல்', அந்தப் பழமரங்கள் தன்னிடத்தேயுள்ள நன்கு பழுத்துக் கீழே, உதிர்க்கும் கனிகளை எடுத்து நீரினால் சுத்தமாகக் கழுவி எந்தவொரு தாவரத்திற்கோ, எந்தவோர் உயிருக்கோ, அல்லது எந்தவோர் ஆன்மாவிற்கோ சிறிது கூட இடையூறு இல்லாமல் உண்பதன் மூலம், 'அழித்தல்', அதன் பின்

அப்பழ விதைகளை மீண்டும் பழமரக் கன்றுகளாக முளைக்கச் செய்தல் ஆகிய இப்பணிகளைச் செய்வதன் மூலமும் இறைவன் தம் சூரிய வெப்பத்தினால் படைத்தளித்துள்ள மனித இயற்கை உணவாகிய கனிகளை மட்டும், இறைவனது செயலுக்குக் கொஞ்சம் கூட மாறாமல் இயற்கையோடியைந்து உண்பதன் மூலம், 'அஉம்' (ஓம்) என்ற வேத மந்திரத்தினை ஒழுகி தன்னிடத்துள்ள இறைத் தன்மையைப் பெருக்கி இறைவனை நெருங்கும் அல்லது இறைவனுடன் ஐக்கியமாகும் பேற்றினையடைகிறான்.

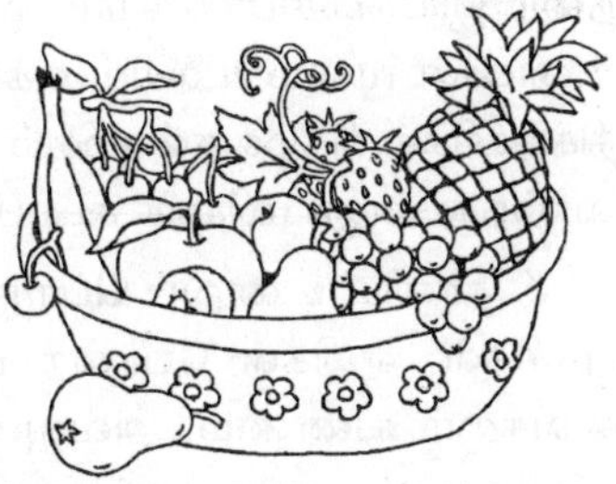

கனி உணவின் நன்மைகள்

கனி வகைகளில் கலப்படம் செய்ய முடியாது, ஆகையால் பழங்களை உணவாகக் கொள்ளும்போது, கலப்படம் காரணமாக நோய், நொடி ஏற்பட வாய்ப்பில்லை, மாறாக இரத்த விருத்தியும், இரத்த ஓட்டமும் சீராகும்.

1. நவீன நாகரிகமான உணவு வகைகளைத் தீயினால் சமைக்கும் பொழுது உற்பத்தியாகும் 'கார்பன்-டை-ஆக்ஸைடு' என்னும் நச்சுக் காற்றைச் சுவாசிப்பதன் மூலம் மனிதனும், மற்ற உயிரினங்களும் அடையும் ஆரோக்கியக் கேடுகளைத் தவிர்க்கவும், புனிதமான இயற்கைச் சூழ்நிலையினைக் காக்கவும் கனியுணவு பேருதவி புரிகிறது.

2. மழைக் காலங்களில் பெய்யும் மழையினை மரங்களின் வேர்கள் பூமியினுள் நன்கு ஈர்த்துத் தேக்கி வைத்து, நிலத்தில் எக்காலத்திலும் ஈரப்பசையைக் காத்து அம்மரங்களுக்கு இயற்கை, ஈரத்தினைக் கொடுத்துக் கொண்டேயிருக்கும்.

மேலும் சோலைகளில் உள்ள மரங்களின் ஆழமான வேர்கள் மண்ணை நன்றாக இறுகப் பற்றிக்கொண்டு, மண்ணரிப்பு ஏற்படாமல் எக்காலத்திலும் இயற்கை மண்வளத்தைக் காத்துக் கொண்டேயிருக்கும். அதே சமயம் மண் இறுகி உறைந்து பாறையாக விளை நிலமற்றதாய் மாறாமல், சோலை மரங்களின் ஆழமான வேர்கள் நிலத்தின் எல்லாப் பாகங்கட்கும் துளைத்துச் சென்று எந்தவொரு மனிதனின் அல்லது கருவியின் உதவியுமின்றித் தாங்களே (மரங்களின் ஆழமான வேர்களே) மண்ணை இயற்கையாக ஆழமாக உழுது, மண்ணை எக்காலத்திலும் இயற்கைத் தன்மையோடு நல்ல நிலையில் வைத்துக் கொண்டேயிருக்கும்.

உலகில் உள்ள உயிரினங்கள் அனைத்திற்கும் எக்காலத்திலும் குடி நீர் கிடைப்பதற்கு வசதியாக மழைக் காலங்களில் இம் மரங்களின் ஆழமான வேர்கள், ஆங்காங்கே பூமியில் தண்ணீரை அதிக அளவில் தேக்கி வைத்து,

எக்காலத்திலும் நிலத்தின் குறைந்த ஆழத்தில் நல்ல சுவையுள்ள குளிர்ந்த நீரை இயற்கையாக வாரி வழங்கிக் கொண்டேயிருக்கும். எனவே கனி உணவின் மூலம் உலகில் எக்காலத்திலும் இத்தகைய இயற்கையான இன்ப நிகழ்ச்சிகள் நிகழ்வதன் மூலம் இப்பூவுலகே நமக்கு இப்பிறவியில் கண்கூடாக வாழ்ந்து அனுபவிக்கக் கூடிய சொர்க்க பூமியாகக் காட்சியளிக்கும்.

3. தானிய உணவுப் பொருள்களை மக்களும் அரசும் நீண்ட நாட்களுக்கு பூச்சிகள், எலிகள் போன்ற பிராணிகளால் அழிவு ஏற்படாமல் சேமித்து வைக்கும் வண்ணம், அவ்வுணவுப் பொருள்களில் ரசாயன மருந்துகளிட்டு வைப்பதால், அந்த மருந்துகளிட்ட தானியங்களை உட்கொள்வதன் மூலமும் மனித சமுதாயத்தின் ஆரோக்கியத்திற்கும் நல்வாழ்விற்கும் கேடு ஏற்படும் வாய்ப்பு கனி உணவில் இல்லை.

4. கனி உணவில் எந்தவொரு பாத்திரமும் புழக்கத்திற்குத் தேவையில்லாது, எந்நேரமும் எந்த இடத்திலும் எவ்வித சிரமமுமின்றி அதனை சாப்பிட்டு, நாம் எளிய வாழ்க்கை வாழ வழியினை வகுக்கிறது.

5. உயிரினங்கள் அனைத்தும் தங்களுக்குரிய புல், இலை, தழை, காய்கறிகள், கிழங்குகள், தானியங்கள் போன்ற இயற்கை உணவினைத் தாவரங்களிலிருந்து நேரடியாகப் பெற்று உண்பதையே அதிகம் விரும்புகின்றன. அறுத்துப் போட்ட புல், இலை, தழை, அறுவடை செய்த காய்கறிகள், கிழங்குகள், தானியங்கள் போன்றவற்றை அவை அதிகம் விரும்பித் தின்பதில்லை. இம்முறைக்கு, 'மடிவாய் தத்துவம்' என்று பெயர். தாவரங்களிலிருந்து பிரித்து சேமித்து வைத்திருக்கும் இயற்கை உணவுகளை விட, தாவரங்களிலிருந்து நேரடியாகப் பெறப்படும் இயற்கை உணவுகளில் சத்துப் பொருட்களும், உயிர்த் தன்மையும் அதிகம் உள்ளன. இத்தகைய முறையில் சிறந்த இயற்கை உணவினை நாம் பழ மரங்களிலிருந்துதான் எளிதில் பூரணமாகப் பெற முடியும். மேலும், 'ஒரு வேளையில் ஓர் உணவு' (Mono diet) என்னும் உண்ணும் முறையினையும் நாம் கனி உணவு மூலம்தான் அடைய முடியும்.

6. கனி உணவின் மூலம்தான், 'ஊனினை உருக்கி உள்ளொளி பெருக்கி உலப்பிலா ஆனந்தமாய தேனினைச் சொரிந்து புறம் திரிந்த செல்வமே' என மாணிக்கவாசகப் பெருமான் அருளிய வண்ணம் நம்மிடமுள்ள இறைத் தன்மையை வளர்த்து உயர் நிலையை அடையலாம்.

7. இராமலிங்க சுவாமிகள் மனித சமூகத்திற்கு வழங்கிய, 'சுத்த சமரச சன்மார்க்க'ப் பாதையில் செல்லவும், 'மரணமிலாப் பெருவாழ்வு' நிலையை மக்கள் அடையவும் கனி உணவு ஒன்றுதான் நமக்குப் பெருந்துணையாக அமைய முடியும்.

இவ்வாறு நாமும் மற்ற உயிரினங்களைப் போல் இயற்கை உணவினை உண்டு இயற்கையோடு ஒட்டி வாழ வேண்டியே, 'உலகத்தோடு ஒட்ட ஒழுகல்' என நமக்கு அறிவுறுத்திச் சென்றார் ஒரு மூதறிஞர். உப்புச் சத்துக்கள் இல்லாத சமைத்த உணவினை விட்டு, உப்புச் சத்துக்கள் அடங்கிய இயற்கை உணவினைத்தான் நாம் உண்ண வேண்டும்.

எனவே மனிதனுக்குரிய உணவாகிய (Proper food) கனி உணவு உண்டு, 'உரிய பணியாகிய' (Proper work) பழமுதிர்ச் சோலைகளை உருவாக்கி, 'உரிய சூழலாகிய (Proper environment) பழமுதிர்ச் சோலைகளின் நடுவில் வாழ்வதன் மூலம் படிப்படியாக எளிதாக - இயற்கையாக, மனிதன் மாமனிதனாக - தேவனாக - தெய்வத் தன்மைகள் பொருந்தியவனாக மேம்பாடு அடைய முடியும் என்பது உறுதியாகிறது.

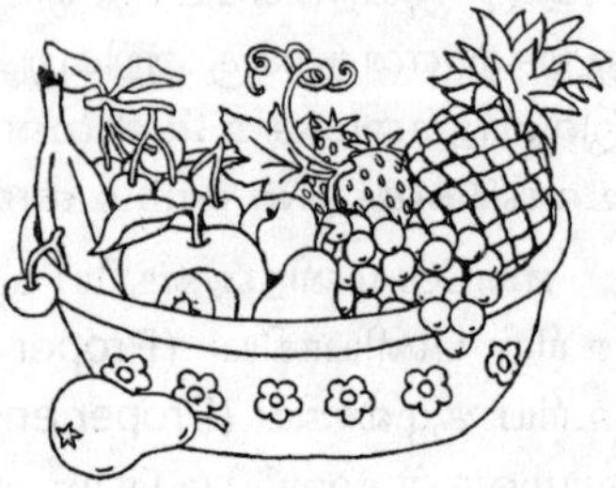

இயற்கை வாழ்வியலும் உடல் நலமும்

நம் வாழ்க்கை மகிழ்வுடன் அமைய மிகமிக இன்றியமையாதது உடல் நலம். ஆனால் நாம் நலமுடன் இருக்கும்போது அதில் கவனம் செலுத்த மறந்துவிடுகிறோம். வாழ்க்கைக்குத் தேவையற்ற நிகழ்வுகளுக்கெல்லாம் நாம் ஒவ்வொருநாளும் நேரத்தை ஒதுக்கி செலவழிக்கிறோம். ஆனால் உடல் நலத்திற்காக ஒரு பத்து மணித் துளிகளாவது நம்மில் பெரும்பாலோர் ஒதுக்குவதில்லை.

நாம் வாழும் வீட்டைத் தூய்மையாக வைத்துக்கொள்ள நேரத்தை ஒதுக்கித் தூய்மைப்படுத்துகிறோம். உடையைத் துவைத்து தூய்மைப்படுத்துகிறோம். உடம்பைக் குளிப்பதன் மூலம் தூய்மைப்படுத்துகிறோம். ஆனால் குடலைத் தூய்மைப்படுத்த மறந்து விடுகிறோம். மறுத்து விடுகிறோம். (இயற்கை எனிமா எடுப்பதன் மூலமும் விருப்பப்பட்டினியின் வாயிலாகவும் குடலைத் தூய்மைப்படுத்தலாம்.)

நாம் பயன்படுத்தும் ஊர்திகளை ஆண்டுக்கு ஒருமுறை அதற்குரியவரிடம் கொடுத்துச் செப்பனிடுகிறோம். அந்த ஊர்திகள் தொடர்ந்து பயன்பாட்டில் இருக்கும்போது அதற்கு ஒய்வு கொடுக்கின்றோம். ஆனால் நம் செரிமான உறுப்புகளுக்கு நம் குடலுக்கு நாம் ஒய்வு கொடுக்கிறோமா? சிந்திப்போம்.

உடல்நலன் என்றால் என்ன?

19.5.1995ஆம் அன்று முதல் ஏழு நாட்கள் திருவண்ணாமலை இயற்கை நல வாழ்வியல் பயிற்சி முகாமில் கலந்து கொண்டபோது, கோவை பெரிய நாயக்கன் பாளையத்தைச் சார்ந்த பாலகிருட்டிணன் அவர்கள் வகுப்பில் பின் வருமாறு கூறினார்.

உடல் உறுப்புகளின் எந்த ஒரு பகுதியும் நம் கவனத்தை ஈர்க்காமல் இருப்பதே உடல் நலம் (None of your body part should attract your Attention) இதற்கு அடிப்படை உடலில் கழிவுகள் சேராவகையில் நம் வாழ்வியல் முறையையும் உணவுப் பழக்க வழக்கங்களையும்

அமைத்துக்கொள்ளவேண்டும். இதோடு, மனதையும் நெறிப்படுத்திக் கொள்ளவேண்டும்.

நம் வாழ்வில் பலரை நாம் சந்திக்கிறோம்; பழகுகிறோம். அவர்களில் ஒவ்வொருவரிடமும் ஒவ்வொரு குணங்கள் இருப்பதைக் கண்கூடாக நாம் கண்டு வருகிறோம்.

ஒருவர்எதற்கெடுத்தாலும்கோபப்பட்டுக்கொண்டேஇருப்பார்.அடுத்தவர் எப்போதும் கவலையாகவே இருப்பார். அதற்கடுத்தவர் கலகலப்பாகவும் சுறு சுறுப்பாகவும் இருப்பார். இன்னொருவர் எப்போது பார்த்தாலும் யாரையாவது ஒருவரைப்பற்றி குறைசொல்லிக் கொண்டே இருப்பார். குறை சொல்ல நினைத்து எதிரில் இருப்பவரைப் பார்த்து நாம், நம் கையின் ஒருவிரலை (ஆள்காட்டி விரலை) நீட்டும்போது அதே கையில் உள்ள மூன்று விரல்கள் நம்மை நோக்கி நீள்கிறது. நமக்குத் தெரியாமலே நம் கைவிரல்கள் நம்மிடம் உள்ள குறைகளை காட்டுகின்றன. இதனை நாம் கவனத்தில் கொள்வதே இல்லை. இதை நாம் எத்தனைபேர் எண்ணிப்பார்க்கிறோம் என்பதை சிந்திக்க வேண்டும். ஆக நம் உடல் நலத்திற்கு உடல் உறுப்புகளோடு மனமும் எண்ணமும் தூய்மையாக இருக்க வேண்டும் என்பது மிகவும் தேவை.

உடல் நலன் என்றால் என்ன?

1. கனமற்ற உடல் என்கின்ற எண்ணம் (Weightless feeling)
2. எளிதான, இசைவான அசைவியக்கம் (Easy movement)
3. சீரான முறையான உணவு உட்கொள்ளுதல் (even eat)
4. ஆழ்ந்த உறக்கம் (Sound Sleep)
5. நல்ல பசி (Clean Hunger)
6. தேக்கி வைக்காமல், கழித்தல். (சளி, சிறுநீர், மலம் கழித்தல்) (Not Holding the Waste Materials)
7. சுறுசுறுப்பாய் இயங்குதல் (Active)
8. கலகலப்பாக இன்முகத்துடன் விளங்குதல் (Being Pleasent & Active)
9. கழுத்தின் சுற்றளவும் கெண்டைக்காலின் சுற்றளவும் சமமாய் இருக்கு மாறும், கழுத்து+கெண்டைக்கால்=இடுப்பின் சுற்றளவு இருக்குமாறும் பேணுதல்.
10. மன அமைதி (Peacefulness)

இதைத்தான் திருவள்ளுவர்,

மாறுபாடு இல்லாத உண்டி மறுத்துண்ணின்
ஊறுபாடு இல்லை உயிர்க்கு. (945)

உடலுக்கு ஒத்துக்கொள்ளாத Unwanted அளவு மீறாமல் மறுத்து அள வோடு உண்டால் உயிர் உடம்பில் வாழ்வதற்கு நோயினால் துன்பமுறுதல் இராது என்கின்றார்.''

குறிப்பு: பெண்களுக்கு மாத விலக்கின் போது இரண்டு நாட்களுக்குமேல் கழிவு வருதல் கூடாது. (மாதவிடாய் இருக்கும் வரை குருதி அழுத்த நோய் வராது) மாதவிடாய் முழு நிலவை ஒட்டி (28 நாட்கள்) அமைவது நலமான உடலின் அறிகுறி. அமாவாசையை ஒட்டி அமைவது உடல் நலமின்மைக்கு அறிகுறி.

மேற்கண்ட பத்து கருத்துக்களிலும் நாம் கவனம் செலுத்தினால், நாம் நலமுடன் வாழலாம். மன உளச்சலுக்கு ஆட்படவேண்டி இருக்காது.

இந்நிலை நிலவ நாம் தான் கவனம் செலுத்தவேண்டும். நோயின்றி வாழ்வதும், நோயோடு அல்லல்படுவதும் நம் கையில்தான் உள்ளது. இதைத் தான் நம் சங்க காலத் தமிழ்ப்புலவர் கணியன் பூங்குன்றனார், தீதும் நன்றும் பிறர்தர வாரா என்று பாடியுள்ளார். எனவே, நாம் உடல் நலனில் தனிக்கவனம் செலுத்தி நலமுடன் வாழ முயல வேண்டும்.

நாம் ஏன் உடல் நலமுடன் வாழ வேண்டும்?

1. நம் தேவைகளை முடிந்தவரை நாமே நிறைவேற்றிக்கொள்ள
2. நம் குடும்பத் தேவைகளை நிறைவேற்ற
3. நல்ல ஒழுக்கமான குடிமகனாக வாழ
4. நம் தாய் மொழிக்கும், தாய் நாட்டிற்கும் சுமையற்றவராக, பயனுடைய வராக வாழ்ந்திட
5. ஒருவர்க்கொருவர் உதவிக்கொண்டு வாழ்வதற்காக
6. அடிப்படைத் தேவைகளைத் துய்க்க
7. உற்றார் உறவினர் நண்பர்களுடன் உறவாடி மகிழ்ந்திட

உடல் நலமுடன் வாழ்வதற்கு நல்ல வழிகள்:

1. விடியலில் விழித்தல்

விழிப்பு வந்த உடனே, பரபரப்பாக எழாமல் முதலில் இரண்டு மூன்று முறை கண்களை மூடிமூடித் திறக்கவேண்டும். பின்னர் கை, கால்களை படுத்த நிலையிலேயே அசைக்க வேண்டும். அதன்பின் மேல்நோக்கிப் படுத்து கால்களை மடக்கி நீட்ட வேண்டும். அதே போல் கைகளையும் மடக்கி நீட்ட வேண்டும். அடுத்து தலையை மட்டும் வலம் இடம் என மாற்றிமாற்றி திருப்புதல் வேண்டும். பின்னர் ஒருக்களித்துப்படுத்து, மேல்புறம் உள்ள

காலை முடிந்தவரை சுழற்ற வேண்டும். அடுத்தபக்கமாகவும் சுழற்ற வேண்டும். மூன்று சுற்றுகள் சுற்றிய பின், அடுத்தபக்கம் ஒருக்களித்துப்படுத்து அடுத்த காலை (மேல்பக்கம் உள்ள காலை) முன்போல் சுழற்ற வேண்டும். இதன்பிறகு இடப்பக்கமாக ஒருக்களித்துப்படுத்து கைகளை ஊன்றி எழுந்திருக்க வேண்டும். எழுந்தபின், முதல் வேலையாக வாயைக்கழுவி நான்கு அல்லது ஐந்து குவளை தண்ணீர் குடிக்க வேண்டும். (ஒரு குவளை என்பது 200மி.லி) பழகியபின் 6 குவளை தண்ணீர் கூட குடிக்கலாம்.

தண்ணீர் குடித்தபின் பத்து அல்லது பதினைந்து மணித்துளிகளில் கழி வறை செல்லும் உணர்வு ஏற்படும். தடையின்றி கழிவுகளை வெளியேற்ற வேண்டும். எழுந்தவுடன் தேனீர், காப்பி, பால் மற்ற சூடான சுவை நீர் குடிப்பதைத் தவிர்க்கவும்.

பொதுவாக நாம் விருப்பப்பட்டினி (உண்ணா நோன்பு) இருந்தால் முடிக்கும்போது பழச்சாறு அருந்துகிறோம். அதேபோல் இரவு முழுக்க பகலைப்போல் உணவருந்தாமல் இருக்கும் நம் உடல், சூடானவற்றை காலையில் எழுந்தவுடன் அருந்துவதால் நம் செரிமான உறுப்புகள் அழற்சி அடைந்து விடுகின்றது. அதன் காரணமாக குருதியோட்டம் தன் சுறுசுறுப்புத் தன்மையை இழக்கிறது. மேலும் அச்சுவைநீர் மலச்சிக்கலை ஏற்படுத்துகிறது.

எனவே, யாரெல்லாம் உடல் நலமுடன் வாழ வேண்டும் என விரும்பு கின்றோமோ அவர்கள் அனைவரும் அதிகாலையில் எழுந்தவுடன் முதலில் வாயைக் கழுவி தண்ணீர் குடிக்க வேண்டும். நான்கு அல்லது ஐந்து குவளை தண்ணீர் குடிக்க முடியாதவர்கள் ஒவ்வொரு நாளாக சிறுகச்சிறுக அளவைக் கூட்டி பழக்கப்படுத்தலாம். அனைத்து செயல்களுக்கும் பழக்கம் தான் அடிப்படை. எனவே நம்மால் நான்கைந்து குவளை தண்ணீர் குடிக்க முடிய வில்லையே என்று கவலை கொள்ளவோ சோர்வடையவோ வேண்டாம். முயன்றால் முடியாதது இல்லை. தண்ணீர் குடித்தவுடன் ஒருமணி நேரம் எதுவும் அருந்தவோ உண்ணவோ வேண்டாம்.

உங்களுக்கென்ன சொல்லிவிட்டீர்கள்! நாங்கள் வெளியில் பணிக்கு செல் கிறோம். ஒரு மணிநேரம் எதையும் அருந்தக்கூடாது என்றால் எப்படி என்று ஒருசிலருக்கு எண்ணத் தோன்றும். படுக்கையை விட்டு எழுகின்ற நேரத்தை இன்னும் அரைமணிநேரம் முன்னதாக்கினால் இச்சிக்கலிலிருந்து விடுபட வழியேற்படும்.

பின்னர் விருப்பமும் வாய்ப்பும் உள்ளவர்கள் கீழ்க்காணும் சாறுகளில் ஒன்றை உண்ணலாம்.

1. கேரட்டுச் சாறு 2. துளசி இலைச்சாறு 3. எலுமிச்சைச் சாறு 4. வெண் பூசணிச் சாறு 5. வல்லாரை சாறு 6. கரிசாலை இலைச்சாறு 7. அருகம்புல் சாறு 8. தக்காளிச்சாறு 9. வாழைத்தண்டுச் சாறு 10. புதினா, கொத்துமல்லிச்சாறு

11. கறிவேப்பிலைச்சாறு 12. தேங்காய்ப்பால் வெல்லத்துடன்

சாறுகள் தயாரிக்கும் முறையை இறுதிப்பக்கங்களில் பார்ப்போம். மேற்கண்டவற்றில் எது நமக்கு கிடைக்கிறதோ அவற்றைச் சேகரித்து தூய்மையாக்கி ¼ குவளை சாறு எடுத்து (50 மி.லி) ¾ குவளை (150 மி.லி) தண்ணீர் சேர்த்து சுவைத்து சிறுகச் சிறுக ஒவ்வொரு மிடறு (வாய்) அருந்தும்போதும் எவ்வளவு முடியுமோ அவ்வளவு உமிழ்நீர் சாறுடன் சேரும் வண்ணம் வாயில் சிறிது நேரம் வைத்திருந்து பின் விழுங்கவேண்டும்.

வாயைப் புனலாகவும், வயிற்றை குப்பைத்தொட்டியாகவும் கருதி கண்ட போதெல்லாம் நினைத்தபோதெல்லாம், ஆசைப்பட்ட தெல்லாம், இலவசமாகக் கிடைப்பதையெல்லாம், பசி இல்லாத போதும்கூட, நமக்குத் தேவையில்லை என்றாலும் பிறரின் வற்புறுத்தலுக்காகவும் உண்டபின்னும் மீதமிருக்கின்ற உணவு வீணாகிறதே என்பதற்காகவும், நாவிற்குச் சுவையாக இருக்கிறதே என்றும் உண்ணுதல் கூடாது.சமைத்து குளிர்பதனப்பெட்டியில் வைத்த உணவு களை உண்ணுவதையும் அறவே கைவிட வேண்டும்.

ஒருவேளை உணவுக்கும் அடுத்த வேளை உணவுக்கும் இடையே எந்த திட உணவையும் உண்ணாதிருத்தல் வேண்டும். அவ்வப்போது தேவையான அளவு முன்பே கூறியுள்ளபடி உமிழ்நீர் சேர்த்து தண்ணீர் அருந்த வேண்டும். புஞ்சை தானியங்களான கேழ்வரகு, கம்பு, சோளம், தினை, சாமை, வரகு முதலான சத்தான உணவுப்பண்டங்களை வாங்கிப் பயன்படுத்தப் பழக வேண்டும். காய்கறிகளை வாங்கும்போது கொடிக்காய்களுக்கு முதன்மை தந்து வாங்க வேண்டும். அவைகளில் நார்சத்தும், மற்ற சத்துகளும் மிகுந்துள்ளது.

விளம்பரத்தைக் கண்டு மயங்கி அப்பண்டத்தை வாங்கி உண்ணும் எண்ணத்தைக் கைவிடவேண்டும். தொழிற்சாலைகளில் தயாரிக்கப்படும் உணவுப் பண்டங்களை, சுவைநீர்களை வாங்குவதையும் உண்பதையும் தவிர்த்தல் வேண்டும். அரசு நினைத்தால் தயாரிப்பதையே தடுக்கலாம். காரணம் இப் பொருட்கள் சத்து குறைந்தவை, வேதிப்பொருட்கள் கலக்கப்பட்டவை, உயிர் சத்து அற்றவை, மலச்சிக்கலையும் அதன்மூலம் பல சிக்கலையும் ஏற் படுத்துவன. எனவே தவிர்த்தல் அவசியம்.

தொழிற்சாலை உணவுகளாவன: ஆர்லிக்சு, போண்விட்டா, காம்ப்ளான், பிஸ்கேட், சாக்லேட் மற்றும் குளிர்குடிக்கைகள் முதலானவைகளாகும்.

முன் குறிப்பிட்ட இயற்கை மருத்துவர் பாலகிருட்ணன் அவர்கள் கூற்றுப்படி எந்த ஒரு தாதுஉப்பும் தாவரத்தின் மூலம் வரவில்லை என்றால் அதை மனித உடல் உறுப்புக்களால் ஏற்று, அதனுடைய பொருளாக மாற்றிக் கொள்ளும் தன்மை அதாவது, உட்கிரகித்து தன்வயப்படுத்தி குருதியாக-தசையாக-எலும்பாக மாற்றிக்கொள்ளும் தன்மை இல்லை.

"minerals which does not come through the plant kingdom are not assimilated by the human system"

மேற்காணும் கருத்துக்களை மனதில் இருத்தி, இன்றைய நவீன நாகரிக உலகில் அங்காடிகளில், கண்ணைக் கவரும்படி நெகிழி (பிளாஸ்டிக்) உறைகளில் அடைக்கப்பட்டு விற்கப்படும் நஞ்சுடைய அனைத்துவகை உணவுப்பொருட்களையும் தவிர்த்தல் வேண்டும். அரசு இவைகளைத் தடை செய்ய வேண்டும். அரசு செய்யாத போது மக்கள்தான் நம் உடல் நலனை வாழ்க்கை நலனை, சமூக நலனை சுற்றுச்சூழல் நன்மையை எண்ணித் தவிர்க்க வேண்டும்.

கட்டுப்பாட்டினை உணவில் கொள்ளாமல் தற்போதைக்கு தளர்த்திக் கொள்வோம். பின்னர் கட்டுப்பாடாக இருக்கலாம் என்று உடல் நலச்செய்தி அறிந்தவர்களும் தெரிந்தவர்களும் கூட எண்ணுகின்றனர். இது முறையான நெறி அன்று.

காலம் முன்னோக்கி மட்டுமே செல்ல முடியும்; பின்னோக்கிச் செல்ல முடியாது. காலம் ஒற்றைப் பரிமாணம் உடையது என்பதை நாம் புரிந்து கொள்ள வேண்டும். காலத்தின் இந்தப் பண்பினாலேயே வளர்ந்த பொருள் பின்னோக்கித் திரும்புவதில்லை. மரம் செடியாவதில்லை, முதியவர்கள் இளைஞர்களாகவோ, இளைஞர்கள் சிறுவர்களாகவோ முடிவதில்லை என்பதை கவனத்தில் கொண்டு உடல்நலக் கோட்பாட்டை, விதிகளை உடனே பின்பற்றுவோம்.

உடல், மன நலத்துடன் வாழ நமக்கு நாமே கடைப்பிடிக்க வேண்டிய பத்து விதிகள்: (10 Rules to keep ourself mentally and physically fit)

திருவள்ளுவர் திருக்குறளில் மருந்து என்ற அதிகாரத்தில் குறிப்பிட்டுள்ள குறட்பாக்களின் கருத்துப்படி உணவை உட்கொள்ளல் வேண்டும்.

1. முறையான, சீரான, நெறிப்படுத்தப்பட்ட வகையில் உணவு உண்பது. (Eat Wisely)
2. உடற்பயிற்சி அல்லது ஆசனங்கள் தொடர்ச்சியாகச் செய்வது (Exercise Regularly)
3. ஒவ்வொரு நாளும் தவறாது தொடர்ந்து மூச்சுப்பயிற்சியை மேற் கொள்வது. (Regular Breathing Exercise)
4. உடல், மன அமைதி பேண, ஓய்வு கொள்ளல். (Spend time to rest and relax)
5. நோக்கம், இலட்சியங்களை வரையறுத்துக்கொண்டு, அதன்படி வாழ்தல் (Set Goals and follow them)

6. நல்ல மாற்றங்களை மன இசைவுடன் ஏற்றல் (Adopt to change)
7. கவலையான சூழல்களில் நெருக்கமானவர்களோடு பகிர்தல் (Communicate your feelings)
8. தூய்மையான சிந்தனையோடிருத்தல் (Think positively)
9. புகை, மது, சூது தவிர்த்தல் (Stop Smoking, etc)
10. குடும்ப உறுப்பினர்களிடையே கலந்தாய்தல். (Family members interaction)

வாய்ப்பு உள்ளவர்கள் எல்லாம் இரவு உணவை மாலையிலேயே ஏழு மணிக்குமுன் உண்ணும் வகையில் மாற்றம் செய்ய முயல வேண்டும். உண்டு ½மணி நேரம் கழித்துத் தேவையான தண்ணீர் உண்டு, பின்னர் இரண்டு மூன்று மணி கழித்து அப்போது வெளியேறும் கழிவுகளை வெளியேற்றி உறங்கினால் ஆழ்ந்த உறக்கம் தடையின்றி கிடைக்கும். நினைத்த நேரத்தில் அதிகாலையில் யாருடைய எத்தகைய துணையும் இன்றி விழிக்கலாம். வழக்கம்போல் காலைக் கடன்களை முடித்து தொடர்பணிகளை மேற்கொள்ளலாம்.

ஒவ்வொருநாளும் ஒவ்வொருவரும், பலவேளைகளில் குறைந்தது மூன்று லிட்டர் தூய தண்ணீர் உட்கொள்ளவேண்டும். நம் புவி எப்படி முக்கால் பங்கு நீரால் சூழப்பட்டுள்ளதோ அஃதே போல் நம் உடலும் முக்கால் பங்கு நீர்மத்தால் அமையப்பெற்றுள்ளது. எனவே, உடல் வெப்பநிலை சீராய் இருக்கவும், செரிமானம் தடையின்றி நடைபெறவும், குருதியோட்டம் உடல் முழுக்க சுறுசுறுப்பாய் இயங்கவும் மேலே குறிப்பிட்ட அளவு தண்ணீர் உட்கொள்ளுதல் மிகவும் தேவை.

மருத்துவர் துணையின்றி நலமுடன் வாழ்வதெப்படி என்கின்ற கருத்துக்கள் சுருக்கமாகத் தெரிவிக்கப்பட்டுள்ளது. நோயின்றி வாழவிழைவோர் அனைவரும் மேற்காணும் கருத்துக்களைப் பின்பற்றி நலம் பெறுவோம். நலம் பெற, நலம் நீடிக்க இவற்றை பின்பற்றுவோம்.

நன்றி!

மா.தசரதன், எம்.எஸ்.சி.யோகா
Cell No. : 9994830548

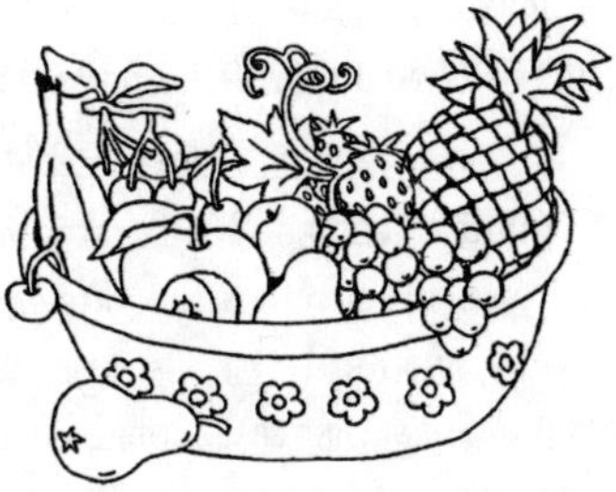

கனிகளை உண்போம்
பிணிகளை வெல்வோம்

நெல்லிக்கனி (பெரியது)

நாட்டு நெல்லி அல்லது பெரிய நெல்லிக்கனிச் சாறு உடற்சூட்டைத் தணிக்கும்; இரத்தத்தைச் சுத்தம் செய்யும். செரிமானத்தைச் சீராக்கும். வயிற்றுப்போக்கு, வயிற்று வலி நீக்கும். நெல்லிக்கனியைத் தேனில் ஊறவைத்து, நாள்தோறும், காலையும், மாலையும் உண்டு வந்தால், உடல் வலிமையும், இளமையும் பெறலாம். பித்தக் கிறுகிறுப்பு, மயக்கம், பைத்தியம், மனத் தடுமாற்றம், சோகை ஆகியன குணமாகின்றன. நெல்லிக்காயை அரைத்துத் தலையில் பற்றுப் போட்டு வந்தால், மனநோய் வேகங்கள் குறையும். நெல்லிக் கனிச் சாறு ஓர் அவுன்சுடன், கால் அவுன்சு தேன் கலந்து, நாள்தோறும் காலையில் வெறும் வயிற்றில் அருந்தி வந்தால், உடல் வலுவடையும்.

அருநெல்லி

அருநெல்லிக்காயை அரைத்து மோரில் கலக்கிக் கொடுத்து வந்தால், மஞ்சள் காமாலை குணமாகும். அப்பொழுது உப்பில்லாத பத்தியமிருந்து வரவேண்டும். பித்தத்தைச் சமப்படுத்தும்.

நாவற் பழம்

நாவற் பழச்சாறு அருந்தி வந்தால், வெட்டைச் சூடு, நாவறட்சி, கபம் (சளி), பித்தக் கோளாறுகள், நீர்ச்சுருக்கு, மூலக்கொதிப்பு, மூலத்தில் இரத்தம் வருதல் நிற்கும்.

பப்பாளிப் பழம்

நல்ல மலமிளக்கி, செரிமான சக்தியைக் கூட்டுகிறது. நீரிழிவு, நரம்புத் தளர்ச்சி, பசியின்மை, தாய்ப்பால் குறைவு, மலச்சிக்கல், கல்லீரல் வீக்கம், இரத்தச் சோகை ஆகியவற்றிற்கு நல்ல குணம் தருகிறது. தோல் வியாதிக்கு நல்லது. பல்வலி உள்ளவர்கள் பப்பாளிப் பாலைப் பல்வலி உள்ள இடத்தில் தேய்த்தால் குணமாகும். புரதச்சத்து மிகுந்தது.

பலாப் பழம்

நாள்தோறும் பத்துப் பலாச் சுளைகளைத் தேனில் ஊறவைத்து உண்டு, தேங்காய்ப் பாலும் பருகி வந்தால், தாது விருத்தியாகும்.

பேரீச்சம் பழம்

இரத்த விருத்தியை ஏற்படுத்துகிறது. இரத்தத்தைச் சுத்தப்படுத்துகிறது. உடலுக்கு வலிமை, அழகு, தாது விருத்தி தருகிறது. இருமல், கபம் (சளி) நீக்குகிறது. தாது விருத்தியாக, பேரீச்சம்பழத்தைத் தேனில் ஊறவைத்து, நாள்தோறும் சில துண்டுகள் உண்டு, தேங்காய்ப் பாலும் பருகி வரலாம்.

மாம்பழம்

மலச்சிக்கல், செரியாமையை அகற்றுகிறது. மாம்பழம் சாப்பிட்டு, தேங்காய்ப் பாலும் பருகி வந்தால் தாது விருத்தியாகும். மாம்பழச் சாறு அருந்தி வந்தால் தீராத தலைவலி குணமாகும். இரத்தம் விருத்தி ஆகும்.

மணத்தக்காளி

வாய்ப்புண், வயிற்று நோய், கபக்கோளாறுகளை நீக்குகிறது.

மாதுளம் பழம்

காசம், சீதபேதி, சிறுநீரகக் கோளாறுகளைப் போக்குகிறது. சுக்கிலத்தைப் பெருக்குகிறது. இரத்தத்தைத் தூய்மைப்படுத்துகிறது.

வாழை

வாழைப் பூ வயிற்றுப் புண்களை ஆற்றும். வாழைத்தண்டுச் சாறு சிறு நீரகக் கல்லடைப்பைப் போக்கும். வாழைப்பட்டைச் சாறு பாம்புக்கடி நஞ்சை முறிக்கும்.

விளாம் பழம்

இருமல், ஈளை, அரோசகம், தாகம், பித்தம் தணிக்கிறது.

வில்வப் பழம்

உடலுக்குச் சுறுசுறுப்பும் சக்தியும் தரும். பேதியைக் கட்டுப்படுத்தும். தசை வளர்ச்சிக்கு உதவும். வாத, பித்த நோய்களைப் போக்கும். பசியை உண்டாக்கும்.

அத்திப்பழம்

நாள்தோறும் இரவில் படுக்கச் செல்லும் முன் அத்திப்பூ லேகியம் உண்டு, தேங்காய்ப் பாலும் குடித்து வந்தால் தாது விருத்தியும், போக சக்தியும் உண்டாகும். சிறுநீரசக் கற்களை அகற்றும். மலச்சிக்கலை நீக்கும். உடலுக்குச் சக்தியைக் கொடுக்கும்.

அன்னாசிப் பழம்

மஞ்சள் காமாலை குணமாகும், இரத்தம் சுத்தியாகும். இதயம் வலுப்பெறும். வயிற்றுவலி, வாதம், குன்மம், வாந்தி, தாகம், நீடித்த உடற்சூடு, வெள்ளை, வெட்டை, தலைவலி, மேகம் ஆகியன குணமாகும்.

ஆலம் பழம்

ஆலம்பழம், பேரீச்சம்பழம், ஆப்பிள் பழம், இம்மூன்றையும் சம எடை எடுத்துக் கலந்து, தம்பதி இருவரும் காலை, மாலை இருவேளையும் ஒரு தேக்கரண்டி உண்டு, தேங்காய்ப் பாலும் அருந்தி வந்தால், போக சுகம் பெருகும். குழந்தைப் பேறும் கிட்டும்.

ஆப்பிள் பழம்

நாள்தோறும் ஓர் ஆப்பிள் தின்றால், பற்கள் வலுவடையும், பல் ஈறுகளில் வலி, புண், இரத்தம் வருதல் நீங்கும். மூளைக் கோளாறுகள் நீங்கும். வாத நோயை அகற்றும். நரம்புத் தளர்ச்சி, தூக்கமின்மை, தூக்கத்தில் வாய் புலம்பல், தூக்கத்தில் எழுந்து நடத்தல் போன்ற நரம்புக் கோளாறுகளுக்கு ஆப்பிள் பழச் சாறு நல்ல மருந்தாக அமையும். பேதியாகும் குழந்தைகளுக்கு ஆப்பிள் பழக் கூழ் கொடுக்கலாம். குடல் கிருமிகளைக் கொல்லும்.

ஆரஞ்சுப் பழம்

செரிமான சக்தியை அதிகப்படுத்தும். கல்லீரலை வலுப்படுத்தும். காமாலை நோய் நீங்கும். ஆரஞ்சுப் பழச் சாற்றுடன் தேன் கலந்து பருகி வந்தால் உடற்சூடு தணியும். இருமல் குணமாகும்.

சப்போட்டாப் பழம்

உடற்சூடு தணிகிறது. தூக்கமின்மை, பலவீனம் ஆகியவற்றிற்கு நாள்தோறும் பத்து சப்போட்டாப் பழங்கள் உண்டு, தேங்காய்ப் பால் பருகி வந்தால் குணம் கிடைக்கும்.

சீத்தாப் பழம்

இதயம் வலுவடையும். இதன் இலைச் சாற்றை மூக்கில் நசியமிட மூர்ச்சை தெளியும். ரணங்களுக்கும் அரைத்துப் பூசலாம். சீத்தாப்பழ விதைகளைப் பொடி செய்து, தேங்காய் எண்ணெய் கலந்து அரப்புப் போட்டுத் தலையில் தேய்த்துக் குளித்து வந்தால் பேன், பொடுகு நீங்கும். சீத்தாமர இலைச் சாற்றுக்குக் கிருமிகளை அழிக்கும் தன்மையுண்டு. வேளாண்மைப் பயிர்களை நாசமாக்கும் பூச்சிகளை, இந்த இலைத் தூளின் மூலம் ஒழிக்கலாம். தொடர்ந்து 48 நாட்கள் சீத்தாப்பழம் சாப்பிட்டு வந்தால் காச நோய் குணமாகும்.

திராட்சைப் பழம்

திராட்சைப் பழச்சாறு சளி, காமாலை, இருமல், வயிற்றுக் கோளாறுகள், வறட்டு இருமல், வாய்க் கசப்பு, குமட்டல், வாந்தி, இதய நோய், நீரிழிவுநோய், கல்லடைப்பு, விரை வீக்கம், காது நோய்கள், கண் நோய்கள், புத்தி மந்தம், கர்ப்பப்பைக் கோளாறுகள், ஒற்றைத் தலைவலி, மாதவிடாய்க் கோளாறுகள், பித்த மயக்கம், உடற்சோர்வு ஆகிய நோய்களைப் போக்கும்.

கொய்யாப் பழம்

தேவைக்கு அதிகமான கொழுப்பைக் குறைக்கும். மூளை, இருதயத்திற்குப் பலமளிக்கிறது. மலச்சிக்கலை நீக்கும். இதன் இலைக் கஷாயம், தொண்டைக் கரகரப்பைப் போக்கும்.

வெள்ளரிப்பழம்

உடற்சூடு, தாகம் தணிக்கும். நீரிழிவைப் போக்கும். சிறுநீரகத்தை வலுவாக்கும்.

தக்காளிப் பழம்

மூத்திரத் தாரைகளிலுள்ள அடைப்பினை நீக்குகிறது. அதிலுள்ள அமிலத் தன்மை குடலில் வாயு உண்டாவதைத் தடுக்கிறது.

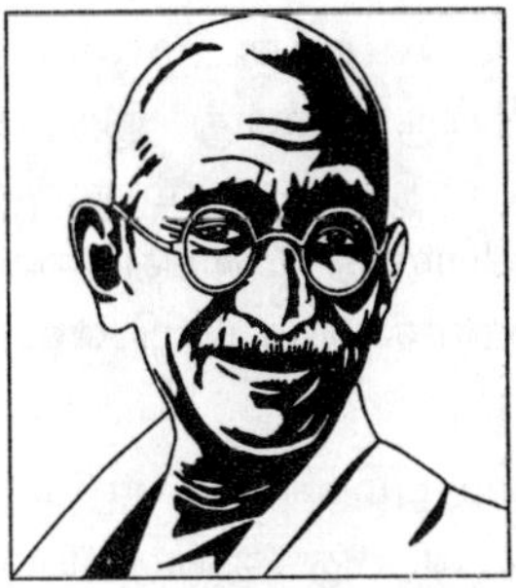
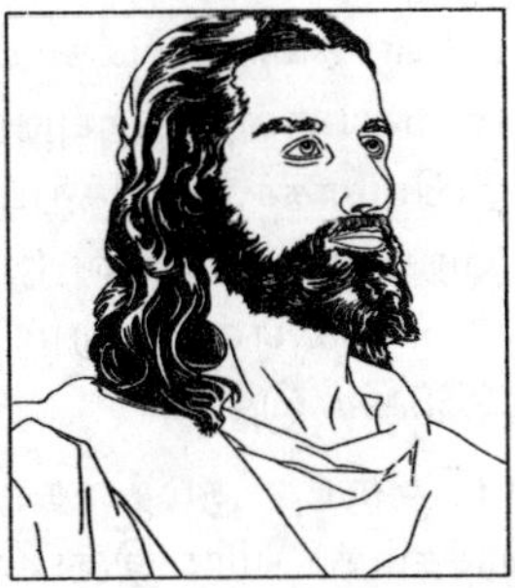
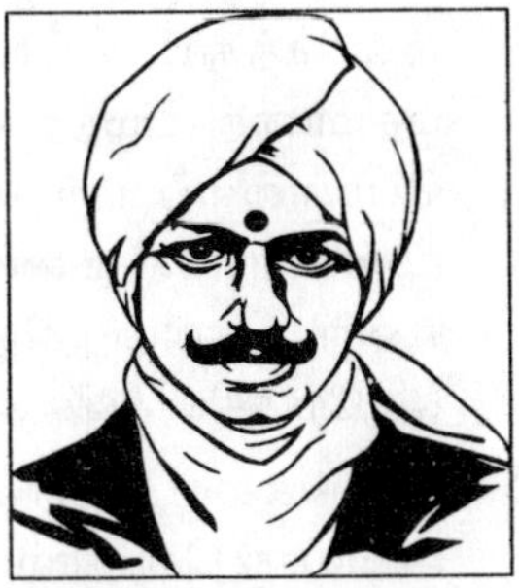

பழ உணவு அருந்துமாறு கூறும் பெரியோர்கள்

1. ''மனிதனுடைய உடலமைப்பைப் பார்க்கும்பொழுது, அவன் கனி உண்பவனாகவே இருத்தல் வேண்டும் என்று அவனைப் படைத்த இறைவன் விரும்பினார் என்று நன்றாகத் தெரிகின்றது'' - எச்.ஸி. மெங்கல் எம்.டி. (நல்வழி, 1942 ஜூன் இதழ்,)
2. ''பழமரங்களை வளர்க்க ஓர் இயக்கமே தோன்ற வேண்டும்'' - எச்.ஸி. மெங்கல். எம்.டி. (ஆரோக்கிய வழி)
3. ''பழங்களுக்கு இருக்கும் சிறப்பான குணம் யாதெனில், பழ மரங்களின் வேர்கள் எவ்வளவுக் கெவ்வளவு நீளமானதாகவும் வலுவுள்ளதாகவும் இருக்கின்றனவோ, அந்த அளவிற்கு பூமியின் ஆழத்தினின்று தாதுப் பொருட்களைப் பழ மரங்கள் கிரகித்துக் கொள்ளுகின்றன'' - எஸ்.பி. ஒயிட் ஹெட். எம்.டி. (ஆரோக்கிய வழி)
4. ''குடலைச் சுத்தம் செய்வதற்குப் பழங்கள் ஏற்றவை. பழங் களிலுள்ள அமிலங்களே இந்தச் சுத்தம் செய்யும் குணத்திற்குக் காரணம்'' - டாக்டர். எல். பர்னாண்டஸ் (ஆரோக்கிய தீபிகை, 1936 மார்ச்சு இதழ்)
5. ஆரோக்கியத்திற்குப் பழங்கள் அவசியமானவை என்று நமது முன்னோர்கள் நெடுங் காலத்திற்கு முன்னரே அறிந்திருந்தார்கள். சில மதச் சாரங்களைப் பின்பற்றும் பலர், மிகுதியாகப் பழம் சாப்பிட வேண்டு மென்று விதித்ததன் காரணம் அதுவே. தொழுகை செய்யும் பொழுதும், ஆலயத்திற்குப் போகும் பொழுதும் பழங்களைப் படைத்து உண்ணுமாறு நாம் பழகியுள்ளோம். எல்லாக் கிரியைகளிலும்

ஏழைகளுக்குப் பழங்களை வாங்கிக் கொடுக்க வேண்டும். இதனால் ஜீவ சத்துப் பொருட்கள் கண்டுபிடிக்கப் படுவதற்கு முன்பே, மதமானது பழத்தின் அவசியத்தை வற்புறுத்தியிருக்கின்றது. இந்தப் பொருளைப் பற்றித் தீவிரமாகச் சிந்தித்துப் பார்த்தால், நாம் நமது முன்னோர்கள் உண்டு வந்த பழ உணவை இப்பொழுது உண்பதில்லை என்று தெளிவாகிறது'' - கே.எல். நாராயணராவ் எம்.பி.பி.எஸ். (ஆரோக்கிய தீபிகை, 1938 மே இதழ்)

6. ''பழங்களை உணவாக அருந்த குழந்தையைப் பழக்க வேண்டும். அவ்வாறு செய்தால், இரத்தம் சுத்தமாக இருப்பதுடன், அது ஆண்மையும் சாமுத்திரிகா இலட்சணமும் உள்ளதாக வளரும். அரிசி, இறைச்சி, காய், பருப்பு ஆகியவற்றைக் கொடுத்து குழந்தை வளர்க்கின்றவர்கள் குழந்தைக்குத் தீங்குதான் செய்கிறார்கள். காபி, தேயிலைப் பானம் குழந்தைக்குக் கொடுக்கக் கூடாதென்று நான் சொல்லத் தேவையில்லை'' - மகாத்மா காந்தி (ஆரோக்கிய வழி)

7. ''உப்பு முதலியவற்றை நீக்கிப் பழங்களையே புசித்து வருகின்றவனை எந்த விஷமும் எதுவும் செய்யாதென்று ஒரு டாக்டர் சொல்லுகின்றார்'' - மகாத்மா காந்தி (ஆரோக்கிய வழி)

8. ''தேவனாகிய கர்த்தர் மனுஷனை நோக்கி: நீ தோட்டத்திலுள்ள சகல விருட்ச த்தின் கனியையும் புசிக்கவே புசிக்கலாம்'' - ஆதியாகமம் 2:16 (பைபிள்)

9. ''பூமி தன் கனியைத் தரும்; நீங்கள் திருப்தியாகச் சாப்பிட்டு, அதில் சுகமாய்க் குடியிருப்பீர்கள்'' - லேவியராகமம் 25:19 (பைபிள்)

10. ''பழங்களையே தின்று வாழ வேண்டியவனாக மனிதன் சிருஷ்டிக் கப்பட்டிருக்கிறான் என்று மனித உடலமைப்பு காட்டு கின்றது'' - ஸர். ராபர்ட் மெக்காரிஸன்

11. ''மனிதன் அவ்வப்பொழுது சில பழங்கள், காய்கறிகளைத் தின்று வருவதால் மட்டுமே, இந்த அளவிலாவது அவனுடைய ஆரோக்கியம் இருந்து வருகிறது'' - செல்ட்டன்.

12. ''மூளைக்கு உணவு பழங்கள்'' - பழமொழி (இயற்கை சிகிச்சை)

13. ''சீர் திகழ் நாவலில் திவ்யமானது ஈராறாண்டில் ஒரு கனி தருவது அக்கனியுண்டோர் ஆறீராண்டு மக்கள் யாக்கையின் வரும் பசி நீங்குவர் பன்னீராண்டில் ஒரு நாளல்லது உண்ணா நோன்பினேன் உண்கனி சிதைத்தாய் அந்தரஞ் செல்லும் மந்திரம் இழந்து தந்தித் தீயால் தனித்துயருழந்து முந்நாலாண்டில் முதிர்கனி நான் ஈங்கு உண்ணும் நாள் உன் உறு பசி களைக.''

- மணிமேகலை - 17. உலக அறவி புக்க காதை - விருச்சிக முனிவர் காய சண்டிகையைச் சபித்த பாடல்.

14. ''காணி நிலம் வேண்டும் - பராசக்தி

காணி நிலம் வேண்டும்;...............

.... பத்துப் பன்னிரண்டு - தென்னை மரம் பக்கத்திலே வேணும்;'' - பாரதியார்

15. ''கனி அருந்துதல், இலை உண்ணுவதை விட உயர்ந்த செயல். பாரமார்த்திகப் பெருவாழ்வு வாழ விரும்புகின்றவர்கள் இலை எண்ணிக் கொண்டிருக்கலாகாது. கனி அருந்துதலே வாழ்க்கையின் குறிக்கோள் என்பதை அவர்கள் நன்கு ஞாபகத்தில் வைத்துக் கொள்ளவேண்டும்'' - சுவாமி சித் பவானந்தர், ''பக்தியோக விளக்கம்'.

16. பழ உணவே மனிதனுக்குப் பொருந்தும் உணவு என்று உயிர் நூல் வல்லுநர் கூறுவது சரியே'' - டாக்டர் ஜே.எச். கெல்லாக் எம்.டி. (நல்வழி, 1980 ஏப்ரல் மாத இதழ், பக்கம் 9)

இயற்கை சுவைநீர், இயற்கை உணவுகள் தயாரிக்கும் முறைகள்

இயற்கை உணவுகள் மற்றும் சுவை நீர்கள் தயாரிக்கும் முறைகள்:

கழிவுகள் சேர்க்காத, உயிர்ச்சத்து அழியாத உணவு வகைகளை தயாரித்து உண்பது எப்படி என்பது பற்றியும், தேனீர், காபி, பால் முதலானவற்றிற்கு மாற்றாக நாம் உட்கொள்ள வேண்டிய சுவையான, சத்தான சாறுகள் தயாரிப்பது எப்படி என்பது பற்றியும் இப்போது காண்போம். இங்கு குறிப்பிட்டுள்ள அளவுகள் ஒரு குடும்பத்தில் இருக்கும் நான்கு அல்லது ஐந்து உறுப்பினர்களுக்கு உரியதாகும்.

டயாபடீஸ் உள்ளவர்களும் ஏற்ற காலை உணவு

முளைக்க வைத்த பாசிப்பயறு ஒரு கப் எடுத்துக் கொள்ளுங்கள். ருசிக் கேற்ப பூண்டு, வெங்காயம், இஞ்சி, தக்காளி நான்கையும் விழுது போல் அரைத்து எடுத்துக்கொள்ளுங்கள். வாணலியில் சிறிது எண்ணெய்விட்டு கடுகு தாளித்து, புதினா, கறிவேப்பிலை, கொத்துமல்லி இலைகளைக் கிள்ளிப்போட்டு வதக்கி, அரைத்து வைத்திருக்கும் விழுதைக் கூடவே முளைகட்டியப் பாசிப்பயறையும் போட்டு, தேவையான உப்பும் சேர்த்து அரை வேக்காடு வேகவைத்து எடுத்து தினம் காலை உணவாகச் சாப்பிடுங்கள். ஆச்சரியப்படத் தகுந்த அளவு சர்க்கரை நோய் குறையும்!

கேரட்டுச் சாறு

தேவையான பொருட்கள் :

கேரட் - ¼ கிலோ, தேங்காய் 1 மூடி, வேதிப்பொருட்கள் கலவாத வெல்லம் அல்லது நாட்டுச் சர்க்கரை - ¼ கிலோ, ஏலக்காய் - 2

குறிப்பு : கேரட் வாங்கும்போது பச்சை, மஞ்சள் நிறமுள்ளவைகளைத் தவிர்த்து நல்ல நிறமுள்ள கேரட்டாக வாங்க வேண்டும்.

செய்முறை:

கேரட்டை நன்கு தண்ணீரில் ஊறவைத்து சுத்தமாகக் கழுவி, அடி நுனி நீக்கி துருவிக்கொள்ள வேண்டும்.

உரல், கிரைண்டர், அல்லது மிக்சியில் அரைத்துச் சாறு பிழிந்து வடி கட்டிக்கொள்ளவும்.

தேங்காயைத் துருவி தேங்காய்ப்பால் எடுத்துக்கொள்ளவும்.

ஏலக்காய் பொடி செய்து வைத்துக்கொள்ளவும்.

கேரட் சாற்றுடன், வெல்லம், தேங்காய்ப்பால், தேவையான அளவு பொடி செய்த ஏலக்காய் அனைத்தையும் சேர்த்து தேவைக்கேற்ப தண்ணீர் சேர்த்து கலக்கவும். சுவையான சத்தான கேரட்டுச்சாறு தயார். சிறியவர் முதல் பெரியவர் வரை அனைவரும் கேட்டு வாங்கி விரும்பி அருந்துவார்கள்.

அருந்தும் போது, சிறுகச் சிறுக, உமிழ்நீர் சேர்த்து, சுவைத்து விழுங்க வேண்டும். வேகமாக குடிப்பதை தவிர்க்கவும்.

அருந்துபவர்கள் நன்றாக இருக்கிறது. எப்படி தயாரித்தீர்கள்? என்று விரும்பி கேட்பார்கள்.

எலுமிச்சம் பழச்சாறு

தேவையானவை:

எலுமிச்சம் பழம் - 1, வெல்லம் (அ) நாட்டுச்சர்க்கரை - 100 கிராம்
ஏலக்காய் - 2

செய்முறை:

எலுமிச்சம்பழத்தை அறுத்து, கொட்டை நீக்கி சாறு பிழியவும்.

ஏலக்காயை தூள் செய்யவும்.

சுமார் ஒரு லிட்டர் தண்ணீரில் எலுமிச்சைச் சாறையும், பொடி செய்த வெல்லத்தையும் ஏலக்காய் பொடியையும் சேர்த்துக்கலக்கவும், வெல்லத்திற்கு பதில் ஒரு லிட்டருக்கு இரண்டு மேசைக்கரண்டி தேன் கலந்தும் தயாரிக்கலாம். சுவையானது, சோர்வை நீக்கவல்லது.

அருகம்புல் சாறு

தேவையானவை :

மூன்று கைப்பிடி அளவு சுத்தமான பசுமையான அருகம்புல்.

செய்முறை:

அருகம்புல்லை நன்கு கழுவி, அம்மி, உரல் கிரைண்டர் (அ) மிக்ஸி ஏதாவதொன்றில் தண்ணீர் விட்டு அரைத்து சாறு எடுத்து வடிகட்டவும். ¼ குவளை சாறுக்கு ¾ குவளை தண்ணீர் என்கின்ற விகிதத்தில் நன்கு கலக்கி ஒருவர்க்கு ஒரு குவளை என அருந்த வேண்டும். அருகம்புல் சாற்றில் வெல்லம், தேன் என எதையும் சேர்க்கத் தேவையில்லை.

குறிப்பு:

அருகம்புல் சேகரிக்கும் போது சுத்தமான இடத்திலிருந்து எடுக்கவேண்டும். வயலில் இரசாயன உரம், பூச்சிக்கொல்லி மருந்து முதலானவற்றை பயன் படுத்தும் போது அங்கிருந்து எடுக்கப்படும் அருகம்புல் நஞ்சு கலந்ததாக இருக்கும். அவற்றைத் தவிர்க்க வேண்டும். அருகம்புல் சாறு போல், தோல் நீக்கிய வெண்பூசணி, வில்வஇலை, துளசி, மணத்தக்காளி, வாழைத்தண்டு முதலானவைகளைக் கொண்டும் சாறுதயாரித்து சர்க்கரை, வெல்லம், தேன் சேர்க்காமலும் அடுப்பில் சூடேற்றாமலும் காலையில் வெறும் வயிற்றில் தேனீர், காப்பிக்கு மாற்றாக அருந்தலாம். ஒவ்வொரு நாளைக்கு ஒவ்வொரு சாறு என அருந்துவதைப் பழக்கப்படுத்திக் கொள்ளலாம்.

காய்கறிக் கலவை (வெஜிடபிள் சாலட்)

அந்தந்த பருவ காலங்களில் மலிவாய் கிடைக்கும் காய்களைத் தேவைக்கு ஏற்ப 100 கிராம் அல்லது 200 கிராம் என வாங்கி சுத்தமாக கழுவி கேரட்டு, கோசு தவிர மற்ற கொடிக் காய்களைச் சிறுசிறு துண்டுகளாக நறுக்கவும். தேங்காய்த் துருவலையும், கேரட், கோசு துருவலையும் இணைத்து அதனுடன் மிளகுத்தூள், சீரகத்தூள், உப்புத்தூள், தேவையான அளவு சேர்த்து கொத்த மல்லி, கறிவேப்பிலை சுத்தம் செய்து பொடியாக நறுக்கிச் சேர்க்க வேண்டும். மாங்காய்த் துருவலையும் சேர்க்கலாம். அடுப்பில் ஏற்றாமலேயே சுவையான சுத்தமான பசுங்காய்கறிக் கலவை தயார். காய்கறிக் கலவையில் பீட்ரூட் சேர்க்க வேண்டாம்.

பழக் கலவை

அந்தந்த பருவ காலங்களில் கிடைக்கக்கூடிய பழங்களை வாங்கி, சுத்தமாக கழுவவும். ஆப்பிள், திராட்சை ஆகியவற்றை 30 மணித்துளிகள் தண்ணீரில் ஊறவைத்துக் கழுவி எடுக்கவும். வாழைப்பழத்தை தோலுரித்து சிறுசிறு துண்டுகளாக நறுக்கவும். மாதுளம் பழத்தை அறுத்து மணிகளை உதிர்க்கவும். ஆப்பிள், ஆரஞ்சு, சாத்துக்குடி, பலா, பேரிச்சை, பப்பாளி முதலானவற்றையும் சிறுசிறு துண்டுகளாக நறுக்கிக் கொள்ளவும். தேங்காயைத்துருவி அனைத்து கலவையையும் ஒன்றிணைத்து நாட்டுச்ச ர்க்கரையையும் தேவையான அளவு ஏலக்காய்ப் பொடியையும் சேர்த்து

கிளறினால் சுவையான சத்தான பழக்கலவை தயார். மேலும் சுவையைக்கூட்ட முந்திரி, திராட்சை, தேன் சேர்க்கலாம்.

பீட்ரூட் ஊறுகாய்

தேவையான பொருட்கள்:

பீட்ரூட் - ஒன்று, இஞ்சி - ஒருதுண்டு, எலுமிச்சை ¼ பழம், பச்சை மிள காய் ஒன்று

செய்முறை: முதலில் பீட்ரூட்டை தோல் நீக்கி கழுவி துருவிக் கொள்ள வும். இஞ்சி, எலுமிச்சம்பழம், பச்சை மிளகாய் தனித்தனியாகச் சாறு எடுக் கவும். பின்னர், துருவிய பீட்ரூட்டில் சிறுகச் சிறுகச் சாறுகளை சுவைக்கு ஏற்ப சேர்க்கவும். சுவையான பீட்ரூட் ஊறுகாய் தயார். அன்பர்கள் எப்படி தயாரித்தீர்கள்? நன்றாக உள்ளது இன்னும் கொஞ்சம் கொடுங்கள் என்று கேட்டு உண்பார்கள்.

அவல் சேர்த்து தயாரிக்கும் உணவு வகைகள்:

இனிப்பு அவல்

தேவையான பொருட்கள்:

கைகுத்தல் அவல் (கெட்டி அவல்) -500 கிராம் வெல்லம் (அ) நாட்டுச் சர்க்கரை - 100 கிராம் தேங்காய் - 1 மூடி ஏலக்காய் - 2

செய்முறை: அவலைச் சுத்தம் செய்து நல்ல தண்ணீர் ஊற்றி கழுவி நீரை வடிகட்டி 30 மணித்துளிகள் அப்படியே வைக்கவும். பின்னர் தேங்காயை துருவி அவலில் சேர்க்கவும். வெல்லத்தை நன்றாக தூள் செய்து கலக்கவும். ஏலக்காய் பொடி செய்து சேர்த்து கலக்கி விடவும். சுவையான சத்தான இனிப்பு அவல் உண்பதற்கு தயார். இது அடுப்பில் ஏற்றாத எண்ணெய், உப்பு, காரம் சேர்க்காத விரைவுணவு. (Fast Food)

கார அவல்

தேவையான பொருட்கள்:

கைக்குத்தல் அவல் (கெட்டி அவல்) - 500 கிராம். தேங்காய் - 1 மூடி மிளகுத்தூள். உப்புத்தூள், சீரகத்தூள், கொத்தமல்லி கறிவேப்பிலை தேவைக் கேற்ப.

செய்முறை:அவலைச்சுத்தம்செய்து,நல்லதண்ணீர்ஊற்றிக்கழுவிநீரைவடிக ட்டி 30 மணித்துளிகள் அப்படியே வைக்கவும். பின்னர் தேங்காயை துருவிக் கொள்ளவும். கொத்தமல்லி, கறிவேப்பிலையை சுத்தமாகக் கழுவி, காம்பு நீக்கி,பொடியாகநறுக்கிவைக்கவும்.பின்ஊறவைத்துள்ளஅவலுடன்துருவிய தேங்காயைச் சேர்த்து தேவையான அளவு மிளகுத்தூள், சீரகத்தூள், உப்பு, கொத்தமல்லி, கறிவேப்பிலை சேர்த்து கலக்கவும். மேலும் சுவையைக் கூட்ட

கேரட் மற்றும் மாங்காயை துருவி சேர்த்துக் கலக்கவும். சுவையான சத்தான கார அவல் உண்பதற்கு உகந்தது.

தயிர் அவல்

தேங்காய்ப் பால்த் தயிர் அல்லது, பச்சைப் பாலில் உறை ஊற்றிக் கிடைக்கும் தயிரில் அவலை சில நிமிடங்கள் ஊற வைத்து, தேங்காய்த் துருவல், மிளகுத்தூள், சீரகத்தூள், ஏலக்காய்த் தூள் கலந்து, அகப்பையால் நன்கு கிளறிக்கலந்து தயாரிப்பது, தயிர் அவல் ஆகும்.

அவல் பாயாசம்

தேவையான அளவு அவல், தண்ணீர், நாட்டு வெல்லத் தூள், முந்திரிப் பருப்பு, கிஸ்மிஸ் பழம் (உலர்ந்த திராட்சைப் பழம்) தேங்காய்த் துருவல், ஏலக்காய்த் தூள் ஆகியன எடுத்து, மிக்ஸியில் அல்லது ஆட்டுக் கல்லில் அரைத்துக் கிடைப்பது, அவல் பாயாசம்.

பால் அவல்

செய்முறை: போதுமான அவலைக் கழுவி நீரில்லாமல் பிழிந்து எடுத்து வைத்துக்கொண்டு, காய்ச்சிய பாலில் போட்டு (கறந்த 1 மணிக்குள் என்றால் பாலைக் காய்ச்சாமலே கூட சேர்க்கலாம்) ½ மணி நேரம் ஊறவைத்து, தூள் சர்க்கரை சேர்த்து, சிறிது ஏலக்காய் தூள் சேர்த்து நன்றாகக் கலந்து விட்டால் உணவு ரெடி. அவல் மட்டும் வீட்டில் இருந்துவிட்டால் எளிமையில், எளிதில், இயற்கை உணவுக்கு வழி உண்டு.

அவல் சவாணி

செய்முறை: தேவையான அவலைக் கழுவிச் சுத்தம் செய்து ½ மணிநேரம் சுத்தமான நீரில் ஊறவைத்து, பின் கேரட்டு, முட்டைக்கோஸ், வெள்ளரி, இஞ்சி, சின்ன வெங்காயம், புடல் துண்டு இவைகளை சல்லடைக் கத்தியில் துருவி அல்லது சிறுசிறு துண்டுகளாய் நறுக்கி வைத்துக்கொண்டு தேவையான தேங்காய்த் துருவல், நறுக்கிய கறிவேப்பிலை, கொத்துமல்லி, கொஞ்சம் மிளகு சீரகத்தூள் எடுத்துக்கொண்டு எல்லாவற்றையும் போட்டு நன்றாய்க் கலக்கி விட்டால் சவாணி ரெடி.

தேங்காய்ப் பால் அவல்

செய்முறை: தேவையான அவலைக் கழுவி, சுத்தம் செய்து நீரில்லாமல் உடனே பிழிந்து எடுத்து, ½ மூடி தேங்காயைத் துருவி ஒரு தம்ளர் தண்ணீரில் போட்டு, கையால் கசக்கிப் பிழிந்து பால் எடுத்து, மீண்டும் கொஞ்சம் தண்ணீர் சேர்த்து பிழிந்து பால் எடுத்து, பாலில் அவலைப் போட்டு ஊறவைத்து பின் வெல்லம் சேர்த்து, சுவைக்காக ஏலக்காய்த்தூள் சேர்த்து உடனே உண்ணலாம்.

முழு இயற்கை உணவில் இருக்க இயலாதவர்கள் இருவேளை கீழ்க் கண்டமுறையில் சமைக்கலாம்

நினைத்தால் இப்போதெல்லாம் நமக்குத் தலைவலி வருகிறது. வயிற்றுவலி வருகிறது. கால் வீங்கிக்கொள்கிறது, மலம் நீராக ஊற்றுகிறது.

இவற்றிற்கெல்லாம் என்ன காரணம் என்று தெரியாமல் டாக்டர்களிடம் ஓடுகிறோம். உண்மைக் காரணம் நாம் உண்ணும் உணவுதான். உணவை எப்படி உண்பது என்று அறியாதிருப்பது தான். எதை எதை உண்ணக்கூடாது என்று கூட நாம் தெரிந்து கொள்ளவில்லை.

அழுகின் பொருட்களை உண்ணக்கூடாது. அரைகுறையாக வெந்த தானி யங்களை உண்ணக்கூடாது. அதேபோல முழுமையாக வெந்து கூழாகி விட்ட காய்கனிகளையும் உண்ணக்கூடாது.

புளித்துக் காடியாகிப் போன பொருட்களை உண்ணக்கூடாது. அதேபோல புளிக்கவே புளிக்காத பண்டங்களையும் உண்ணக் கூடாது. முக்கியமாக இன்று உறைக்குத்திய பாலைத் தயிராக நினைத்து இன்றே உண்ணக் கூடாது. 'ஈஸ்ட்' தோன்றாத திரிந்த பாலே அது, தயிர் அல்ல.

தயிரைத் தயிராக உண்ண ஒரு பருவம் இருக்கிறது. முப்பது வயதுக்கு மேல் நிறைய மோரே சாப்பிட வேண்டும். தயிரைச் சாப்பிடுவதால் அதை ரசம், குழம்பு, சாதங்கள் சாப்பிட்டபின் கடைசியாக உண்ணக்கூடாது. தயிரைக் காலையில்தான் உண்ண வேண்டும். காலையில் வெறும் தயிரை ஸ்பூனால் எடுத்து விழுங்கலாம். இட்லியில் தோய்த்து உண்ணலாம். ரொட்டியை உதிர்த்துப் போட்டுக்கொண்டால் உப்புத் தேவையில்லை. ஒரு ஸ்பூன் தேன் சேர்த்துக் கொள்ளலாம். உண்மையில் இதுதான் சிறந்த காலை உணவு.

காலையில் முழுவயிறு டிபன் சாப்பிடக்கூடாது. அப்போது ஆவியில் அவித்த அல்லது அதிகம் எண்ணெய் சேராத இட்லி, தோசை, ரொட்டி, சப்பாத்தி, நீர்க்கொழுக்கட்டை, ஆகியவைகளை உண்ணலாம்.

சமையலில் எண்ணெயின் பங்கு மிகக் குறைவாக இருக்க வேண்டும். எண்ணெயில் பொரித்த பொருள்களைக் குறைவாகவே உண்ணலாம். அதிலும் முற்றிலுமாக எண்ணெய் வடிந்திருக்க வேண்டும். வடை, பஜ்ஜி முதலிய எண்ணெய் பொருளைக் காலையில் உண்ணக்கூடாது.

உண்ணும் உணவில் மிளகாய் (சிவப்பு) அறவே இருக்கக்கூடாது. அவசி யமானால் வேறு வழியில்லாவிட்டால் சில பச்சை மிளகாய்களைச் சேர்த்துக் கொள்ளலாம். காரம் தேவை என்றால் மிளகைத்தான் பயன்படுத்த வேண்டும். உணவில் மிளகு அதிகம் சேரவேண்டும். வடை, போண்டாக்களில் கட்டாயம் மிளகு இருக்க வேண்டும். இஞ்சியும் மிளகும்

சேர்ந்த அரிசிப் பொங்கல் மிகச்சிறந்த உணவு. முழுமையான சத்துள்ள உணவு, அதில் உடலில் எதிரிகளே இல்லை.

சிவப்பு மிளகாய் சேர்த்த ஊறுகாய்களைத் தொடக்கூடாது. ஊறுகாய்களுக்கு இந்தச்சிவப்பு மிளகாய் தேவையே இல்லை, மாவடு, நாரத்தை, எலுமிச்சை சேர்ந்த மாங்காய், இஞ்சி, அரைவாசி வெந்த உப்பும் மிளகுத் தூளுமிட்ட எலுமிச்சங்காய், சிறிது மாங்காய், இவைகளே போதும். கோங்கூரா, கார கீடாரங்காய், கார எலுமிச்சை, வெந்திய மாங்காய், எல்லாம் ஒதுக்கப்பட வேண்டியவை. அல்லது மாதத்தில் ஒரு நாள் மட்டும் கிட்டச் சேர்க்க வேண்டியவை.

பொரித்த அப்பளம் கூடவே கூடாது. சுட்ட அப்பளம் தான் சிறந்தது.

தினசரி உணவில் பருப்பு சேர்க்கக் கூடாது. வாரத்தில் இரண்டு நாள்தான் சேர்க்கலாம் அதாவது இரண்டுநாள் தான் சாம்பார், ரசம் வைக்கலாம். மற்ற நாட்களில் மோர்க்குழம்பு, மிளகு ரசம், எலுமிச்சை ரசம் போன்றவற்றை, சேர்த்துக்கொள்ளலாம்.

இரவில் தயிர் சேர்த்துக்கொள்ளக் கூடாது. மோர் சேர்த்துக் கொள்ளலாம். இரவு வெறும் மோர் சோறும் பழங்களும் போதும். இரவில் பலகாரங்களை உண்ணக் கூடாது. சப்பாத்தி, கூட்டு, சிறிது மோர் சாதம், பழங்கள் நல்ல இரவு ஆகாரம்.

மதிய உணவை நன்றாக மென்று சாப்பிட வேண்டும். அப்போது தான் முழுச்சாப்பாடு சாப்பிடலாம். பருப்புச்சாதம், குழம்பு சாதம், மோர்ச்சாதம் என்று மூன்றுவகையாக இருக்க வேண்டும். அல்லது வற்றல் குழம்பு சாதம், மோர் சாதம் என்றும் இருக்கலாம். கட்டாயம் கீரை இருக்க வேண்டும். தினசரி மதிய உணவில் நெய் சேர்த்துக்கொள்ள வேண்டும். ஏதாவது ஒரு கடலை சுண்டல் உணவில் இருப்பது நல்லது.

மதிய உணவுக்குப்பிறகு இரவு உணவு வரையிலான இடைக்காலத்தில் எதுவும் அவசியமில்லை.

லட்டு, அதிரசம், பாயசம், போளி, ஜிலேபி இவைகள் தேவையே இல்லை. அடிக்கடி இனிப்புப் பலகாரங்கள் செய்யாதிருப்பதே மிகவும் மேல்.

தோசை வார்க்க எண்ணெய் தேவை இல்லை. திருநெல்வேலியின் பிர சித்தி பெற்ற ஆச்சிமார் தோசையில் எண்ணெயே இருக்காது. எண்ணெயும் தண்ணீருமாகக் கலந்து ஒரு கிண்ணத்தில் இருக்கும். ரப்பர் ஸ்டாம்ப் போன்ற ஒரு மரசட்டையை அதில் தேய்த்துத் தோசைக்கல்லில் தேய்த்து விட்டு மாவை ஊற்றி தோசையாகப் பரத்துவார்கள். திருப்பிப் போட்ட பிறகும் எண்ணெய் ஊற்ற மாட்டார்கள். மரக்கட்டையால் தேய்ப்பது கூட முன் வார்த்த தோசையின் எச்சங்களை அகற்றத்தான். அடுத்த தோசை கல்லில் ஒட்டிக்கொள்ளாமல் முழுசாக வரத்தான். இப்படி எண்ணெயைக்

கண்ணால் காட்டியே நூற்றுக் கணக்கான தோசைகளை ஒரே சைஸில் கனம் கனமாக வார்த்து அடுக்கி விடுவார்கள். பூவாக இருக்கும்.

முக்கியமான விஷயம் அது எந்த எண்ணெயாக இருந்தாலும் ஒரு ட்ராப் கூட உங்கள் குடலுக்குள் போகக்கூடாது. தாளிக்கும் போதும், காய்கறிகளை வதக்கும் போதும் நிறைய எண்ணெய் விடக்கூடாது. கடுகு வெடிக்கிற அளவு எண்ணெய் இருக்க வேண்டும். பிறகு காய்களைப் போட்டு சிறிது உப்பும், நீரும் தெளித்து ஆவி போகாமல் மூடி வைத்து விட்டால் குப் பென்று நன்றாக வெந்துவிடும்.

ரோஸ்டுகள் ப்ரைகள் எல்லாம் உடலுக்குக் கெடுதி செய்பவை. மலச் சிக்கல், மூலம் போன்ற நோய்கள் தோன்ற இவையே முக்கியமான காரணம்.

புளியும் நம்முடைய உணவில் அதிகம் சேர்ககூடாது. புளி கண்ணில் மஞ்சள்படலத்தை உண்டாக்கும். ரத்தத்தை நீர்க்கச் செய்யும் ஆகவே புளி சேர்ப்பதானால் ரசமோ குழம்போ ஏதாவது ஒன்றைத்தான் ஒருநாளில் சேர்த்துக்கொள்ள வேண்டும்.

குழம்பை விட ரசம் உடலுக்கு நல்லது. அதில் மிளகு, சீரகம், கொத்துமல்லி, கொஞ்சம் புளி ஆகியவையே இருக்கின்றன.

காபி குடிப்பதானால் அதைக் காலி வயிற்றில் குடிக்கவே கூடாது. அதுவும் காலைக் காப்பியை ஏதாவது சிற்றுண்டி அருந்திய பிறகே அருந்த வேண்டும்.

பிரிஜ்ஜில் வைத்த பொருட்களை, முதல்நாள் செய்த பொருட்களைக் கூடுமானவரை விலக்கிவிட வேண்டும். சாப்பிடும் முன் தண்ணீர் குடிக்கக் கூடாது. சாதாரண தண்ணீரைக் குடிக்கவே கூடாது. காய்ச்சியபின், இளஞ்சூடாகவே தண்ணீர் இருக்க வேண்டும். அல்லது நன்றாகக் காய்ச்சி ஆறின நீராகவாவது இருக்க வேண்டும்.

சமையல் உணவை தவிர்க்க இயலாதவர்கள்

1. பெரும்பாலான நோய்க்கு Negative உணவு வகைகளே காரணம்.
2. நோய்வாய்ப் பட்டபோது Postive சமையல் முறை மட்டுமே கையாள வேண்டும்.
3. சீனி உபயோகத்தைக் கைவிடுங்கள். மாற்றாக நாட்டுச் சர்க்கரை, வெல்லம், கருப்பட்டி உபயோகியுங்கள்.
4. உப்பு உபயோகத்தைக் குறையுங்கள்.
5. எண்ணெய் வித்துக்களை உணவாக உட்கொள்ளும் போது வெல்லம், அல்லது கருப்பட்டி சேர்த்து உண்ணுதல் சிறந்தது.
6. எண்ணெய் உபயோகத்தைக் குறையுங்கள். பதப்படுத்தப்பட்ட (Refined) எண்ணெய்யை விட செக்கு (Rotary) எண்ணெய் தேவலாம்.

7. காய்கறிகளைக் கழுவிய பிறகு நறுக்குங்கள். நறுக்கிய பிறகு கழுவாதீர்கள். நீரில் போடாதீர்கள்.
8. பச்சடிகளுக்குரிய காய்களைத் தீக்குச்சி போல் சிறியதாக நறுக்குங்கள்.
9. நீண்ட நேரத்துக்கு முன்பே காய்களை நறுக்கி வைத்து விடாதீர்கள். நறுக்கிய உடன் சமைக்க வேண்டும். அல்லது உண்ண வேண்டும்.
10. அவித்தல், வேகவைத்தல் முறையில் உபயோகப்படுத்தும் காய்கறிகளை பெரிய அளவில் நறுக்கி உபயோகியுங்கள்.
11. அவித்தல், வேக வைத்தல் முறைகளைச் சரியானபடி சத்து அழியாமல் தயார் செய்தால் நல்லதாக அமையும். இல்லையேல் **Negative** முறையாகி விடும்.
12. வறுத்தலும், பொறித்தலும் நோய்க்கு வித்தான சமையல் முறையாகும்.
13. காலை உணவை நிறுத்துங்கள். அல்லது கூழாகவோ கஞ்சியாகவோ திரவ ரூபத்தில் இருக்கட்டும்.
14. ஆரோக்கியமான உடல் நலத்துக்கு 70 சதவீதம் **Positive** உணவு வகைகளையும் 30 சதவீதம் **Neutral** உணவு வகைகளையும் உட்கொள்ளுங்கள்.
15. நோய்வாய்ப்பட்ட போது உபவாசத்தைக் கடைப்பிடியுங்கள். அல்லது **Postive** உணவு வகைகளில் முதலிடம் வகிக்கும் இளநீர் மற்றும் சாறுள்ள பழங்கள் மட்டும் உட்கொள்ளுங்கள்.
16. பாட்டிலில் அடைக்கப்பட்ட பானத்தை விட இளநீரே இனிய நீர்.
17. பழ வகைகளை தோல் நீக்காமல் உண்ணக்கூடியவைகளை அப்படியே உண்ணுதல் சிறந்ததாகும்.
18. வாரம் ஒருநாள் பழங்களை மட்டும் அல்லது காய்கறிகளை மட்டும் உணவாக உட்கொள்ளுங்கள்.
19. தினசரி உணவில் குறைந்த பட்சம் 100கிராம் பச்சைக் காய்கறி பச்சடியும், கீரை வகையில் ஒன்றையும் சேர்த்துக் கொள்ளுங்கள். இவைகள் உங்கள் உடலைத் தூய்மைப்படுத்தும்.
20. கீரை வகைகளை வேர்ப் பகுதியை மட்டும் நீக்கி, அரை வேக்காட்டில் சிறிது உப்பு மட்டும் சேர்த்து உண்ணவும்.
21. 30 வயதுக்கு மேல் பால் அருந்துவதைக் குறைக்கவும். பதப்படுத்தப்பட்ட பாலையும் எருமைப் பாலையும் தவிருங்கள்.
22. உடல் உழைப்பு இல்லாதவர்களும், 40 வயதுக்கு மேற்பட்டவர்களும் பால் அருந்துவதை நிறுத்தவும்.
23. தானியங்கள், பருப்புகள், பயறு வகைகளைத் தோல் நீக்காமலும் முளைக்க வைத்தும் உபயோகியுங்கள்.
24. நடுநிலை உணவுகளை நோய்வாய்ப் பட்டபோது உண்டாலும் அளவுக்கு அதிகமாக உண்டாலும் தகாத முறையில் சமைத்து உண்டாலும் கெடுதலே.
25. உணவுகளை பச்சையாக ஓரளவாவது உண்பதனால் சத்துக்கள் பழுதடையாமல் முழுமையாக உடம்புக்கு கிடைக்கின்றன.
26. விஞ்ஞானிகளால் கண்டுபிடிக்கப்படாத சத்துக்கள் எத்தனையோ உள்ளன. அதுபோல கண்டுபிடிப்படாத உடம்பின் தேவைகளும்

எத்தனையோ உள்ளன. பச்சையாக உண்பதன் மூலம் அனைத்து தேவை களும் பூர்த்தி செய்யப்பட்டு ஆரோக்கியம் கிடைக்கிறது.

27. பச்சையான உணவில் என்சைம்கள் நிறைந்துள்ளன.
28. மற்ற எல்லா உயிரினங்களும் பச்சை உணவிலேயே வாழ்கின்றன.
29. பச்சையான உணவில் இன்சுலின் அதிக அளவில் இருக்கிறது. தினசரி உணவில் பச்சை காய்கறி உணவை சேர்த்துக்கொண்டால் நீரிழிவு நோய் (சர்க்கரை வியாதி) வராமல் வாழலாம்.
30. உபயோகப்படுத்துகின்ற பாத்திரங்கள் கைகள், கத்திகள் சுத்தமாக கழுவப்பட வேண்டும்.
31. கைப்புண், இருமல் இருப்பவர்கள் இவைகளில் பங்கேற்காமல் இருப்பது நல்லது.
32. கொசு, ஈ போன்றவை இல்லாத சுத்தமான இடத்தில் தயாரிக்க வேண்டும்.
33. உணவைத் தயார் செய்த உடனே உண்ணவேண்டும்.
34. பச்சடிகளை உணவுக்கு முன் உண்ணுக. அல்லது காலை உணவுக்குப் பதிலாக பச்சடிகளை மாத்திரமே உண்ணுக.
35. பச்சைக் காய்களை நன்றாக மென்று உண்ணுக.
36. பல் இல்லாதவர்கள், மெல்ல முடியாதவர்கள் பச்சடியையே அரைத்து சாதத்தில் பிசைந்து சாப்பிடலாம். அல்லது மோரில் கரைத்து குடிக்கலாம்
37. பச்சடிக்குத் தரமான முற்றாத காய்களைத் தேர்ந்தெடுத்துக் கொள்ள வேண்டும்.
38. இரண்டு விதமான பச்சடிகள் தயார்செய்யலாம். தயிர், தேங்காய் துருவல் சேர்த்து ஒரு வகையும் அல்லது எலுமிச்சை சாறு, பச்சைமிளகாய் சேர்த்து மற்றொரு வகையும் தயாரிக்கலாம்.
39. தயிர் புளிக்காததாகவும், குறைவாகவும் சேர்க்க வேண்டும். பொதுவாக பச்சடிகளில் தயிர் அதிகமாகவும், காய்கறிகள் மிகவும் குறைவாகவும் இருக்கும். அப்படி இல்லாமல் காய்கறிகள் அதிகமாகவும், தயிர் குறைவாகவும் இருக்கவேண்டும்.
40. எலுமிச்சை சாரில் விதைநீக்கி இருக்க வேண்டும்.
41: எல்லா பச்சடிகளோடும் பொதுவாக சேர்க்க கூடியவை: வெங்காயம், கருவேப்பிலை, கொத்தமல்லி இலை, கேரட் அல்லது தக்காளி துண்டு கள், உப்பு.
42. கேரட் அல்லது தக்காளி துண்டுகள் நிறத்திற்காக மட்டுமே, இவை களைக் கலக்க வேண்டும் என்று அவசியம் இல்லை.
43. கருவேப்பிலை, கொத்தமல்லி இலை, பச்சை மிளகாய் போன்றவை களை மிகவும் பொடியாக நறுக்கி இருக்க வேண்டும்.
44. தயிர் பச்சடிக்கு தீக்குச்சிபோல் நறுக்கிய காயுடன் தேங்காய் துருவல், தீக்குச்சிபோல் நறுக்கிய வெங்காயம், தேவையானால் பார்ப்பதற்கு அழகாக இருக்க தக்காளி அல்லது கேரட் துண்டுகள், சிறிது தயிர், சிறிது உப்பு சேர்த்து காய்களைப் பிசையாமல் கலக்க வேண்டும்.
45. நோயின்றி வாழ்வோம் தீயின்றி சமைப்போம்.

நலமாய் இருக்கையில் இயற்கை உணவை கடை பிடிக்க முடியாதவர்களுக்கு செயற்கை உணவு பயன்படுத்தும் முறைகள்

சர்க்கரை நோய்:

இந்தியா தற்போது சர்க்கரை நோயின் தலைமையகம். இன்னும் 20 ஆண்டுகளில் இது 3 மடங்கு அதிகரிக்கும் என்று உலக சுகாதார நிறுவனம் எச்சரிக்கிறது.

அதிக கலோரி உணவும், உடற்பயிற்சியின்மையும் இதற்கு முக்கியக் காரணமாகும்.

நீரிழிவு நோய் என்றால் என்ன?

இன்சுலின் என்பது கணையம் சுரக்கும் ஒருவித ஹார்மோன். இது இரத்தத்தில் சர்க்கரை அளவை சீராக பாரமரிக்கிறது. கணையம் போதிய இன்சுலினை சுரக்காவிட்டாலோ அல்லது உற்பத்தி செய்த இன்சுலினை உடல் நன்கு பயன்படுத்த முடியாவிட்டாலோ சர்க்கரை நோய் ஏற்படுகிறது.

சர்க்கரை நோயின் அறிகுறிகள்?

அதிகப்பசி, அடிக்கடி சிறுநீர் கழித்தல், திடீரென எடை குறைதல், கை, பாதங்களில் எரிச்சல், மதமதப்பு, ஆண்மைக் குறைவு, மயக்கம், தலை சுற்றல், அதிக தாகம், தொண்டை வறட்சி, ஆறாத புண்கள், அதிகச் சோர்வு, உடலில் அரிப்பு, கண் பார்வை மங்குதல், தீ எரிவதுபோல் எரிச்சல், பாதங்களில் ஊசி குத்துவது போன்ற உணர்வு.

சர்க்கரை நோயினால் ஏற்படும் பாதிப்புகள்:

கண் நோய் ரெட்டினோபதி, கண்களில் இரத்த குழாய்களைப் பாதிக்கிறது.

கண்பார்வை இழப்பு, கண்புரை நோய், குளூகோமா

இருதயம்:

கெட்ட கொலஸ்ட்ரால் அதிகரிக்கும்.கொலஸ்ட்ரால் இரத்தக் குழாய்களில் படிவதால் மாரடைப்பு, வாதம் ஏற்படலாம்.

நரம்பு:

உணர்வு குறையும் நரம்புகளைச் சேதப்படுத்தும்.

சிறுநீரகம்: (நெப்ரோபதி)

டயாலசிஸ் (அ) சிறுநீரகம் மாற்றிப் பொருத்துதல்.

கால்:

காலில் உணர்வு குறையும். கொப்புளமோ, புண்ணோ ஏற்பட்டால் தீவிர தொற்றுப் பாதிப்பு ஏற்படும். இதனால் பாதம் அகற்ற வேண்டிய சூழல் ஏற்படும்.

இன்சுலின் உபயோகப்படுத்துபவர்கள் கவனிக்க வேண்டியவை:

உணவினை குறிப்பிட்ட அளவிலும் குறிப்பிட்ட நேரத்திலும் எடுத்துக் கொள்ள வேண்டும்.

சர்க்கரை நோயுடையவர்கள் மருத்துவரின் ஆலோசனையின்றி உண்ணா நோன்பை மேற்கொள்ளக்கூடாது.

வழக்கத்திற்கு மாறாக கடுமையான உடற்பயிற்ச்சியை, உடல் உழைப்பை மேற்கொள்ளக்கூடாது.

உணவை எடுத்துக்கொள்வதாக இருந்தால்தான் இன்சுலினை செலுத்திக் கொள்ள வேண்டும்.

நோய்வாய்ப்படும் போது இன்சுலினை நிறுத்தி விடக்கூடாது.

சர்க்கரை நோயாளி தானே ஊசி போட்டுக்கொள்வதற்கு பழகிக்கொள்ள வேண்டும்.

ஊசிபோடும் இடத்தில் வளர்ச்சிக்கட்டி ஏற்படுவதோ அல்லது கொழுப்பு உறைந்து போவதோ நிகழும். ஆதலால் அவற்றை தவிர்ப்பதற்காக ஊசி போடும் இடங்களை மாற்றி அமைத்துக்கொள்ள வேண்டும்.

இன்சுலின் (அ) சர்க்கரை குறைப்பு மாத்திரைகளை எடுத்துக் கொள்ளும் போது சில வேளைகளில் இரத்தத்தில் சர்க்கரை அளவு எதிர்பார்ப்பைவிட மிகவும் குறைந்து போய்விடக்கூடும். அதனால் விபரீத விளைவுகள் ஏற்படும்.

நீரிழிவு நோயாளிகள் தமது கால்களை பாதுகாக்கும் முறைகள்:

நீரிழிவு நோயாளிகள் காலணிகள் இன்றி நடப்பதைத் தவிர்க்க வேண்டும். தமது பாதங்களில் உணர்ச்சி குன்றியுள்ளதா? என்பதை முக்கியமாகக் கவனிக்க வேண்டும்.

அன்றாடம் பாதங்களை நன்கு பராமரிக்க (அ) பாதுகாக்க வேண்டும். விரலிடுக்குகளில் அழுக்கு மற்றும் நீர் சேராமல் நன்கு துடைக்கவேண்டும்.

பாதத்தின் சருமம் உலர்ந்திருந்தால் எண்ணை அல்லது வேஸலின் தடவி வெடிப்பு இல்லாமல் பார்த்துக் கொள்ள வேண்டும்.

தினமும் கால்களை சுத்தமான நீரில் (மிகவும் சூடான அல்லது மிகவும் குளிர்ந்த நீர் கூடாது) சுத்தப்படுத்த வேண்டும்.

குளித்தபிறகு விரல் நகங்களை அவ்வப்போது வெட்டி சுத்தமாக வைத்துக் கொள்ளவும். ஆனால் நகங்களை வெட்டும்போது காயம் ஏற்படாமல் இருப்பது மிக முக்கியம்.

பருத்தி காலுறைகளை மட்டுமே பயன்படுத்தவும். நைலான் காலுறைகள் வியர்வையை உறிஞ்சும் தன்மை இல்லாததால் Fungus மற்றும் Infection தோன்ற வாய்ப்புள்ளது.

காலில் ஆணி போன்றவைகளுக்கு சுயசிகிச்சை செய்யவே கூடாது.

நெடுநேரம் உட்கார நேரும்போது கால்மேல் கால் போட்டுக் கொண்டு உட்காரக்கூடாது.

காலின் சிறுபுண் அல்லது சிறிய மாற்றம் தென்பட்டாலோ உடனடியாக மருத்துவ ஆலோசனை பெற வேண்டும்.

காலில் உணர்ச்சியைக் கண்டறிய மெல்லிய நூலிழைகள் உள்ளன. இவற்றின் உதவியுடன் நோயாளிகள் சுயமாகவே பரிசோதித்துக்கொள்ள வேண்டும். காலில் ஏற்கனவே புண் ஏற்பட்டு சிகிச்சை பெற்றவர்கள் கால்

பாதுகாப்பை தீவிரமாகக் கையாள வேண்டும்.

கால் பாதுகாப்பிற்கு அடிப்படையான இரத்தத்தில் சர்க்கரையின் அளவைக் கட்டுப்பாட்டில் வைத்திருப்பது மிகவும் அவசியம்.

இரத்தத்தில் சர்க்கரை அளவு குறைவினால் ஏற்படும் உடல் மாற்றங்கள்:

வியர்த்துக் கொட்டுதல், பசியினால் தோன்றக்கூடிய வலிகள், இருதய படபடப்பு, உடல், கை, கால் நடுக்கம், தலைவலி, சோர்வு, சிந்தனைக்குழப்பம், சுய நினைவற்ற தன்மை, வலிப்பு

இப்படிப்பட்ட மாற்றங்கள் நிகழ நேரிட்டால் உடனடியாக குளுக்கோஸ் அல்லது தேன் கொடுக்க வேண்டும். உடனே அருகில் மருத்துவ உதவியை நாடவேண்டும்.

நீரிழிவு நோய் உள்ளவர்கள் தவிர்க்க வேண்டிய உணவுப்பொருட்கள்:

மாம்பழம், பலாப்பழம், வாழைப்பழம், பேரீச்சை, சப்போட்டா, சீதாப்பழம், அன்னாசிப் பழம், தேன் மலைவாழை, உலர்ந்த பழங்கள், மதுபானங்கள், முள்ளங்கி (சிவப்பு), அரசாணிக்காய், வள்ளிக்கிழங்கு, கேரட், பீட்ரூட், கருணைக்கிழங்கு, மரவள்ளிக்கிழங்கு, சேப்பங்கிழங்கு, குளிர்பானங்கள், பனங்கற்கண்டு, இனிப்பான லேகியம், குலோப் ஜாமூன், பஞ்சாமிர்தம், சர்க் கரைப் பொங்கல், பாயாசம், கேக், ஜாம், தேன், வறுத்த கொட்டைகள், வறுத்த பருப்புகள், முந்திரிப் பருப்பு, பாதாம் பருப்பு, வறுத்த இறைச்சி, வறுத்த மீன், முட்டையின் மஞ்சள் கரு, கொழுப்புடன் உள்ள ஆட்டுக்கறி, தலைக்கறி, நெஞ்சுக்கறி, மூளை, நுரையீரல், ஊறுகாய், கருவாடு, கரும்புச்சாறு, பழரச பானங்கள், அப்பளம், வற்றல், வடகம், கிஸ்மிஸ் (உலர்ந்த திராட்சை), தேனில் ஊறவைத்த நெல்லிக்காய், புகையிலை, பாலாடை, வெல்லம், க்ரீம் பிஸ்கட், பர்ஃபி, சாக்லெட், பாமாயில், வனஸ்பதி, வெண்ணெய் சாச்சுரேட்டட் கொழுப்பு, தேங்காய் எண்ணெய், நெய்.

நீரிழிவு நோய் உள்ளவர்கள் தாராளமாக உண்ணக்கூடிய உணவுப் பொருட்கள்:

தக்காளி, வெள்ளரிக்காய், பப்பாளிக்காய், பாகற்காய், கத்தரிக்காய், பீன்ஸ், அவரைக்காய், முட்டைகோஸ், பாசிப்பயறு, காலிபிளவர், மொச்சை, வெண் டைக்காய், கொத்தவரை வகைகள், புடலங்காய், கொய்யா, முருங்கைக்காய், பூசணிக்காய் (வெள்ளை), சுரைக்காய், சீமைக் கத்தரிக்காய், சௌ சௌ, பீர்க் கங்காய், வெள்ளை முள்ளங்கி, வாழைப் பூ, வாழைத்தண்டு, காராமணி, குடை மிளகாய், க்ரீன்டீ, வெங்காயம், பூண்டு, இஞ்சி, கருவேப்பிலை, புதினா, கொத்து மல்லி, கொண்டைக்கடலை, கொள்ளு, நாவல்பழம், முளைகட்டிய பயறு, மாதுளை, நெல்லிக்காய், எலுமிச்சம் பழம், தேனீர், டையா பிஸ்கட், கோதுமை, கேழ்வரகு, சோளம், கம்பு, வரகுஅரிசி, தினை, சாமை, குதிரைவாலி, தக்காளி ஜூஸ், மிளகு, கடுகு, மல்லி ரசம், வடிக ட்டிய காய்கறிசூப், வெந்தயம், மோர் (வெண்ணெய் எடுத்தது) சுண்டை வற்றல், மசாலாவிற்குப் பயன்படும் பட்டையின் தூள், வெந்தயம், இரவு குடை ஆரஞ்சுத் தோலை ஊற வைத்த தண்ணீர்.

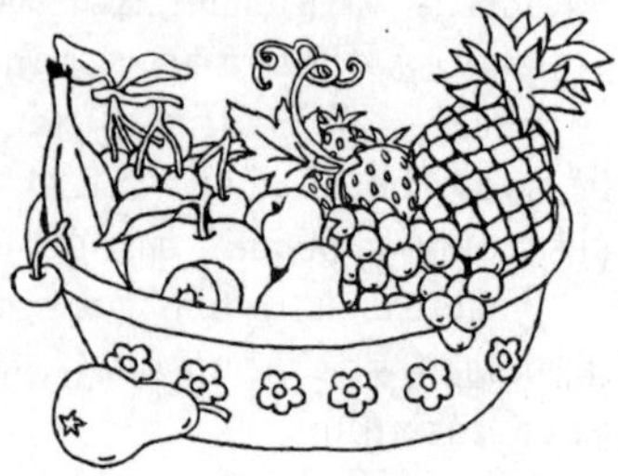

உண்மைச் செல்வம்

உடலும் உயிருமே உண்மைச் செல்வம். இறைவன் உயிரினங்களுக்கு வரப்பிரசாதமாகக் கொடுத்த ஒப்பற்ற உண்மைச் செல்வம், உயிரினங்களின் உயிரும் உடலுமேயாகும். பணம், நகைகள், சொத்துகள் மற்றும் செல்வங்கள் எல்லாம் மனிதனாகத் தேடிக் கொண்டவையே.

நம் உண்மைச் செல்வமான நம் உடலையும் உயிரையும் பொன்போல் போற்றி, காத்து வர வேண்டியது நமது தலையாய கடமை, எனவே உடலையும் உயிரையும் செம்மையாகக் காக்கும் வழி முறைகள் பற்றி நன்கு சிந்தித்து, முடிந்த அளவிற்குக் கடைப்பிடித்தொழுகுதலே சிறந்த கடமை ஆகும்.

நம் பெற்றோர்கள் நமது சுக வாழ்விற்காக அரும்பாடுபட்டு சேர்த்து வைத்த பணம், வீடு, நிலபுலன்கள் முதலான செல்வங்களை அழிக்காமல் பாதுகாத்துப் பெருக்குவதே, நம் பெற்றோருக்கு மன மகிழ்வைத் தரும். அதே போல இறைவன் நம் சுக வாழ்விற்காக நமக்களித்த செல்வங்களான கண், வாய், செவி, கால் ஆகியனவும் பிற உறுப்புக்களும் அடங்கிய உடலையும் உயிரையும் பாழ்படுத்தாமல் பேணிப் பாதுகாத்தலே, நம்மைப் படைத்த இறைவனுக்கு மன மகிழ்வைத் தரும்.

இத்தகைய உண்மைச் செல்வமான நம் உடலின் மேன்மைகளைப் பற்றி இனி கவனிப்போம்.

உடலின் மேன்மை

உடலின் மேன்மைகளையும், சிறப்புகளையும் பல அறிஞர்களும் ஞானிகளும் தங்கள் அனுபவ உண்மைகளால் உணர்ந்து உலகுக்கு வெளிப்படுத்தியுள்ளனர்.

டால்ஸ்டாய், 'உடலே செல்வத்துள் செல்வம்' எனும் கருத்தை வலியுறுத்தி யுள்ளார். 'நோயற்ற வாழ்வே குறைவற்ற செல்வம்' என்று ஔவையார் கூறியுள்ளார். 'ஊனுடம்பு ஆலயம்,' 'உடம்பாரழியின் உயிராரழிவர்' என

திருமூலர் தமது தவ வலிமையால் உணர்ந்து ஓதியுள்ளார். இராமலிங்க சுவாமிகளும், ''தேகம் முதலான கருவிகளைப் பக்குவமாகப் பாராட்டிக் கொண்டு வர வேண்டும். தாம் தம்முடைய தேகத்தை ஜாக்கிரதையாக உபசரித்து வரவேண்டும். ஜாக்கிரதை என்பது அருந்தல், பொருந்தல்களில் மித போசனம், மித போகம். புண்ணியப் பயனாய்ப் பெற்ற தேகத்தைக் கூடிய வரையில் ஜாக்கிரதையோடு பக்குவ மார்க்கத்தில் நடத்த வேண்டும். நாம் தேகம் முதலிய கருவிகளைச் மனதில் நிறுத்தி அகராதி நடத்த வேண்டுமென்று எழுதுவது தவிர வேறொன்றும் எழுதுவது அவசியமாகத் தோன்றவில்லை'' என்று தேகத்தின் உயர்வைத் தெளிவாக்கியுள்ளார்.

இவற்றின் மூலம் நம் உண்மைச் செல்வமான நம் உடலின் மேன்மையைப் பற்றி அறிந்த நாம், உடலைப் பேணும் வாழ்வு முறைகளைப் பற்றி இனிக் காண்போம்.

இயற்கை வாழ்வே உடலைப் பேணும் வாழ்வு

இயற்கை உணவினையே உண்டு, இயற்கையான எளிய பருத்தி ஆடைகளையே உடுத்தி, இயற்கையோடியைந்த வாழ்வு வாழ்தலே உடலைப் பேணும் ஒப்பற்ற வாழ்க்கை முறையாகும்.

அதிகாலையில் துயில் எழுந்து, இயற்கைப் பொருட்களால் பல் துலக்கி, சூரிய நமஸ்காரம், யோகாசனம் போன்ற உடல் நலப் பயிற்சிகள் செய்து, இயற்கையான குளிர்ந்த நீரில் குளித்து, எளிய பருத்தி ஆடைகளையே உடுத்தி, வேக வைக்காத பச்சையான கனி, காய், கிழங்கு போன்றவற்றையே புசித்து, இயற்கையான தூய காற்றையே சுவாசித்து, இயற்கைச் சூழலிலேயே வாழ்வதுதான் இயற்கையோடியைந்த இன்ப வாழ்வாகும்.

இயற்கை வாழ்வினைக் கச்சியப்ப முனிவர் தணிகைப் புராணத்தில்,

''தேனும் செந்தினை இடிகளும் தீஞ்சுவைக் கனியும்
துய்ப்பன; உடுப்பன மரவுரி தழைகள்,
வானுந் தோய் சுனை ஆடுவ; மணி வரை இருப்ப;
ஏனஞ் சூழ்ந்த குன்றவர்க் கொரு நல்குரவின்றே''

- எனும் செய்யுள் மூலம் விளக்கியுள்ளார்.

திரு.வி.க. அவர்கள், 'இமயமலை அல்லது தியானம்' நூலில், ''மலையில் வாழ்ந்த மனிதனுக்கு இயற்கையோடியைந்த வாழ்வு நடத்தும் பேறு கிடைத்தது. இயற்கைப் பொருட்களிலேயே அவன்றன் புலன்கள் படிந்து கிடந்தன. அவன் கண்டன, கேட்டன, உயிர்த்தன, உற்றன, உண்டனவெல்லாம் இயற்கைப் பொருட்களாகவே இருந்தன. கதிரொளி, காற்று, நீர் முதலிய உணவுகளைக் கொண்ட பின்னைக் கதிரொளியால் கனிந்த பழம், காய், கீரை, கிழங்கு ஆகியவற்றை உண்ணுதல் நலந் தரும்'' என இயற்கை வாழ்வினைப் பற்றிக் குறிப்பிட்டுள்ளார். மேலும் அவர், ''மனிதரெல்லாரும் மனிதரல்லர். இயற்கையோடியைந்த வாழ்வு நடத்தாமலும், தன்னுள்ளத் துள்ள சித்சக்தியை

எழுப்ப முயலாமலும் கிடக்கிற மனிதன் வாழ்விழந்த ஒருவனாவான். தன்னில் உள்ள சித்சக்தியை எழுப்ப முயல்வோன் மனிதனாவான். இயற்கை இறையின் உடல். இறையை உயிரென்றும், இயற்கையை உடலென்றும் உண்மை கண்டோர் கூறியுள்ளார். இறையின் உடலாகிய இயற்கையுடன் இயைந்து வாழ்வது இறையுடன் வாழ்வதாகும். உணவுக்கேற்றவாறு அழகும் பரிணமிக்கும். அழகை விரும்பும் ஒருவன் பெரிதும் பழ உணவுகளை அருந்த வேண்டும். பழ உணவு ஒருவேளை உண்டு, நன்னீரருந்தி, நறுங்காற்றுப் பருகி, ஞாயிற்றொளி மருவ வாழ்பவன் என்றும் அழகனாயிருப்பான். காரம், புளி கலந்த உணவும், புலால் உணவும் மனிதன் உடல் வளத்தைச் சுருக்குவனவாம். காரமும் புளியும் ஜீரணக் கருவிகளின் ஆற்றலைக் குறைப்பன. புலால் உணவு மனித இயல்பைக் கெடுப்பது. இவ்வுணவுகளால் இரத்தம் வெந்து நஞ்சாகி, உடல் வளத்தைக் கெடுத்து அழகை அழிக்கிறது. இயற்கையோடியைந்த வாழ்வே இன்பமானது.

மேற்கூறிய இயற்கை நெறிகளைப் பின்பற்றி இயற்கை வாழ்வு வாழ முயற்சி செய்யலாம்.

இயற்கை வாழ்வில் இயற்கை உணவே தலையாயது:

''நாக்கை அடக்க முடியாத பெருந்தீனிக்காரன், தன் உடலுக்கும் மனத்துக்கும் அழிவையே தேடிக் கொள்கிறான்'' என்பது ஞானியரின் வாக்கு, இயற்கை வாழ்வில் இயற்கை உணவே பெரும்பங்கு வகிப்பதால், நாம் சமையல் உணவிலிருந்து படிப்படியாக விலகி, முற்றிலும் சமைக்காத பச்சை உணவுகளான இயற்கை உணவுகளில் வாழ முயற்சி செய்வது நலம் விளைவிக்கும்.

திருவள்ளுவர்,
''மருந்தென வேண்டாவாம் யாக்கைக் கருந்திய
தற்றது போற்றி யுணின்''
''மாறுபாடில்லா வுண்டி மறுத் துண்ணின்
ஊறு பாடில்லை வுயிர்க்கு''

என்னும் குறட்பாக்கள் மூலம் நம் உடல், உயிர், உணவு ஆகிய மூன்றுக்கும் உள்ள நெருங்கிய தொடர்பினைத் தெளிவுபடக் கூறியதையும் சிந்திப்போமாக.

நம் உடலுக்கு இயற்கை உணவு பருவுணவாகவும், நம் உள்ளத்திற்கு பிரம்ம சூத்திரத்தில் கூறப்பட்டுள்ள தத்துவங்கள் நுண்ணுணவாகவும் அமைந்து நம் உடலையும் உள்ளத்தையும் பேணிக் காப்போம்.

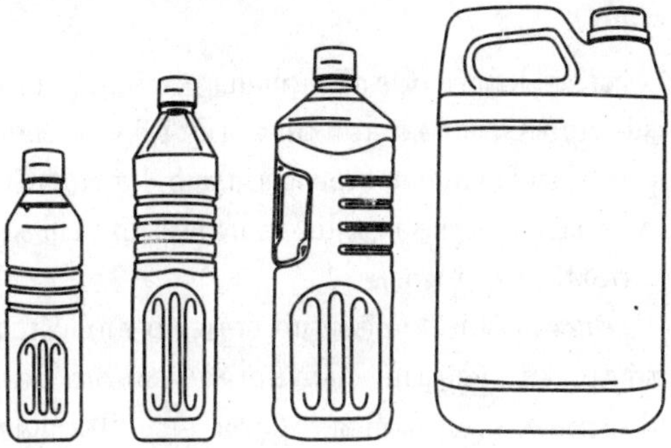

அதிக ஆயில், குறைந்த ஆயுள்

நாம் உயிர் வாழ்வதற்கும், உடல் உழைப்புக்கும், உணவு மிக அவசிய மானது. தேவைக்கு அதிகமான உணவின் பெரும்பகுதி கொழுப்பாக மாற்றப் பட்டு உடலிலும் ரத்தத்திலும் படிந்து சர்க்கரை நோய் உள்ளிட்ட நோய்களுக்கு காரணமாகிறது.

அதிக எண்ணெய் சாப்பிட்டால் அது கொழுப்பாக உடலில் படியும்.

ஒருவருக்கு ஒரு மாதத்திற்கு அரைலிட்டர் எண்ணெய் தான் சரியான அளவு என்று மருத்துவ ஆராய்ச்சிகள் தெரிவிக்கின்றன.

பயன்படுத்தக்கூடிய எண்ணெய் வகைகள்:

பாலி அன்சாச்சுரேட்டட் கொழுப்பு: சூரியகாந்தி எண்ணெய், சன்ஃப்ளவர் எண்ணெய், சோள எண்ணெய் ஆகியவைகளை குறைந்த அளவிலும்.

மோனா அன்சாச்சுரேட்டட் கொழுப்பு: கடலெண்ணெய், கடுகு எண்ணெய், ஆலிவ் எண்ணெய், சனோலா ஆகியவைகளை குறைந்த அளவிலும்.

பாலி அன்மோனோ சாச்சுரேட்டட் கொழுப்பு: நல்லெண்ணெய், அரிசி தவிட்டு எண்ணெய் ஆகியவைகளை குறைந்த அளவிலும் உபயோகப் படுத்தலாம், மேற்கண்ட எண்ணெய்களையும் 15 நாட்களுக்கு ஒருமுறை மாற்றி உபயோகப்படுத்துவது நலம்.

உடல் எடை அதிகமாக உள்ளவர்கள் தினசரி எடுத்துக் கொள்ளும் மொத்த கலோரி அளவையும் குறைத்துக்கொள்ள வேண்டியது அவசியம்.

நார்ச்சத்துமிக்க உணவுகள்:

முட்டைக்கோஸ், சோளப்பொரி, காரன்ப்ளேக்ஸ், கேழ்வரகு, பச்சைக் காய் கறிகள், பயறு வகைகள், மக்காச்சோளம், வாழைத்தண்டு, முருங்கைக்காய், பாகற்காய், கீரை வகைகள். கோதுமைத் தவிடு (Wheat Bran), ஓட்ஸ் தவிடு (Oat Bran).

எண்ணெய் கொப்பளிப்பு என்றால் என்ன?
எண்ணெய் கொப்பளிப்பில் உயிரியல் பின்னணி

எண்ணெய் கொப்பளிப்பு என்பது பல நூற்றாண்டுகளுக்கு முன்பே நம் முன்னோர்களால் வாயைச் சுத்தம் செய்ய கடைப்பிடிக்கப்பட்டு, வந்த ஓர் உன்னதமான முறையாகும். காலப்போக்கில் இதன் முக்கியத்துவம் மறக்கப்பட்டிருந்தாலும், வாயையும், பற்களையும் சுத்தப்படுத்த இது ஒரு தலைசிறந்த முறை.

காலையில் எழுந்ததும் எதுவும் சாப்பிடாமல் 5 முதல் 10 மில்லி லிட்டர் சுத்தமான இதயம் நல்லெண்ணெயை வாயில் ஊற்றி, வாயை மூடிக் கொண்டு, பற்களின் இடைவெளிகளிலெல்லாம் எண்ணெய் சென்று வருமாறு கொப்பளிக்க வேண்டும். இவ்வாறு 10 முதல் 20 நிமிடங்கள் வரை செய்தால், வாயில் ஊற்றிய எண்ணெய் நுரைத்த வெள்ளைத் திரவமாக மாறியிருக்கும். அதை வெளியில் துப்ப வேண்டும். (வாயில் உள்ள எண்ணெயை விழுங்கிவிடக் கூடாது) பின்னர் சுத்தமான நீரினால் வாயைக் கழுவ வேண்டும். இதுவே எண்ணெய் கொப்பளிப்பு செய்யும் முறை. எண்ணெய் கொப்பளிப்பிற்கு காலை நேரமே சிறந்ததென்றாலும் காலை நேரம் வசதிப்படாதவர்கள் இரவு தூங்கச் செல்லுமுன் எண்ணெய் கொப் பளிப்பு செய்யலாம்.

எண்ணெய் கொப்பளிப்பின் விளைவு:

எண்ணெய் கொப்பளிப்பு செய்யும் போது நுண் கிருமிகளை எண்ணெய் சூழ்ந்து கொள்வதால் பிராணவாயு கிடைக்காமல், நுண்கிருமிகள் செயல் இழந்து, நிலைகுலைந்து விடுகின்றன. மேலும் சில நிமிடங்கள் எண்ணெயை வாயில் வைத்திருப்பதால் உமிழ்நீருடன் கலந்து பசைகுழம்பு (Emulsified Oil) போல் மாறுகிறது. மேலும் உமிழ்நீரில் உள்ள பைகார்போனேட் தாது உப்புகள் பசை குழம்புடன் கலந்து மென் சோப்புத் தன்மை கொண்ட வெண்திரவமாக மாறுகிறது. இந்த சோப்புத் திரவம் செயல் இழந்த நுண்கிருமிகளைக் கொன்று வெளியேற்றுகிறது. இதன் மூலம் நம் வாயில் நுண்கிருமிகளால் விளையக் கூடிய வியாதிகள் ஆரம்பத்திலேயே கட்டுப்படும். இந்த மென் சோப்புத் திரவம் வாயில் உள்ள மென் திசுக்களுக்கு எந்தவித பாதிப்பையோ, பக்கவிளைவுகளையோ ஏற்படுத்துவதில்லை. எண்ணெய் கொப்பளிப்பிற்கு நல்லெண்ணெய் உபயோகித்தால், நல்லெண்ணெயின் மருத்துவ குணத்தினால் மேலும் பல நன்மைகள் ஏற்படும். அதாவது நல்லெண்ணெய் மென்திசுக் களில் ஏற்படும், வெடிப்பு வெட்டுக்காயங்கள், புண் போன்றவற்றைக் குணப்படுத்தும்.

நமது பற்களின் அவசியம்:

நம் வாயின் அமைப்பில் 32 பற்கள் உள்ளன. மூன்று ஜோடி உமிழ் நீர் சுரப்பிகள் உள்ளன. பற்கள் சிறுவயதில் பால் பற்களாக முளைத்து, பின்னர் ஐந்து வயதிற்குப் பிற்கு பால் பற்கள் உதிர்ந்து நிரந்தர பற்கள் முளைக்கின்றன. இந்த பற்கள் நமது ஆயுளில் எவ்வளவு காலம் ஆரோக்கியமாகவும், திறம்பட செயல்படுவதாகவும் இருக்கின்றனவோ அவ்வளவு காலம் நாம் உணவை நன்கு அரைத்து உண்ண முடியும். அதனால் உணவானது உணவுத் துகள்களாக ஆக்கப்பட்டு, முழுமையாக செரிக்கப்பட்டு, அதில் உள்ள சத்துக் கள் அனைத்தும் நம் சிறுகுடலினால் முழுமையாக உறிஞ்சப்படுகின்றன. அதனால் நம்முடைய உடல் ஆரோக்கியமுடன் இருக்க உதவுகிறது. மேலும் ஆரோக்கியமான பற்களினால் தெளிவான பேச்சும் நமக்குக் கிடைக்கும். நமது முக அழகு கெடாமல் இருக்கும். வாயில் துர்நாற்றம் இருக்காது. ஆகவே பற்களைப் பாதுகாத்து வாயைச் சுத்தமாக வைத்திருப்பது மிகவும் அவசியமான ஒன்றாகும்.

பற்கள் சேதமடையக் காரணம்:

இளம் வயதில் பற்கள் அநேகமாக அனைவருக்கும் வரிசையாகவும், இடைவெளி இல்லாமலும் இருக்கும். ஆனால் வயது ஆக ஆக பற்களிடையே இடைவெளி ஏற்பட வாய்ப்பு உள்ளது. மேலும் பல்தேய்வு, பற்சிதைவு, பல்சொத்தை முதலியன ஏற்படுவதற்கும் வாய்ப்புகள் உள்ளன. இவைகளுக்கு முக்கிய காரணம் பெரும்பாலும் நமது பற்களுக்கு இடையே உள்ள இடைவெளியில் நாம் உண்ணும் உணவின் துகள்கள் தங்குவதே ஆகும். குறிப்பாக சமைத்த உணவுகள், மாவுச்சத்து அதிகமுள்ள உணவுகள், இனிப்புப் பதார்த்தங்கள் இந்த இடைவெளிகளில் தங்குவதால், அந்த உணவுத் துகள்கள் பேக்டீரியா போன்ற நுண்கிருமிகளால் தாக்கப்பட்டு சிதைக்கப்படுகின்றன. மேலும் பேக்டீரியாக்களின் எண்ணிக்கை பன்மடங் களாகப் பெருகவும் வாய்ப்பு ஏற்படுகிறது.

உமிழ்நீரின் தன்மை:

நம் வாயில் சுரக்கும் உமிழ்நீரில் நீர், சளி, தவிர பைகார்போனேட் என்ற தாது உப்புக்களும் உள்ளன. மேலும் உணவில் உள்ள மாவுச்சத்தைச் செரிக்கச் செய்யும் டயலின் மற்றும் கிருமிகளை அழிக்கும் லைசோசைம் என்ற நொதிகளும் உள்ளன. இவற்றில் பைகார்போனேட் என்ற தாது உப்புக்கள் மென்காரத்தன்மை உள்ளவை. இவைகள் இயற்கையாகவே வாயில் உள்ள மென் திசுக்களுக்கும், பற்களுக்கும் தீங்கு ஏற்படாமல் பாது காக்கின்றன.

லைசோசைமின் செயல்:

நாம் உணவு உண்ணும் போது நமது வாயில் உமிழ்நீர் அதிகமாகச் சுரக்கிறது. அப்பொழுது அதில் இருக்கும் லைசோசைம் நம் உணவில்

நமக்குத் தெரியாமல் இருக்கும் கிருமிகளை அழிக்க உதவுகிறது. ஆனால் நாம் உணவு அருந்தாத போது சுரக்கும் உமிழ்நீரின் அளவு மிகவும் குறைவாக இருக்கும். அது சமயம் குறைந்த உமிழ்நீரில் உள்ள லைசோசைம் என்ற நொதி பற்களின் இடைவெளியில் உணவுத் துகள்கள் தங்குவதால் பெருகக் கூடிய பேக்டீரியாக்களை அழிக்கும் திறன் கொண்டது. இந்த நொதி குறைவாகச் சுரந்தாலோ அல்லது ஒரு சிலருக்கு மரபியல் குறைபாட்டினால் லைசோசைம் முற்றிலும் சுரக்காமல் போனாலோ அல்லது நுண்கிருமிகளின் எண்ணிக்கை அதிக அளவில் இருந்து, இந்த நொதி திறம்பட செயல்பட முடியாமல் போனாலோ அப்பொழுது பற்சிதைவு, பற்சொத்தை, பற்குழிகள், பற்தேய்வு, முதலியன ஏற்பட வாய்ப்புள்ளன. ஏனென்றால் இந்த நுண்கிருமிகள் உணவுத் துகள்களைச் சிதைக்கும் பொழுது அமிலங்கள் உருவாகின்றன. இந்த அமிலத்தன்மை பற்களின் ஆரோக்கியத்தை கெடுக்கின்றது.

வாயையும் பற்களையும் பராமரிக்காததால் ஏற்படும் விளைவுகள்:

தினந்தோறும் இரவு படுக்கச் செல்லும் முன் பற்களுக்கு இடையே தங்கியிருக்கும் உணவுத் துகள்களைச் சுத்தப்படுத்திவிட்டுத் தூங்கச் செல்வது நல்லது. அப்படிச் செய்தாலும் சில நுண்துகள்கள் பற்களுக்கு இடையே தங்கியிருக்க வாய்ப்பு உள்ளது. அப்படி இருந்தால் இரவு நாம் தூங்கும் நேரங்களில் பல வகையான நுண்கிருமிகள் வளர்ந்து பெருக வாய்ப்பு உள்ளது. இந்தப் பல வகையான நுண்கிருமிகள் பற்களைச் சிதைப்பது மட்டுமல்லாமல் நம் உணவோடு சேர்ந்து நம் வயிற்றுக்குள் செல்லும்போது குடல் சம்பந்தமான பல வியாதிகளையும் ஏற்படுத்த வாய்ப்பு உண்டு.

மேலும் நமது தொண்டைப் பகுதியில் நாசியிலிருந்து வரும் நாசிக் குழாய் (Nasal Passage) மூச்சுக் குழாயின் ஆரம்பம் (Larynx) மற்றும் நடுச்செவியுடன் (Middle Ear) இணையும் குழாய் (Eustachian Tube) ஆகியவைகளும் சந்திப்பதால், வாயில் பல்கிப் பெருகிய நுண்கிருமிகள் மேற்கூறிய பகுதிகளுக்கும் பரவும் வாய்ப்புகள் உள்ளன. ஆகவே அந்தப் பகுதிகளிலும் வியாதிகள் ஏற்பட வாய்ப்புண்டு.

அதே போல் மூச்சுக்குழாய்கள், நுரையீரல் போன்ற சுவாச உறுப்புகளையும் பாதிக்கும் வாய்ப்பு உண்டு. மேலும் சில பேக்டீரியாக்கள் வாயில் பல்கிப் பெருகுவதால் உடல் மெலிவு, இருதயக் கோளாறுகள், மூட்டுக் கோளாறுகள், இனவிருத்தி உறுப்புகள் பாதிக்கப்படும் வாய்ப்புகளும் உள்ளன. ஆகவே வாயில் நுண்கிருமிகளின் வளர்ச்சியையும், பெருக்கத்தையும் தடுத்து நிறுத் துவது அவசியமாகும்.

தெளிவான கண் பார்வைக்கு கனிவான பயிற்சிகள்:

பொதுவான உடல் நலத்தைக் காத்து வந்தால் கண் பார்வையும் நன்றாக இருக்கும். இயற்கை மருத்துவத்தில் கூறப்படுகின்ற ஆரோக்கிய விதிகள் ஐந்தையும் ஷட்கிரியைகள் என்ற உடல் தூய்மைப் பயிற்சிகள் ஆறையும் கடைப்பிடித்து வந்தால் உடல் நலத்தைப் பாதுகாக்கலாம்.

அச்சகங்கள் தோன்றுவதற்கு முன் வாழ்ந்த நம் முன்னோர்களுக்குத் தூரத்தில் உள்ள விலங்குகளை வேட்டையாடுதல், விவசாயம் செய்தல் முதலிய வேலைகளே இருந்தன. அப்போது அவர்களின் கண்களுக்கு அருகில் பார்க்கும் வேலைகள் அதிகம் இல்லை. இன்று நாம் படிக்கப் பல நூல்கள் உள்ளன. பார்க்கத் தொலைக்காட்சிகள் உள்ளன. கண்ணுடையவர் என்பவர் கணிணி கற்றவரே என்று கூறுமளவுக்கு அருகிலிருந்து செய்யும் கணிணிப் பணிகள் தோன்றிவிட்டன. அதனால் கண்பார்வை கெடுகிறது. எனவே, கண் பார்வையைப் பாதுகாக்க வாழ்க்கையில் நாம் சில ஒழுங்கு முறைகளைக் கடைப்பிடிக்க வேண்டும்.

1. அதிகாலையில் எழுதல்:

சூரியன் உதயமாவதற்கு முன் படுக்கையிலிருந்து அதிகாலையில் எழுந் திருக்க வேண்டும். அதனால் கண்கள் படிப்படியாக வெளிச்சம் பெறுகின்றன. அதனால் கண்பார்வை சீராக இருக்க முடிகிறது.

2. தினசரி இருமுறை தியானம்:

மன அமைதி வளர வளர, கண்ணொளி வளரும் என்று ஸ்ரீ அன்னை கூறியுள்ளார்கள். தினசரி இருமுறை தியானம் செய்தால் மன அமைதி வளரும்.

3. தினசரி இருமுறை யோகாசனப்பயிற்சி:

யோகாசனங்கள்கண்பார்வையை மேம்படுத்துகின்றன. பாதஹஸ்தாசனம், பிறையாசனம், பரிவர்த்தன திரிகோணாசனம், சசாங்காசனம், உஷ்டராசனம், சிம்மகர்ஜனாசனம், அர்த்தசிரசாசனம், கருடாசனம், சாந்தியாசனம் முதலிய வற்றைக் காலையிலும் மாலையிலும் செய்யவேண்டும். இவை தலைக்கு இரத்தத்தைக் கொண்டுபோகச் செய்து மூளையை வலிமைப்படுத்துகிறது. கண்கள் மூலம் மூளைதான் பார்க்கிறது. மூளை வலுப்படவும் மன அமைதி ஏற்படவும் மேற்கண்ட யோகப் பயிற்சிகள் உதவும். பிரம்மரி பிராணாயாமப் பயிற்சியும் கண்பார்வையை மேம்படுத்தும்.

4. ஆகார நியமம்:

எண்ணெய் இல்லாத உப்பு குறைவான, வெள்ளைச் சர்க்கரை இல்லாத, நார்சத்துள்ள வைட்டமின் ஏ,பி,சி சத்துக்கள் நிறைந்த உணவுகளை உண்ண வேண்டும். பப்பாளி, மாம்பழம், வாதாம் பருப்பு பேரீச்சை, முருங்கைக்கீரை, அகத்திக்கீரை, பொன்னாங்கண்ணி, கரிசலாங்கண்ணி, கேரட் முதலியவை

வைட்டமின் 'ஏ' உள்ள உணவுகளாகும். கைக்குத்தல் அவல், கைக்குத்தல் அரிசி, கீரைகள் முதலியவை வைட்டமின் 'பி' சத்துள்ளவை. நெல்லிக்காய் வைட்டமின் 'சி' நிறைந்தது. மேற்கண்ட உணவுகளை நம் அன்றாட உணவில் சேர்த்துக்கொள்ள வேண்டும். அவற்றில் நார்ச்சத்தும் நிறைந்திருப்பதால் கழிவுகளை வெளியேற்றும்.

5. மிதமான தன்மை:

இல்லறவாழ்விலும், தொலைக்காட்சி பார்ப்பது, படிப்பது முதலிய எல்லா வற்றிலும் மிதமான தன்மையைக் கடைப்பிடிக்க வேண்டும்.

6. விரைவில் தூங்கச் செல்லுதல்:

மின்சார ஒளியே நம் கண்பார்வை கெடுவதற்கு முக்கிய காரணியாகும். எனவே, இரவில் நெடு நேரத்திற்கு விழித்திருக்காமல் முன்னேரத்திலேயே தூங்கச் செல்ல வேண்டும்.

கண்பார்வையைப் பாதுகாக்கவும், மேம்படுத்தவும் இருபதாம் நூற்றாண்டின் முற்பகுதியில் நியூயார்க்கில் வாழ்ந்த கண் டாக்டர் டபுள்யூ. எச்.பேட்ஸ் என்பவர் பல பயிற்சிகளைக் கண்டுபிடித்துள்ளார். டாக்டர் பேட்ஸ் முப்பதா யிரம் ஜோடி மனிதக் கண்களையும் விலங்குகள் மீன்களின் கண்களையும் ஆய்வு செய்து பார்வைக் குறைகளுக்கான காரணங்களைக் கண்டுபிடித்தார்.

1. கண்பார்வைக்கு அதன் லென்ஸ் முக்கிய காரணமல்ல. தூரத்துக்கு ஏற்றவாறு கேமரா சரி செய்து கொள்வது போல கண் சரி செய்து கொள்கிறது. அதற்கு லென்ஸைப் பிடித்துக்கொண்டிருக்கும் கண்களுக்கும் புறத்தே உள்ள தசைகளே காரணமாகும் அவற்றுக்கும் போதிய ஓய்வு கொடுப்பதன் மூலம் கண்பார்வையை சீர்படுத்தலாம்.
2. கண்களை வருத்திக் கொண்டு தூரத்திலுள்ள பொருட்களைப் பார்ப்பதால் கிட்டப்பார்வைக் கோளாறு ஏற்படுகிறது.
3. கண்களை வருத்திக்கொண்டு அருகில் உள்ள பொருட்களைப் பார்ப்ப தால் தூரப்பார்வைக் கோளாறு ஏற்படுகிறது.
4. ஒளிவிலகல் தன்மை (Refraction) அடிக்கடி மாறிக்கொண்டே இருக்கும். குறைந்த அளவுக் குறைகளைக் குணப்படுத்தி விடலாம். அதிக அளவுக் குறைகளைக் குறைத்துக் கொள்ளலாம்.
5. பெரிய எழுத்துக்களைவிட, சிறிய, சன்னமான எழுத்துக்களைப் படிப்பது கண்களுக்கு நன்மை பயக்கும்.
6. எதைப் பார்க்கிறோமோ அதை நினைவில் வைத்துக் கொள்கிறோம்.. எதை நினைவில் வைத்திருக்கிறோமோ இதைக் கற்பனை செய்கிறோம். எதைக் கற்பனை செய்கிறோமோ அதை நன்றாகப் பார்க்கிறோம். கண்களை மூடி ஓய்வு எடுப்பதால் நேர்த்தியற்ற பார்வைகள் சீராகும்.
7. கண் பற்றிய கல்வியும் மன ஓய்வுமே கண்பார்வையைப் பாதுகாக்கும். கண்பார்வையை மேம்படுத்த டாக்டர் பேட்ஸ் தளர்த்திப் பின்பார் (ரிலாக்ஸ் அண்ட் சீ) பயிற்சிகளைக் கண்டுபிடித்தார். அவையாவன:

1. சூரிய ஒளிச்சிகிச்சை:

காலையிலோ மாலையிலோ இளஞ்சூரியனைப் பார்த்து நின்று கொள்ளவும் கண்களை இமைகளால் மூடிக்கொண்டு உடம்பைப் பக்க வாட்டில் அசைக் கவும் 2 முதல் 5 நிமிடம் வரை செய்யவும்.

2. கண் குளியல்:

இதற்கென அமைக்கப்பட்டுள்ள கண்குவளையில் சாதாரணக் குடி தண் ணீரை நிரப்பி குனிந்து கொண்டு அதற்குள் ஒரு கண்ணைப் பொருத்தி 10 முறை கண்ணை மூடித் திறக்கவும். மறுபடியும் கண் குவளையில் புதிய தண்ணீர் நிரப்பி அடுத்த கண்ணிலும் இப்பயிற்சியைச் செய்யவும்.

3. உள்ளங்கைப் பயிற்சி:

இமைகளால் கண்களை மூடிக்கொண்டு, அழுத்தாமல் உள்ளங்கைகளைக் கொண்டு கண்களைப் பொத்திக்கொள்ளவும். 10 முதல் 15 நிமிடம் வரை செய்யவும்.

4. கண்களை இமைத்துப் படித்தல்:

ஒரு புத்தகத்தை எடுத்துப் படிக்கவும், ஒவ்வொரு வரியைப் படித்த பிறகும் கண்களை இருமுறை இமைக்கவும்.

5. நீண்ட ஊஞ்சலாட்டம்:

கால்களுக்கு இடையே ஓர் அடி இடைவெளி வைத்துக்கொண்டு இடது குதிகாலை உயர்த்தி, வலப்பக்கமாக உடம்பைத் திருப்பவும், பின்னர் வலது குதிகாலை உயர்த்தி இடப்பக்கமாக உடம்பைத் திருப்பவும். இவ்வாறு மாற்றி மாற்றி ஒரு நிமிடத்திற்கு 16 முறை செய்யவும்.

6. விரல் பயிற்சி:

ஆள்காட்டி விரலை வலது கண்ணிலிருந்து 6 அங்குலத் தொலைவில் வைத்துக்கொள்ளவும். நேராக இவ்விரலைப் பார்த்தவாறு ஒரு பக்கத்திலிருந்து மறுபக்கத்திற்குத் தலையைச் சிறிது தூரம் அசைக்கவும். இவ்வாறு மாற்றி மாற்றி 5 நிமிடம் செய்யவும்.

7. பந்து விளையாட்டுப் பயிற்சி:

நின்று கொண்டு ஒரு பந்தை வலக்கையால் தரையில் அடித்து இடக்கையால் பிடிக்கவும். கண்களை மூடித்திறந்து பந்தைப் பார்க்கவும், இதுபோல் இடக் கையால் பந்தைத் தரையில் அடித்து வலக்கையால் பிடித்து இப்பயிற்சியைச் செய்யவும். பந்து போகும் பாதை V வடிவில் அமையவேண்டும். பந்து போகும் போது அதன் மேலேயே கண்பார்வை இருக்க வேண்டும். இவ்வாறு பந்தை ஒரு கையால் மேலே தூக்கிப் போட்டு மறு கையால் பிடிக்க வேண்டும். அப்போது பந்து போகும் பாதை அரை வட்ட வடிவில் அமையவேண்டும். பந்து போகும்போது அதன் மேலேயே கண்பார்வை இருக்க வேண்டும். இப்பயிற்சியை 15 நிமிடம் செய்யவும்.

8. கண் சோதனை அட்டைப் பயிற்சி:

ஸ்னெல்லன் கண் சோதனை அட்டையை சுவரில் மாட்டவும், அதன் முன் 20 அடி தூரத்தில் நிற்கவும், அதில் 4 வரிகள் தெளிவாகத்தெரிந்தால் அடுத்த வரியைப் படிக்கவும். இதை கண்களை இமைத்து இமைத்து ஊஞ்சல் போல இலேசாக ஆடிக்கொண்டு படிக்கவும். இவ்வாறு தினசரி 10 நிமிடங்கள் வீதம் இரண்டு அல்லது மூன்றுமுறை செய்யலாம்.

9. நீராவிப் பயிற்சியும் கண் குளிர்வித்தலும்:

ஒரு பாத்திரத்தில் ஆவிவரும் வரை தண்ணீரைக் கொதிக்க வைத்து அதில் சில சொட்டுகள் யூகலிப்டஸ் தைலம் சேர்க்கவும். பின்னர் அந்த ஆவியை முகரவும். அப்போது கண்களை இமைத்துக்கொண்டு மூச்சை இழுத்துவிட்டுக் கொண்டு இருக்கவும். இதை 2 அல்லது 3 நிமிடங்கள் செய்யவும். பின்னர் கண்களை மூடி, இமைகளின் மேல், தண்ணீரில் பஞ்சையோ அல்லது கைக்குட்டையையோ நனைத்துப் போட்டுக்கொள்ளவும். மல்லாந்து படுத்துக் கொள்ளவும். இவ்வாறு 10 நிமிடங்கள் ஓய்வாக இருக்கவும். ஜலதோஷம், சைனஸ் போன்ற தொல்லைகள் உடையவர்கள் இப்பயிற்சி யைத் தவிர்க்கலாம்

மேற்கண்ட 9 பயிற்சிகளும் கண்களுக்கு இதமான ஓய்வை அளிக்கின்றன. கண்களை வருத்திக்கொண்டு பார்ப்பதையும் உறுத்துப் பார்ப்பதையும் தவிர்க் கின்றன.

10. கிட்டப்பார்வை, தூரப்பார்வை பயிற்சி:

நின்றுகொண்டு ஆள்காட்டி விரலை முகத்துக்கு முன் 6 அங்குல தூரத்தில் வைத்துக்கொள்ளவும். இரு கண்களாலும், அந்த விரலைப் பார்க்கவும். இருமுறை இமைக்கவும். பின்னர் தூரத்திலுள்ள ஒரு பொருளைப் பார்க்கவும். பின்னர் இருமுறை இமைக்கவும். இவ்வாறு மாற்றி மாற்றி 10 நிமிடம் செய்யவும். இதனால் கிட்டப்பார்வை, தூரப்பார்வை குறைபாடுகள் நீங்கும்.

பல்வேறு வேலைகளுக்குக் கண்களை எப்படிப் பயன்படுத்துவது என்பதைத் தெரிந்துகொள்ளுங்கள்:

1. ஓடும் வண்டியில் படிப்பது:

இதைத் தவிர்க்கலாம். அதிக நேரம் அதில் செலவிட வேண்டி இருந்தால் படிப்பதில் தவறில்லை. கண்களை இமைத்தும், உள்ளங்கைப் பயிற்சி செய்தும் படிக்கலாம்

2. எழுதுதல்:

பேனாவின் முனையைப் பார்த்து அது நகரும் திசையில் பார்வையைச் செலுத்தவும், கண்களை அடிக்கடி இமைக்கவும், முன்பு எழுதிய பகுதியைப் பார்த்துக்கொண்டு எழுதுவது தவறு.

3. தையல் பின்னுதல் வேலை:

அடிக்கடி இமைத்துக்கொண்டு ஊசி நகர்வதைப் பார்க்கவும். துணியையோ, தையலையோ பார்க்கக் கூடாது.

4. படக்காட்சி, தொலைக்காட்சி பார்த்தல்:

உற்றுப் பார்க்காமல், வருத்திப் பார்க்காமல் படம் பார்த்து பழகவும், தொலைக்காட்சி பெட்டிக்கு 5 அடி தூரத்தில் அமரவும். முகவாய்க்கட்டையைச் சற்றே உயர்த்தி மேல் இமைகளை கீழ் இருக்கும் வண்ணம் வைத்துக்கொள் ளவும். கண்களை அடிக்கடி இமைக்கவும். தொலைக்காட்சி அறையில் விளக்கு ஒன்று எரியட்டும்.

5. படித்தல்:

குப்புறப் படுத்துக்கொண்டோ, சாய்ந்து கொண்டோ படிக்கக் கூடாது. நிமிர்ந்து நேராக அமர்ந்து படிக்கவும். இடப்புறமிருந்து வெளிச்சம் வருமாறு செய்யவும். 10 முதல் 16 அங்குல தூரத்தில், அவரவர்களுக்கு ஏற்ற தூரத்தில் வைத்துக்கொண்டு படிக்கவும். வரிக்கு ஒருமுறை கண்களை இமைத்துவிட்டுப் படிக்கவும். 20 நிமிடத்திற்கு ஒருமுறை படிப்பதை நிறுத்திவிட்டு சன்னல் வழியாகப் பார்வையைச் செலுத்திவிட்டு, பின்பு படிக்கவும்.

6. கணிணியைப் பயன்படுத்துல்:

20 நிமிடத்திற்கு ஒருதடவை சன்னல் வழியாகப் பார்வையைச் செலுத்தி ஓய்வெடுத்துக்கொண்டு கணிணியில் வேலை செய்யவும். மணிக்கு ஒரு தடவை எழுந்து, சிறுநீர் கழித்துவிட்டு தண்ணீர் அருந்திவிட்டு வரவும். தூரத்தில் உள்ள பொருட்களைப் பார்த்து விட்டுக் கணிணியைப் பயன்படுத்தவும்.

7. இரவில் அதிக நேரம் கண்விழித்து படிக்கக் கூடாது. உடலைவிடக் கண்களுக்கு அதிக ஓய்வு தேவை.

நேத்திரப்பூண்டு:

ஒரு செப்புப் பாத்திரத்தில் நல்லெண்ணெய் ஊற்றி அதில் நேத்திரப்பூண்டு இலைகளைப் போட்டு வெயிலில் காய வைக்க வேண்டும். இதற்கு 'சூரிய ஸ்புடம்' என்று பெயர் இலைகள் முறுகிய பிறகு வடிகட்டி தைலத்தில் 3 சொட்டுகள் 48 நாட்கள் கண்களில் விட்டுவந்தால் 96 வகையான கண்நோய்கள் நீங்கும்.

அருகம்புல்:

இதன் சாறு 100 மிலி எடுத்து அதில் ஒரு ஸ்பூன் எருமைத் தயிர் கலந்து 48 நாட்கள் காலையில் வெறும் வயிற்றில் சாப்பிட்டு வந்தால் கண்பார்வைக் குறைவு நீங்கும்.

அடுக்கு நந்தியாவட்டை:

இதன் பூவைச் சாறு பிழிந்து தெளியவைத்து குச்சி குத்தி காயம்பட்ட கண்ணில் போட்டு வந்தால் காயம் ஆறும். கண்புரை நீங்கும்.

ஒரு கண்ணில் தூசி விழுந்தால் அந்தக் கண்ணைக் கசக்கக் கூடாது. அதனால் கண் விழியில் காயம் ஏற்படலாம். அடுத்த கண்ணைக் கசக்கினால் தூசி விழுந்த கண்ணில் நீர் சுரந்து தூசி அகலும்.

(ஆடுதுறை இயற்கை மருத்துவ சங்கத்தின் 224ஆம் கூட்டத்தில் 21-10-2001இல் ஆற்றிய உரை)

திரிபலா டானிக்

ஒரு தேக்கரண்டி திரிபலா சூரணத்தை 250 மில்லி லிட்டர் தண்ணீரில் இரவு ஊறவைத்துக் காலையில் துணியில் வடிகட்டி வடிகட்டிய நீரைக் கண்குவளையில் நிரப்பிக் கண் குளியல் செய்க

கண்பாதுகாப்பு பயிற்சி கால அளவு

(Exercise)	(Duration of Time)
1. சூரிய ஒளி சிகிச்சை (Sun Treatment)	2 /நிமிடங்கள்
2. கண் கழுவுதல்	10 முறை கண் இமைத்தல்
3. உள்ளங்கைப் பயிற்சி	10 /நிமிடங்கள்
4. பந்து விளையாட்டுப் பயிற்சி	15/நிமிடங்கள்
5. கண் சோதனை அட்டைப்பயிற்சி	20 /நிமிடங்கள்
6. நீராவி பிடித்தல்	2 /நிமிடங்கள்

உண்ணா நோன்பு

நம் உடல் ஆரோக்கியத்தைப் பேணிப் பாதுகாப்பதில் முக்கிய இடத்தைப் பெறுவதுதான் உண்ணா நோன்பு.

எந்திரமயமான வாழ்விலும் கம்ப்யூட்டர் ஜாலங்கள் நிறைந்த இவ்வுல கிலும் எத்தனை பேர் உண்ணா நோன்பைக் கடைப்பிடிக்க இயலும்? தற்போதுள்ள துரித உணவும் (Fast Food) மூலம் பலதரப்பட்ட இறைச்சி யையும் உட்கொண்டு வருகின்றனர். அதாவது ரசாயன உரங்களையும், பூச்சிக்கொல்லிகளையும் உபயோகித்து விளைந்த காய்கறிகளில் சத்துக் குறைவாக இருக்கும் அதன் மூலம் தான் நமக்கும் உடலில் பலவித நோய்கள் தோன்றி பல இன்னல்களை அடைகின்றோம்.

தற்போது விவசாயத்தில் உள்ள பலர் இயற்கை வேளாண்மைக்குத் திரும்புகின்றனர். அதே போல் தான் நம்மில் பலர் இயற்கை உணவை

உட்கொள்ளத் தொடங்கி உள்ளனர். இது அவர்களுக்கு மன நிம்மதியைக் கொடுக்கின்றது.

இயந்திர கதியில் இயங்கும் நமக்கு அதாவது இயந்திரங்களில் பழுது வராமலிருக்க குறிப்பிட்ட காலங்களில் Service செய்வதைப் போல்தான் நமக்கும் இந்த உண்ணா நோன்பு அவசியமாகின்றது.

உண்ணா நோன்பே உயரிய மருந்து!

சமைத்த உணவை உட்கொள்பவர்கள் இடையிடையே உண்ணா நோன்பைக் கடைப்பிடிப்பது மிகவும் நல்லது. **இயற்கை உணவைக் கடைப்பிடிப்பவர்கள் உண்ணா நோன்பு மேற்கொள்ள வேண்டிய தில்லை.** நமது உடலில் சேரும் அழுக்குகள், கழிவுகளை வெளியேற்றவும் உடலும் உள்ளமும் தூய்மை யடையவும் நோய் வருமுன் காப்பதற்கும் தான் ஒவ்வொரு மாதத்திலும் சஷ்டி, கார்த்திகை, ஏகாதசி, அமாவாசை, பௌர்ணமி போன்ற நாட்களை ஆன்மீகத்தின் அடிப்படையில் விரத நாட்களாக்கினார்கள் நம் முன்னோர்கள்.

உண்ணா நோன்பிற்கு உபவாசம் என்ற ஆன்மீகப் பெயருண்டு. உபவாசம் என்பது கடவுளின் அருகே வசிப்பது எனப்பொருள்படும்.

நம் வீட்டில் உள்ள பெரியவர்கள், இன்று நான் விரதம் என்பார்கள். விரதம் என்றால் உண்ணா நோன்புதான் என்று நினைப்போம். அவர்கள் என்ன செய்வார்கள் தெரியுமா?

காலை பதினொன்று மணிக்கு முழுச்சாப்பாடும் மாலை, இரவு வேளை களில் டிபன் சாப்பிடுவதுதான் அவர்களின் விரதம்.

இன்னும் மேலே ஒருபடி போனால் அரசியல்வாதிகளின் உண்ணாவிரதம்! அது ஒரு கேலிக் கூத்தாகும்.

உண்ணாநோன்பைப் பொதுவாக மூன்று வகைப் படுத்தலாம்.

1. உலர் உண்ணாநோன்பு (Dry Fasting)
2. நீர் உண்ணாநோன்பு (Water Fasting)
3. சாறு உண்ணாநோன்பு (Juice Fasting)

மேற்கண்ட வகைகளை எப்படிக் கடைப்பிடிக்கலாம் என்று பார்ப்போமா!

1. உலர் உண்ணாநோன்பு:

காற்றை மட்டுமே சுவாசித்து ஒருநாள் மட்டும் மேற்கொள்ளுதல், தண்ணீர் கூட அருந்தக்கூடாது. ஆஹா! அலுவலகம் செல்வது போல் காலை மணி பத்து முதல் மாலை மணி ஐந்து வரை இருப்பது ஒருநாள் என்று நினைக்க வேண்டாம். டி.விகளிலும் நாளிதழ்களிலும் இதுபோன்ற பலரின் அடையாள உண்ணாவிரதங்களைப் பார்த்துப் பழகிய நம்மில் பலர் அப்படி நினைக்கலாம். அதுவல்ல! இருபத்துநான்கு மணி நேரம் தானே ஒருநாள்! அதைத்தான் நாம் ஒருநாள் உண்ணாநோன்பாகக் கொள்ள வேண்டும்.

அதிகபட்சமாக மூன்று நாட்களுக்கு மேல் இந்த உண்ணாநோன்பை மேற்கொண்டால் உயிருக்கே ஆபத்தாக முடியும்.

உலர் உண்ணாநோன்பே முதல் தரமானது. மிகுந்த கவனத்துடனும் விழிப் புடனும் இருக்க வேண்டியது அவசியம்.

பொதுவாக எந்த வகை உண்ணாநோன்பும் மேற்கொள்ளும்போது கவனங்களை சிதறடிக்கும் வகையில் புத்தகங்கள் படிப்பதையோ வேறு சிந்தனைகளிலோ வேறு சில பணிகளையோ செய்ய வேண்டாம். இயன்ற வரையில் நல்ல இயற்கைக் காற்றோட்டத்திலும் வெளிச்சத்திலும் அதாவது திறந்தவெளியில் உண்ணாநோன்பு மேற்கொண்டு உடலுக்கும் உள்ளத் திற்கும் முழு ஓய்வு கொடுத்தல் அவசியம்.

2. நீர் உண்ணாநோன்பு:

நீர் உண்ணாநோன்பு மூன்று நாட்கள் மேற்கொண்டால் போதுமானது. அதிகபட்சம் ஏழு நாட்கள் வரை இருக்கலாம். இதில் ஒரு சௌகரியம் என்ன வென்றால் உண்ண வேண்டும் என்று தோன்றும் போதெல்லாம் குளிர்ந்த நீரை மட்டும் அருந்தலாம்.

நல்ல தூய மண்பானையில் குளோரின் போன்றவை கலவாத தூய இயற்கைத் தண்ணீரை ஊற்றி அருந்தினால் மிகவும் நன்று.

மேலும் குளிர்ந்த நீருக்குப் பதிலாக இளநீர், தேன் கலந்த நீர் ஆகியவையும் அருந்தி உண்ணாநோன்பு இருக்கலாம். இளநீர் அருந்தும் போது அதிலுள்ள வழுக்கையை தின்றால் அது உண்ணாநோன்பு ஆகாது. நீர், இளநீர், தேன் கலந்த நீர் இவை அனைத்தையும் நிதானமாக சப்பிச் சப்பி வாயில் உமிழ் நீருடன் கலந்து பருக வேண்டும்.

3. சாறு உண்ணாநோன்பு:

எலுமிச்சம் பழச்சாறில் தண்ணீர் கலந்து அருந்தி சாறு உண்ணா நோன்பை மேற்கொள்ளலாம். எலுமிச்சம் பழச்சாறில் இனிப்புச் சுவை வேண்டுமெனில் தேன் கலந்து கொள்ளலாம். ஆரஞ்சுப் பழச்சாறு, திராட்சைப் பழச்சாறு, அன்னாசிப் பழச்சாறு மாம்பழச்சாறு, பப்பாளிப் பழச்சாறு, அருந்தியும் உண்ணாநோன்பு இருக்கலாம்.

சாறு உண்ணாநோன்பு ஏழு நாட்கள் இருக்கலாம். அதிகபட்சமாக அவர வர்கள் இயல்புக்குத் தகுந்தவாறு எத்தனை நாட்கள் வேண்டுமானாலும் இருக்கலாம்.

உண்ணாநோன்பை முடிக்கும் விதம்: உலர் உண்ணாநோன்பு, நீர் உண்ணா நோன்பு ஆகியவற்றை முடிக்கும் போது எலுமிச்சை, ஆரஞ்சு, திராட்சை ஆகிய ஏதேனும் ஒரு பழச்சாறு முதலில் அருந்தி அதன்பின் கனிந்த சாறுள்ள பழங்கள் உண்டு பின்னர் இயற்கை உணவு அல்லது உப்பு, புளி, காரம் மிகக் குறைவான, சமைத்த உணவைச் சாப்பிடலாம். சாறு உண்ணாநோன்பிற்குப் பின் மென்மையான கனிந்த சாறுள்ள பழங்களும் பின்னர் வாழை, மா, பேரீச்சை போன்ற பழங்களும், அடுத்து இயற்கை உணவு அல்லது சமைத்த உணவு உண்ண வேண்டும்.

அதிக நாட்கள் உண்ணாநோன்பு இருந்தவர்கள் உண்ணாநோன்பை முடிக் கும்போது மிக கவனமாகவும் எச்சரிக்கையுடனும் முடிக்க வேண்டும். முதலில் பழங்களை மட்டும் சில நாட்களும் அதன்பின் இயற்கை உணவும் அதன்பின் தேவை என்றால் சமைத்த உணவை உண்ண வேண்டும்.

உயர்நிலை - ஞானநிலைக்குச் செல்பவர்கள் இடையிடையே உபவாசம் மேற்கொள்ளலாம். உண்ணாநோன்பு மூலம் உடல் எடை, தொந்தி குறை யும் உடலுறுப்புகள் செம்மையடைகின்றன. இரத்தம் தூய்மையாகி நச்சுப் பொருட்கள் வியர்வை மூலம் வெளியேறி உடல் தூய்மையாகின்றது.

நீர் சிகிச்சை

நிலம், நீர், நெருப்பு, காற்று, ஆகாயம் என்ற பஞ்சபூதங்களினால் ஆனது நம் உடம்பு. நம் உடம்பின் எடையில் முக்கியப் பங்கு நீருக்காகும். இரத்தத்தில் பத்தில் ஒன்பது பங்கும் தசையில் முக்கால் பங்கும் நீரேயாகும்.

ஆரோக்கியமாக நாம் வாழவேண்டுமானால் முதலில் நீரின் இயல்பு களையும், நீரினால் உண்டாகும் பயன்களையும் தெரிந்துகொள்ள வேண்டும். மேலும் இயற்கை சிகிச்சை முறையைப் பின்பற்ற நீரைப் பயன்படுத்தும் முறையைத் தெரிந்து கொள்ள வேண்டும். பஞ்சபூதங்களின் ஆற்றல்கள் (உஷ்ணம், குளிர்ச்சி) கூடினாலும் குறைந் தாலும் நோய் ஏற்படும். தண்ணீரைக் குளிரச் செய்தோ சூரிய ஒளி மூலம் சூடேற்றியோ தேவையை ஒட்டி உபயோகித்தலின் மூலம் உடலை ஆரோக்கிய நிலைக்குக் கொண்டு வரலாம். உடலில் உள்ள அழுக்குகளை வெளியேற்றி உடலின் சீதோஷ்ண த்தை சமப்படுத்துவதற்கு உதவியாகவும் நீரைப் பயன் படுத்துவதே நீர் சிகிச்சையாகும். நீர் சிகிச்சையில் பல வகைகள் உள்ளன. இதனை ஆராய்ச்சி செய்து பார்த்து முறைப்படுத்தியது ஜெர்மனிநாட்டு லூயி கூனே.

1905 ஆம் ஆண்டுக்கு முன்பே கூனேயின் சிகிச்சை முறைகளைப் படித்து தானே அனுபவித்து அதன் பயனாக ''ஆரோக்கியத் திறவுகோல்'' என்ற நூலை காந்தியடிகள் எழுதியுள்ளார். நீர் சிகிச்சைகளில் பலவகைகள் உண்டு. அவற்றை ஆராய்ந்து எழுதுவதற்கு முன் குளிர்ந்த நீரும் வெந்நீரும் எப்படி பயன்படுகின்றன என்று சிறிது ஆராய்வோம்.

இறுகச் செய்வது குளிர்ச்சி. பெருகச் செய்வது சூடு! இது நியதி. குளிர்ச் சியும், சூடும் எதிரெதிர் இயக்கங்கள். குளிர்ந்த நீரில் குளிக்கும்போது நம் தோலை ஒட்டி மேற்பரப்பில் உள்ள சிறு சிறு இரத்தக் குழாய்கள் குளிர்ச்சி யினால் சுருக்கம் அடைந்து இரத்தக் குழாய்களிலுள்ள இரத்தம் அனைத்தும் உள்நோக்கித் தள்ளப்படுகின்றது. இது தண்ணீரினால் ஏற்படும் ஒரு நட வடிக்கை உள்ளே தள்ளப்பட்ட இரத்தம் சிறு இரத்தக் கீழேயுள்ள சிரைகள், தமனிகளில் உள்ள இரத்தத்தையும் விசையாகத் தள்ளி ஓட வைப்பதுடன்

இரத்தக் குழாய்கள் அனைத்துமே விரிவடைந்து இரத்தம் விரைந்து பாய் கின்றது. அதனால் ஒரு புதிய தெம்பும் சுறுசுறுப்பும் உண்டாகின்றது. நரம்புகள் தளர்ச்சி நீங்கி விரைப்பு அடைந்து உரமும் பெறுகின்றன. நோய் எதிர்ப்பு சக்தி அடைகின்றன.

வெந்நீரில் குளிக்கும்போது தோலின் மேற்புரத்திலுள்ள சிறுசிறு இரத்தக் குழாய்கள் விரிந்து உள்ளிருக்கும் இரத்தம் வெளிவந்து பரவி உதவுகின்றன. இதனால் உண்டாகும் எதிரியிக்கத்தினால் இரத்தச் சுழற்சியின் வேகம் அதிகரித்து இரத்தம் சுத்தமாகின்றது.

சர்க்கரை நோய் உள்ளவர்கள் கீழ்கண்டவாறு உணவு உண்ண வேண்டும்

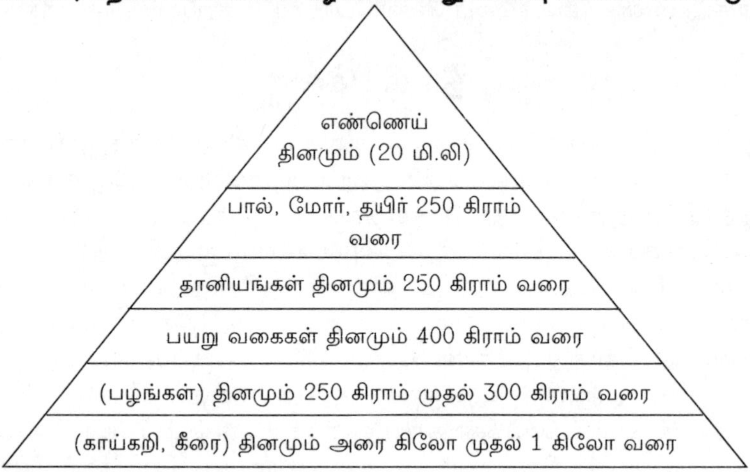

கீழே உள்ள உணவு வகைகளை அதிகமாகவும், மேலே உள்ளவற்றை குறைவாகவும் சாப்பிடுவதன் மூலம் சர்க்கரை நோயைக் கட்டுப்படுத்த முடியும்.

நினைவிருக்கட்டும்... நீங்கள் எதைச் சாப்பிடுகிறீர்கள் என்பது முக்கி யமல்ல எவ்வளவு என்பதே முக்கியம்

சர்க்கரை நோயின் பின் விளைவுகளைத் தடுத்தல்:

1. உங்களுக்கென குறிப்பிட்ட உணவை சரியான நேரத்தில் சரியான அளவில் சாப்பிட வேண்டும்.
2. ஒரே வேளையில் குறிப்பிட்ட அளவுக்கதிகமாக ஆகாரத்தை சாப்பிடு வதோ அல்லது சாப்பிடாமல் இருப்பதோ நல்லதல்ல.
3. தினமும் முக்கால் மணி (அ) ஒரு மணி நேர நடைபயிற்சி நன்மை தரும்.
4. தினமும் கால்பாதங்களை இருமுறை கழுவி நன்கு துடைத்து தூய்மை யாகவும், ஈரமில்லாமலும் வைத்திருக்க வேண்டும்.
5. வெறுங்காலில் நடக்கக் கூடாது.
6. உடலில் பிரச்சனை ஏதும் ஏற்பட்டால் பிரச்சினை ஏற்பட்ட நேரத்தையும் கடைசியாக உணவு அருந்திய நேரத்தையும் குறித்து வைத்து மருத்துவரை அணுகவும்.

7. மாதந்தோறும் இரத்தத்தில் சர்க்கரை அளவை பரிசோதிப்பதும் வருடந் தோறும் கண் பரிசோதனை செய்வதும் அவசியம்.

சீறுநீரக பாதிப்பு உள்ளவர்கள்:

உப்பை குறைந்த அளவில் சேர்த்துக்கொள்ள வேண்டும்.

இரத்த அழுத்தம் அதிகமாக உள்ளவர்கள்:

உப்பு கருவாடு, ஊறுகாய், அப்பளம் மற்றும் உப்பு அதிகமாக உள்ள உணவு வகைகளை சேர்த்துக்கொள்ளக் கூடாது.

கொழுப்புச் சத்து அதிகமாக உள்ளவர்கள்:

எண்ணெயில் பொரித்த உணவுகள், முந்திரிப்பருப்பு, பாதாம் பருப்பு, வேர்க்கடலை, கொட்டைப்பருப்பு, நெய், பாலாடைக்கட்டி, டால்டா, தேங்காய், இறைச்சி வகைகள், எலும்பு சூப் போன்ற உணவுகளைத் தவிர்க்க வேண்டும்.

தேனின் மகத்தான மருத்துவ குணங்கள்:

1. தேன் உயிர்காக்கும் அமுதம், ஆதலால் எல்லோருடைய இல்லங்களிலும் இருக்க வேண்டிய கட்டாயப் பொருள்.
2. எல்லா விட்டமின்களும் கலந்திருக்கும் தேன் உடலை வளர்ப்பதோடு உயிரையும் வளர்க்கும்.
3. சித்த மருந்துகளுக்குச் சிறந்த அனுபானம் தேன். குடல் உறிஞ்சிகள், எளிதாக உறிஞ்சுவதற்கு இது மிகமிக ஏற்றது.
4. மருந்துகளை எளிதாகக் கரைத்து நோய்களை விரைவாக நீக்கும்.
5. எந்த மருந்தாலும் ஏற்பட்ட பின் விளைவுகளையும், கெடுதல்களையும் முற்றிலும் அகற்றும்.
6. எந்தப் பொருளையும் கெட்டு விடாமல் இது பாதுகாக்கும்.
7. விளையாட்டு வீரர்களுக்கு முறுக்கேற்றி ஊக்கமுட்டும் உயர்ந்த பொருளே இந்த தேன். இரத்த நாளங்களை விரிவடையச் செய்யும், வீரியம் தரும்.
8. நூறாண்டு வாழ-நோயின்றி வாழ நாள்தோறும் ஒரே ஒரு தேக்கண்டி போதும்.
9. இரத்த ஓட்டத்தைச் சீராக்க, சுத்தப்படுத்த இதயத்தைப் பாதுகாக்க, இனிய தேன் இருக்க பயம் எதற்கு?
10. எகிப்து நாட்டினர் கண், தோல் நோய்களுக்குத் தேனை பயன்படுத்து கின்றனர்.
11. ரஷ்யாவில் தேன்தான் நாட்டுப்புற மருந்தாகும்.
12. தேனில் ஊறவைத்த பேரீச்சம் பழமும், மா, பலா, வாழையும் ஊக்கமும் உரமும் தரும், நெடுநாள் கெட்டுப் போகாது.
13. தேனில் ஊறவைத்த இஞ்சி என்றும் இளமை தரும், பித்தம் போக்கும்.
14. எதிர்ப்பு சக்தி எளிதாக கிடைக்கும். மலச்சிக்கல் தீரும். மனச்சிக்கலும் தீரும்.
15. தேன் கலந்த பால் அமுதமாகும். இரத்தசோகை அகலும், வெந்நீரில் கலந்து பருகினால் நல்ல ஓய்வும், ஊக்கமும் கிடைக்கும்.
16. உடல் அழகுக்கும், குரல் இனிமைக்கும், தேன் சிறந்த மருந்து.
17. குழந்தை பெற்ற தாய்மார்களின் தீட்டு நீங்கும் வரை தேன் பருக வேண்டும்.

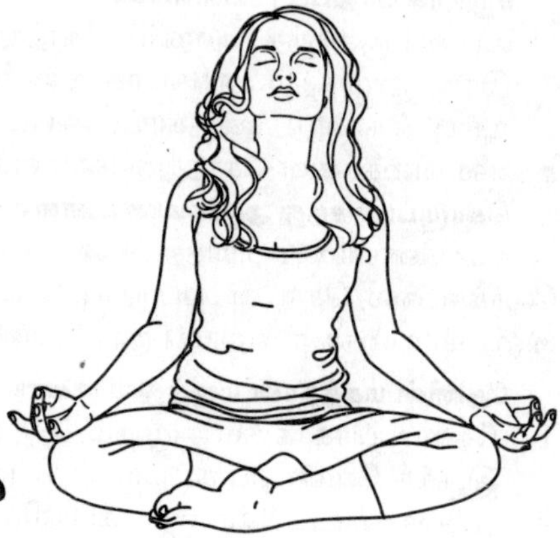

தியானம்

பொதுவாக, அலைபாயும் மனத்தை ஒருநிலைப் படுத்துவது, அல்லது ஒருமுகப் படுத்துவதே தியானம் ஆகும். நாள்தோறும் தியானம் செய்வதால் ஏற்படும் நன்மைகள் பல. இரத்தச் சுழற்சி சீராக நடைபெற, உள்ளம் அமைதி பெற, ஆற்றல் பெருக, ஆன்மிகம் வளர்ச்சி பெற, நினைவாற்றல் அதிகமாக, கோபப்படாமலிருக்க, மொத்தத்தில், உடலையும், உள்ளத்தையும் பண்படுத்தும் பயிற்சியே தியானம் ஆகும்.

சுகாசனம், பத்மாசனம், வஜ்ராசனம் ஆகிய ஏதேனும் ஓர் ஆசனத்தில் அமர்ந்து இயன்ற போது தூய்மையான சூழலில் தியானம் செய்வது சிறப்பு. நாள்தோறும் பிரம்மமுகூர்த்த நேரத்தில் (அதிகாலையில்) தியானம் செய்வது நல்லது.

முதலில், இரு கண்களையும் மூடிக்கொண்டு தியானம் செய்யலாம்; பின்னர் இரு கண்களும் மூக்கின் நுனியைப் பார்த்தவாறு தியானம் செய்யலாம்; அதன்பின், இரு கண்களும் திறந்தவாறு தியானம் செய்யலாம்; இரு கண்களும் புருவ மத்தியைப் பார்த்தவாறு தியானம் செய்யலாம். இவ்விதம் தியானம் செய்யும் பொழுது, ஆரம்பத்தில் அடிக்கடி வெளியுலகத்திற்குச் சென்று அலைபாயும் மனதை, உள்முகமாக சென்று, குறிப்பிட்ட புள்ளியில் (கடவுள், குரு, பெற்றோர் யாரேனும் ஒருவரின் நினைவில்) குவியச் செய்வதே, தியானம். இவ்விதம், குறிப்பிட்ட புள்ளியில் மட்டும் மனம் குவிந்து, வெளியுலகிற்குச் செல்லாத அளவிற்குத் தியானப் பயிற்சி சிறப்படைந்த பின், மனம் எப் புள்ளியிலும் லயிக்காது, இறை எனும் சூன்யத்தில், வெற்றிடத்தில் லயிப்பதே தியானத்தின் வளர்ச்சியாகும். இவ்விதத் தியானம் கிட்டியவர்களுக்கு, இவ்வுலகில் எவ்விதச் சிக்கலுமிருக்காது; எப்பொழுதும், மனம் ஆனந்த நிலையில் லயித்திருக்கும்.

நினைத்தது நிறைவேற குபேர தியானம்

நம் வாழ்க்கையில் நாம் நினைப்பது எல்லாம் நிறைவேறுவது இல்லை. சில ஆசைகள் நிறைவேறுகின்றன. பல ஆசைகள் நிறைவேறாமலே போய் விடுகின்றன. நாம் நினைப்பதை நிறைவேற்றிக்கொள்ள ஒரு மந்திரக்கோல் இருந்தால் எவ்வளவு நன்றாயிருக்கும் என்று நான் நினைப்பதுண்டு. ஹெரால்டு ஷெர்மன் என்னும் அறிஞர் மகிழ்ச்சியின் சாவி உங்களிடமே என்னும் நூலில் அந்த மந்திரக்கோல் நம் மனதிடமே உள்ளது என்று கூறுகிறார்.

மனதின் நான்கு நிலைகள்:

மனித மூளையின் செயல்பாட்டை விஞ்ஞானிகள் ஆராய்ந்து கூறியுள் ளார்கள். நம் மூளையிலிருந்து தொடர்ந்து மெல்லிய மின் வீச்சுக்கள் வெளிப்படுகின்றன. அந்த மின் வீச்சுக்களின் வேகம் அவ்வப்பொழுது நமது மூளையின் செயல்பாட்டைப் பொறுத்து மாறக்கூடியது. இது வினாடிக்கு இத்தனை சைக்கிள்கள் என்று கணக்கிடப்படுகிறது. அதனைக் கொண்டு நமது மூளையின் செயல்பாட்டை நான்கு நிலைகளாகப் பிரித்துள்ளார்கள். அவை 1. பீட்டா நிலை 2. ஆல்ஃபா நிலை 3. தீட்டா நிலை 4. டெல்ட்டா நிலை என்பவையாகும்.

நாம் விழித்திருக்கும் நிலையே பீட்டா நிலையாகும். அப்போது நமது மூளையில் மின்வீச்சு வினாடிக்கு 14 சைக்கிள்களுக்கு மேல் இருக்கும்.

தூக்கத்திற்கும், விழிப்பிற்கும் இடைப்பட்ட நிலையே ஆல்ஃபா நிலை யாகும். இந்த நிலையில் நமது மூளையின் மின்வீச்சு வினாடிக்கு 7 முதல் 14 சைக்கிள்கள் இருக்கும்.

நாம் ஆழ்ந்த தூக்கத்தில் இருக்கும் நிலையே தீட்டா நிலையாகும். இப்போது மூளையின் மின்வீச்சு வினாடிக்கு 4 முதல் 7 சைக்கிள்கள் வரை இருக்கும்.

கோமா நிலையே டெல்ட்டா நிலையாகும். அப்போது மூளையின் மின்வீச்சு வினாடிக்கு 0 முதல் 4 சைக்கிள்கள் வரை இருக்கும். மூளையின் மின் வீச்சு வினாடிக்கு 0 நிலைக்கு வருவதே இறப்பு நிலையாகும்.

மந்திரக்கோல்:

நாம் நினைப்பதை நிறைவேற்றும் மந்திரகோல் ஆல்ஃபா நிலையிலேயே இருக்கிறது. விழித்திருக்கும் போது தர்க்க ரீதியாக சிந்திக்கும் இடப்பக்க மூளை ஆல்ஃபா நிலையில் சற்றே அமைதியடைகிறது. வலது பக்க மூளை செயல்படுகிறது.

குட்டியாக இருக்கும்போது பாகனின் சங்கிலிக்குக் கட்டுப்பட்ட யானை, வளர்ந்து வலிமை பெற்றபிறகும், அந்தச் சங்கிலிக்குக் கட்டுப்பட்டு நிற்கிறது. அதுபோல நம் மனதில் ஏற்கனவே ஆழமாகப் பதிந்துள்ள எண்ணங்களுக்கு ஏற்பவே நாம் விழித்திருக்கும் பீட்டா நிலையில் மூளை

செயல்படுகிறது. அந்த எண்ணங்களே நம் முன்னேற்றத்திற்குத் தடைச் சங்கிலிகளாக அமைந்து விடுகின்றன. நமது முழு சக்தியையும் வெளிப்படுத்த விடாமல் தடுத்து நிறுத்தி விடுகின்றன.

ஆல்ஃபா நிலையில் நமது வலது பக்க மூளை செயல்பட ஆரம்பித்து நமது முழு ஆற்றலை உணரச்செய்கிறது. நம் ஆழ்மனதுடன் ஒரு தொடர்பு ஏற்படுகிறது. அப்போதுதான் நம் மனம் மிகவும் வலிமையாகவும், உள்ளுணர்வுடனும் ஆக்கப் பூர்வமாகவும் சிந்திக்கிறது. இந்த நிலையில் மனதில் எந்த எண்ணத்தைப் பதித்தாலும் அது கண்டிப்பாக நிறைவேறும்.

ஆல்ஃபா நிலைக்கு போவது எப்படி?

ஆல்ஃபா நிலைக்குப் போக உகந்த நேரம் அதிகாலை நேரமே. அதற்கு அடுத்தது நாம் உறங்கச் செல்லும் இரவு நேரம் ஆகும். அதிகாலையில் எழுந்து காலைக் கடன்களை முடித்து ஒரு விரிப்பின் மீது மல்லாந்து படுத்துக் கொள்ள வேண்டும். பெரு விரல், சுட்டு விரல், நடு விரல் ஆகியவற்றின் முனைகள் தொட்டுக்கொண்டும் மற்ற விரல்கள் உள்ளங்கையைத் தொடுமாறு வைத்துக் கொள்ளவும். இதற்கு குபேர முத்திரை என்று பெயர். இந்த முத்திரையுடன் கைகளைத் தொடைகளுக்குப் பக்கத்தில் வைத்துக்கொள்ளவேண்டும். கண் களை மூடிக்கொண்டு நம் கவனத்தை ஒருமுகப்படுத்தி வலக்கால் கட்டை விரலிலிருந்து உச்சந் தலைவரை ஒவ்வொரு உறுப்பாக நினைத்து அதன் இறுக்கத்தை நீக்கித் தளர்த்த வேண்டும். ஒவ்வோர் உறுப்பும் ஓய்வு பெறுகிறது என்று நினைக்க வேண்டும். இவ்வாறு உச்சந்தலைவரை தளர்த்திய பிறகு மனம் அமைதி பெறுகிறது என்று நினைத்து அதனை அமைதி அடையச் செய்யவேண்டும். அப்போது உங்கள் மனதில் ஓர் அமைதியாக குளத்தைப் பாருங்கள். அதன் மெல்லிய அலைகள் நீருக்குள் மூழ்கி சலனமற்று இருப் பதைக் கற்பனை செய்யுங்கள்.

பின்னர் உங்களுக்கு நிம்மதியையும், மகிழ்ச்சியையும் அளிக்கும் ஓர் இடத்திற்கு மனதால் சென்று வாருங்கள். அங்கிருக்கும் நிறங்கள், ஒலிகள், வாசனைகள் இவற்றைக் கற்பனை செய்யுங்கள். இப்போது 10 முதல் 1 வரை எண்ணுங்கள். உங்கள் மனம் ஆல்ஃபா நிலைக்கு வந்துவிட்டது. இதுவே மறைமலை அடிகள் கூறிய அறிதுயில் ஆகும். இதுவே தூங்காமல் தூங்கிச் சுகம் பெறும் நிலையும் ஆகும். இந்த நிலையில் நீங்கள் நிறைவேற்ற நினைக் கும் கோரிக்கை நிறைவேறிவிட்டது போல மனக்காட்சியாகக் காணுங்கள்.

எடுத்துக்காட்டாக, ஓர் அலுவலகப் பணிக்கு விண்ணப்பம் போட்டுள்ள ஒருவர் அங்கு வேலை செய்வது போலவும், சம்பளம் பெறுவது போலவும் கடைசிக் கட்டத்தைக் கற்பனை செய்து காணவேண்டும். சிபாரிசுக்கு ஆள் பிடிப்பது, சிபாரிசு செய்வது, பேட்டிக்குச் செல்வது போன்ற எல்லாக் காட்சி களையும் நினைக்கக்கூடாது.

நமக்கு ஆசைகள் கோடிகோடியாக இருக்கும். அவை அத்தனையையும் இந்த நிலையில் எண்ணக்கூடாது, ஏனென்றால்

''ஒரு பொழுதும் வாழ்வது அறியார், கருதுப
கோடியும் அல்ல பல'' என்று வள்ளுவர் கூறியுள்ளார்.

குறைந்தப்பட்சம் 10 எண்ணங்களை எடுத்துக்கொண்டு அவை வெற்றி பெற்ற நிலையை அகக்காட்சியில் தெளிவாக காணவேண்டும். அவ்வாறு காணும் நிலையே வள்ளுவர் கூறும் திண்ணிய நிலையாகும். இவ்வாறு எண்ணிய பிறகு மெதுவாக கைகால்களை அசைத்து வலக்கையை தலைக்கு மேல் நீட்டி வலப்புறம் திரும்பி இடக்கையை மார்பின் முன்புறம் ஊன்றி எழுந்து விடலாம்.

சில நிபந்தனைகள்:

குபேர தியானம் செய்யும்போது சந்தேகம், வெறுப்பு, கோபம், எதிர் மறை எண்ணங்கள் மனதில் இடம்பெறக்கூடாது. நம்பிக்கையுடன் செய்ய வேண்டும். ஒரு பால்காரி இறைவனின் திருநாமத்தை நம்பிக்கையுடன் உச்சரித்துக்கொண்டே கரைபுரண்டு ஓடிய வெள்ளத்தின் மேல் நடந்து நதியைக் கடந்து சென்று முனிவருக்குப் பால் தந்தாள். ஆனால் அந்த யோசனையைக் கூறிய முனிவருக்கு நம்பிக்கை இன்மையால் தண்ணீரில் நடக்க இயலவில்லை. எனவே நம்பிக்கையுடன் தியானம் செய்யுங்கள்.

குபேர தியானத்தைச் செய்துவிட்டோம். நடந்துவிடும் என்று சும்மா இருந்துவிடக் கூடாது. முயற்சியும் செய்யவேண்டும். அமெரிக்காவின் முன்னாள் ஜனாதிபதி ஆப்ரஹாம் லிங்கன் தினந்தோறும் 9 மைல்கள் நடந்து சென்று பள்ளியில் படித்தார். ஒரு சட்டப்புத்தகத்தை இரவல் வாங்க 44 மைல்கள் நடந்து சென்றார். தாமஸ் ஆல்வா எடிசன் ஒரு பல்பை கண்டுபிடிக்க பத்தாயிரம் தடவை முயற்சி செய்தார். எனவே வெற்றிக்கு முயற்சி இன்றியமையாதது.

பலன்கள்:

குபேர தியானம் மற்ற தியான முறைகளுக்கு முரண்பட்டதல்ல. வேறு தியான முறையில் இருப்பவர்களும் இந்தத் தியானத்தைச் செய்யலாம். இது அலாவுதீனின் அற்புத விளக்கு போல உங்களுக்கு நல்ல பலன்களைக் கொடுக்கும். ஆல்ஃபா தியானத்தில் நான் நினைத்தவை நடந்துள்ளன.

இந்தத் தியானத்தைக் காலையிலும், மாலையிலும் அரைமணி நேரம் 24 நாட்கள் செய்து வந்தால் அதில் நீங்கள் நினைப்பவை நிச்சயம் நிறைவேறும். உடற்சோர்வு நீக்கும். நோய்குணமாதல், உறவுகளில் மேம்பாடு, பிரச்சனைகளுக்குத் தீர்வு முதலிய பல பயன்களை நீங்கள் அடையலாம்.

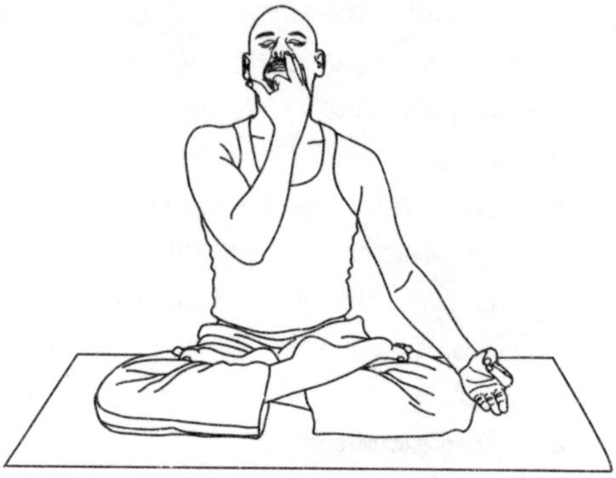

என் உயிரின் உயிரே (பிராணாயாமம்)

பிராணன் என்பது என்ன?

அதுதான் உயிர் ஆற்றல்!

இதை ஒழுங்குபடுத்துவதுதான் பிராணாயாமம் பிராணன் என்பது வெறும் சுவாசம் அல்ல. மூச்சை உள்ளிழுப்பதும், வெளிவிடுதலும், நிறுத்திக் கொள் வதும் தான் பிராணன். சுவாசமுறை என்பதுதான் இது.

பிராணன் நம் உடலின் உறுப்பாகுமா?

அல்ல! நாம் அதைக் காண இயலாது. நாம் சுவாசிப்பதைக் கொண்டுதான் அது இருப்பதை உணரலாம்.

பிராணன் ஒன்றுதான் என்றும், ஒருசிலர் அநேக பிராணன்கள் இருப்ப தாகவும் நினைக்கின்றார்கள்.

பிராணனின் ஒரு குறிப்பிட்ட வேலையினால்தான் சுவாசமாக உள்ளே இழுக்கப்படுகின்ற காற்றை வெளியே தள்ள முடிகின்றது.

பிராணன்! இது ஒரு ஆற்றலே! ஆனால் நாம் செய்யும் பலவாறான வேலைகளை நினைத்துப் பார்க்கும் போது பலவாகத் தோன்றுகின்றன.

பிராணாயாமம்!

சுவாசத்தை ஒரு நிலைப்படுத்துவதுடன் ஐம்புலன்களையும் மனத்தையும் செம்மைப்படுத்துகின்றது. உடலை ஆரோக்கியமானதாகவும் வலுவுள்ள தாகவும் ஆக்குகின்றது.

இருமல், சளி போன்ற நோய்களிலிருந்து விடுபடுவதுடன் முகம் பளபளப் பாக ஒளிரச் செய்கின்றது.

உயிர்களின் வளர்ச்சியைத் துரிதப்படுத்தவும் ரத்தத்தின் தரமும் அளவும் அதிகப்படுத்தவும் எல்லா திசுக்களுக்கும் செல்களுக்கும் நல்ல ரத்தமும், கிடைக்கச் செய்வதுதான் பிராணாயாமப் பயிற்சி.

பிராணாயாமப் பயிற்சியை எந்த நிலையில் செய்ய வேண்டும்?

சாந்தி ஆசனத்தில் உடலும் உள்ளமும் சாந்தமடைகின்றன. ஆகையால் சாந்தி ஆசனத்திற்கு பிறகே பிராணாயாமத்தைத் தொடங்கவேண்டும். எல்லாப் பயிற்சிகளையும் உட்கார்ந்த நிலையிலும் தலை, கழுத்து, முதுகு நேராக இருக்கும்படியும் செய்வதுதான் முறை.

பயிற்சி 1 ஆழ்ந்த சுவாசம்:

சாந்தி ஆசனத்திற்கு பின் சிறிது ஓய்வு எடுத்துக்கொண்டு மனதிற்கு இதமாக ஒரு உட்கார்ந்த நிலையைத் தேர்ந்தெடுக்கவும். சத்தம் உண் டாகதவாறு மூக்குத் துவாரத்தின் வழியாக மூச்சை உள்ளே இழுத்து நிதானமாக வெளியே விடவும்.

மூச்சை உள்ளே இழுக்கும் போது நெஞ்சையும் நுரையீரல்களையும் விரிவாக்கும். புதிய பிராணவாயு உடலினுள் நுழைவதை உணரமுடியும்.

மூச்சை வெளியே விடும்போது முடிந்த அளவு நுரையீரல்கள் சுருங்கும். உடலின் அசுத்தங்கள் வெளியேறுவதை உணரமுடியும்.

மூக்கு சளி அடைத்துக்கொண்டிருந்தால் வலது கட்டை விரலால் வலது மூக்குத் துவாரத்தை அழுத்திப் பிடித்து இடது மூக்குத்துவாரத்தில் மூச்சை இழுத்து வெளியே விடவும்.

பின்பு வலது கையின் மோதிரவிரலை பயன்படுத்தி இடது மூக்குத் துவாரத்தை அடைத்து வலது மூக்குத் துவாரத்தில் மூச்சை இழுத்து நிதானமாக வெளியே விடவும்.

இதே போன்று ஆறு முறையும் போகப்போக அதிகப்படுத்தி பன்னிரண்டு முறைகள் வரை செய்வது ஒருசுற்று. இதே போன்று நம் ஆற்றல், திறமைக்கு ஏற்ப சுற்றுகளை கூட்டிக்கொண்டே செல்லலாம்.

ஆழ்ந்த சுவாசப் பயிற்சியினால் நமக்கு ஏற்படப்போகும் நன்மைகள்தான் என்ன? சுவாசக்குழாய்களில் உள்ள அடைப்புகளை நீக்கி, சளி, இருமல், தலைவலியைப்போக்குவதோடுநுரையீரல்களின்சுவாசத்திறனையும்அதிகப் படுத்தும்.

பயிற்சி 2. கபாலபதி:

கபாலம் என்றால் மண்டை ஓடு. பதி என்றால் ஒளி வீசுதல்.

இப்பயிற்சி மண்டேயோட்டை சுத்திகரிப்பதால் சுத்திகரிப்பு பயிற்சி எனப்படும்.

மண்டையோடு சுவாச அமைப்பு, மூக்குத்துவாரம் ஆகியவைகளை சுத்தமாக்குதலும், கண் நோய்கள் வராமலும் பாதுகாக்கின்றது. சுவாச குழாய்களிலுள்ள சளியைப் போக்குவதோடு ஆஸ்த்துமாவும் குணமா கின்றது. ரத்த அசுத்தங்கள் வெளியேறி இதயம் நன்கு வேலை செய்யும்.

ரத்த ஓட்டம், சுவாசம், ஜீரணம் ஆகியவைகளின் அமைப்புகள் பலப்படுத்த படுகின்றன.

இப்பயிற்சியை செய்து வந்தால் முகம் ஒளிவீசுவதுடன் அடுத்து வரும் பயிற்சிக்கு முன்னோடியாகின்றது.

கபாலபதி எப்படி செய்வது?

நம் பயிற்சிக்கு எப்போதும் தலை, கழுத்து, முதுகு, நேராக வைத்துக் கொள்ளல் வேண்டும். ஏதாவது உட்கார்ந்திருக்கும் நிலையில் மூச்சை வேகமாக வெளியே விடும்போது அடிவயிற்றின் அடிப்பாகம் சிறிது அசை யட்டும் நம் எண்ணங்கள் மூக்கு நுனியின் மீது இருக்க வேண்டும்.

முகத் தசைகளைச் சுருக்க வேண்டாம். சிறிது சிறிதாக மூச்சை இழுத்தும் அதைத் தொடர்ந்து சிறிது சிறிதாக மூச்சை வெளிவிடல் வேண்டும். தொடக் கத்தில் ஒரு நொடிக்கு ஒரு முறையும் செய்யலாம். எட்டு அல்லது பத்துமுறை செய்வது ஒரு சுற்று. இதே போன்று ஒன்று அல்லது இரண்டு சுற்றுக்கள் செய்யலாம். ஒவ்வொரு சுற்றுக்கும் இடையில் சாதாரண சுவாச நிலையில் ஓய்வு எடுக்கவும்.

இதே போன்று பயிற்சியில் நல்ல முன்னேற்றம் அடைந்த பின்னர் ஒரு சுற்றுக்கு பத்து என்பதை ஒருவாரத்தில் ஒரு சுற்றுக்கு 120 வெளிவிடுதல் என்ற கணக்கை அடையலாம். இதே போன்று காலை, மாலை இரு வேளையும் இரண்டு அல்லது மூன்று சுற்றுகள் செய்யலாம்.

கபாலபதியில் மூச்சு தானாக உள்ளே போகும். வெளிவிடும் போது விரை வாகவும் சக்தியுடனும் வெளியிட வேண்டும். அப்போது வயிறு சுருங்க வேண்டும்.

பயிற்சி 3. பஸ்திரிகா:

பஸ்திரிகா என்றால் துருத்தி, அடுத்தடுத்து மூச்சை வலுவாகவும் வேகமா கவும் வெளிவிடுவது இந்த பிராணாயாமத்தின் தன்மை. இதுதான் துருத்தி போன்று வேகமான செயல்பாடு ஆகும்.

பஸ்திரிகா தொண்டையின் வீக்கத்தையும் வாயு உபாதையையும் போக்கு வதுடன் சூட்டைத் தணிக்கவும் செய்யும். மூக்கிலும் மார்பிலும் உண்டாகும் வியாதிகளைக் குணப்படுத்துவதுடன் ஆஸ்த்துமா, காசநோய், அதிகப்படியான பித்தம் முதலியவைகளை அறவே அழிக்கிறது. உடலுக்கு வெதுவெதுப்பைக் கொடுத்து ஆரோக்கியமாக வைத்திருக்கிறது.

வழக்கப்படி ஏதாவது ஒரு உட்கார்ந்திருக்கும் நிலையில் மூக்கு வழியே வேகமாகவும் ஆழமாகவும் அடுத்தடுத்தும் மூச்சுவிடுவது நிகழ வேண்டும்.

ஒவ்வொரு முறையும் மூச்சை இழுக்கும் போது அடிவயிறு விரிந்தும் வெளிவிடும் போது அடிவயிறு சுருங்கவும் வேண்டும். நம் சக்திக்கேற்றவாறு ஒரு சுற்றுக்கு ஆறு அல்லது எட்டு அல்லது பத்து என்ற கணக்கில் மூச்சுவிடத் தொடங்கவும். ஒவ்வொரு சுற்றின் இறுதியில் ஆழ்ந்து மூச்சை உள்ளே இழுத்து நமக்கு சௌகர்யப்படும் வரை மூச்சை நிறுத்தி பின்பு விடவும்.

சுற்றுக்குச் சுற்று சிறிது ஓய்வு கொடுத்தல் நலம். நுரையீரல்களுக்கு அதிகமாகத் தொல்லை தராமல் பார்த்துக்கொள்ளவும். தொடக்கத்தில் இரண்டு அல்லது மூன்று சுற்றுக்கள் செய்யலாம். ஒவ்வொரு சுற்றிலும் நொடிக்கு ஒன்றாக ஆறு முதல் பத்து வரை மூச்சை வெளிவிடுமாறு பார்த்துக்கொள்ளவும்.

நாட்கள் செல்லச்செல்ல ஒரு சுற்றுக்கு இருபது முதல் முப்பது வரை மூச்சு இழுப்பதும் வெளிவிடுதலும் செய்வது இரண்டு அல்லது மூன்று சுற்று இருக்கலாம்.

பயிற்சி 4. சீதளி:

உடலுக்கு குளிர்ச்சியையும் கண்களுக்கும் காதுகளுக்கும் இதமாக இருப் பதுதான் குளிர்விக்கும் பிராணாயாமம் என்பது. ரத்தத்தைத் தூய்மைப்படுத்தி தாகத்தைத் தணித்து பசியைப் போக்குவதுடன் நீண்ட அஜீரணக் கோளாறு, மண்ணீரலில் வீக்கம், நீண்ட கால தோல் வியாதிகள் சாதாரண காய்ச்சல், பித்தம், இருமல் போன்றவை குணமாக்கும் இந்த சீதளி. இதை செய்து பார்ப்போமா!

உட்கார்ந்த நிலையில் வாயைத் திறந்து உதடுகளை 'O' உருவில் வைத்துக் கொண்டு நாக்கை ஒரு குழாய் போன்ற உருவில் வெளியே நீட்டுங்கள்.

நாக்கு மூலம் 'உஸ்' என்ற சத்தத்துடன் குளிர்ந்த புதியகாற்றை உள்ளே இழுத்து நுரையீரல்களை முடிந்த அளவு நிரப்புங்கள். மூச்சை உள்ளே இழுத் தவுடன் நாக்கை உள்ளே இழுத்துக்கொண்டு வாயை மூடிக்கொள்ளுங்கள். அப்படியே மூச்சை அடக்கிக் கொண்டு தலையைத் தாழ்த்தி கழுத்துப்பட்டை எலும்பைத் தொடுங்கள்.

அடுத்து தலையை சாதாரண நிலைக்குத் தூக்கி மூக்குத் துவாரங்களின் வழியாக மூச்சை வெளியே விடுங்கள்.

இப்பயிற்சியைத் தினமும் பத்து முதல் பதினைந்து முறை செய்யுங்கள்.

பயிற்சி 5. சீத்காரி:

தொண்டையில் ஏற்படும் வீக்கத்தைப் போக்கும் பஸ்திரிகா போல இப் பயிற்சியும் வீக்கத்தையும், வாயு உபாதையையும் போக்குகிறது. கோழையை அழிப்பதுடன் மார்பு, மூக்கு சார்ந்த நோயையும் குணப்படுத்தும். காசநோய், ஆஸ்துமா, பித்தம், காய்ச்சல், தோல் வியாதி மற்றும் அஜீரணக் கோளாறு களையும் குணப்படுத்தும். இந்த இஸ்...ஸ்...ஸ் சத்தத்தை உண்டாக்கும் இந்தப் பிராணாயாமத்தை செய்து பார்ப்போம்.

வாயைத் திறந்து வாய்க்குள்ளேயே நாக்கை மேலே தூக்கி உள்பக்கம் வளைத்து நாக்கின் நுனி மேல் வாயைத் தொடவேண்டும். வாய்வழியே காற்றை உள்ளே இழுக்க வேண்டும். அப்போது ''இஸ்...ஸ்...ஸ்'' என ஒலிக்கும். இவ்வாறு காற்றை உள்ளே இழுத்தவுடன் நாக்கை அதன் இயல் பான நிலைக்குக் கொண்டு வர வேண்டும்.

உள்ளே இழுத்த காற்றை முடிந்த வரை நிறுத்தி வைக்கவும். அதன்பின் மூக்குத் துவாரங்களின் வழியாக மெதுவாக வெளியே விடவும்.

தொடக்க நிலையில் ஆறு முறைகளும் பின்னர் எண்ணிக்கையைக் கூட்டிக்கொள்ளலாம்.

பயிற்சி 6. உஜ்ஜயி

நரம்புகளுக்கு இதமாகவும் நுரையீரல்களுக்கு நல்ல காற்றோட்டமும் கொடுத்து உடலை ஆரோக்கியப்படுத்தும். ரத்தக்கொதிப்பு மற்றும் இருதய நோய் கட்டுப்படும்.

பெருத்த சத்தம் செய்யும் இந்தப் பிராணாயாமப் பயிற்சியைச் செய்வோம்.

வசதியான ஆசன நிலையில் உட்கார்ந்து வாயையும் கண்ணையும் மூடிக் கொள்ளவும். மூக்கின் வழியே மூச்சை உள்ளே இழுக்கவும். குரல்வளை வாய் அரைகுறையாகத் திறந்திருப்பதால் சத்தம் உண்டாகிறது.

உள்மூச்சைத் தொடர்ந்தும், ஒழுங்காகவும் இழுக்கவும். உள்மூச்சின் போது நெஞ்சை விரிவுபடுத்திக்கொள்ளவும்.

உள்மூச்சு மெல்லிய அண்ணத்தின் வழியே செல்லும்போது ''இ....ஸ்....ஸ்...'' சத்தம் உண்டாகிறது. மிக முக்கியமாக மூச்சை உள்ளே இழுக்கும்போது அடிவயிறு உப்பக்கூடாது.

மீண்டும் மூக்கின் வழியே மூச்சை வெளியே நிதானமாகவும் ஆழ்ந்தும் சீராகவும் விடவும். இப்பயிற்சியை தொடக்கத்தில் ஐந்து முதல் பத்து தடவை களும் பின் அதிகரித்துக்கொள்ளலாம். இதயம் மற்றும் இரத்தக்கொதிப்பு உள்ளவர்கள் சாய்ந்த நிலையில் இதைச் செய்யலாம்.

பயிற்சி 7, சுகபூர்வ பிராணாயாமம்:

எல்லா நோய்களையும் குணப்படுத்தி, நாடிகளைச் சுத்தம் செய்து, ஜீரண சக்தியை அதிகப்படுத்துவதோடு பிரம்மச்சரியத்தையும் காக்கின்றது இந்த சுகபூர்வ பிராணாயாமம்.

நம் வழக்கப்படி ஏதாவதுதொரு நிலையில் உட்கார்ந்திருக்கும் ஆசனப் பயிற்சியில் அமர்ந்து வலது கை நடுவிரலையும் ஆள் காட்டி விரலையும் மடித்துக் கொள்ளவும். மற்ற விரல்கள் நீட்டியபடியே இருக்கவும்.

வலது கட்டை விரலால் நாசித் துவாரத்தை மூடிக்கொண்டு இடது நாசித்துவாரத்தின் மூலம் மிக நிதானமாக மூச்சை உள்ளே இழுக்கவும். சத்தம் இல்லாதவாறு செய்யவும்.

வலது கையின் சிறு விரலாலும் மோதிர விரலாலும் இடது மூக்குத் துவா ரத்தை மூடி வலது கட்டை விரலை நீக்கி வலது மூக்குத் துவாரம் வழியாக மிக நிதானமாக மூச்சை வெளியே விடவும். இது அரையளவு செயல் முறைதான். மீண்டும் வலது மூக்குத் துவாரத்தின் வழியே மூச்சை உள்ளே இழுத்து மெதுவாக இடது மூக்குத் துவாரத்தின் வழியே விடவும்.

இது ஒரு சுற்று ஆகும்.

முதல் பதினைந்து நாட்களுக்கு ஐந்து நொடிகள் வரை மூச்சை உள்ளே இழுப்பதும் பின் பத்து நொடிகளில் நிதானமாக வெளியே விடவும். அடுத்த பதினைந்து நாட்களில் உள்ளிழுப்பது பத்து நொடிகளாகவும் வெளி விடுவது இருபது நொடிகளாகவும் இருக்கட்டும்.

மேற்கண்ட பயிற்சி 1:2 என்ற விதத்தில் இருக்க வேண்டும்.

மூச்சை உள்ளே இழுக்கும் போது நுரையீரல்களை முடிந்தவரை விரித்தும் வெளிவிடும்போது முடிந்த அளவு நுரையீரல்களை சுருக்கிக்கொள்ளவும். இப்பயிற்சியைத் தொடர்ந்து மூன்று மாதங்கள் வரை செய்தபின் மூச்சை நிறுத்தி வைக்கும் பயிற்சியைப் பழகலாம்.

இப்பொழுது மூச்சை இழுத்தல், நிறுத்தி வைத்தல், வெளிவிடுதல் ஆகியவை 1:2:2 என்ற அளவில் செய்தல் வேண்டும்.

இப்பயிற்சியில் நன்கு தேர்ச்சி அடைந்த பின் 1:4:2 என்ற அளவில் மாற்றிக்கொள்ளலாம்.

அதாவது மூச்சை இழுத்தல் ஒரு பங்கு (பூரகம்)

மூச்சை உள்ளே நிறுத்திவைத்தல் நான்கு பங்கு (அந்தர்கும்பகம்)

மூச்சை வெளிவிடுதல் இரண்டு பங்கு (ரேசகம்)

என்ற அளவில் பிராணாயாமம் செய்வது பயிற்சி பெற்ற நிலை ஆகும்.

கைதட்டினால் நோயிலிருந்து விடுதலை

நோய்களில் இருந்து விடுதலை பெறுங்கள் என்று கூறுகிறார் தில்லியைச் சேர்ந்த யோகி. கைதட்டி நோயைக் குணப்படுத்தும் இந்த முறைக்கு கைதட்டும் யோகாசனம் என்று பெயரும் சூட்டியிருக்கிறார். 79 வயதாகும் கிருஷ்ணசந்த் பஜாஜ் மிகவும் துடிப்பாகவும் எளிமையாகவும் காணப்படுகிறார். இதற்குக் காரணம் இந்த நோய் தீர்ப்பு முறைதான் என்கிறார்.

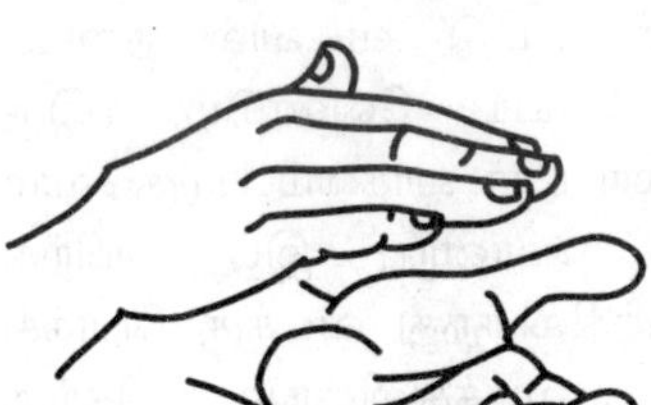

இது குறித்து இவர் கூறியதாவது:

இதய நோய், ஹைபர்டென்ஷன், சர்க்கரை நோய், ஆஸ்துமா, சளித் தொந்தரவு, எலும்பு சம்பந்தமான நோய் மற்றும் தலைவலி போன்றவற் றுக்குக் கைதட்டுதல் மூலம் நிவாரணம் பெறலாம்.

இரு கண்களும் குளுகோமா நோயினால் பாதிக்கப்பட்டு நான் பார்வை யிழந்தேன். அறுவை சிகிச்சை செய்துகொள்ளும் தைரியம் எனக்கு இல்லை. தினமும் காலையில் அரைமணி நேரத்திற்கு தொடர்ந்து கைதட்டியதன் மூலம் இழந்த பார்வையைத் திரும்பப் பெற்றேன்.

இவரது கைதட்டல் கண்டுபிடிப்பு 1997ம் ஆண்டு லிம்கா உலக சாதனை புத்தகத்தில் இடம் பெற்றுள்ளது.

எவ்வாறு கை தட்ட வேண்டும்:

நின்று கொண்டோ, உட்கார்ந்து கொண்டோ தட்டலாம். இருகைகளும் நேராக இருக்கும்படி வைத்துக்கொள்ள வேண்டும். இரு உள்ளங்கைகளும், விரல்களின் நுனியும் கைதட்டும் போது ஒன்றுடன் ஒன்று மோத வேண்டும். முதல் நாளில் 200 முதல் 300 முறையும் அடுத்தடுத்த நாட்களில் படிப்படியாக இதை அதிகரிக்கலாம். ஒரு நிமிடத்தில் 60 முதல் 100 வரை கைதட்ட ஆரம் பித்து பின்பு வேகத்தைக் கூட்டித் தினமும் சுமார் 20 நிமிடங்கள் இந்தப் பயிற்சியைச் செய்ய வேண்டும். கைதட்டும் போது சப்தம் உண்டாக வேண்டும்.

எட்டு வடிவ நடைப்பயிற்சி செய்யும் முறை:

எளிய முறையில் பிரமிக்கத்தக்க ஆரோக்கியம் பெறும் முறை சித்தர்கள் காட்டிய சிறந்த வழிமுறை. தினமும் 15 முதல் 30 நிமிடம் வரை ஒன்று (அ) இருவேளை செய்தால் போதுமானது. காலை நேரத்திலோ அல்லது நேரம் கிடைக்கும்போதோ, ஒரு அறையிலோ அல்லது வெட்ட வெளியிலோ, கிழக்குமேற்காக கோடு வரைந்து அதேபோல் 10 அடி விட்டு கோடுகளை வரைந்து அதற்குள் எட்டு வடிவில் நடைப் பயிற்சி செய்ய வேண்டும். (இரு சக்கர மோட்டார் வாகனம் பழகுவோர் செய்தல் போன்று) இப் பயிற்சி யை தெற்கிலிருந்து வடக்கு நோக்கி அல்லது வடக்கிலிருந்து தெற்கு நோக்கி செய்ய வேண்டும். 15வது நிமிட முடிவில் இருநாசித் துவாரங்களின் மூலம் உள்ளிழுக்கப்பட்ட முழு மூச்சுக்காற்றையும் உணரலாம். பின்னர் நடைப்பயிற்சியானது மேலும் 15 நிமிட நேரம் தொடர வேண்டும். இதற்கிடைப்பட்ட நேரத்தில் மார்புச்சளி தானாகவே வெளியே காரி உமிழ்வதாலோ அல்லது கரைந்து இறங்குவதை உணரலாம். முதலில் எட்டு நடை பயிற்சி செய்து விட்டு வேறு பயிற்சி களையும் தேவையானால் செய்யலாம்.

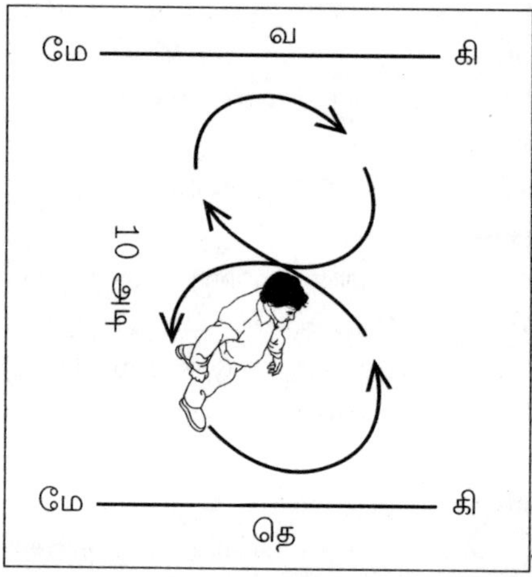

பயன்கள்:

இந்தப் பயிற்சியை காலை மாலை 1 மணிநேரம் செய்து வந்தால் உள்ளங்கை விரல்கள் இரத்த ஓட்டத்தினால் சிவந்திருப்பதைக் காணலாம். 70 வயது 50 வயதாக குறையும். முதுமை இளமையாகும். சர்க்கரை வியாதி குறைந்து முற்றிலும் குணமடையும்.

குளிர்ச்சியினால் ஏற்படும் தலைவலி, மலச்சிக்கல் தீரும்.

முழுமையாக சுவாசிக்கப்படும் மூச்சுக்காற்றால், 5 கிலோ பிராணவாயு உள்ளே சென்று மார்புச்சளி நீக்கப்படுகிறது.

இரண்டு நாசிகளாலும் முழுமையாக சுவாசிப்பதால் நாசியில் உண்டாகும் சளியிலிருந்து நிவாரணம் கிடைக்கிறது.

கண்பார்வை அதிகரிக்கும். ஆரம்ப நிலை கண்ணாடி அணிவது தவிர்க்கப்படுகிறது. மற்றவர்களுக்கு பாயிண்ட் அதிகமாகாமல் பாதுகாக்கப்படுகிறது.

செவிகளின் கேட்கும் திறன் அதிகரிக்கிறது.

உடலினுள் செல்லும் அதிகப்படியான 5 கிலோ பிராணவாயுவால் உடல் சக்தி பெறுகிறது.

காலையிலும் மாலையிலும் 1 மணிநேரம் இந்த பயிற்சி செய்து வந்தால் (ஹெர்னியா) குடலிறக்க நோய் குணமாகும்.

அளவான நடைப்பயிற்சியால் இரத்த அழுத்தம் குறைக்கப்படுகிறது.

இரண்டு வேளை 30 நிமிடம் செய்தால் பாதவெடிப்பு, வலி, மூட்டுவலிகள் மறைந்து விடுகின்றன.

முதியோரும், நடக்க இயலாதோரும், பிறர் உதவியுடன் சக்கரவண்டியின் மூலம் செய்து பயன் அடையலாம்.

எட்டு வடிவ தலைப்பயிற்சி (நின்று கொண்டு செய்தல்)

கிழக்கு திசையில் நின்று இரண்டு காலையும் 1 அடி இடைவெளியில் வைத்து இரண்டு கைகளையும் கால் முட்டி மேல் வைத்து, குனிந்து கண்களை மூடாமல் வடக்கு தெற்கு திசைநோக்கி எட்டு வடிவத்தில் தலையை அசைக்கவும். பின் எதிர் மறையாக அசைக்கவும் 3 முதல் 5 நிமிடம் செய்தால் போதும் (காலை, மாலை உணவுக்கு முன் செய்யவும்.)

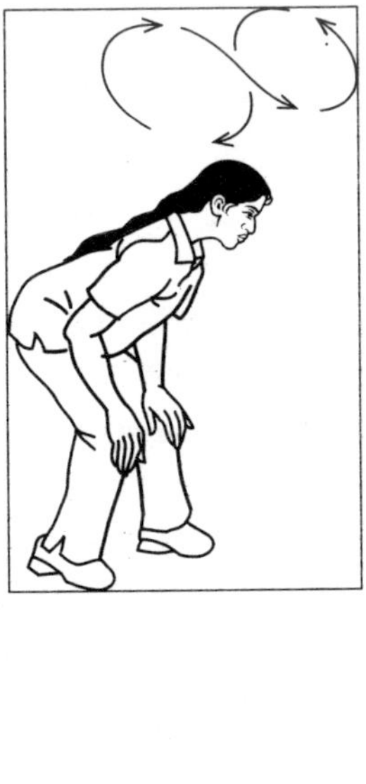

அதன் பயன்கள்:

கண்களுக்கு பிரகாசமான ஒளிதரும். குழிவிழுந்த கண்கள் வெளிவரும். தோள்பட்டை, கழுத்து வலிகள் பறக்கும். கழுத்து பெல்டை தூக்கி எறியலாம். தலைமுடி உதிர்வது நிற்கும். நீண்டு வளரும், அழகும் இளமையும் நீடிக்கும். நரைமுடி மாறும். தினம் 5 நிமிடம் செய்தால் ஆரோக்கியமாய் வாழலாம்.

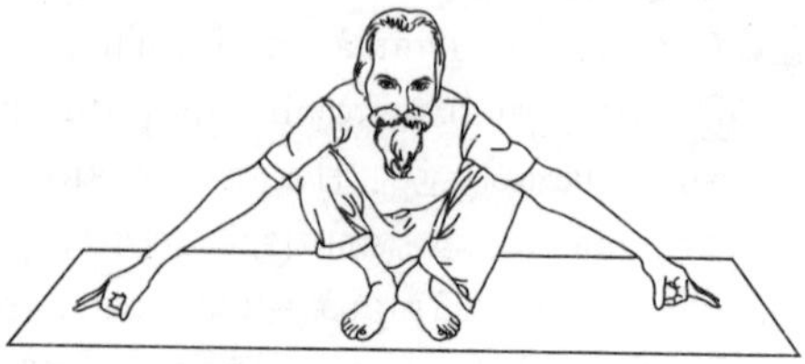

ஆசனம்

ஒவ்வொரு ஆசனத்திலும் சுமார் 20 விநாடிகள் முதலில் பயிற்சி செய்யவும். தொடர்ந்து பயிற்சி ஒரு வருடம் செய்தபிறகு ஒரு நிமிடம் வரை பயிற்சியில் இருக்கலாம்.

ஆசனம் என்றால் யோகாசனங்களைத்தான் குறிக்கும். ஆசனம் செய்து வந்தால் உடல் உள்ளுறுப்புகள், வெளியுறுப்புகள் செம்மையாக இயங்கும். நமது இரத்தம் சுத்தமாவதற்கும், இரத்த ஓட்டம் சீராகவும் இளமையை நீடிக்கவும், ஆயுளை நீடிக்கவும் இவ்வாசனப் பயிற்சிகள் பெரிதும் உதவுகின்றன. நம் உடலில் நோய் இருந்தால் நோய் நீங்கவும், நோய் எதிர்ப்புச் சக்தியைஅதிகப் படுத்தவும் ஆசனம் மிகவும் இன்றியமையாதது. சுறுசுறுப்புடன் செயல் புரிவதற்கும், நல்ல தூக்கம் வருவதற்கும் உதவியாக உள்ளவை ஆசனங்கள்.

யோகாசனப் பயிற்சிகளை அதிகாலையில் எழுந்து, காலைக் கடன்களை முடித்துவிட்டு, குளிர்ந்த நீரில் நீராடி, வெறும் வயிற்றில் தரையில் ஒரு விரிப்பு விரித்து, நல்ல காற்றோட்டமும், சூரிய ஒளியும் உள்ள இடத்தில் செய்யலாம். காலையில் செய்ய வாய்ப்பில்லாதவர்கள், மாலையில், உடலைத் தூய்மை செய்து வெறும் வயிற்றில் ஆசனங்கள் செய்யலாம்.

யோகாசனம்

யோகாசனங்களை எந்த வயதிலும் பழகலாம்; செய்யலாம்; இருப்பினும், 'இளமையில் கல்' என்பதற்கேற்ப, சிறு வயதிலேயே பழகுவது எளிது.

தகுந்த குரு மூலம் பழகுவது நல்லது. யோகாசன நூல், படம் (சார்ட்) மூலமும் பழகலாம். யோகாசனம் செய்யும் பொழுது தும்மல் வந்தால், ஆசனத்தைக் கலைத்து விட்டு, தும்மல் நின்றபின், மீண்டும் தொடர வேண்டும். காய்ச்சல் உள்ள நிலையில் ஆசனம் செய்யக் கூடாது. மகளிர் மாதவிடாய்க் காலங்களில் ஆசனம் செய்யக்கூடாது. கருவுற்ற பெண்கள், மூன்று மாதங்களுக்கு மேல் வயிற்றுப் பகுதி இறுக்கமடையும் ஆசனங்களை செய்யக் கூடாது. உதாரணமாக யோக முத்ரா, மகா முத்ரா, பச்சிமோத்தாசனம், ஹாலாசனம், மயூராசனம், பாதஹஸ்தாசனம், உட்டியானா, நௌலி போன்றவற்றைச் செய்யக்கூடாது.

பிரசவித்து இரண்டு மாதங்கள் கழிந்த பின்னர், ஆசனம் செய்வதைத் தொடரலாம். குளித்த பின்னர் ஆசனம் செய்வதுதான் நல்லது; ஆசனம் செய்தபின் குளிப்பதாயின் முப்பது நிமிடங்கள் கழித்துக் குளிக்கலாம்.

நாள்தோறும், அதிகாலையில் யோகாசனம் செய்வது உடல், உள நலத்திற்கு நன்மையளிக்கும். ஆயுள் அதிகமாகும்;

ஆசனப் பயிற்சிகளை உட்கார்ந்த நிலை, குப்புறப்படுத்த நிலை, மல்லாந்து படுத்த நிலை, நின்ற நிலை ஆகிய நிலைகளில் வரிசைப்படுத்திச் செய்யலாம். நூற்றுக்கணக்கான ஆசனப் பயிற்சிகள் உள்ள நிலையில், நாள்தோறும் எல்லா ஆசனங்களையும் செய்ய இயலாததால் கீழ்க்குறிப்பிட்டுள்ள ஆசனங்கள், அல்லது ஒவ்வொரு நிலையிலும் முக்கியமாகக் கருதப்படும் ஆசனங்களைச் செய்யலாம்.

ஆசனப் பயிற்சி செய்பவர்கள் சைவ உணவு உண்பது உயர்வை அளிக்கும். கைக்குத்தலரிசி அல்லது கார் சம்பா அரிசி உணவு ஒரு வேளையும், கேழ்வரகு (ராகி), கோதுமை, கம்பு முதலிய பிற தானியங்களில் செய்த உணவு மற்ற வேளைகளிலும் உண்பது சிறப்பாக இருக்கும். காய்கறிகள், கீரைகள், கனிகள் ஆகியன உணவில் அதிகம் சேர்த்துக்கொள்ள வேண்டும். புகைப் பிடித்தல், மது அருந்துதல், காபி, டீ அருந்துதல், வெற்றிலை போடுதல், மூக்குப்பொடி, புகையிலை பயன்படுத்துதல் ஆகிய பழக்கங்கள் இருப்பின், நிறுத்துவது அவசியம்.

தயார் செய்யும் பயிற்சிகள்

ஆசனங்கள் செய்யத் தொடங்கும் முன் உடலுறுப்புகளை ஆயத்தமாக வைத்துக்கொள்ளத் தயார் செய்யும் பயிற்சிகள் செய்வது சிறப்பு. தலைமுதல் பாதம்வரை ஒவ்வோர் உறுப்புக்கும் அசைவுப் பயிற்சி கொடுப்பதே, 'தயார் செய்யும் பயிற்சி' ஆகும். நின்ற நிலையில் தலையை மட்டும் முன்னும் பின்னும்

மூன்று முறை அசைத்தல், பின்னர் தலையைப் பக்கவாட்டில் மூன்று முறை அசைத்தல், தலையை கழுத்தை ஒட்டி, 'Clockwise'ல் மூன்று முறை மெதுவாகச் சுற்றுதல், பின்னர், 'Anticlockwise'ல் மூன்று முறை சுற்றுதல். தொடர்ந்து இடக் கையை மட்டும் வட்டமாக Clockwiseல் மூன்று முறை, Anti Clockwiseல் மூன்று முறை சுற்றுதல். அதன்பின் வலக் கையை மட்டும் வட்டமாக Clockwiseல் மூன்று முறை, Anti-clockwiseல் மூன்று முறை சுற்றுதல். அடுத்து இரு கைகளையும் ஒரே சமயத்தில் Clockwise, Anti-clockwiseல் சுற்றுதல், இடுப்புப் பகுதியை மட்டும் முன்னும் பின்னும் மூன்று முறை வளைத்து, பக்கவாட்டிலும், மூன்று முறை வளைத்தல், இடுப்புப் பகுதியை மட்டும் Clockwise, Anti Clockwiseல் மூன்று முறை சுற்றுதல், இதேபோல் இரு கால் மூட்டுக்காலை மட்டும் மூன்று முறை சுற்றுதல், பின்னர் இரு கால் பாதங்களை

மட்டும் பக்கவாட்டிலும், முன்னும் பின்னும் அசைத்தல். ஆக, இத்தகைய அனைத்துத் தயார் செய்யும் பயிற்சிகளையும் நின்ற நிலையிலேயே செய்ய வேண்டும்.

I. சூரிய நமஸ்காரம்

தயார் செய்யும் பயிற்சிகள் (Warm up Exercises) செய்தபின், சூரிய நமஸ்காரப் பயிற்சிகள் ஒன்று முதல் பனிரெண்டு நிலை வரை மூன்று முறை நாள்தோறும் செய்யவும். ஒன்று முதல் பனிரண்டு நிலைகளைச் செய்யும்பொழுது, ஒவ்வொரு நிலைக்கும் ஒரு மந்திரம் உண்டு. ஒவ்வொரு நிலையைச் செய்யும் பொழுதும் அதற்குரிய மந்திரத்தை உச்சரித்துக் கொண்டே செய்யலாம்; அல்லது மந்திரத்தை உச்சரிக்காதும் செய்யலாம்.

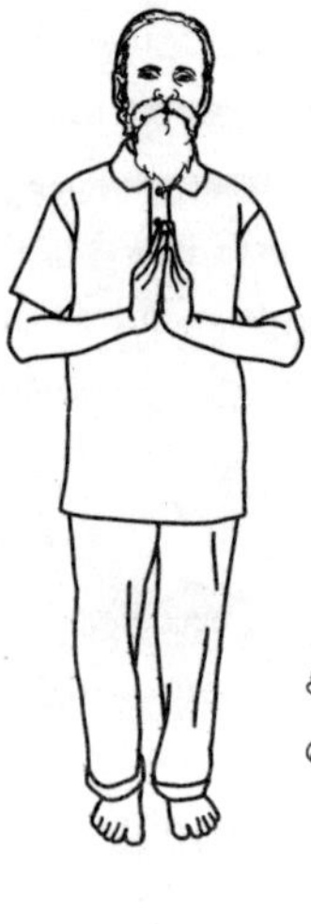

நிலை ஒன்று

கிழக்கு நோக்கி நின்று, நேராக நிமிர்ந்து இரு கைகளையும் மார்பின் மீது வைத்து, கரம் கூப்பியவாறு வணங்கி நிற்பது. 'ஓம் மித்ராய நமஹ' என்னும் மந்திரத்தை உச்சரித்தவாறு செய்யலாம்.

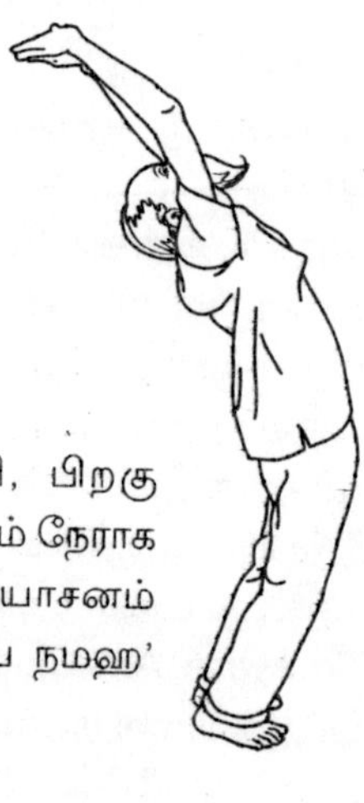

நிலை இரண்டு

நின்றவாறு, இரு கைகளையும், மேலே தூக்கி, பிறகு பின்பக்கமாக உடலை நன்கு வளைத்து, இரு கைகளையும் நேராக நீட்டி, பின்பக்கமாக நன்கு வளைந்தவாறு (பிறையாசனம் அல்லது சக்கராசனம் போன்று) செய்தல். 'ஓம் ரவியே நமஹ' எனும் மந்திரத்தை உச்சரித்தவாறு செய்யலாம்.

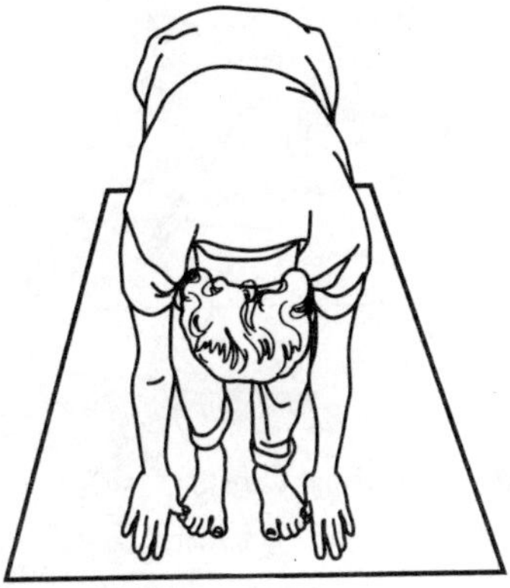

நிலை மூன்று

நின்ற நிலையில் உடலை முன்பக்கமாக நன்கு வளைத்து, இரு கைகளும் மடங்காமல் தரையைத் தொட்டு, அல்லது கால் கட்டை விரல்களைப் பிடித்தவாறு, இரு கால்களும் மடங்காமல், கால் மூட்டுக்களை மூக்கு தொடுமாறு 'பாத ஹஸ்தாசனம்' செய்வது போன்று செய்தல். 'ஓம் சூர்யாய நமஹ' என்னும் மந்திரத்தை உச்சரித்தவாறு செய்யலாம்.

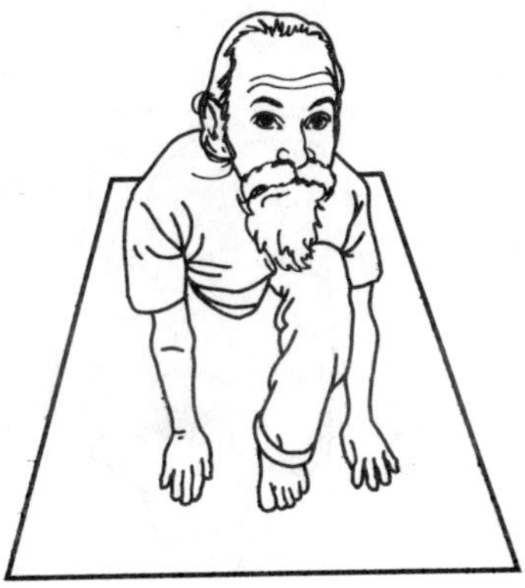

நிலை நான்கு

இடக் காலை சிறிது முன் வைத்து மடக்கி, இரு கைக ளையும் மடக்கிய இடக் காலின் பக்க வாட்டில் ஊன்றி, வலக் காலை, பின்புறமாக வலக் கால் மூட்டு தரையில் தொடும்படி நீட்டி, தலையை நேராக நிமிர்ந்து இருத்தல். 'ஓம் பானவே நமஹ' என்று உச்சரித்தவாறு செய்யலாம்.

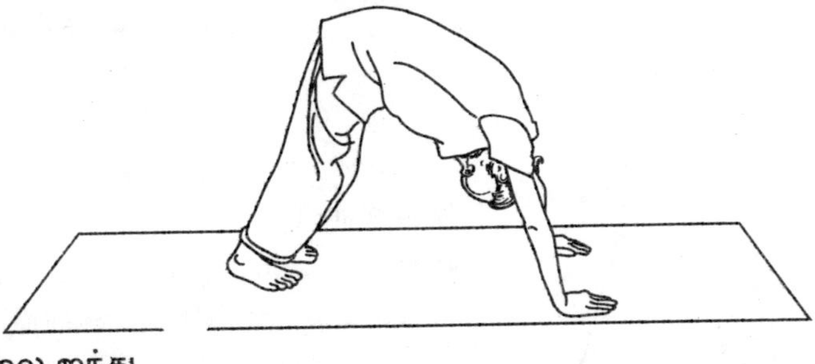

நிலை ஐந்து

இரு கைகளையும் முன்னே ஊன்றி, இரு கால்களையும் பின்னே ஊன்றி, தலையைக் கீழே தொங்கப் போட்டு, இடுப்பை மேலே உயர்த்திக் குனிந்திருத்தல். 'ஓம் கஹாய நமஹ' எனும் மந்திரத்தை உச்சரித்தவாறு செய்யலாம்.

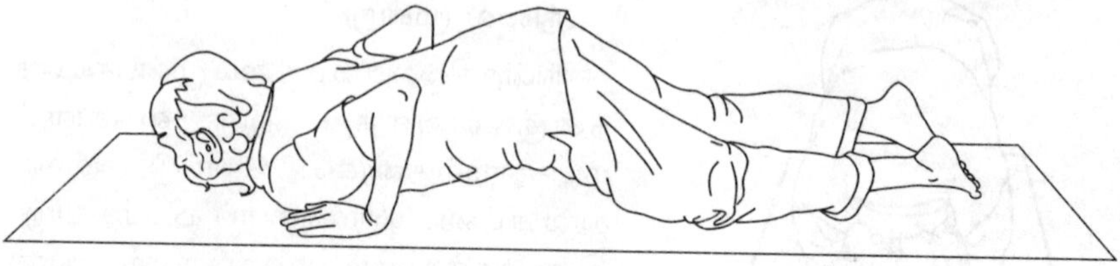

நிலை ஆறு

நிலை ஐந்திலிருந்து தண்டால் செய்வது போன்று செய்து, நாடி, இரு உள்ளங்கைகள், மார்பு, இருகால்களின் மூட்டுக்கள், இரு கால்களின் விரல்கள் மட்டும் தரையில் தொட்டவாறும், ஏனைய உறுப்புகள் தரையில் தொடாதவாறு உயர்த்தியும் இருத்தல். 'ஓம் புஷனி நமஹ' எனும் மந்திரத்தை உச்சரித்தவாறு செய்யலாம்.

நிலை ஏழு

குப்புறப்படுத்தவாறு, தொப்புளுக்குக் கீழ்பகுதி முழுவதும் தரையில் தொட்டவாறு இரு கால், இரு கைகளையும் மடக்கி உடலோடு சேர்த்துத் தரையில் ஊன்றியவாறு, தொப்புளுக்கு மேல் பகுதி முழுவதும் தரையில் தொடாதபடி தலையையும் சேர்த்து, பின்புறமாக நன்கு வளைத்து, 'புஜங்காசனம்' போன்று செய்தல். 'ஓம் இரண்யகர்பாய நமஹ' எனும் மந்திரத்தை உச்சரித்தவாறு செய்யலாம்.

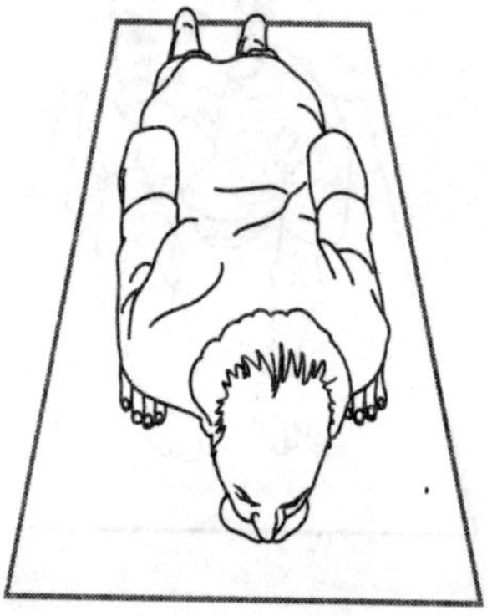

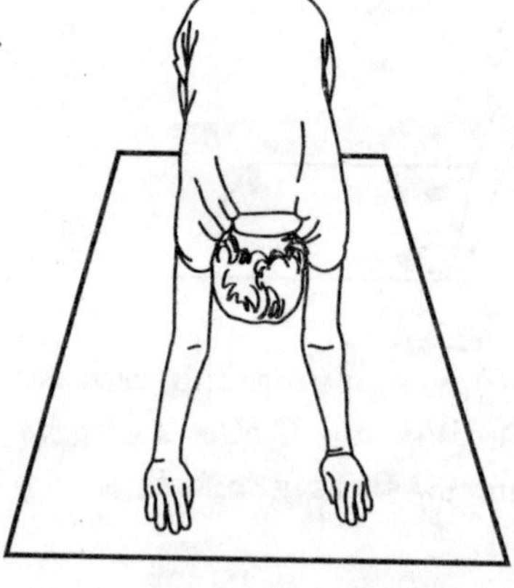

நிலை எட்டு

நிலை ஐந்தில் குறிப்பிட்டவாறு, இரு கைகளையும் முன்னே ஊன்றி, இரு கால்களையும் பின்னே ஊன்றி, தலையைக் கீழே தொங்கப் போட்டு, இடுப்பை மேலே உயர்த்திக் குனிந்து 'ஓம் மாரிச்சே நமஹ' எனும் மந்திரத்தை உச்சரித்தவாறு செய்யலாம்.

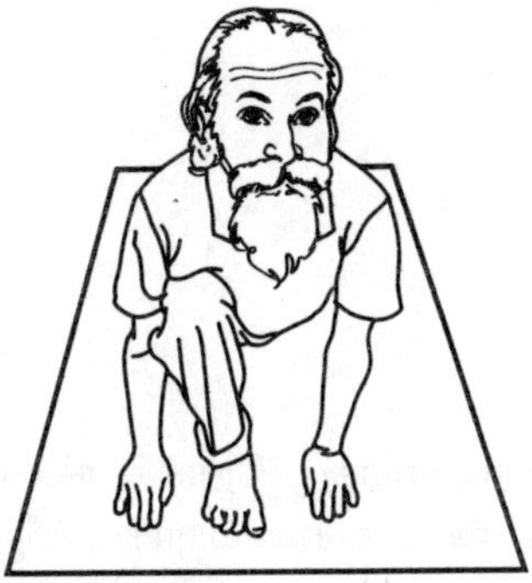

நிலை ஒன்பது

நிலை நான்கில் குறிப்பிட்டதற்கு மாறாக வலக் காலை சிறிது முன்வைத்து, மடக்கி, இரு கைகளையும் வலக் காலின் பக்கவாட்டில் ஊன்றி, இடக் காலைப் பின்புறமாக இடக்கால் மூட்டுத் தரையில் தொடும்படி மடக்கி நீட்டி, தலையை நேராக நிமிர்ந்து இருத்தல். 'ஓம் சாவித்ரி நமஹ' எனும் மந்தி ரத்தை உச்சரித்தவாறு செய்யலாம்.

நிலை பத்து

நிலை மூன்றில் குறிப் பிட்டவாறு நின்ற நிலையில் உடலை முன்பக்கமாக நன்கு வளைத்து, இரு கைகளும் தரையைத் தொட்டு, அல்லது கால் கட்டை விரல்களைப் பிடித்தவாறு, இரு கால்களும், மடங்காமல் கால் மூட்டுகளை மூக்கு தொடுமாறு, 'பாதஹஸ்தாசனம்' செய்வது போன்று செய்தல். 'ஓம் அர்க்காய நமஹ' எனும் மந்திரத்தை உச்சரித்தவாறு செய்யலாம்.

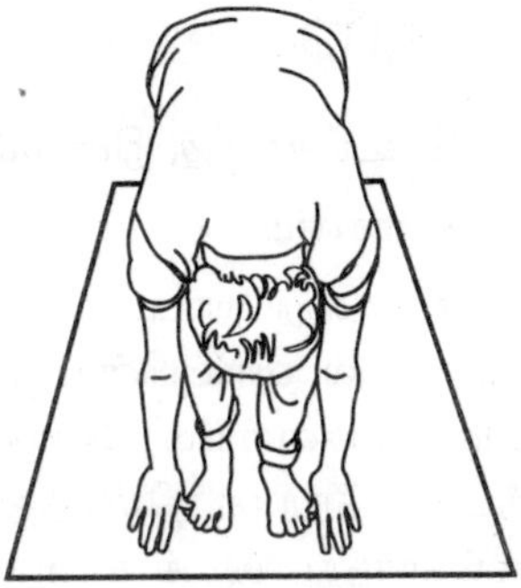

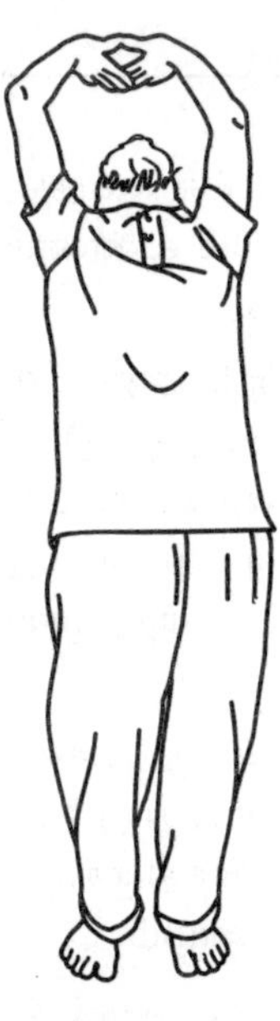

நிலை பதினொன்று

நிலை இரண்டில் குறிப்பிட்டவாறு, நின்ற நிலையில் இரு கைகளையும் மேலே தூக்கி, பின்பக்கமாக உடலை நன்கு வளைத்து, இரு கைகளையும் நேராக நீட்டி, பின்பக்கமாக வளைத்தவாறு, பிறையாசனம் அல்லது சக்கராசனம் செய்வது போன்று செய்தல். 'ஓம் ஆதித்யாய நமஹ' எனும் மந்திரத்தை உச்சரித்தவாறு செய்யலாம்.

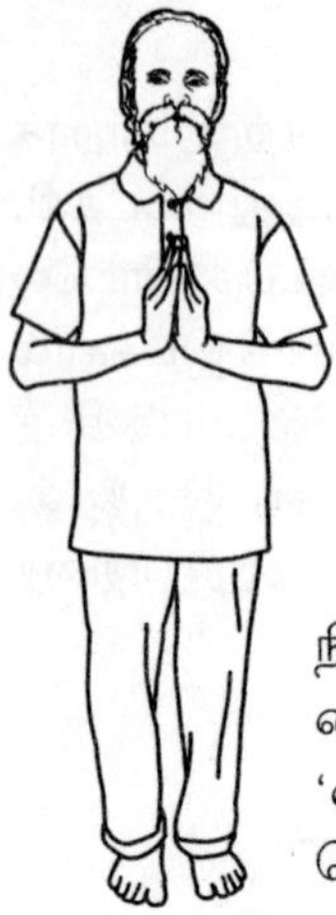

நிலை பனிரண்டு

நிலை ஒன்றில் குறிப்பிட்டவாறு, கிழக்கு நோக்கி நின்ற நிலையில் நேராக நிமிர்ந்து இரு கைகளையும் மார்பின் மீது வைத்து, கரம் கூப்பியவாறு சூரியனை வணங்கி நிற்பது. 'ஓம் பாஸ்கராய நமஹ' எனும் மந்திரத்தை உச்சரித்தவாறு செய்யலாம்.

II. உட்கார்ந்த நிலையில் செய்யும் ஆசனங்கள்

சுகாசனம்

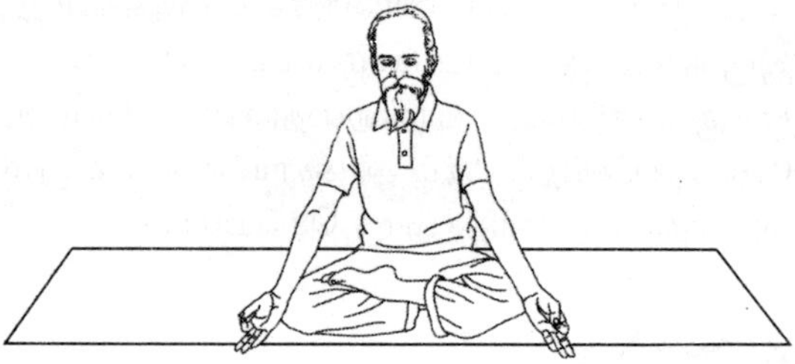

நல்ல காற்றோட்டமுள்ள அறையில், விரிப்பின் மீது, இருகால்களையும் நேராக நீட்டி, நேராக நிமிர்ந்து உட்கார்ந்து, இடக் காலை மடக்கி வலக் கால் தொடை மீது, அடிவயிற்றை இடக் குதிகால் தொடும் வண்ணம் வைத்து, வலக் காலை இடக் காலுக்கு அடியில் மடக்கி வைத்து, இரு கை விரல்களையும் நேராக இரு கால் மூட்டுகள் மீது படும் வண்ணம் நீட்டி, கண்கள் மூக்கு நுனியைப் பார்த்தவாறு அமர்ந்திருத்தல்.

பின் இவ்வாசனத்தைக் கலைத்துவிட்டு, கால்களை மாற்றி, அதாவது, முதலில் வலக் காலை மடக்கி, இடக் கால் தொடை மீது, வைத்து, இடக் காலை மடக்கி வலக் காலுக்கு அடியில் வைத்து, இரு கை விரல்களையும் சின்முத்திரையில் வைத்து, இரு கைகளையும் இரு கால் முட்டுகள் மீது படும் வண்ணம் நேராக நீட்டி, கண்கள் மூக்கு நுனியைப் பார்த்தவாறு அமர்ந்திருத்தல்.

பொதுவாக, எந்தவோர் ஆசனமும் செய்யத் தொடங்கும் போது, மூச்சை முற்றிலும் வெளிவிட வேண்டும்; ஆசனத்தைக் கலைக்கும் பொழுது மூச்சை முற்றிலும் உள்ளிழுக்க வேண்டும். ஆசன நிலையில் அமர்ந்திருக்கும் பொழுது, மூச்சு உள்ளும், வெளியும் ஆழ்ந்து சென்றுவர வேண்டும்.

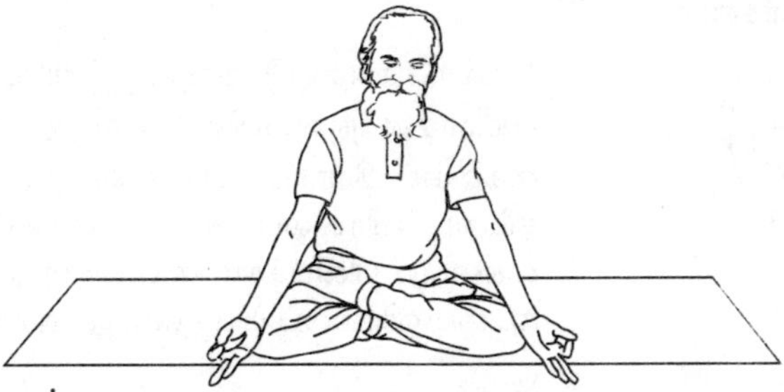

பத்மாசனம்

இரு கால்களையும் நீட்டி, நேராக நிமிர்ந்து உட்காரவும். முதலில், இடக் காலை மடக்கி, வலக் கால் தொடைமீது, இடக் குதிகால் அடிவயிற்றைத் தொடுமாறு வைக்கவும். பின், வலக் காலை மடக்கி, இடக் கால் தொடைமீது, வலக் குதிகால் அடிவயிற்றைத் தொடுமாறு வைக்கவும். சின் முத்திரையில் இரு கை விரல்களையும் வைத்து, அந்தந்தக் கால் மூட்டுகள் மீது அந்தந்தக் கைகளை நேராக நீட்டி, நேராக நிமிர்ந்து, கண் பார்வை மூக்குநுனியைப் பார்த்தவாறு அமர்ந்திருத்தல். பிராணாயாமம் (மூச்சுப்பயிற்சி), தியானம் ஆகியவற்றை இவ்வாசனத்தில் அமர்ந்து செய்யலாம்.

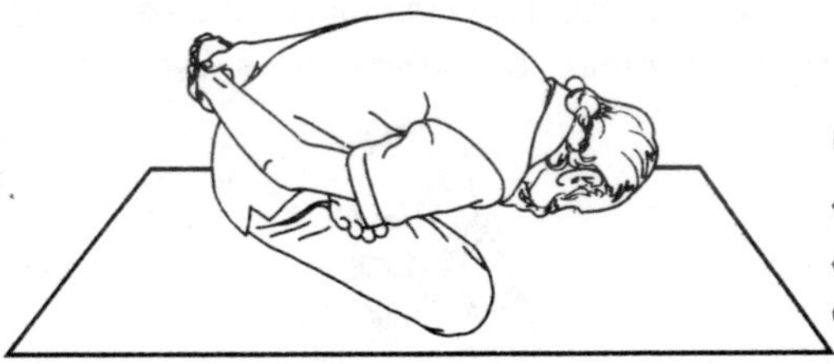

யோகமுத்ரா

வரிசை எண் இரண்டில் குறிப்பிட்டுள்ளவாறு, பத்மாசனத்தில் அமர்ந்த நிலையில், இரு கைகளையும் அடிமுதுகுப் பக்கம் கோர்த்துக் கொண்டு உடலை முன் பக்கமாக சாய்த்து, நெற்றி தரையைத் தொடு மாறு அமர்ந்திருத்தல்;

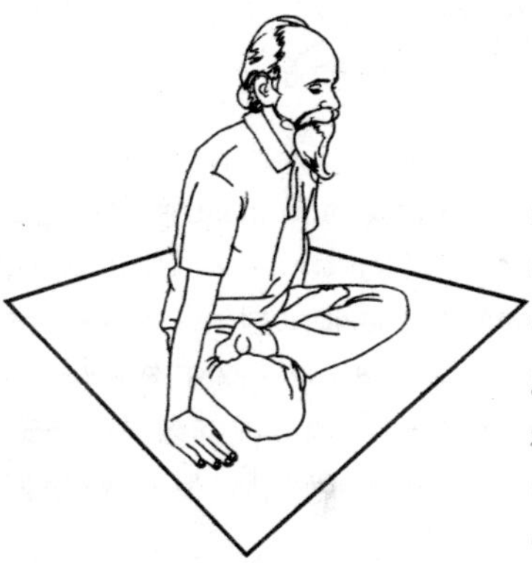

உத்தித பத்மாசனம்

வரிசை எண் இரண்டில் குறிப்பிட்டுள்ள பத்மாசன நிலையில் அமர்ந்து, இரு உள்ளங்கைகளையும் விரித்துத் தரையில் ஊன்றியவாறு, உடலைப் பத்மாசன நிலையில் இயன்ற அளவு உயரே தூக்கி நிறுத்திய பின், இந்நிலையில், உடலை முன்னும் பின்னும் ஊஞ்சலாடு வதுபோல் ஆட்டவும்.

பத்த பத்மாசனம்

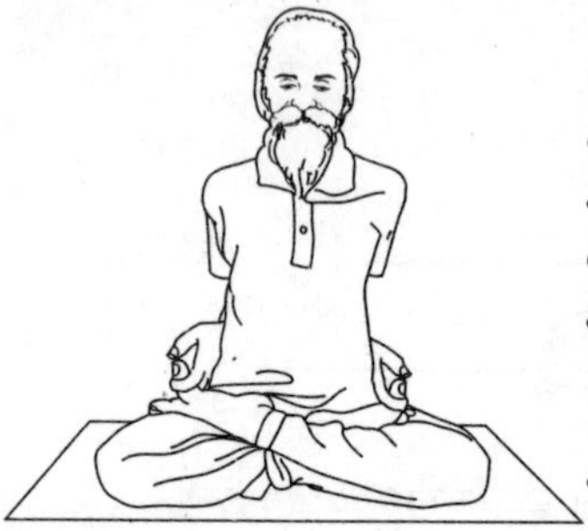

வரிசை எண் இரண்டில் குறிப்பிடப்பட்டுள்ள பத்மாசன நிலையில் அமர்ந்தவாறு, இடக் கையைப் பின் பக்கமாக வளைத்து, இடக் கால் கட்டை விரலைப் பிடிக்க வேண்டும். வலக் கையைப் பின்பக்கமாக வளைத்து வலக் கால் கட்டை விரலைப் பிடித்தவாறு அமர்ந்திருத்தல்.

பொதுவாக, பெரும்பாலான ஆசனங்கள் ஓரிரு நிமிடங்கள் செய்தால் போதும், சில குறிப்பிட்ட, முக்கிய ஆசனங்கள் மட்டும் இரண்டு அல்லது மூன்று நிமிடங்கள் செய் யலாம்; உதாரணமாக, பத்மாசனம், வஜ்ராசனம், சர்வாங்காசனம், சிரசா சனம், சாந்தி ஆசனம் முதலியன.

அர்த்த மச்சேந்திராசனம்

இரு கால்களையும் நேராக நீட்டி, நிமிர்ந்து உட்கார்ந்து, வலக் காலை மடக்கி, வலக் குதிகால் ஆசன வாயைத் தொடும் வண்ணம் வைத்தல். இடக் காலை, வலக் கால் தொடைக்கு வெளியே, பின்பக்கமாக, மடக்கி நிறுத் துதல். இடக் கையை அடி முதுகுப் பக்கமாக வளைத்து இடக் கெண்டைக் காலைப் பிடித்தல். வலக் கை அக்குளை இடக் கால் மூட்டு மீது வைத்து, வலது உள்ளங்கையை, வலக் கால் மூட்டு மீது வைத்து, உடலையும் தலையையும் முடிந்த அளவு இடப் பக்கமாகத் திருகி வளைத்து இருத்தல்.

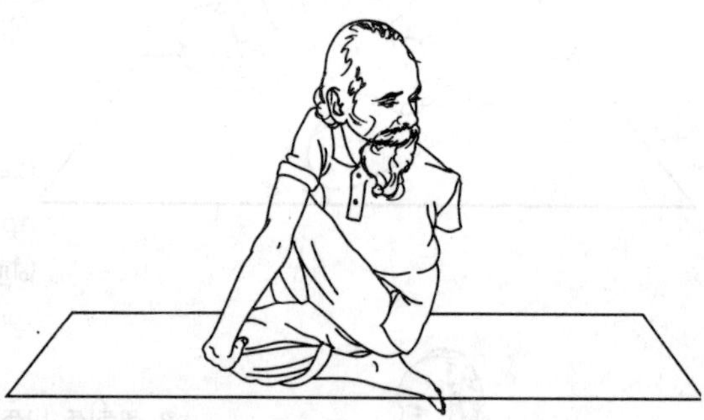

பின் இவ்வாசனத்தைக் கலைத்து விட்டு, இதே ஆசனத்தைக் காலை மாற்றிச் செய்ய வேண்டும். அதாவது, இடக் காலை மடக்கி, இடக் குதிகால் ஆசன வாயைத் தொடும் வண்ணம் வைத்து, வலக் காலை இடக் கால் தொடைக்கு வெளியே, பின்பக்கமாக, மடக்கி நிறுத்துதல். வலக் கையை அடிமுதுகுப் பக்கமாக வளைத்து வலக் கெண்டைக் காலைப் பிடித்து, இடக் கை அக்குளை வலக்கால் மூட்டுமீது வைத்து, இடது உள்ளங்கையை இடக் கால் மூட்டு மீது வைத்து, உடலையும், தலையையும் முடிந்த அளவு வலப் பக்கமாகத் திருகி வளைத்து இருத்தல்.

கோமுகாசனம்

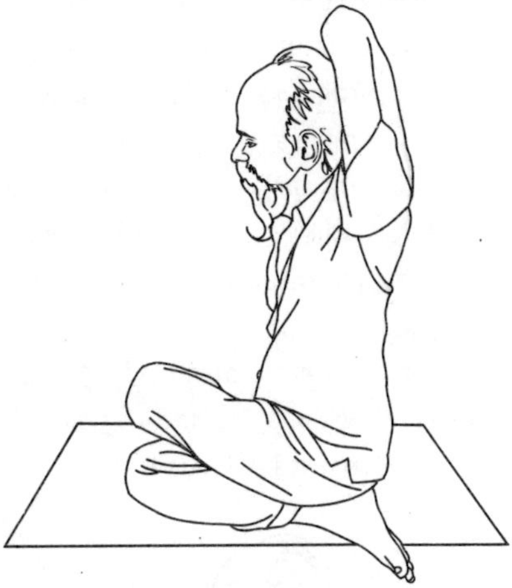

இரு கால்களையும் நீட்டி, நேராக நிமிர்ந்து உட்கார்ந்து, வலக் காலை மடக்கி, வலக் குதிகால் ஆசன வாயைத் தொடுமாறு வைத்தல். இடக் காலை வலக் கால் மீது மடக்கி வைத்தல். வலக் கையை உயரே நீட்டி, மடக்கி, உள்ளங்கையை முதுகுப் பக்கம் வைத்தல். இடக் கையைக் கீழ்ப்பக்கமாக மடக்கி, இட உள்ளங்கையை முதுகுப் பக்கமாக வைத்து, இரு கை விரல்களும் கோர்த்தவாறு, நேராக நிமிர்ந்து, அமர்ந்திருத்தல்.

பின், இவ்வாசனத்தைக் கலைத்து, கால்களை மாற்றிச் செய்ய வேண்டும். இடக் காலை மடக்கி, இடக் குதிகால் ஆசன வாயைத் தொடுமாறு வைத்து, வலக் காலை இடக் கால் மீது மடக்கி வைத்தல். இடக் கையை உயரே நீட்டி, மடக்கி, உள்ளங்கையை முதுகுப் பக்கம் வைத்தல். வலக் கையை கீழ்ப் பக்கமாக மடக்கி, வலது உள்ளங்கையை முதுகுப் பக்கமாக வைத்து, இரு கை விரல்களும் கோர்த்தவாறு, நேராக நிமிர்ந்து, அமர்ந்திருத்தல்.

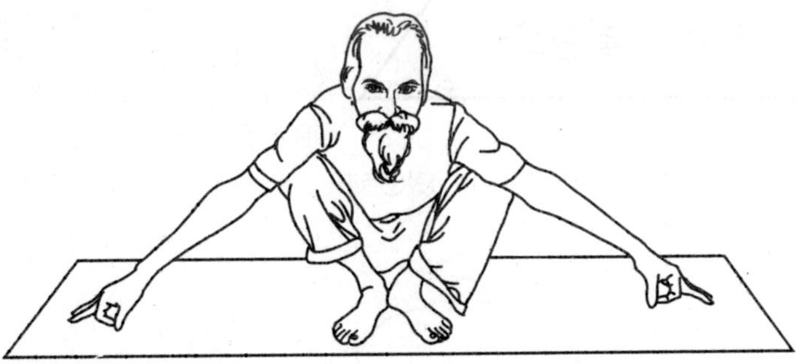

அய்யப்பசாமி ஆசனம்

அய்யப்பசாமி படத்தில் அமர்ந்திருப்பது போல், இருகால்களும் ஊன்றிய நிலையில் மடக்கி உட்கார்ந்து, இரு கை விரல்களையும் சின்முத்திரையில் வைத்து, இடக் கையை இடக் கால் மூட்டு மீது வைத்து நேராக நீட்டி, வலக் கையை வலக்கால் மூட்டு மீது வைத்து நேராக நீட்டி நிமிர்ந்து, கண் பார்வை மூக்கு நுனியைப் பார்த்தவாறு அமர்ந்திருத்தல்.

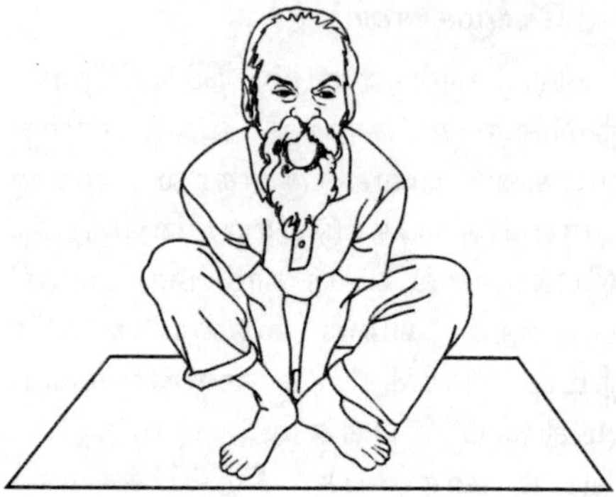

சிம்மாசனம்

அய்யப்பசாமி ஆசனம் போன்று, இரு கால்களும் ஊன்றிய நிலையில் மடக்கி உட்கார்ந்து, இரு கைகளையும் இருகால் பாதங்களுக்குப் பின்னால், குதத்திற்கு அடியில் கொண்டுபோய், இரு உள்ளங்கைகளையும் தரையில் ஊன்றியவாறு, நேராக வைத்து, நாக்கை நன்கு வெளியில் நீட்டி, சிங்கம் கர்ஜிப்பது போல் சத்தமாக மூன்று முறை கத்த வேண்டும்.

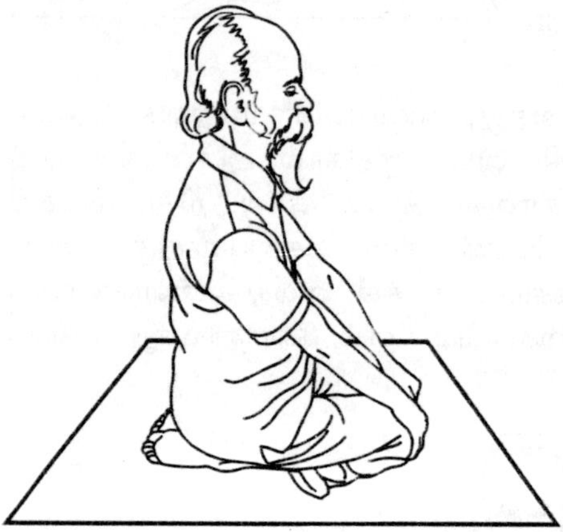

வஜ்ராசனம்

முகமதியர்கள் தொழுகையின் போது உட்காருவது போல், இரு கால்களையும் தரையில் படும் வண்ணம் மடக்கி, ஒன்றாக வைத்து, இரு கால் பாதங்கள் மீது குதத்தை வைத்து, நேராக நிமிர்ந்து, மூக்கு நுனியைப் பார்த்தவாறு அமர்ந்திருத்தல், இவ்வாசனம் மட்டும் வெறும் வயிற்றிலும், உணவு உண்ட பின்பும் செய்யலாம். இவ்வாசனம் செய்து வந்தால், உடல் வஜ்ரம் போன்று உறுதியாகும். (இரு கைகளையும் இருகால் மூட்டுக்கள் மீது வைக்கவும்.)

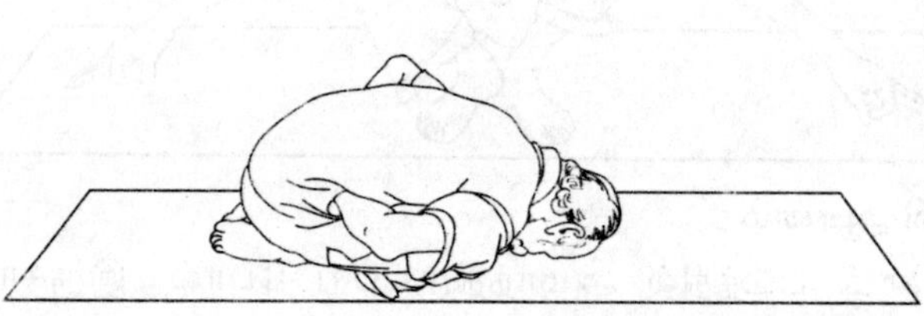

மகா முத்ரா

வஜ்ராசனத்தில் அமர்வது போல் அமர்ந்து, இரு கைகளையும் முன் பக்கம் கோர்த்துக் கொண்டு உடலை மெதுவாக முன்பக்கமாகத் தரையை நோக்கிச் சாய்த்து, நெற்றி தரையைத் தொடும்படி இருத்தல்.

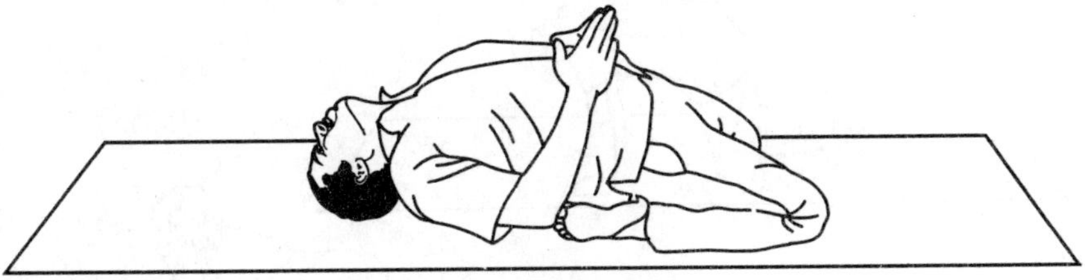

சுப்த வஜ்ராசனம்

சுப்த வஜ்ராசனம் படத்தில் உள்ளவாறு செய்தல்.

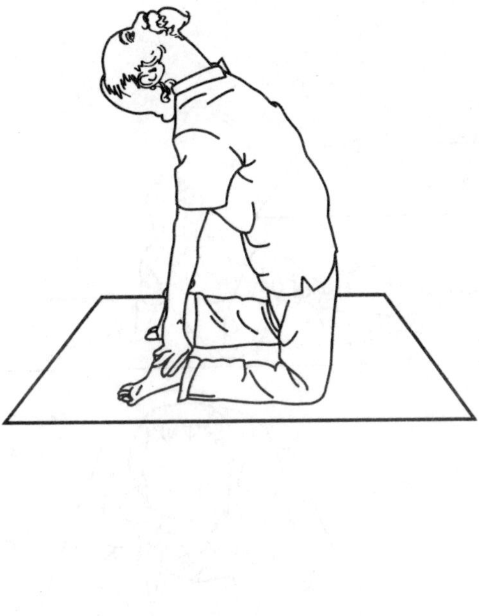

உஷ்ட்டாசனம்

இருகால்களையும் முட்டிபோட்டு மடக்கிப் பின்பக்கமாக நீட்டி, இரு கைகளாலும் இரு கணுக்கால்கள் அல்லது குதிகால்களைப் பிடித்தவாறு, உடலையும் தலையையும் பின்புறமாக நன்கு வளைத்தவாறு இருத்தல்.

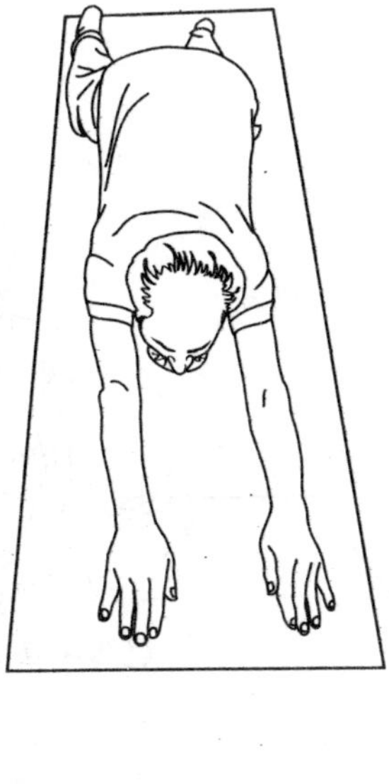

நிறை குஞ்சாசனம்

இரு கால்களையும் முட்டி போட்டுப் பின்பக்கமாக நீட்டி, இரு கைகளையும் முன்பக்கமாக நீட்டி, உடலை முன்பக்கமாகச் சாய்த்து, மார்பு, நாடி மட்டும் தரையைத் தொடுமாறு இருத்தல்.

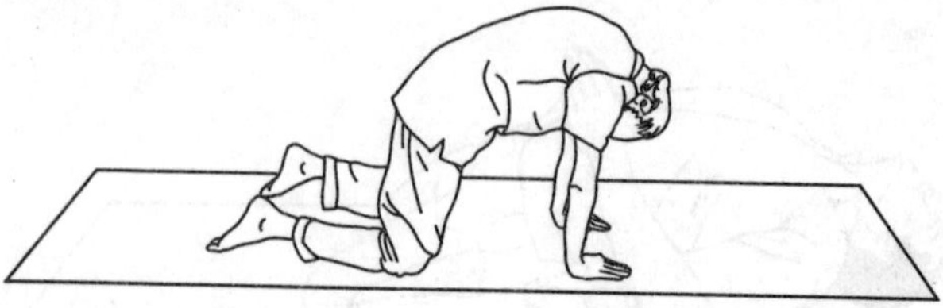

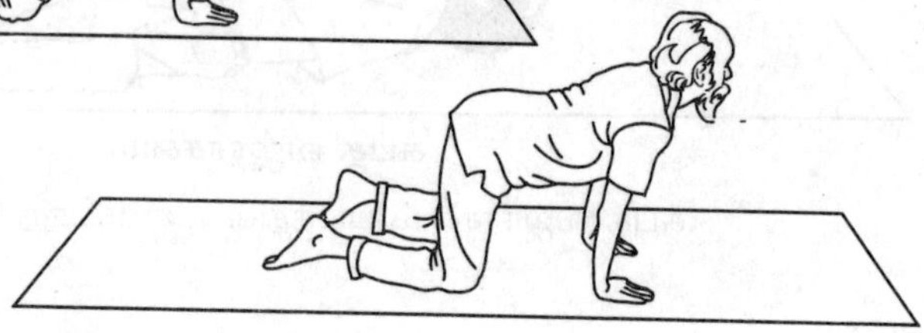

பூனை ஆசனம்
இருநிலை

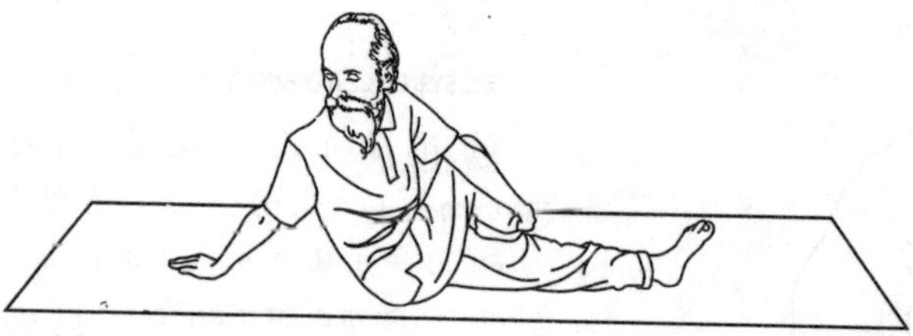

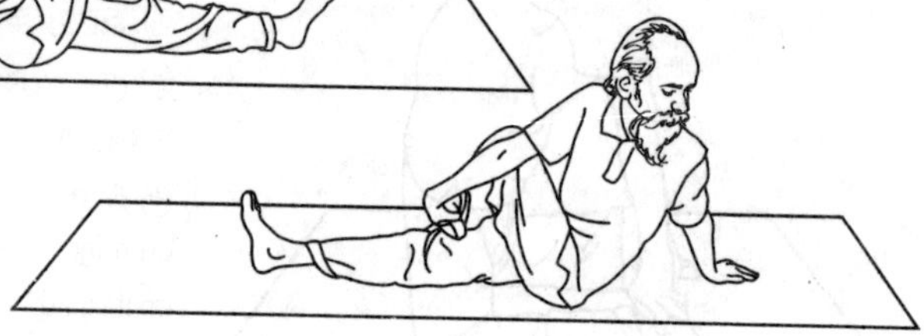

வக்கராசனம்
இருநிலை

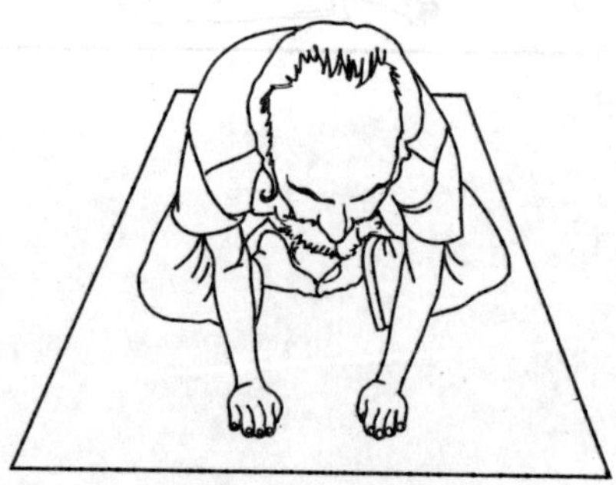

காக்கா ஆசனம்

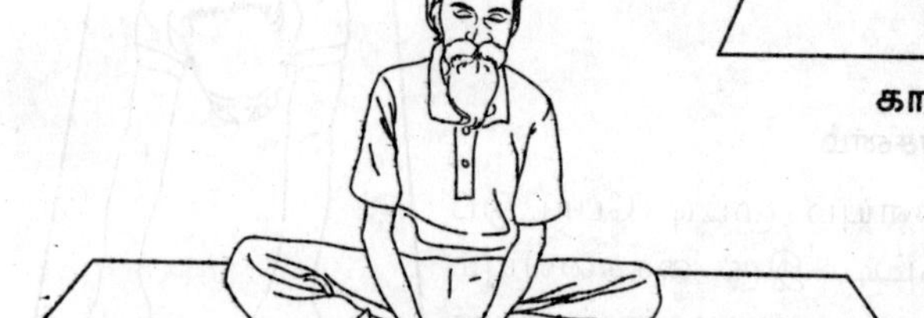

குதபாத ஆசனம்

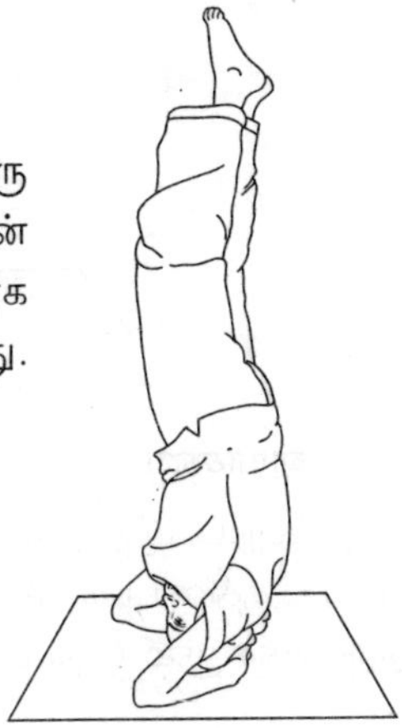

அர்த்த சிரசானம்

உச்சந்தலையைத் தரையில் ஊன்றி, இரு உள்ளங்கைகளையும் தலைப் பிடரியின் பின் கோர்த்தவாறு, உடல் முழுவதையும், தலைகீழாக நேராக நிற்கும் வண்ணம், உயரே தூக்கி நிற்பது. அர்த்த சிரசாசனம் .

III. தரையில் குப்புறப் படுத்துச் செய்யும் ஆசனங்கள்

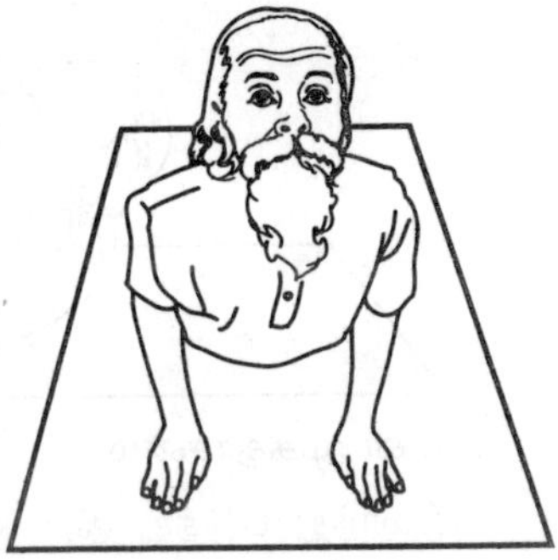

புஜங்காசனம்

விரிப்பின்மீது குப்புறப்படுத்து, உடலை நேராக நீட்டி, இரு கால்களையும் சேர்த்த வாறு இருத்தல். இரு கைகளையும் மார்பின் பக்கவாட்டில் தரையில் ஊன்றி, தொப்புளுக்கு மேல்பாகத்தை மெள்ள மெள்ள உயரே தூக்கி, தலையைப் பின்புறமாக வளைத்து இருத்தல்.

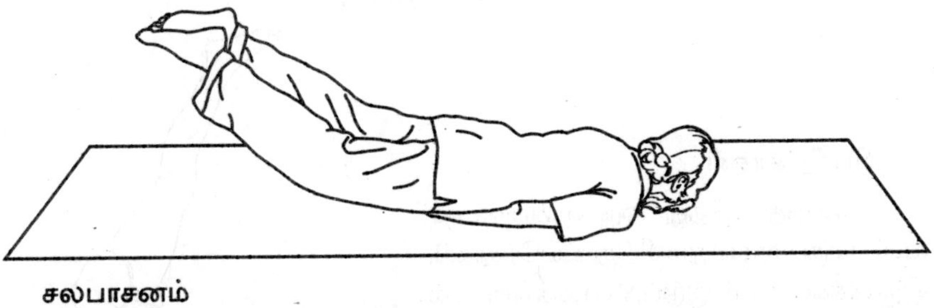

சலபாசனம்

குப்புறப்படுத்து, இரு கைகளையும் ஒன்றாகச் சேர்த்து மர்ம உறுப்புக்குக் கீழே வைத்து, இரு கால்களை மட்டும், முட்டி மடங்காமல், சேர்த்தவாறு, தொப்புளுக்குக் கீழ்ப்பாகம் முழுவதும் மெள்ள மெள்ள உயரே தூக்கி இருத்தல்.

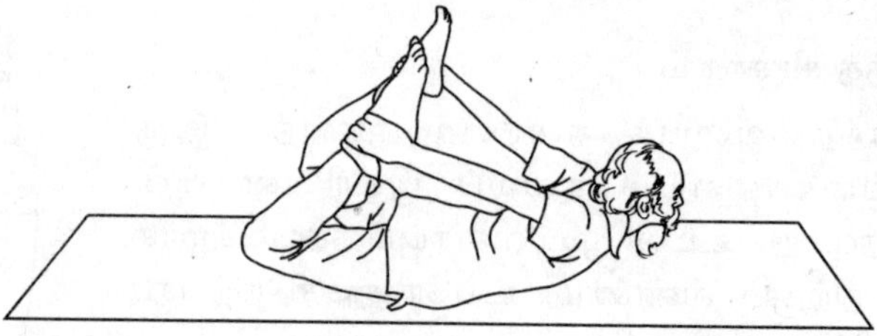

தனுராசனம்

குப்புறப்படுத்து, வயிற்றுப் பகுதி மட்டும் தரையில் படும்படி, வயிற்றுக்கு மேல் பகுதியையும், கீழ்ப்பகுதியையும் மேல்நோக்கி வில்போன்று வளைத்து, இரு கைகளும் இரு கணுக்கால்களைப் பிடித்தவாறு இருத்தல்.

IV. மல்லாந்து படுத்துச் செய்யும் ஆசனங்கள்

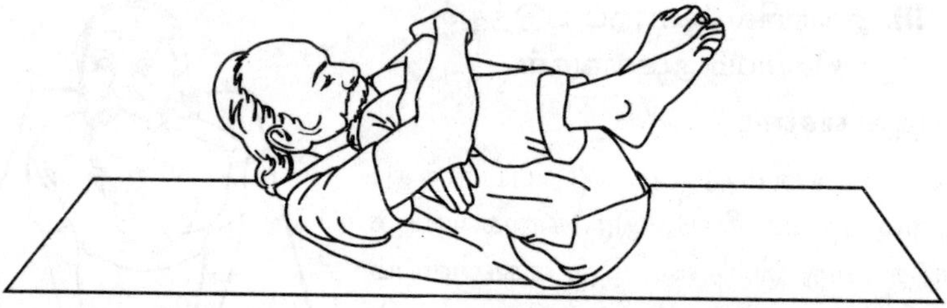

பவன முக்தாசனம்

மல்லாந்து படுத்து இரு கால்களையும் மடக்கி வயிற்றின் மீது அமுக்கி வைத்து, இரு கைகளையும் கால்களுக்கு வெளிப்புற மாகக் கொண்டு கோர்த்திருந்து, தலையை உள்பக்கமாகத் தூக்கி, நாடி; கால் மூட்டுகளைத் தொடும் வண்ணம் உள்பக்கமாக வளைத்திருத்தல்.

விபரீத கரணி

மல்லாந்து படுத்து, அடி வயிற்றுக்குக் கீழ்ப்பகுதி முழுவதும் சிறிது உயரே தூக்கி, இரு கைகளையும் இடுப்பில் பக்க வாட்டில் ஆதரவாக வைத்து, இருகால்களையும் சேர்த்து நேராக மேலே தூக்கி, இரு கால் கட்டை விரல்களும் கண்களுக்கு நேர்க்கோட்டில் இருக்குமாறு செய்தல்.

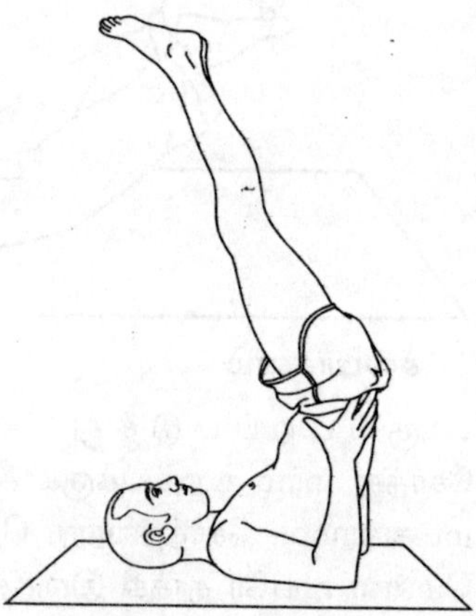

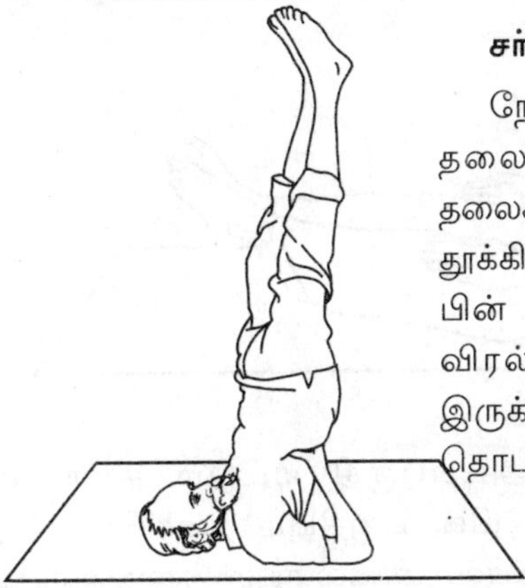

சர்வாங்காசனம்

நேராக நீட்டி மல்லாந்து படுத்த நிலையில், தலைப்பகுதி மட்டும் தரையிலிருந்தவாறு, தலைக்குக் கீழ்ப்பகுதி முழுவதும் நேராக மேலே தூக்கி, இரு உள்ளங்கைகளையும் முதுகுக்குப் பின் ஆதரவாக வைத்து, இரு கால் கட்டை விரல்களும் கண்களுக்கு நேர் கோட்டில் இருக்கும் வண்ணம் செய்தல். நாடி மார்பைத் தொட வேண்டும்.

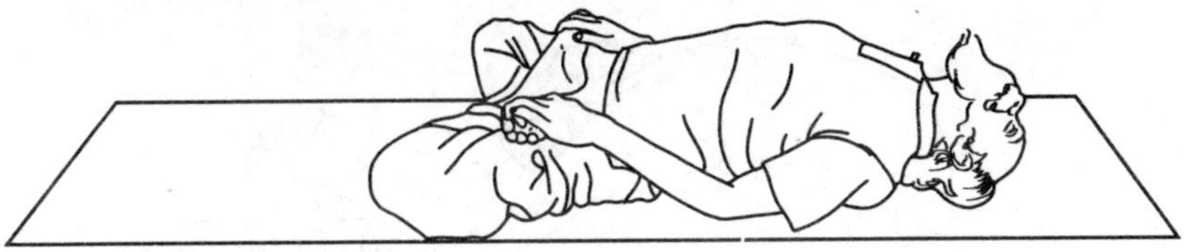

மச்சாசனம்

மல்லாந்து படுத்த நிலையில் பத்மாசனம் போட்டு, உச்சந்தலையைத் தரையில் ஊன்றி, மார்பு நன்கு மேலே தூக்கிய நிலையில் இருந்தவாறு, இரு கை மூட்டுகளையும் தரையில் ஊன்றி, இரு கைகளும் இரு கால்களின் கட்டை விரல்களைப் பிடித்தவாறு இருத்தல்.

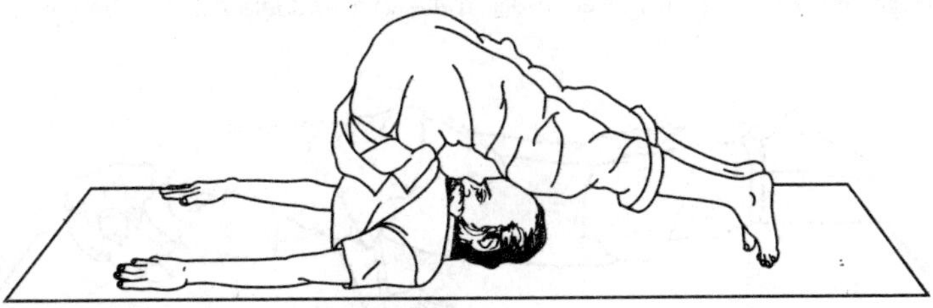

ஹலாசனம்

மல்லாந்து படுத்த நிலையில், தலைக்குக் கீழ்ப்பகுதி முழுவதையும் தூக்கி, இருகால்களையும் தலைக்குப் பின் பக்கமாக, சேர்த்த நிலையில் கால் மூட்டுகள் மடங்காமல், இரு கால் கட்டை விரல்களும் தரையில் ஊன்றியவாறு, நாடி மார்பில் இடித்தவாறு, இரு உள்ளங்கைகளும் தரையில் குப்புற நீட்டி இருத்தல்.

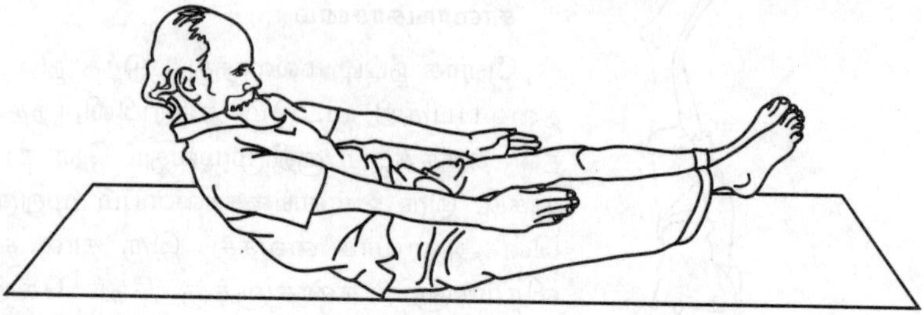

நாவாசனம்

மல்லாந்து படுத்து, இடுப்பின் அடிப்பகுதி மட்டும் தரையில் படும்படி, இடுப்பின் முன் பகுதியும், பின் பகுதியும் தரையிலிருந்து சிறிது உயரே தூக்கி படகு மிதப்பது போல், கைகளையும் கால்களையும் சேர்த்தவாறு நீட்டி இருத்தல்.

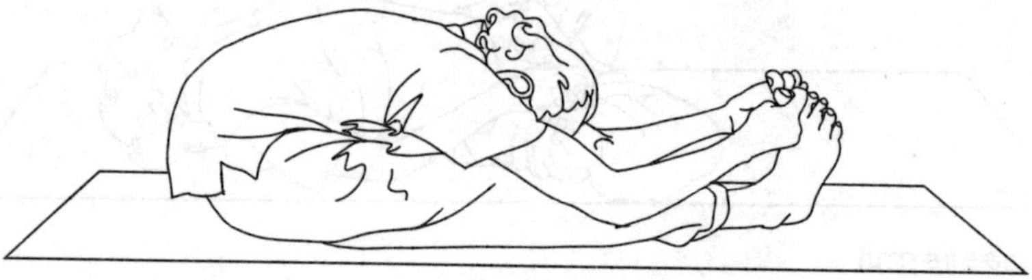

பச்சி மோத்தாசனம்

மல்லாந்து படுத்த நிலையில், நேராக நிமிர்ந்து உட்கார்ந்து, இரு கை களையும், இரு கால்களையும் முன் பக்கமாக நேராக நீட்டி, இரு கைகளும் இரு கால் கட்டை விரல்களைப் பிடித்தவாறு, உடலை முன்பக்கமாகக் குனிந்து வளைத்து, இருகால் மூட்டுகள் மீது முகத்தை வைத்தவாறு இருத்தல்.

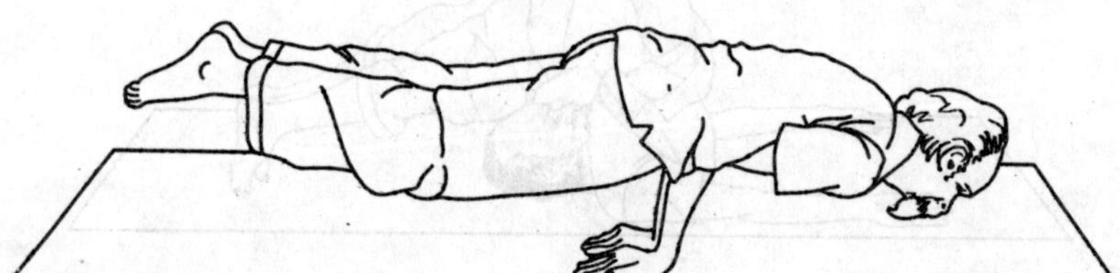

மயூராசனம்

இரு உள்ளங்கைகளையும் தரையில் ஊன்றி, இரு கை மூட்டுகளும் அடி வயிற்றில் படும்படி, குப்புறப்படுத்த நிலையில் உடலை நன்கு நீட்டி, இரு உள்ளங்கைகள் ஆதாரத்தின் மீது, உடல் முழுவதும் தரையில் படாதவாறு, தரையிலிருந்து உயர்த்தி இருத்தல். இதை குருவிடம் கற்றுக் கொள்ளவும்.

V. நின்ற நிலையில் செய்யும் ஆசனங்கள்

நின்ற பாத ஆசனம்

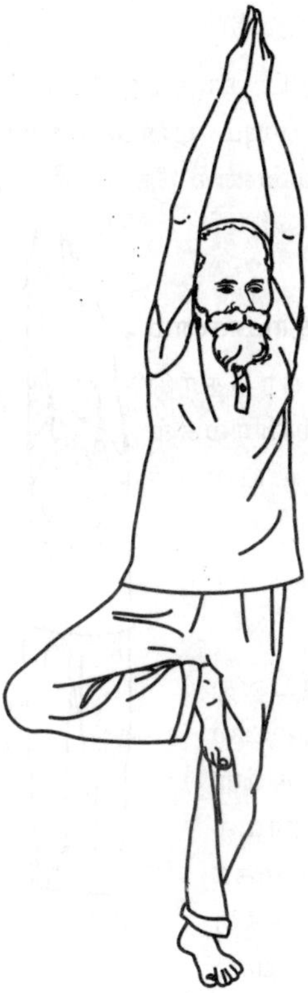

தரையில் நின்றவாறு, வலக் காலை மடித்து, இடக் கால் அடித் தொடை மீது அல்லது குதத்தின் அடியில் வைத்து, இரு கைகளையும் காதோடு சேர்த்து நேராக உயரே தூக்கி நீட்டி, கும்பிட்ட நிலையில் ஒற்றைக் காலில் நிற்றல்.

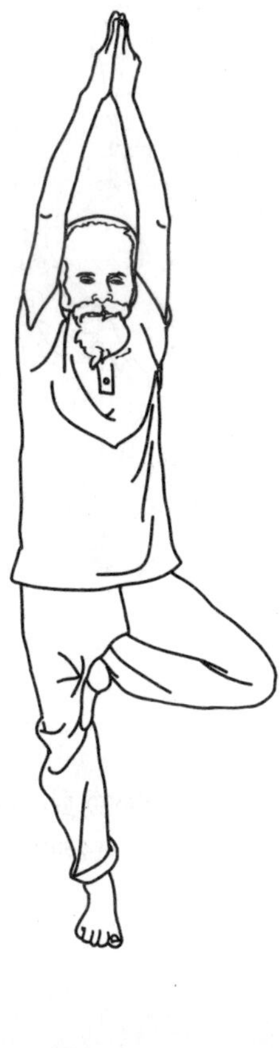

பின், இடக் காலை மடித்து, வலக் கால் அடித் தொடை மீது அல்லது குதத்தின் அடியில் வைத்து, இரு கைகளையும் காதோடு சேர்த்து நேராக உயரே தூக்கி நீட்டி, கும்பிட்ட நிலையில் ஒற்றைக் காலில் நிற்றல்.

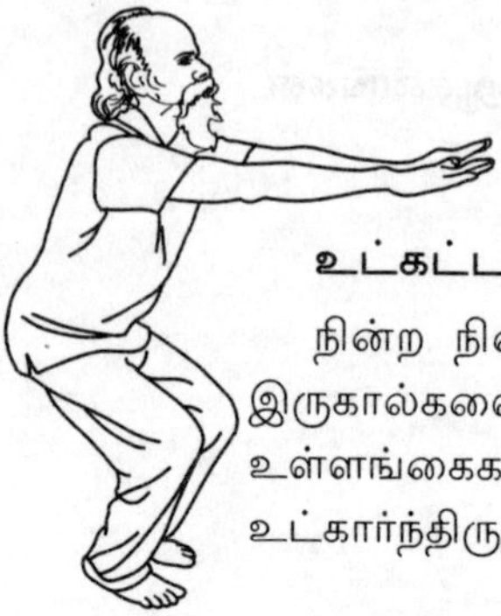

உட்கட்டாசனம்

நின்ற நிலையில், நாற்காலியில் உட் காருவது போல், இருகால்களையும் மடித்து, இரு கைகளையும் முன்பக்க மாக, உள்ளங்கைகள் கீழ்நோக்கி இருக்கும் வண்ணம் நேராக நீட்டி, உட்கார்ந்திருத்தல்.

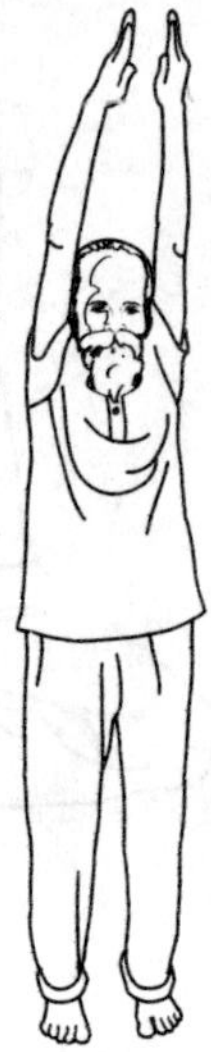

தாடாசனம்

நின்ற நிலையில், இரு கைகளையும் காதோடு சேர்த்து ஒட்டினாற்போல் உயரே நீட்டி, கால்விரல்கள் மட்டும் தரையில் ஊன்றிய நிலையில், உடலைச் சற்று உயரே தூக்கியவாறு நிற்றல்.

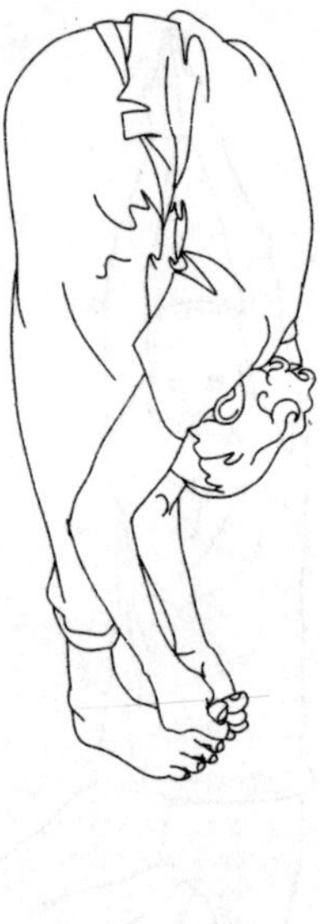

பாதஹஸ்தாசனம்

உட்கார்ந்த நிலையில் செய்வது பச்சிமோத்தாசனம். நின்ற நிலையில் செய்வது பாதஹஸ்தாசனம். நின்ற நிலையில், கால்களை மடக்காமல் நேராக வைத்து, முன்பக்கமாகக் குனிந்து, முகம், கால் மூட்டுகள் மீது படுமாறு இரு கைகளும் இரு கால் கட்டை விரல்களைப் பிடித்தவாறு நிற்றல்.

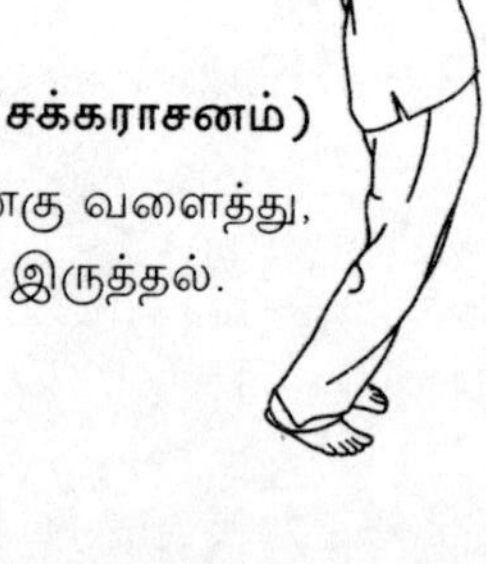

பிறையாசனம் (சக்கராசனம்)

நின்ற நிலையில், உடலைப் பின் பக்கமாக நன்கு வளைத்து, மார்பு ஆகாயத்தை நோக்கி வளைந்த நிலையில் இருத்தல்.

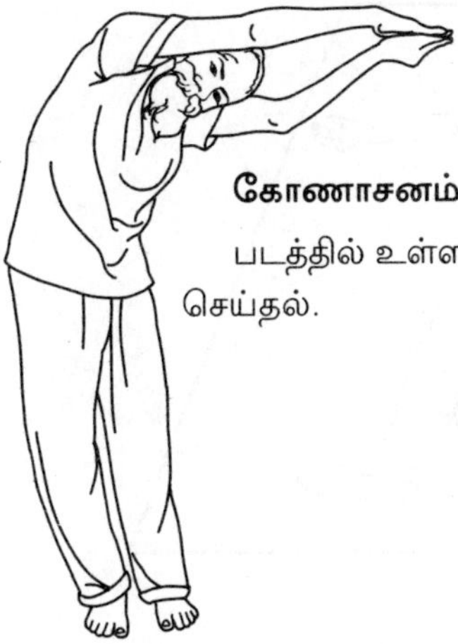

கோணாசனம்

படத்தில் உள்ளவாறு செய்தல்.

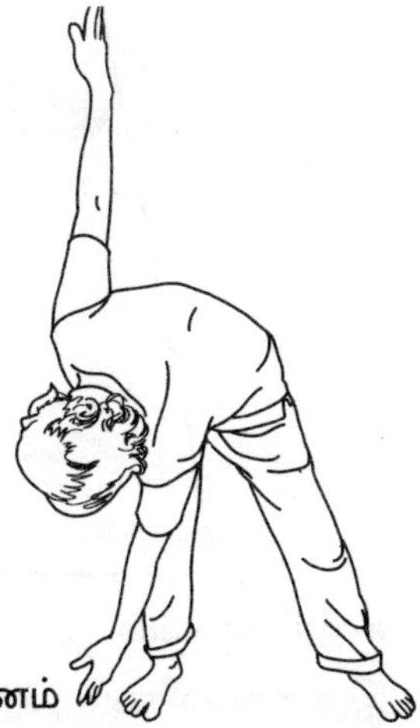

திரிகோணாசனம்

நின்ற நிலையில், உடலை வலப் பக்கமாகத் திருகிக் குனிந்து, இடக் கை வலக் காலைத் தொட்டு, வலக் கை வலக் காதோடு சேர்த்து நேராக நீட்டி இருத்தல். இது போல், நேராக நின்ற நிலைக்குத் திரும்ப வந்து, உடலை இடப்பக்கமாகத் திருகிக் குனிந்து வலக்கைஇடக்காலைத்தொட்டு;இடக்கைஇடக்காதோடு சேர்ந்து நேராக நீட்டி இருத்தல்.

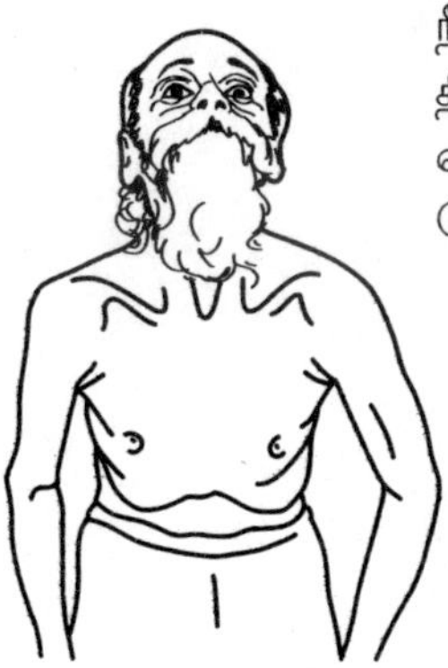

உட்டியானா

சிறிது குனிந்து நின்றவாறு, மூச்சு முழுவதையும் வெளியே விட்டு, வயிறு முழுவதும் உள்பக்கமாக எக்கி இருத்தல்.

குறிப்பு : குருவின் ஆலோசனையுடன் செய்யவேண்டிய கிரியை.

நௌலி

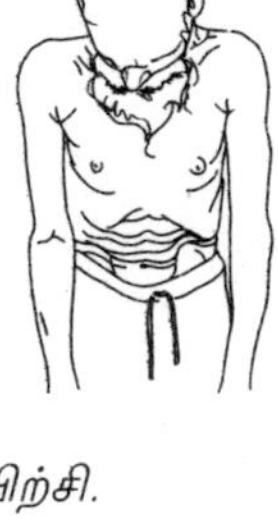

சிறிது குனிந்து நின்ற வாறு, மூச்சு முழுவதையும் வெளியே விட்டு, எக்கி, வயிற்றின் வலப் பக்கத் திற்குக் குடலை ஒதுக்கி, வயிற்றின் வலப் பக்கம் மேடாகவும், இடப் பக்கம் பள்ளமாகவும் இருத்தல், தெட்சணா நௌலி ஆகும். சிறிது குனிந்து நின்றவாறு, மூச்சு முழுவதையும் வெளியே விட்டு, எக்கி, வயிற்றின் இடப் பக்கத்திற்குக் குடலை ஒதுக்கி, வயிற்றின் இடப் பக்கம் மேடாகவும், வலப் பக்கம் பள்ளமாகவும் இருத்தல். 'வாம நௌலி' ஆகும்.

குறிப்பு : குருவின் ஆலோசனையுடன் செய்யவேண்டிய பயிற்சி.

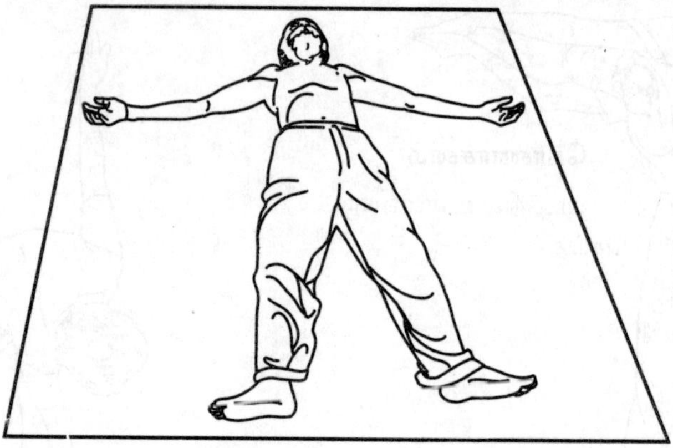

சாந்தி ஆசனம்

இரு கைகளையும், இரு கால்களையும் அகலமாக நேராக நீட்டி, மல்லாந்து படுத்து, பாதம் முதல் உச்சி வரை ஒவ்வொரு பாகமாக மனத்தில் நிறுத்தி, பின் உச்சி முதல் பாதம் வரை ஒவ்வொரு பாகமாக நினைத்து, இயல்பாகச் சுவாசித்து, உடலும் உள்ளமும் சாந்தி பெறுவதே, சாந்தி ஆசனம் ஆகும்.

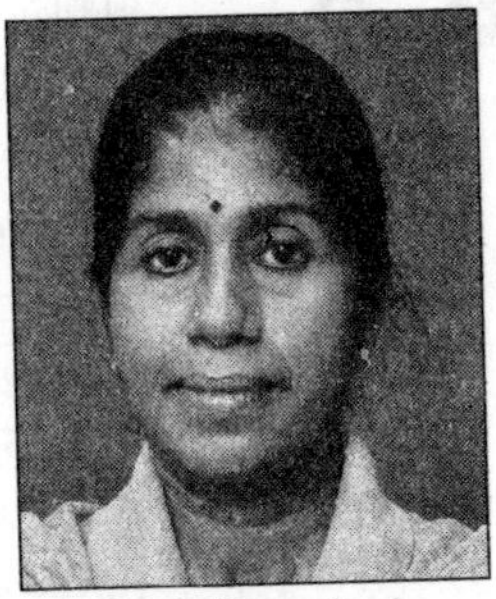

திருமதி. டாக்டர்.
கே. ஜோதிதயானந்தன்

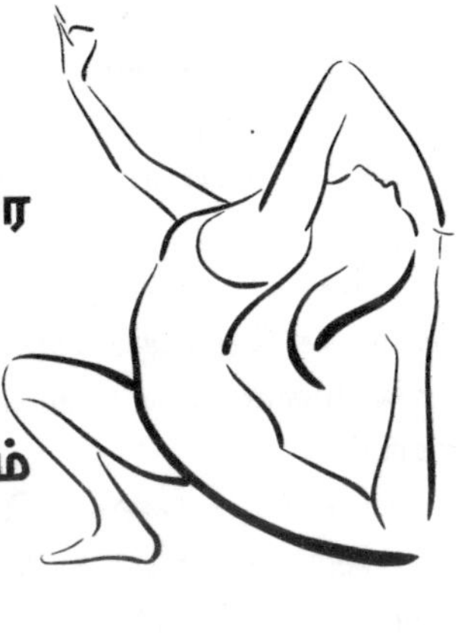

6 வயது முதல் 60 வயது வரை உள்ள ஆண், பெண் அனைவரும் உடலை உறுதியாக்க மருத்துவ குணம் கொண்ட உடற்பயிற்சிகள்

வலுவான பயிற்சிகளினால் தசைப்பிடிப்பு, கை கால் சுளுக்கு போன்ற பிரச்னைகள் ஏற்படலாம். உடற் பயிற்சி செய்யத் துவங்குவதற்கு முன்பும் உடற்பயிற்சிகள் செய்த பின்பும் கீழ்கண்ட சில எளிய பயிற்சிகளைச் செய்ய வேண்டும்.

1

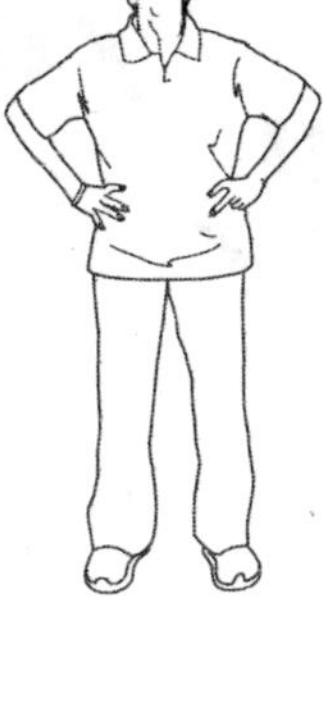

1. **கழுத்து தசைக்கானது:** காலை அகட்டிவைத்து கழுத்தை இடது புறமாகச் சாயுங்கள். கழுத்து சதைகள் இழுபடுவதை உணர்வீர்கள். 15 முதல் 20 எண்ணும் வரை அப்படியே இருந்து பின்பு கழுத்தை வலது புறமாகச் சாயுங்கள். 25 முதல் 30 நொடிகள் வரை

2

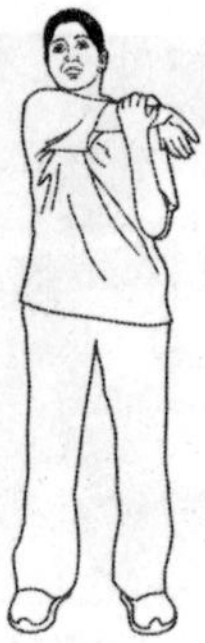

செய்யவும். இதே போன்று மூன்று முறைகள் செய்தால் போதும்.

2. **தோளிலிருந்து கைகள் ஆரம்பிக்கும் தசைப் பகுதிக்கு:** கால்களைச் சற்று அகட்டி நின்று கொண்டு வலது கையை மடக்கி இடது தோளைத் தொடவும். மடக்கியிருக்கும் முழங்கை முட்டியை இடது கையால் அழுத்தவும். இடது கை தசைகள் இழுபடும் அதே போன்று இடது கையை மடக்கி வலது தோளைத் தொட்டு முழங்கை முட்டியை வலது கையால் அழுத்துங்கள். 25 முதல் 30 நொடிகள் வரை மூன்று முறை மாற்றி மாற்றி செய்யுங்கள்.

3

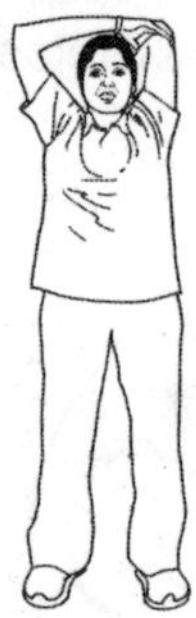

3. **கைகளின் பின்புறத்தசைப் பகுதிக்கு:** இடது கையை தலைக்கு மேலே தூக்கி முட்டியை மடித்துக் கொள்ளவும். வலது கையால் இடது கை முட்டியைப் பின்புறம் இழுக் கவும். கையின் பின்புற தசை இழு படுவதை உணர்வீர்கள். அதே போன்று வலது கையை மாற்றி மாற்றி மூன்று முறைகள் 25 முதல் 30 நொடிகள் வரை செய்யவும்.

4

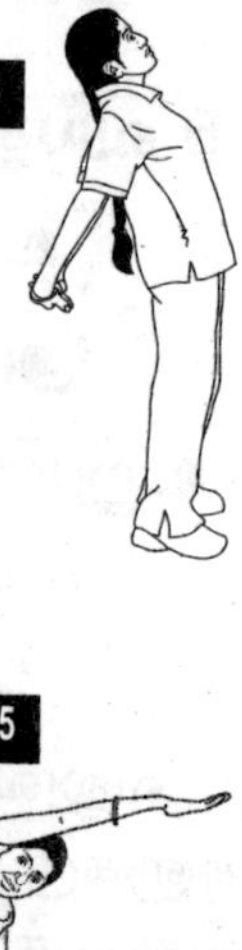

4. **நெஞ்சுப் பகுதிக்கு:** இருகைகளையும் பின்புற மாகக் கோர்த்துக் கொண்டு கால் முட்டிகளை லேசாக முன்னால் வளைத்தபடி கோர்த்த கைகளை மேலும் பின்னால் இழுக்கவும்.

5. **உடலின் பக்கவாட்டுத் தசைகளுக்கு:** கால்களை அகட்டி ஒரு கையை காதையொட்டி மேலே நீட்டவும். மற்றொரு கை கீழ்நோக்கி இருக்கவும். தூக்கின கைக்கு எதிர்ப்புறம் மெதுமெதுவாக எவ்வளவு முடியுமோ அவ்வளவு சாய்க்கவும் அதே போன்று அடுத்த பக்கம் செய்யவும்.

5

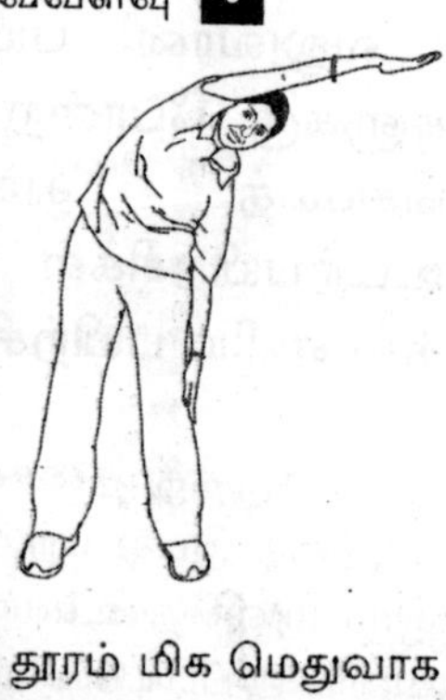

6

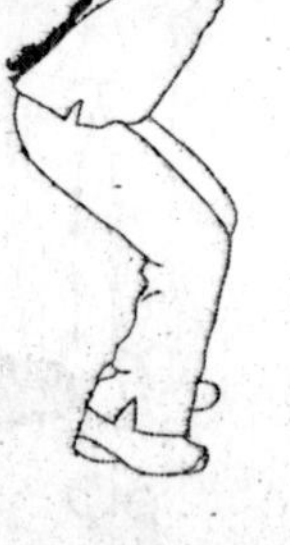

6. **உடலின் பின்புறத் தசைப் பகுதிக்கு:** இரண்டு கைகளையும் மேலே தூக்கியபடி கால்களை சற்றே அகற்றி நிற்கவும். இரு கால் முட்டிகளையும் முன்னே வளைத்துக்கொள்ளவும். பிறகு எவ்வளவு முடியுமோ அவ்வளவு தூரம் மிக மெதுவாக உடலையே முன்னோக்கி வளைக்கவும். அப்படியே சில நிமிடங்கள் இருக்கவும்.

7 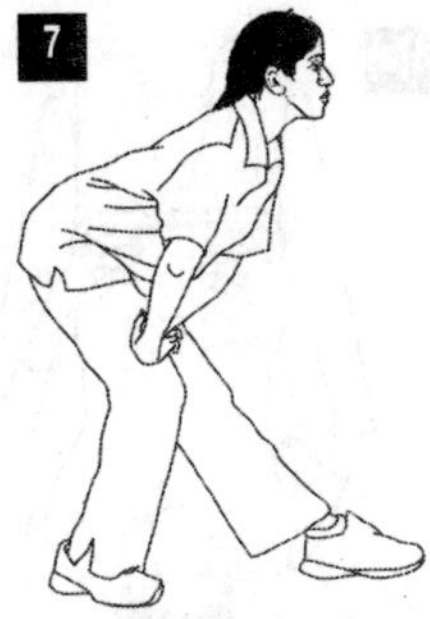

7. தொடையின் பின்புறத் தசைப்பகுதிக்கு: கால்களைச் சேர்த்து வைத்து நில்லுங்கள். இடது காலை ஒரு ஸ்டெப் முன்னால் கொண்டு வந்து அதை ஒரு நேர்க் கோடு போல் மாற்றுங்கள். அதற்கேற்ப வலது கால் முட்டியை முன்னோக்கி அட்ஜஸ்ட் செய்து பாலன்சு க்கு இரண்டு கைகளையும் வளைந்த முட்டி மீதே ஊன்றிக் கொள்ளுங்கள். நேர்கோடான காலின் பாத நுனியை உங்களை நோக்கி இழுத்தால் தொடையின் பின்புறத் தசை இழுபடும். மாற்றி மாற்றி சிறிது நேரம் செய்யவும்.

8. பாதங்களுக்கு: சற்றே இடைவெளிவிட்டு நிற்கவும். பாதங்களின் நுனியில் உடலின் கனத்தையெல்லாம் கொண்டுவந்து இரண்டு குதிகால் களையும் மேலே தூக்கவும், சிறிது நேரம் செய்யவும்.

9. நடைப்பயிற்சி: கை கால்களை நன்றாக வீசி நடக்கவும். மைதானம் போன்ற இடங்களில் நடப்பது நல்லது. வீட்டுக்குள்ளேயெனில் நின்ற இடத்திலே கூட நடக்கலாம். நடைப்பயிற்சி செய்யும் போது ஜாக்கிங் ஷு (Jogging Shoe) அணிந்து நடக்கவும். வீட்டிற்குள் நடக்கும்போது பாய், ஜமுக்காளம் மேலே நடந்தால் வழுக்கி விழ நேரிடலாம்.

படம் 1-ல் காட்டியபடி இரண்டு கால்களையும் மடித்துப் படுத்துக் கொள்ளுங்கள். பிறகு வலது காலை மட்டும் மெதுவாக சறுக்கியபடி நேராக நீட்டுங்கள். பிறகு இடது காலையும் அதே மாதிரி நீட்டுங்கள். மீண்டும் வலது காலை தூக்கி பழையபடி படம் 1-ல் காட்டியபடி கொண்டு வந்து விடுங்கள்.

படம் 2-ல் காட்டியபடி மூச்சை இழுத்துவிட்டு இடுப்புப் பகுதியை மெது வாக மேலே தூக்குங்கள். பிறகு மெதுவாக இறக்கிக் கொள்ளுங்கள்.

1 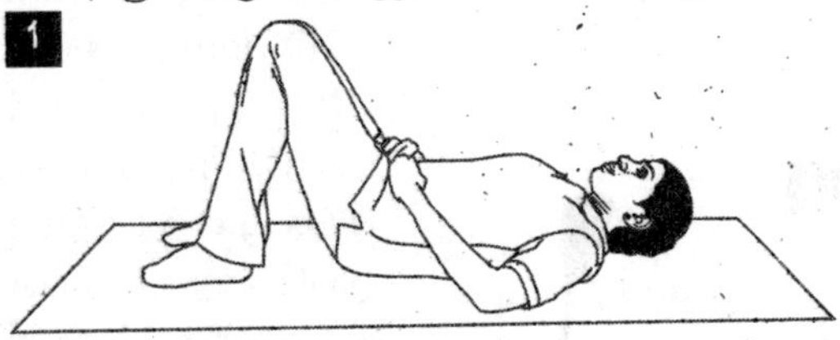

படுத்துக்கொண்டு தலையோடு தோள் பகுதியை மேலே தூக்குங்கள். பிறகு மெதுவாக கீழே இறக்கிவிடுங்கள்.

2 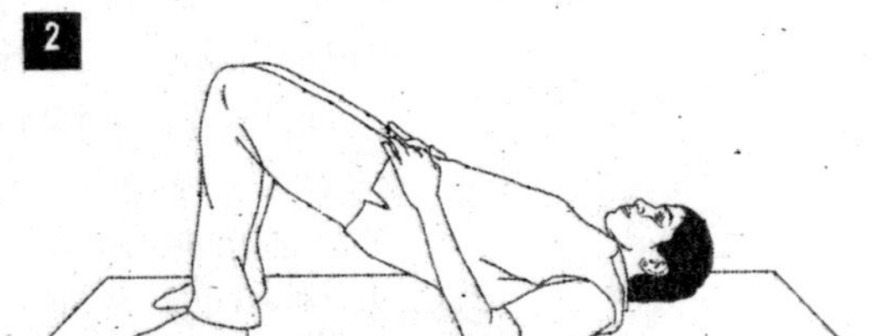

படுத்துக்கொண்டு, கைகளை நேராக நீட்டி, ஒரு அடி உயரத்துக்கு தலையை மேலே தூக்குங்கள். பிறகு பழையபடி தலையை கீழே கொண்டு வந்து விடுங்கள்.

முதுகுப் பகுதியில் வளைவு ஏதும் இல்லாமல்

1(a)

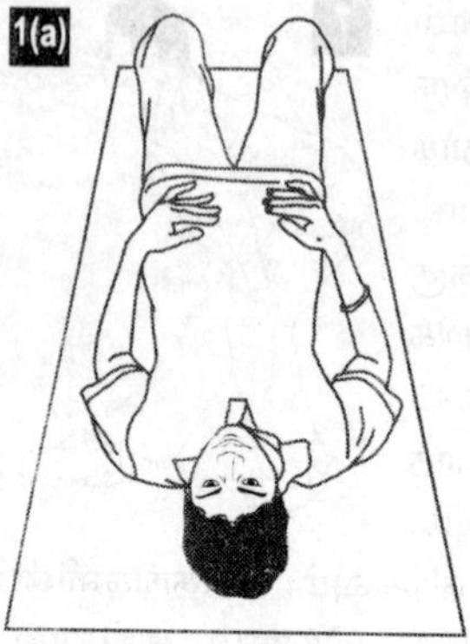

நேராக இருப்பது அவசியம். பிறகு மூச்சை நன்றாக இழுத்து விட்டு முதுகுப்பகுதியை மேலே தூக்குங்கள். பிறகு மூச்சை இழுத்து விட்டு முதுகுப் பகுதியை பழைய நிலைக்குக் கொண்டு வந்து விடுங்கள்.

ஆண் பெண் இருபாலருக்கும் உரிய உடற்பயிற்சிகளை எளிய முறையில் செய்து உடலைப் பேணிக் காத்திட முயன்றிடுவீர்! நலமாக வாழ்க்கைப் பய ணத்தை தொடர்ந்திடுவீர்.

பின்புறம் அழகு பெற எளிய பயிற்சி:

வயிறு மற்றும் இடுப்புப் பகுதியை அடுத்து அதிக அளவு கொழுப்பு சேர்ந்து பெருத்துப் போகும் வாய்ப்பு உள்ளது. இந்தப் பகுதியில் சதை போட்டுவிட்டால் பார்க்க லட்ச ணமில்லாமலும் இருக்கும். அந்த தோற்றத்தை மாற்ற இதோ ஆறு எளிய பயிற்சிகள்.

1(b)

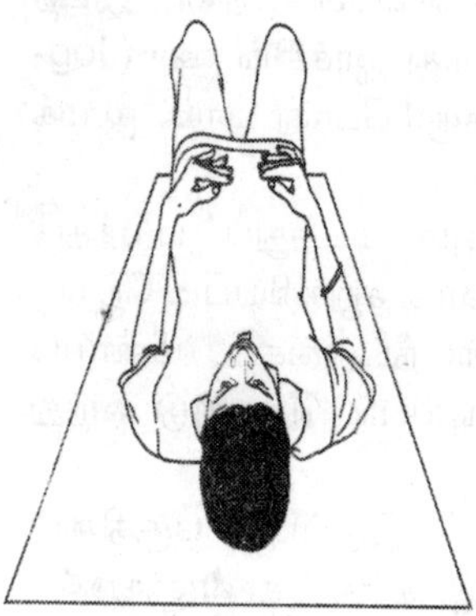

1(a). சமமான தரையில் படுத்தபடி முழங்கால் களை மடித்துக்கொள்ளுங்கள். கைகளை வயிற்றின் மீது அழுத்தாமல் வைத்து பாதங்களுக்கிடையே இடைவெளி விட்டு இடுப்பை மேற்புறமாக மெதுவாக தூக்க வேண்டும். பின்புறமிருக்கும் (பட்டக்ஸ்) தசைகளை நன்கு இழுத்து பிடித்தபடி குறைந்தது முப்பது நொடிகள் வைத்திருக்கவும். பிறகு பழைய நிலைக்கு வரவும். இது போல எட்டு முறை செய்ய வேண்டும்.

1(b). முதல் படம் போலவே சம தரையில் படுத்து முழங்கால்களை அகற்றிக் கொள்ளுங்கள். இந்த முறை பாதங்கள் சேர்ந்து இருக்க வேண்டும். இப்போது இடுப்பை மெதுவாக மேற்புறமாக தூக்குங்கள். இந்த நிலையிலிருந்தபடி முழங்கால் களைப் பதினாறு முறை மடித்தும் விரித்தும் பயிற்சி செய்ய வேண்டும்.

2

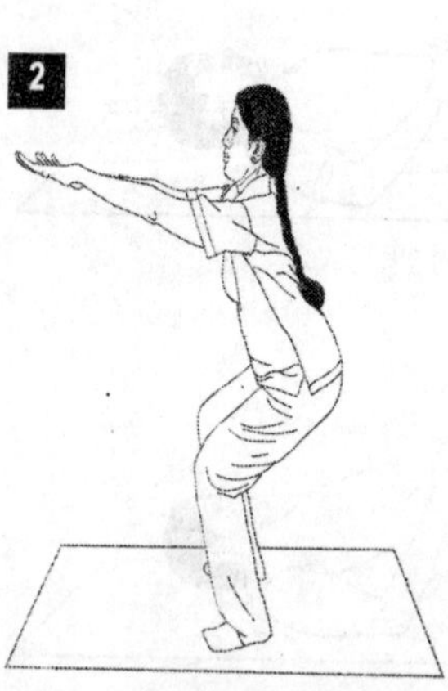

படம் 2. கால்களை அகற்றி, முழங்காலை நன்கு மடித்து நில்லுங்கள். இடுப்பைப் பின்புறமாகத் தள்ளி முதுகை முன்புறமாக சரித்துக் கொள்ளவும். கைகளைத் தோள் அளவுக்கு மேல் தூக்கி நீட்டுங்கள். பின்புறமிருக்கும் தசைகள்

விரிவதை உணர்வீர்கள். இப்படியே முப்பது நொடிகள் நிற்க வேண்டும். இது போல எட்டு முறை செய்ய வேண்டும்.

3

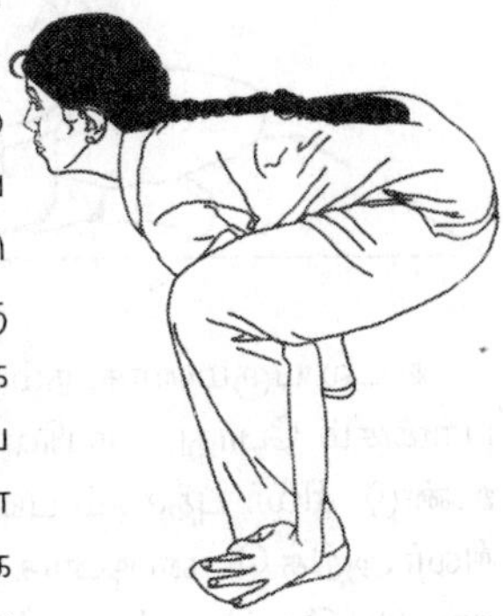

படம் 3. கால்களை நன்கு அகற்றி, முழங்கால் களை நன்றாக மடக்கியபடி நில்லுங்கள். இடுப்பை முழங்காலுக்கு சமமாக இறக்கிக் கொண்டு வாருங்கள். இப்போது கைகளை கால்களுக்கு நடுவில் விட்டு கெண்டைக்காலை வெளிப்புறமாக பிடித்துக்கொள்ள வேண்டும். தலை நேராகப் பார்த்த படியிருக்க வேண்டும் வளைந்த கைகள் மீது பின் புறம் ரெஸ்ட் செய்தபடியிருக்க வேண்டும். இந்த நிலையிலேயே குறைந்தது முப்பது நொடிகள் நிற்க வேண்டும். இந்தப் பயிற்சியை எட்டு முறை செய்ய வேண்டும்.

படம் 4(a). கால்களை நீட்டியபடி உட்கார்ந்து கொள்ளுங்கள். வலது காலை மடித்து இடது தொடைக்குக் கீழ் வைத்துக் கொள்ளவும். பாதத்தை இடது கையால் பிடித்துக்கொள்ள வேண்டும். இடது காலை மடித்து வலது தொடைக்குக் கீழ் வைத்து பாதத்தை வலது கையால் பிடித்துக்கொள்ள வேண்டும். முழங்கால்கள் நேர்கோட்டில் இருக்க வேண்டும்.

படம் 4(b) முதுகை முன்புறமாக சரித்துக் கொள்ளுங்கள். தலை நேராகப்

4(a)

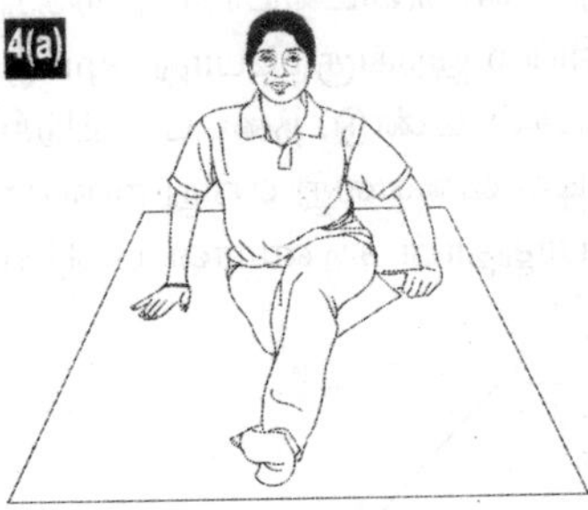

4(b)

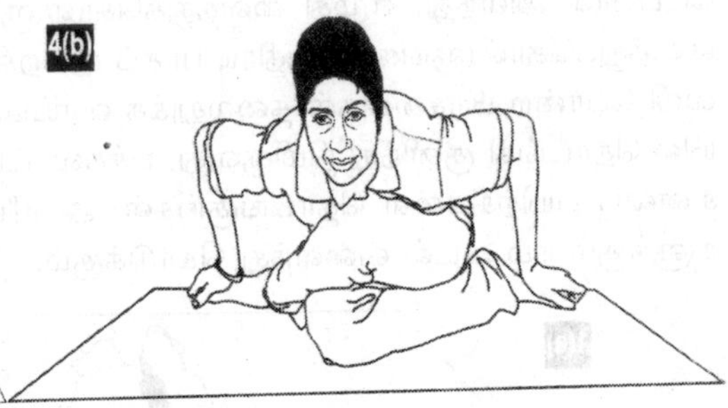

பார்த்தபடி இருக்க வேண்டும். பின்புறமிருக்கும் தசைகள் விரிவதை உணருவீர்கள். குறைந்தது முப்பது நொடிகள் விட்டு அடுத்த காலை மாற்றிப் போடுங்கள். இது போல நான்கு முறை செய்யுங்கள்.

படம் 5. சம்மணமிட்டு உட்கார்ந்து கொள் ளுங்கள். கைகளை இணைத்து இடது முழங் காலை பிடித்துக்கொள்ளுங்கள். இப்போது முதுகை சரித்து நெற்றியால் இடது முழங் காலை தொடுங்கள். பின்புற தசைகள் விரி வதை உணர்வீர்கள். குறைந்தது முப்பது நொடிகள் இதே நிலையிலிருக்க வேண்டும்.

5

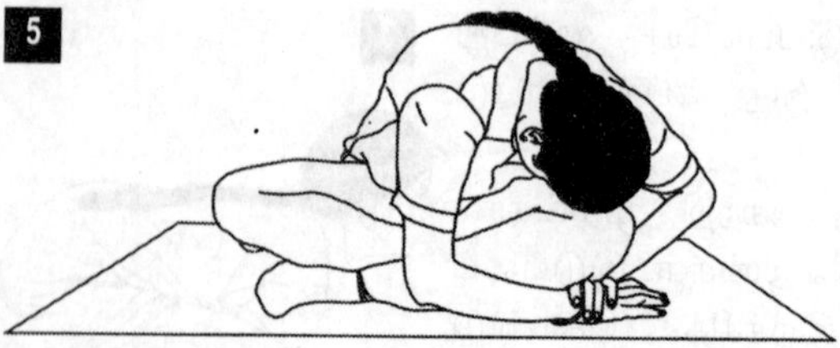

இது போல இடது புறத்துக்கும் சேர்த்து மொத்தம் நான்கு முறை செய்ய வேண்டும்.

உடல் பருமனைக் குறைக்கப் பயிற்சிகள்:

உடல் பருமனாக, நம்முடைய உணவு பழக்கம் முக்கியக் காரணம். டி.வி பார்க்கும் போது, வாயில் ஏதாவது கொரித்துக் கொண்டேயிருக்கும் பழக்கம் உண்டு. சிலர் புத்தகம் படித்துக் கொண்டே சாப்பிடும் பழக்கம் உள்ளவர்கள். சிலர் அதிக டென்ஷனாக இருக்கும்போது, எதையோ யோசித்துக் கொண்டே சாப்பிட்டுக் கொண்டிருப்பார்கள்.

இப்படிச் சாப்பாட்டின் மீது கவனம் செலுத்தாமல் எதன் மீதோ கவனம் செலுத்தும்போது, நாம் எவ்வளவு சாப்பிடுகிறோம் என்கிற அளவே தெரியாமல் போய்விடும். சாப்பாட்டின் மீது முதலில் கவனம் செலுத்த வேண்டும். அப்போதுதான் அளவு தெரியும். சரிவிகிதத்தில் உணவு சாப்பிட்டு, தொடர்ந்து உடற்பயிற்சியும் செய்து வந்தால், சிக்கென்று ஆகிவிடுவீர்கள்.

உடற்பயிற்சி தொடங்குவதற்கு முன், உங்கள் உடல் அளவுகளை, மேல் தொடை, மேல் மற்றும் கீழ்வயிறு, மேல் கை, மார்பளவு ஆகியவற்றை இன்ச் டேப்பால் அளந்து, எழுதி வைத்துக்கொள்ளுங்கள். எடையையும் குறித்து வைத்துக்கொள்ளுங்கள். அதிரடியாகப் பயிற்சியில் இறங்கும்போது, மூட்டு வலி போன்ற பிரச்னைகள் தலைதூக்க வாய்ப்புகள் உண்டு. நடைப் பயிற்சியில் தொடங்கி குனிந்து நிமிருவது, பக்கவாட்டில் வளைவது என்று சின்னச் சின்னப் பயிற்சிகளை தொடங்குங்கள். அப்போதுதான் கடினமான பயிற்சிகளுக்கும் நம் உடல் வளைந்து கொடுக்கும்.

1(a)

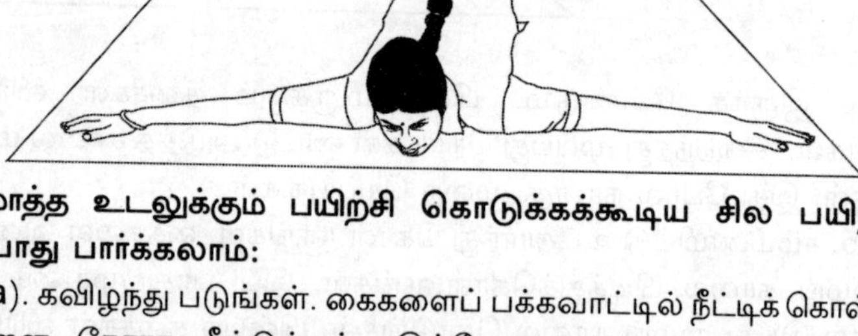

மொத்த உடலுக்கும் பயிற்சி கொடுக்கக்கூடிய சில பயிற்சிகளை இப்போது பார்க்கலாம்:

1(a). கவிழ்ந்து படுங்கள். கைகளைப் பக்கவாட்டில் நீட்டிக் கொள்ளுங்கள். கால்களை நேராக நீட்டுங்கள். இப்போது வலது காலைப் பின்புறமாக மடித்து, இடதுகைப் பக்கம் தூக்கிக் கொண்டு வாருங்கள். அடுத்து இடது

1(b)

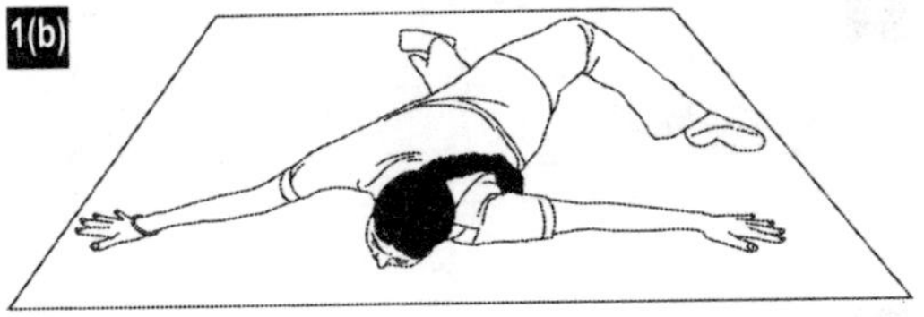

காலுக்கும் செய்யுங்கள். இது போல ஐம்பது முறை செய்ய லாம். (படம்1a, 1b)

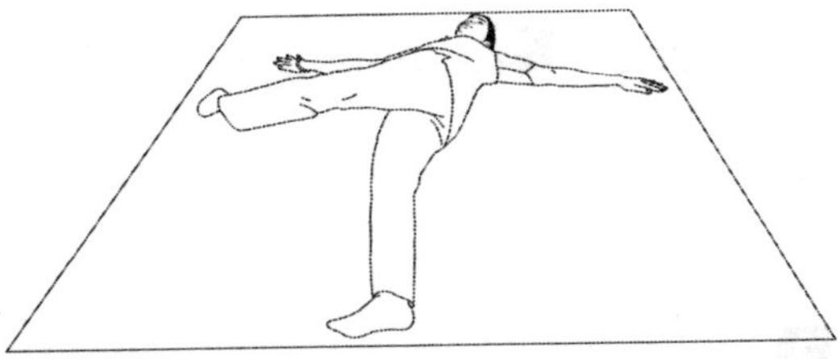

2. மல்லாந்து படுத்தபடி, முட்டியை மடித்துக் கால்களை (chair) சேர்மீது வைத்துக் கொள்ளுங்கள் இப்போது வலது காலை மட்டும் தலைக்கு மேல் தூக்கி, நேராக நீட்டிக் கொள்ளுங்கள். கைக ளால் வலது கால் முட்டியை தலைப் பக்கமாக நகர்த்திக் கொண்டு வர வேண்டும். இதே பயிற்சியை இரண்டு காலுக்குமாக மாற்றி மாற்றிச் செய்ய வேண்டும்.

3. கால்களை லேசாக மடித்தபடி சுவரிலிருந்து இரண்டடி தள்ளி நின்று கொள்ளுங்கள். கைகளால், இடுப்பைப் பிடித்துக் கொள்ளுங்கள். உடல் பின்புறம் சுவர்ப் பக்கமாக இருக்க வேண்டும். காலை நகர்த்தாமல் இடுப் பையும் அதன் மேல்பகுதியையும் மட்டும் வளைத்து, சுவரின் பக்கமாகத் திருப்பி, கைகளால் சுவரைத் தொடுங்கள். அடுத்த பக்கத்துக்கும் இதேபோல செய்ய வேண்டும். பயிற்சி பழகிப் போனதும் சுவரிலிருந்து மூன்றடிக்குத் தள்ளி நின்று, இதே பயிற்சியைச் செய்யலாம்.

4. கைகளைத் தலைக்குமேல் நேராகத் தூக்கி நீட்டுங்கள். கால்களை அகற்றிய நிலையில் சுவரிலிருந்து நான்கடி தள்ளி, சுவருக்கு முதுகு காட்டி நில்லுங்கள். பின்னால் வளைந்து கைகளால் சுவரைத் தொடுங்கள். முன்பக்கம் வளைந்து, காலிடுக்கு வழியாகக் கைகளை நுழைத்துச் சுவரைத் தொடுங்கள்.

சரியான டயட்டுடன் சின்சியராகத் தினமும் இந்தப் பயிற்சிகளைச் செய்து வந்தால் இரண்டே மாதங்களில் மாற்றம் உணர்வீர்கள்.

முதுகு வலுப்பெறச் செய்யும் உடற்பயிற்சி:

புத்தக மூட்டை சுமக்கும் குட்டிப் பிள்ளைகள் தொடங்கி பெரியவர்கள் வரை, முதுகு வலியால் அவதிப்படுகின்றனர். முதுகுவலிக்கு காரணங்கள் பல உண்டு. டூவீலரில் போவது. கனமான பொருட்களைத் தூக்குவது, தரையிலோ சேரிலோ சரியாக உட்காராமல் போவது என்று காரணங்களை அடுக்கிக் கொண்டே போகலாம். இது போன்ற சந்தர்ப்பங்களில் அதிக வேலையை அல்லது சுமையை தாங்கக் கூடிய சக்தி கூட முதுகெலும்புக்கு

1

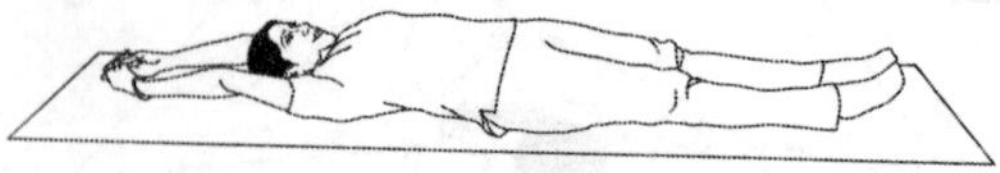

2

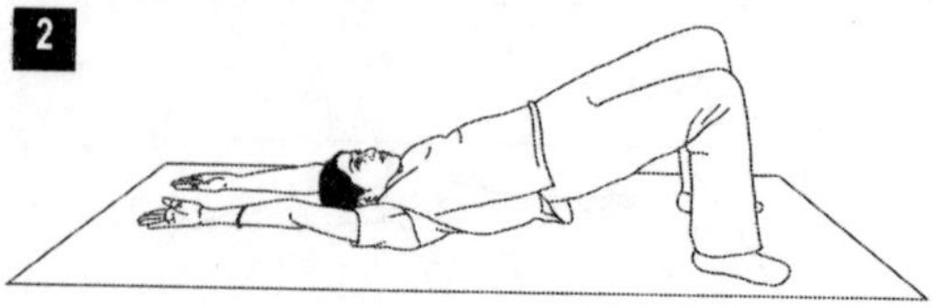

3

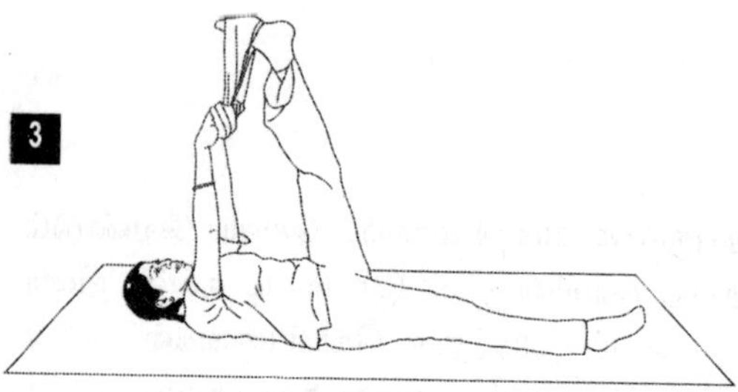

4(a)

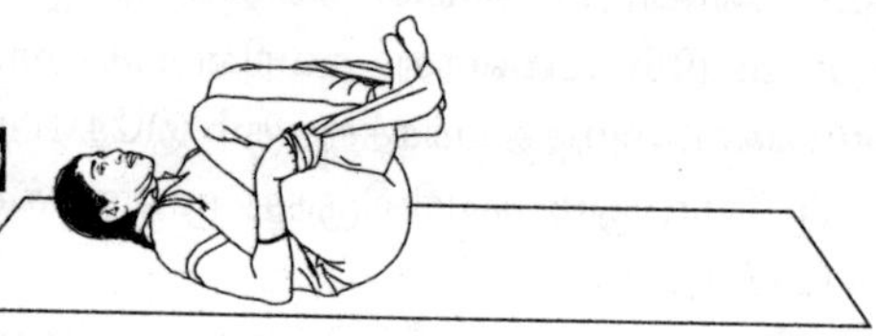

இல்லாமல் போகலாம். முதுகெலும்பை வலுப்பெறச் செய்யும் சில பயிற்சிகள் இப்போது பார்க்கலாம்.

1. படத்தில் உள்ளது போல நேராகப் படுத்துக் கொள்ளுங்கள். இப்போது, கால், கை, தொடங்கி மொத்த உடலையும் எவ்வளவு முடியுமோ அந்த அளவுக்கு இழுத்து நீட்டுங்கள் வயிற்றை உள்பக்கம் இழுப்பதும், ரிலாக்ஸ் செய்வதுமாக இருங்கள் இரு முனைகளிலிருந்தும் இழுக்கப்படுவதால் முதுகெலும்பு ரிலாக்ஸாகும்.

2. கால்கள் சப்போர்ட் கொண்டு, இடுப்புப் பகுதியை மேலே தூக்கியபடி படுத்துக் கொள்ளுங்கள். வயிறு மற்றும் பட்டக்சை டைட்டாக இழுத்துப் பிடித்துக் கொள்ளுங்கள். இதுபோல எவ்வளவு நேரம் இருக்க முடியுமோ இருந்து, பிறகு தரை சமத்தில் படுத்து, மீண்டும் பயிற்சியைத் தொடரலாம்.

3. படுத்துக்கொள்ளுங்கள். கயிற்றின் உதவியுடன் இதுபோல காலை மேலே தூக்கிக்கொள்ளுங்கள். இப்போது காலை மெதுவாக தலை நோக்கி (எவ்வளவு முடிகிறதோ அந்த அளவுக்கு) இழுத்துக் கொண்டு வர வேண்டும். இதுபோல இரண்டு காலுக்குமாக மாற்றி மாற்றி பத்து முறை பயிற்சி செய்யுங்கள்.

4. படுத்துக்கொள்ளுங்கள். இரண்டு கால்களையும் இணைத்தபடி கயிற்றின் உதவியுடன் மடித்துப் பிடித்துக்கொள்ளுங்கள். (4a) இப்போது மடக்கிய காலை மெதுவாக முகம் நோக்கி இழுக்க வேண்டும். பிறகு கால்களைத் தூக்கிச் செங்குத்தாக நிற்கச் செய்ய வேண்டும். (4b) இது போல தூக்குவதும் இறக்குவதுமான இந்தப் பயிற்சியை தொடர்ந்து ஆறு முறை செய்யலாம்.

4(b)

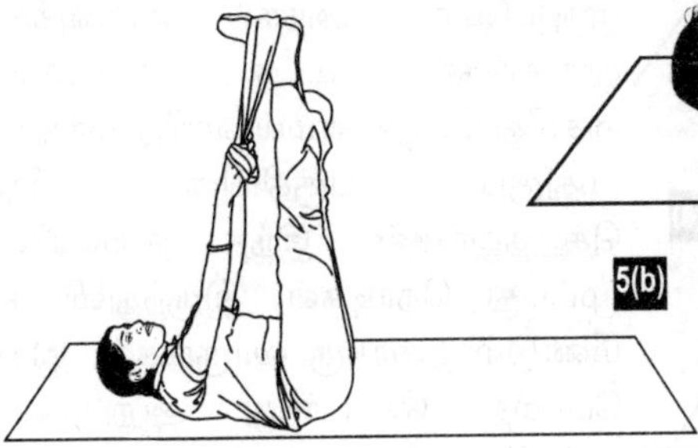

5(a)

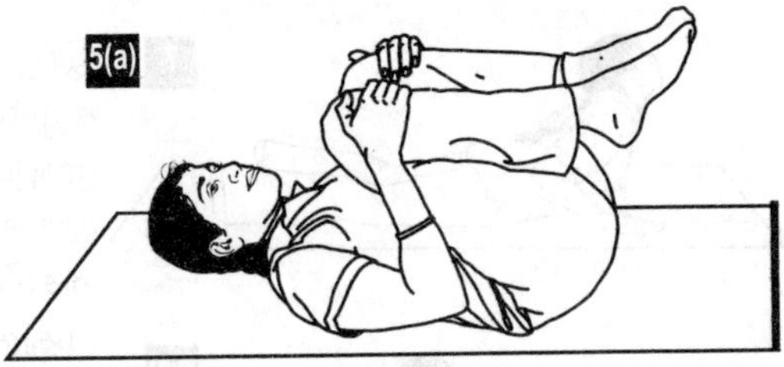

5(b)

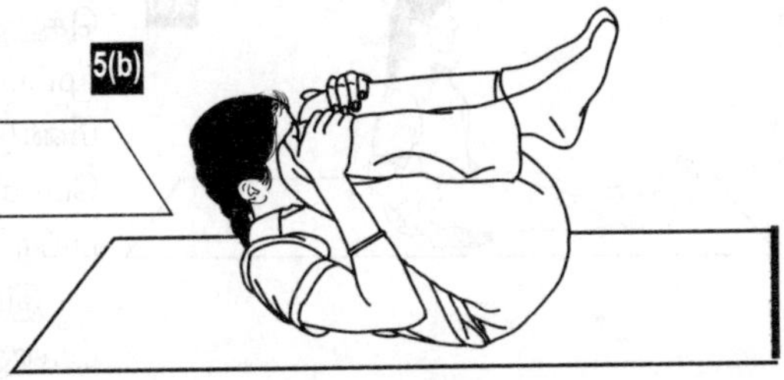

5. கால்களை நீட்டி நேராகப் படுத்துக் கொள்ளுங்கள். இப்போது கால் முட்டுகளை மடக்கி நெஞ்சுப் பக்கமாக இழுத்துக்கொண்டு வாருங்கள் (5a) அப்படி செய்யும்போதே கழுத்தை முன்புறமாக நகர்த்தி, கால் மூட்டால் தலையை தொடும்படியாகப் பயிற்சி செய்ய வேண்டும். (5b) பிறகு பழைய நிலையில் கால்களை நீட்டியபடி படுக்க வேண்டும். இதுபோல தொடர்ந்து எட்டு முறை செய்யலாம்.

6. கை கால்களை நேராக நீட்டிய படி கவிழ்ந்து படுங்கள். தாடை தரையில் படும்படியாக இருக்க வேண்டும். (6a) இப்படிப் படுத்த நிலையில் முதலில் வலதுகாலை மட்டும் பின் புறமாக மேலே தூக்க வேண்டும். முழங்காலை மடக்கக் கூடாது. (6b) இந்த நிலையில் முப்பது நொடிகள் இருந்து பிறகு காலை மெதுவாக தரைக்கு கொண்டு வாருங்கள். இதே போல அடுத்த காலுக்கும் பயிற்சி செய்ய வேண்டும்.

6(a)

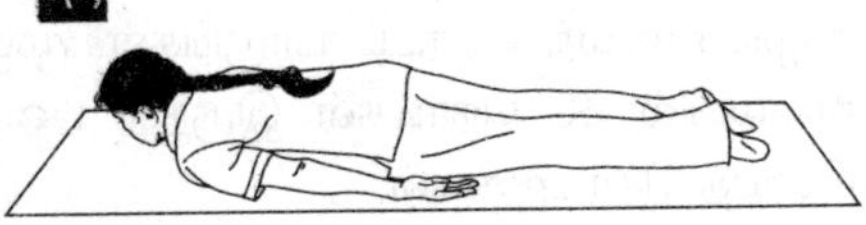

6(b)

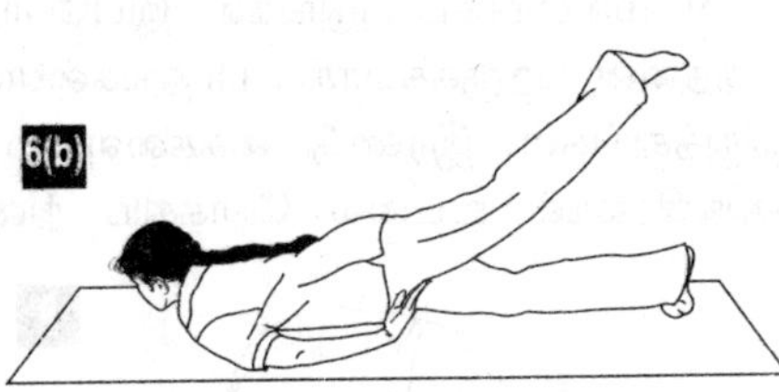

இதே பயிற்சியை இரண்டு கால்களையும் இணைத்தபடி மேலே தூக் கியும் இறக்கியும் செய்யலாம்.

7. இப்போது கைகளை மடக்கி தரையில் ஊன்றிக் கொள்ளுங்கள். உள்ளங்கை மார்புப் பகுதியை ஒட்டினாற் போல இருக்க வேண்டும். முழங்கையை உடலை ஒட்டினாற் போல வைத்து பின்புறமாகத் தள்ளுங்கள்.

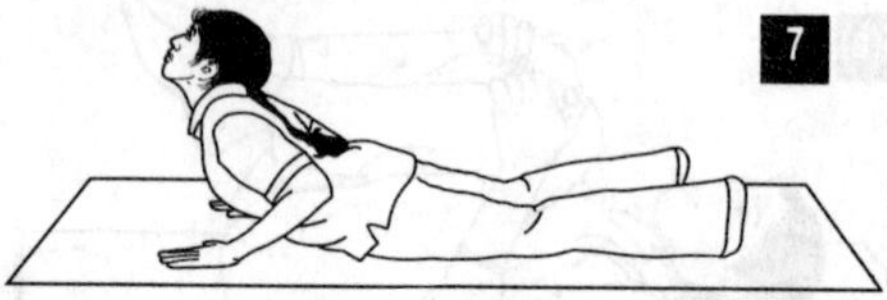

7

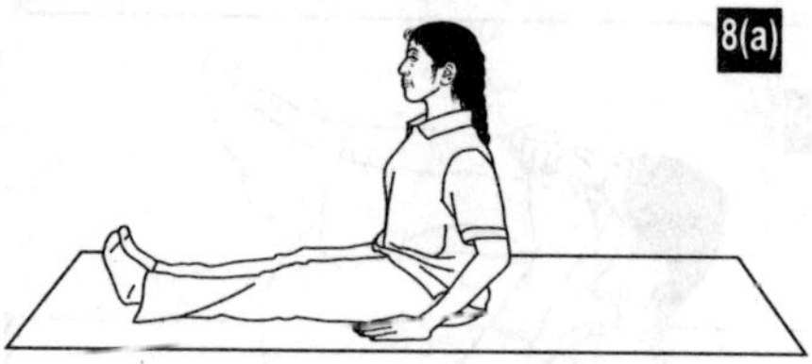

8(a)

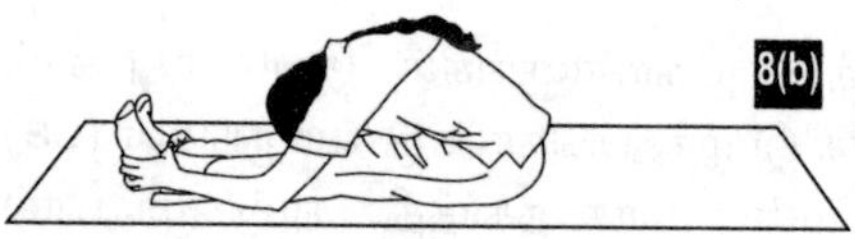

8(b)

இந்த நிலையில் இருந்தபடி கழுத்தை மெதுவாக எவ்வளவு முடியுமோ அந்த அளவுக்கு தூக்குங்கள். உடல் எடையை கைமீது செலுத்தாமல் வயிறு மற்றும் முதுகுப் பகுதியின் மீது செலுத்துங்கள். இந்த நிலையில் முப்பது நொடிகள், இருந்துவிட்டு மீண்டும் தரைக்கு வாருங்கள். இது போலத் தொடர்ந்து ஆறுமுறை பயிற்சி செய்யலாம்.

இந்தப் பயிற்சி சற்றே கடின மானது. எடுத்த எடுப்பிலேயே முழு வளைவும் கிடைத்துவிடும் என்று முயற்சியில் இறங்க வேண்டாம். பழகப் பழகத்தான் இந்தப் பயிற்சி சுலபமாகும்.

படத்தில் 8(a) உள்ளது போல உட்கார்ந்து கொள்ளுங்கள். இந்த நிலையிலிருந்தபடி கைகளைத் தலைக்கு மேல தூக்கி நேராக நீட்டுங்கள். இப்போது கைகளைக் காதோடு ஒட்டி நிறுத்திய நிலையில், தலையையும் கைகளையும் ஒருசேர முழங்காலை நோக்கிக் கொண்டு வாருங்கள். முதுகுப்பகுதி வளைவதை நீங்கள் உணரலாம். தலையால் முழங்காலைத் தொடப் பாருங்கள். முழங்காலை மடக்கக்கூடாது. 8(b) இந்த நிலையில் 30 நொடிகள் இருந்து பழைய நிலைக்கு வந்து மீண்டும் பயிற்சியைத் தொடருங்கள்.

9. மல்லாக்கப் படுங்கள். இப்போது முழங்கால்களை மடக்கி உடலுக்கு எத்தனை நெருக்கமாகப் பாதங்களைக் கொண்டு வந்து நிறுத்த முடியுமோ நிறுத்துங்கள். இரண்டு கைகளையும் மடக்கி காது ஓரமாக நிறுத்துங்கள். கைவிரல்கள் உடலை நோக்கிய நிலையில் நன்றாக விரித்தபடி இருக்க வேண்டியது முக்கியம். இப்போது கை மற்றும் கால்களால் தரையை மெதுவாக அழுத்தி முழங்காலோடு உடலையும் மெதுவாக மேலே தூக்க வேண்டும். இந்நிலையில் முதுகெலும்பு நன்றாக வளைய வேண்டும். தலை தரையைப்

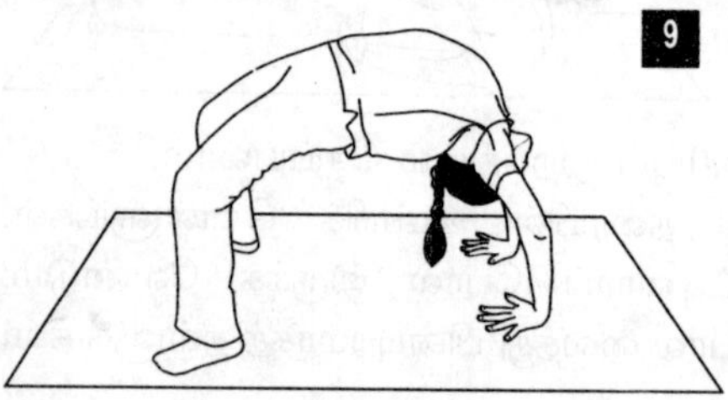

9

பார்க்கும்படி இருக்க வேண்டும். இந்தப் பயிற்சியும் ரொம்பக் கடினம்தான். சில நாட்களில் ஈசியாகிவிடும். இந்த பயிற்சிகளால் உங்கள் முதுகு வலி பிரச்னைக்கு நல்ல தீர்வு கிடைக்கும்.

இடுப்புச் சதையை ஒழிக்க எளிய பயிற்சிகள்:

இடுப்புப் பகுதியில்தான் பெரும்பாலானவர்களுக்கு சதை போட்டு விடுகிறது வயிற்றுப் புறத்தில் சேரும் கொழுப்பு மெதுவாக நகர்ந்து இடுப்புப் பகுதியிலும் தேங்கிவிடுகிறது. இதை கவனிக்காமல் விட்டு விட்டால் இடுப்புப் பகுதியில் சதை தொங்கிப் போகும். இடுப்பில் தேங்கும் கொழுப்பைக் கரைக்க இதோ சில எளிய பயிற்சிகள்...

1(a)

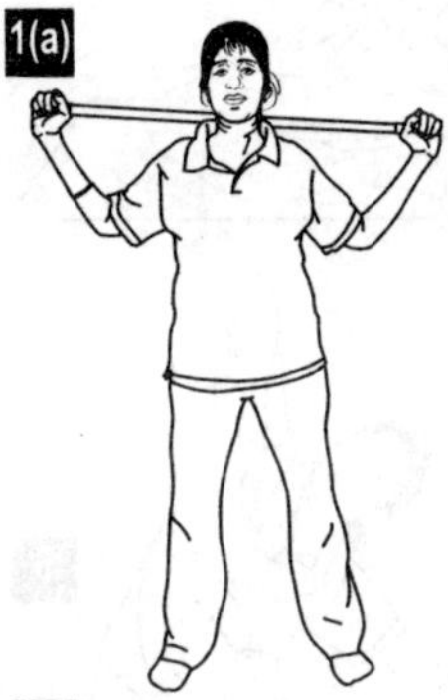

3a

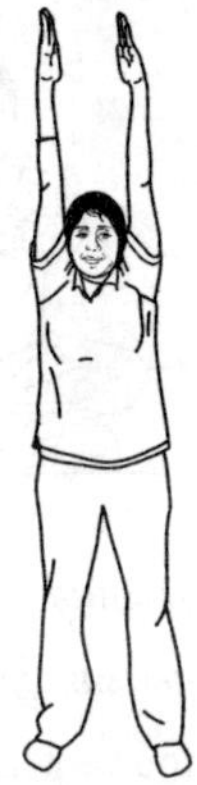

1(a). கால்களை அகற்றி நில்லுங்கள். நீளமான ஒரு மூங்கிலைப் பின்புறமாக பிடித்துக் கொள்ளுங்கள். பிறகு இடதுபுறம் வளைந்து, முப்பது நொடிகள் நிற்கவும். அதேபோல் வலப்புறமாக வளைந்து 1(b) நிற்க வேண்டும். இப்படி ஒவ்வொரு பக்கமும் தொடர்ந்தாற் போல நான்கு முறை வளைந்து நிமிர வேண்டும்.

1(b)

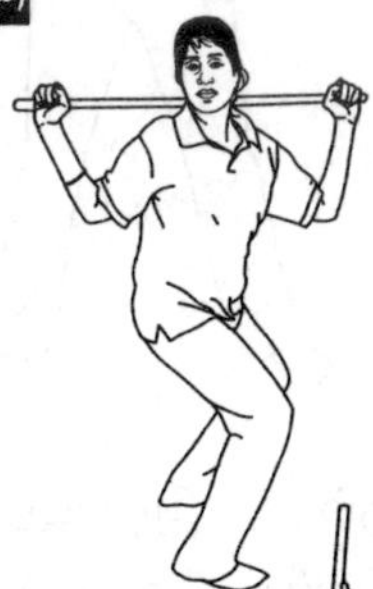

3b

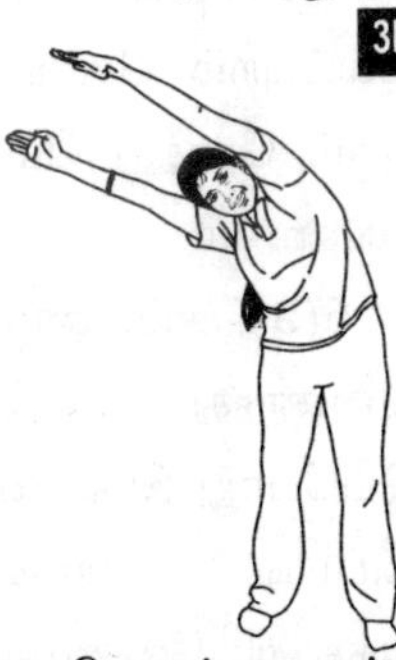

2. முதல் படத்திலிருப்பது போல மூங்கிலை முதுகுபுறமாக வைத்து கைகளை நன்கு அகற்றி அதைப் பிடித்துக்கொள்ளுங்கள். முழங்காலை மடக்காமல் குனிந்து பக்கவாட்டில் மூங்கிலும் இடது கையும் சேர்த்து வலது காலை தொட வேண்டும். இப்போது இடுப்பை மட்டும் நன்றாக டுவிஸ்ட் செய்து பழைய நிலைக்கு வந்து விடவேண்டும். இப்படி இடப்புறம் எட்டு முறையும் வலப்புறம் எட்டு முறையும் தொடர்ந்தார் போல செய்ய வேண்டும்.

2

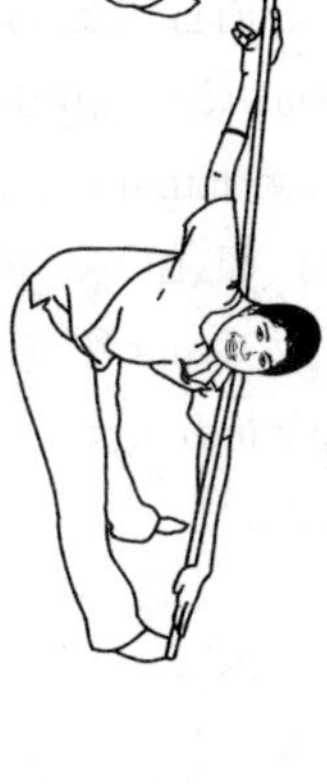

3a. இடுப்புக்கு சமமாக கால்களை அகற்றிக் கொள்ளுங்கள். தோள்பட் டைக்குச் சமமாக கைகளை விரித்து தலைக்கு மேல் தூக்கிக் கொள்ளுங்கள் 3b. இந்த நிலையிலிருந்தபடி கைகளை வலப்புறமாக சாய்ந்தபடியே இடுப்பையும் இடப்புறமாக வளைத்து பிறகு

4

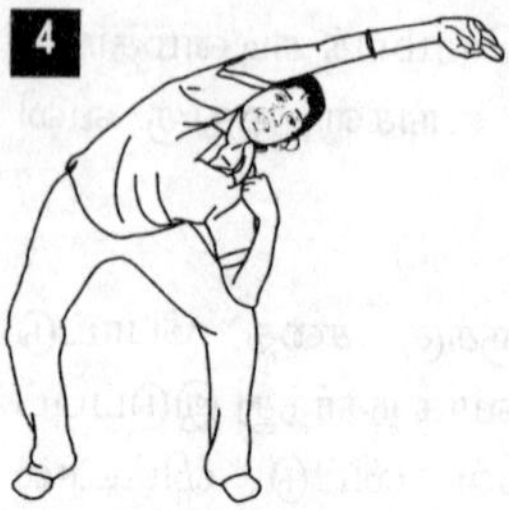

பழைய நிலைக்கு வந்து விடுங்கள். இப்படி ஒவ்வொரு பக்கத்துக்கும் தொடர்ந்தாற் போல எட்டு முறை செய்ய வேண்டும்.

4. படத்தில் உள்ளது போல கால்களை அகற்றி முழங்காலை நன்றாக மடித்து நில்லுங்கள் விரல்களை கூம்பு போல சேர்த்துக் கொள்ளுங்கள். கூம்பு வடிவிலிருக்கும் விரல்கள் தோளைத் தொட கைகளை மடித்துக்கொள்ளுங்கள் இப்போது வலது கையை தலைக்கு மேலே நீட்டியபடி இடப்புறமாக இடுப்பை மெதுவாக வளையுங்கள். இந்த நிலையில் இடது முழங்கை இடது முழங் காலைத் தொட வேண்டும். பழைய நிலைக்கு வந்த பிறகு இதே போல வலப்புறம் செய்ய வேண்டும். இரண்டு பக்கத்துக்கும் சேர்த்து மொத்தம் பதினாறு முறை செய்ய வேண்டும்.

5(b)

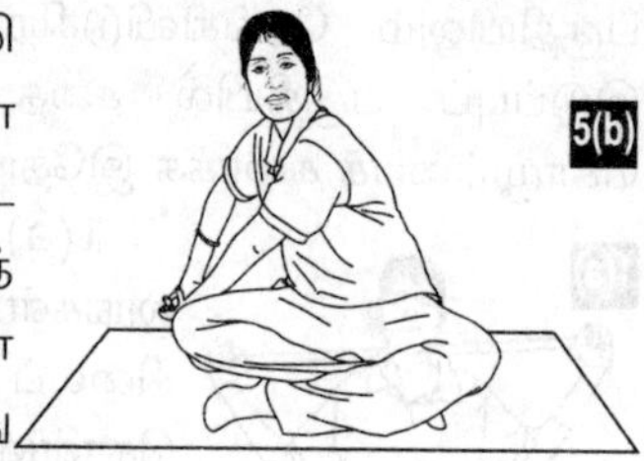

5(a)

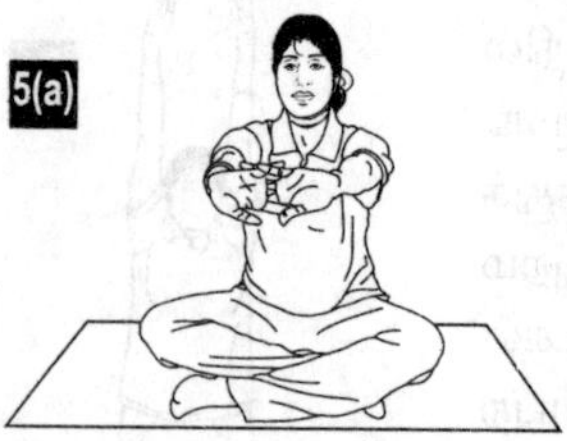

6

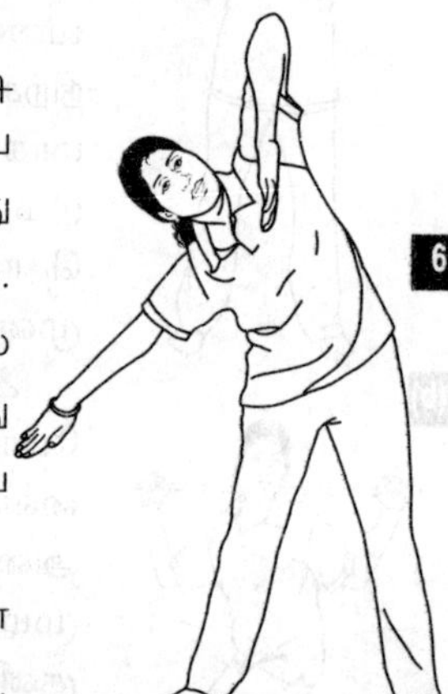

5(a). சம்மணமிட்டு உட்காருங்கள். கைகளை இணைத்து வெளிப்புறமாக நீட்டி மடக்குங்கள். இப்போது இடுப்பை வலப்புறமாக வளையுங்கள். அப்படி செய்யும்போதே இணைந்த கைகளும் இடப்புறம் வந்துவிடவேண்டும். 5(b) இது போல இடப்புறமும் செய்ய வேண்டும். இருபுறத்துக்கும் சேர்த்து மொத்தம் பதினாறு முறை செய்ய வேண்டும்.

6. கால்களை இடுப்பளவுக்கு அகற்றி நில்லுங்கள். கைகளை மார்பளவுக்கு மடித்துக் கொள்ளுங்கள். இப் போது கையை மட்டும் நீட்டி இடுப்பை இடப்புறமாக வளையுங்கள். மடித்த வலது கையும் கீழ் நோக்கி நீட்டிய இடதுகையும் நேர்கோட்டில் இருக்க வேண்டும். இதுபோல ஒவ்வொரு புறமும் தொடர்ந்தாற் போல எட்டு முறை செய்யவேண்டும்.

அளவான தொடை அழகாக அமையப் பயிற்சிகள்:

தொடைப் பகுதியில் உள்ள தேவையற்ற சதையைக் குறைப்பதற்கான சில பயிற்சிகளை இப்போது பார்க் கலாம்.

1. மல்லாக்க படுத்துக்கொள்ளுங்கள். இப்போது இடது கையை ஊன்றி இடது பக்கமாக ஒருக்களித்துப் படுங்கள். வலது கையை சப்போர்ட்டாக வைத்துக் கொள்ளுங்கள். உடல் எடை முழுவதும் இடப்புறம் இருக்கும்படி பார்த்துக் படுத்துக் கொள்ளுங்கள் என்று வரும் இடங்களில் இதுபோல படுக்க வேண்டும்.

1

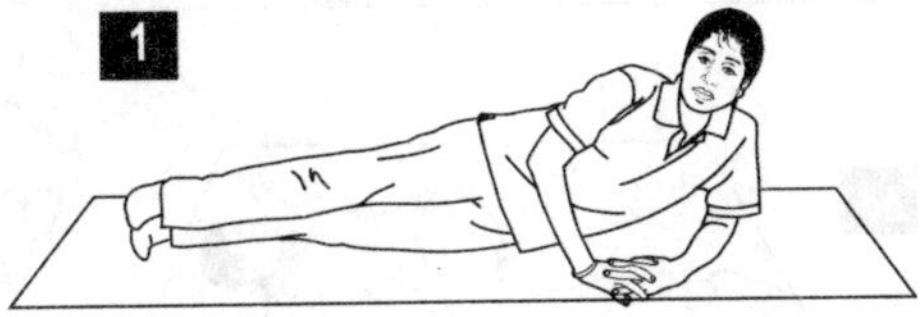

அ. இடது கால் மீது படுத்தபடி இருக்கும் வலது காலை மட்டும் இப்போது மேலே தூக்கி இறக்க வேண்டும். 1a) தொடைகள் ஒன் றோடு ஒன்று தொட்டுக் கொள் ளாதபடி பயிற்சி செய்ய வேண் டும். பயிற்சியின்போது தூக்கி இறக்க வேண்டும் காலின் தசை மற்றும் முட்டியை டைட்டாக இழுத்துப் பிடித்து தொடர்ந்து பதினாறு முறை இடைவிடாமல் செய்ய வேண்டும். அடுத்து இடது புறமாக திரும்பிப் படுத்தபடி இடது காலுக்குப் பயிற்சி செய்ய வேண்டும். இரண்டு பக்கத்துக்கும் சேர்த்து ஆறு முறை செய்யலாம்.

1A

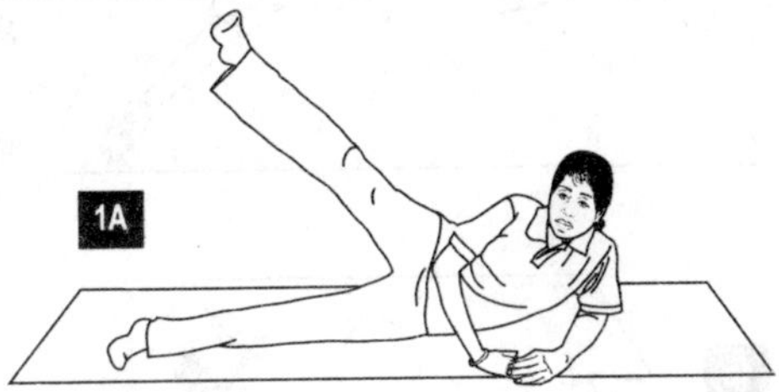

1B

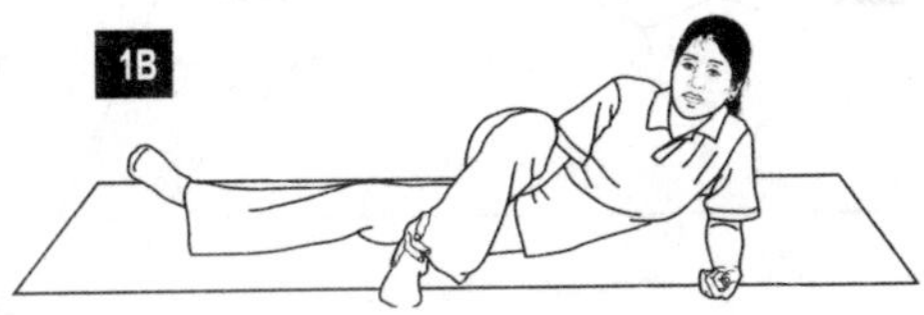

1b). இடது கால் மீதியிருக்கும் வலது காலை மடித்துக்கொள்ளுங்கள். வலது கையின் உதவியுடன் வலது கணுக்காலைப் பிடித்து இடது தொடைக்கு முன்பாக கொண்டு வாருங்கள். அடுத்து இப்போது கீழே இருக்கும் இடது காலின் தசைகளையும் மூட்டையும் இழுத்துப் பிடித்தபடி குறைந்தது ஒரு அடிக்கு மேலே தூக்கி இறக்குங்கள். இறக்கும்போது இடது கால் தரையைத் தொடக்கூடாது. தூக்குவதும் இறக்கு வதுமாக தொடர்ந்து பதினாறு முறை செய்யுங்கள். அடுத்து வலது புறமாகத் திரும்பிப் படுத்தபடி வலது காலுக்குப்பயிற்சி செய்யுங்கள்.

1c). வலது மற்றும் இடது கால் தசைகள் மற்றும் மூட்டுக்களை இழுத்துப் பிடித்துக் கொள்ளுங்கள். இப்போது வலது கையின் சப்போர்ட்டுடன் வலது காலை மேலே நேராக தூக்கிப் பிடித்துக் கொள்ளுங்கள். (கை மற்றும் கால் மூட்டுகளை மடிக்கக்கூடாது இரண்டு கால்களும் 'எல்' வடிவில் இருக்க வேண்டும். இது போல தொடர்ந்து பதினாறு முறை செய்யலாம். பிறகு

1c

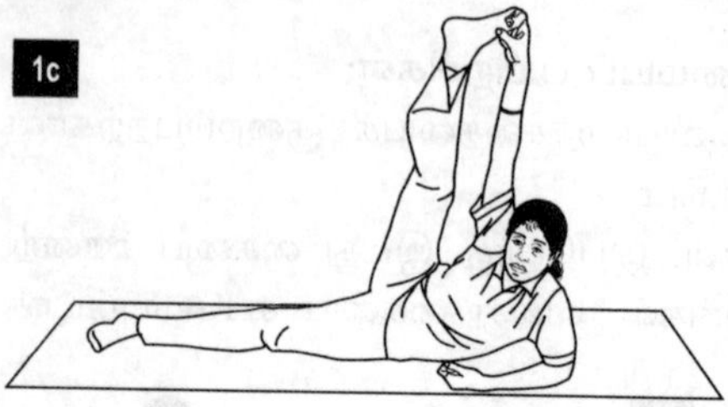

திரும்பிப் படுத்தபடி மறுபக்கத் துக்கும் பயிற்சி செய்யுங்கள்.

1d. கால்களை நேராக நீட்டியபடி மல்லாக்கப்படுங்கள். கைகளைத் தோள்பட்டை சமத்துக்கு விரித்து நீட்டிக் கொள்ளுங்கள். முகம் விட் டத்தைப் (Roof Ceiling) பார்த்தபடி T வடிவில் இருக்க வேண்டும். இனி வரும் பயிற்சிகளில் படுத்துக்கொள் ளுங்கள் என்று வரும் இடங்களில் இவ்வாறு படுக்க வேண்டும்.

1d

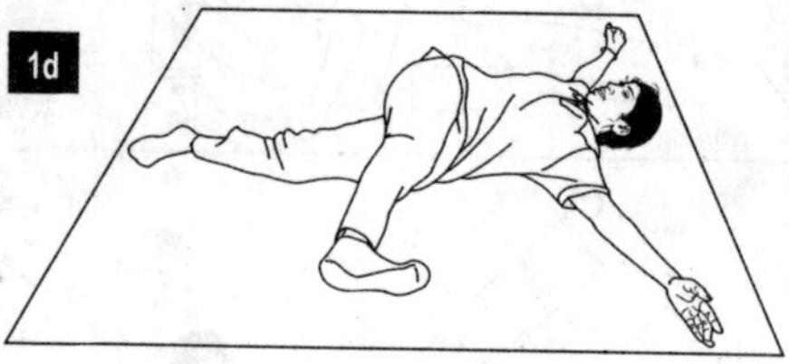

1. படுத்துக்கொள்ளுங்கள். முட் டியை மடிக்காமல் வலது காலை மட்டும் மேலே தூக்குங்கள். இப் போது வலது காலை இடது புறமாகச் சரித்து தரை நோக்கி கொண்டு வாருங்கள். முகம் மற்றும் கைகள் அசையக் கூடாது.

1e

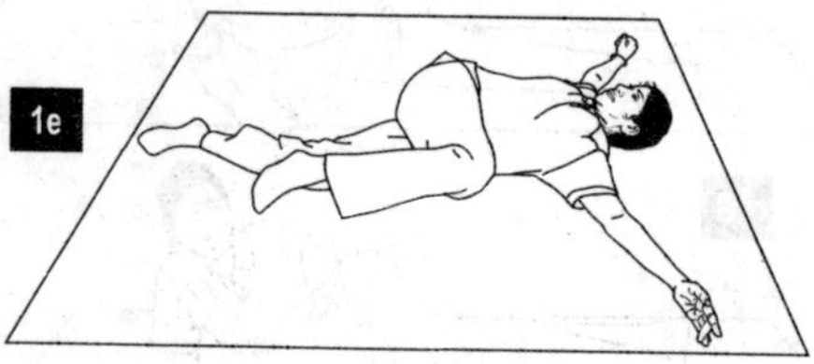

2. முதல் நிலையிலிருந்தபடி இடது காலை மட்டும் தோள் பட்டை நோக்கி லேசாக மேலே நகர்த்தி பழைய நிலைக்கு கொண்டு வாருங்கள். இது போல முன்னும் பின்னுமாக ஒரு இன்ச் நகர்த்தும் பயிற்சியை தொடர்ந்து இருபத்தைந்து முறை செய்யுங்கள்.

3. முதல் படத்திலிருந்த நிலையிலிருந்தபடி வலது கால் மூட்டை மடித்துக்கொள்ளுங்கள். இந்நிலையிலிருந்தபடி வலது மூட்டை தரையை நோக்கி ஒரு இன்சுக்கு மேலேயும் கீழேயும் நகர்த்தி தொடர்ந்து இருபத்தைந்து முறை பயிற்சி செய்ய வேண்டும்.

4. இடது கால் மீது சரிந்திருக்கும் வலது கால் மூட்டை மடித்தபடி செய்யும் இன்னொரு பயிற்சியைப் பார்க்கலாம். மடித்த நிலையிலிருக்கும் வலது கால் மூட்டால் தரையைத் தொட்டு, குறைந்தது இரண்டு இன்ச் உயரத்துக்கு மேலே தூக்கி, மீண்டும் தரையைத் தொட கொண்டு வாருங்கள். இதுபோல தொடர்ந்து இருபத்தைந்து முறை பயிற்சி செய்யுங்கள்.

இப்போது மல்லாக்க படுத்தபடி (ஈ பொசிஷன்) இடது காலுக்கு மேற் சொன்ன நான்கு பயிற்சிகளையும் தொடர்ந்து செய்ய வேண்டும்.

தோள்பட்டை வலி நீங்க பயிற்சிகள்:

சிறிய பையைக்கூடத் தொடர்ந்து சுமக்க முடியாமல் தோள்பட்டை வலியால் அவதிப்படுவதைத் தவிர்க்க இதோ சில உடற்பயிற்சிகள்...

1. படத்தில் காட்டியதுபோல் கைகளையும், கால்களையும் விரித்து வைத்து நின்று, இரண்டு கைகளிலும் இறுக்கமாகப் பந்தை பிடிப்பதுபோல பாவனை செய்யுங்கள். இறுக்கம் தளராமல் இரு கைகளையும் நாலைந்து இன்ச் முன்னோக்கிக் கொண்டு சென்று, பிறகு படத்தில் காட்டிய பழைய இடத்துக்கே கொண்டு வாருங்கள். 20லிருந்து 25 முறை செய்யுங்கள்.

2. முதல் பயிற்சி போலவே கைகளையும் கால்களையும் விரித்து இறுக்கமாக நில்லுங்கள். விரல்களை மட்டும் நுனி மடித்து படத்தில் காட்டியது போல பிடியுங்கள். விரல்களை மட்டும் மணிக்கட்டு வரை அசைத்து கடிகாரச் சுற்றில் வட்டம் சுற்றுங்கள். 20லிருந்து 25 முறை.

3. அதே விறைப்பான பொசிஷனில் நில்லுங்கள். விரல்களை மட்டும் கீழே மணிக்கட்டு நோக்கி இழுத்தபடி இறுக்கமாக வைத்துக்கொள்ளுங்கள். அதே நிலையில் கடிகாரச் சுற்றுக்கு எதிர்த் திசையில் சின்னவட்டம் (மணிக்கட்டுவரையான பகுதியை மட்டும்) சுற்றுங்கள்.

4. திரும்பவும் அதே விறைப்பான பொசிஷனில் நில்லுங்கள். விரல்கள் மூடிய கைகளிரண்டும் உங்கள் மார்புப் பக்கத் தைப் பார்க்கும்படி இறுக்கமாகக் கைகளை மடித்து படத்தில் காட்டியது போல் நில்லுங்கள்.

5. விரல்கள் மூடின அதே நிலையிலேயே இறுக்கம் தள ராமல் கைகளைக் கீழ் நோக்கிக் கொண்டு வாருங்கள்.

1
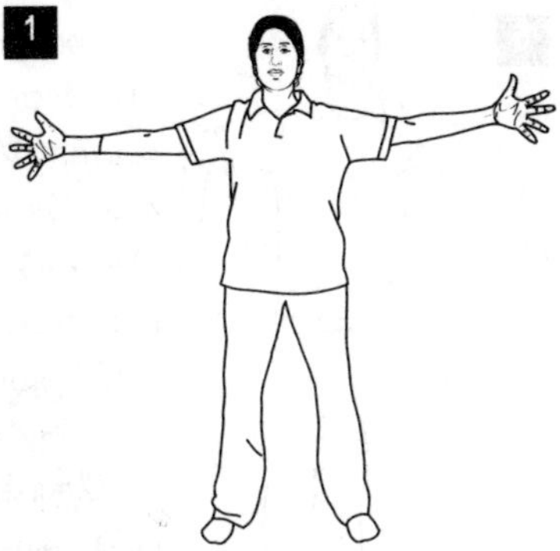

2
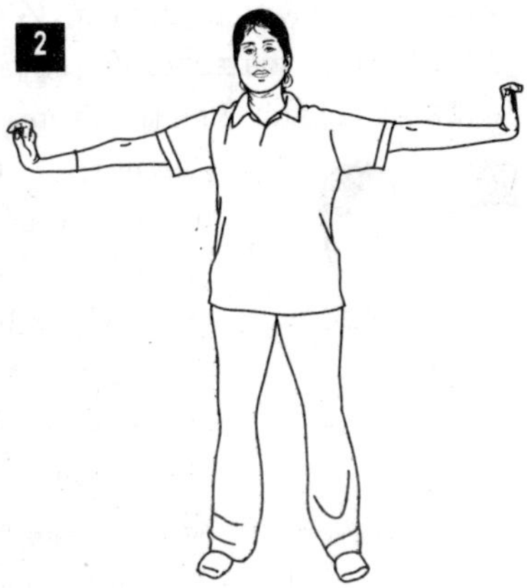

3
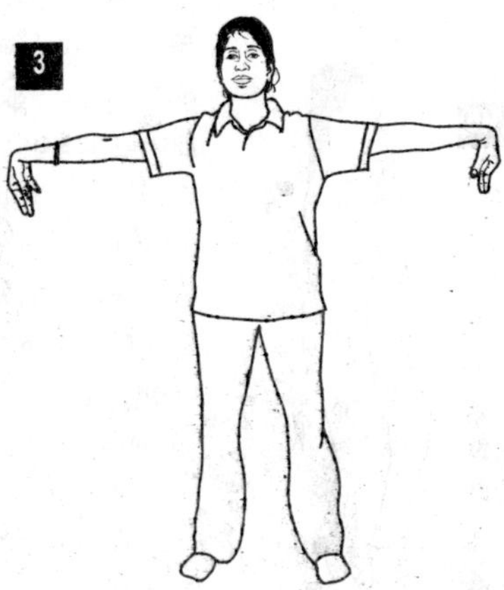

5

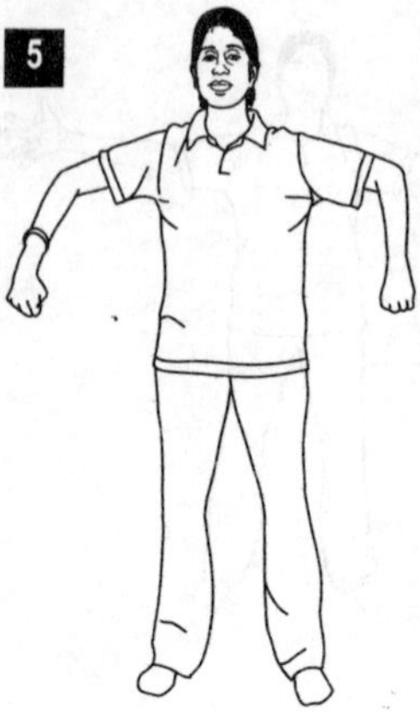

4

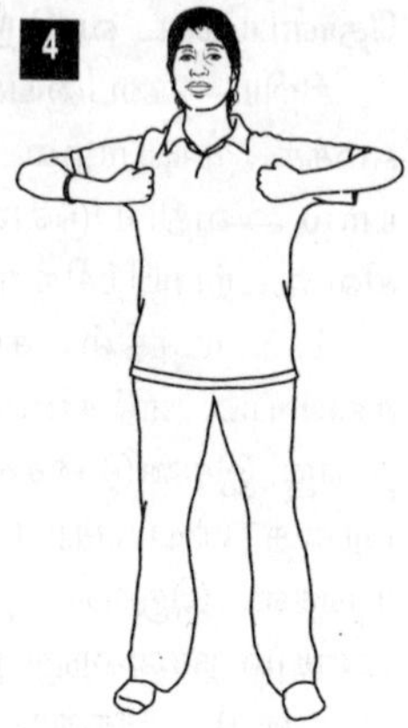

அப்படியே கைகளை மெள்ள தோள்பட்டைக்கு உயர்த்திக் கொண்டு செல்லுங்கள். தோள்பட்டை பகுதிக்கும் நெஞ்சுக்கும் இந்த உடற்பயிற்சிகள் வலிமை சேர்க்கும்.

தோள் பட்டையை பலப் படுத்தும் பயிற்சிகள்:

(டம்பல்ஸ் கருவி கொண்டு இந்த உடற்பயிற்சியை செய்ய வேண்டும். இல்லாதவர்கள், ½ லிட்டர் மினரல் வாட்டர் பாட்டிலில் மணல் நிரப்பி, மூடி, கைகளில் பிடித்துக் கொள்ளலாம்.)

1a. படத்தில் காட்டியுள்ளது போல் கால் விரித்து (புறங்கை முன்னே தெரிய) இரு கைகளிலும் டம்பல்ஸ் பிடித்து நில்லுங்கள்.

1(a)

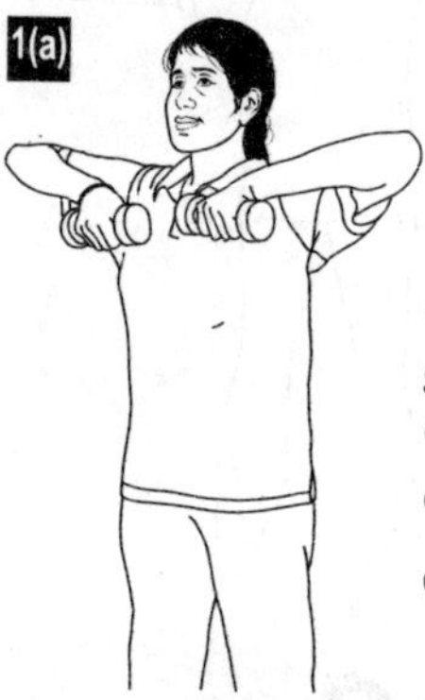

2(a)

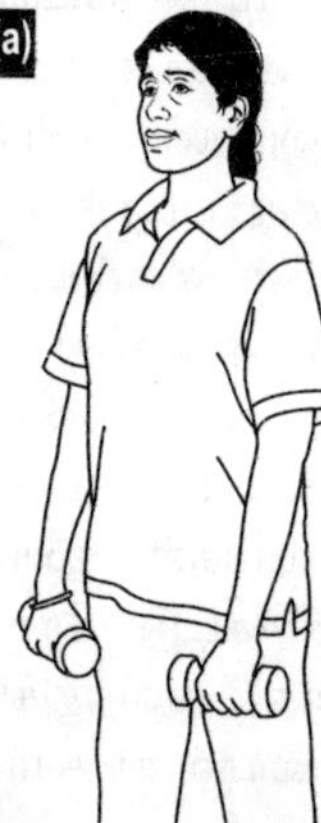

1b. தோள்பட்டையை உயர்த்தாமல் கைகளை மட்டும் உயர்த்தி, தோள்பட்டை உயரத்துக்கு கொண்டு வாருங்கள். 2 நொடிகள் விட்டு, பழைய பொஸிஷனுக்கே வாருங்கள். 10 முறை இப்படிச் செய் யுங்கள்.

2a. முன்புறம் இருகால்களையும் லேசாக வளைத்து, கைகளைத் திருப்பி பிடித்தபடி நில்லுங்கள்.

1(b)

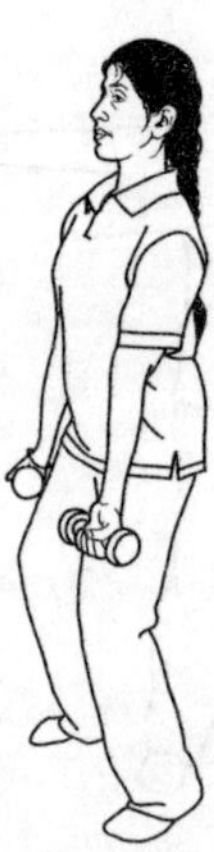

2(b)

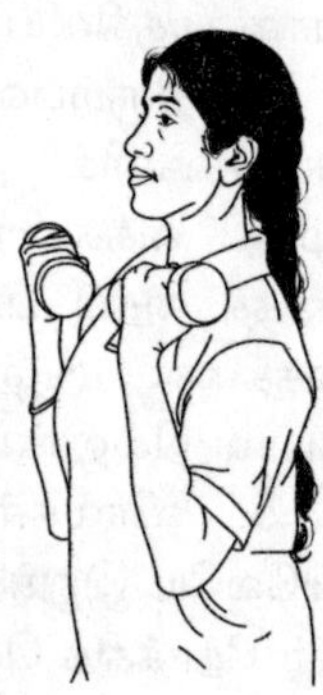

2b. முழங்கைக்கு மேலே மட்டும் கைகளை மெதுவாக மேலே தூக்கிக்கொண்டு போகவும். 2 நொடிகள் விட்டு மறுபடி பழைய பொஸிஷனுக்கே வரவும். 10 முறை இப்படிச் செய்யுங்கள்.

3a. படத்தில் உள்ளது போல வலது காலை முழங்கால்

3(a)

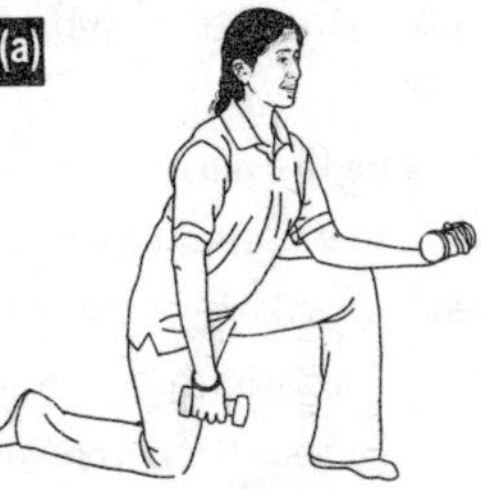

3(b)

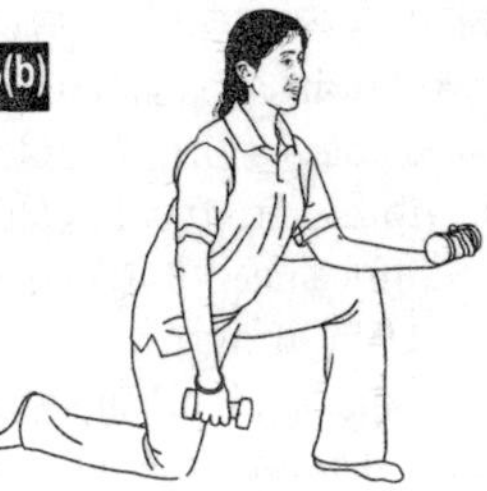

4

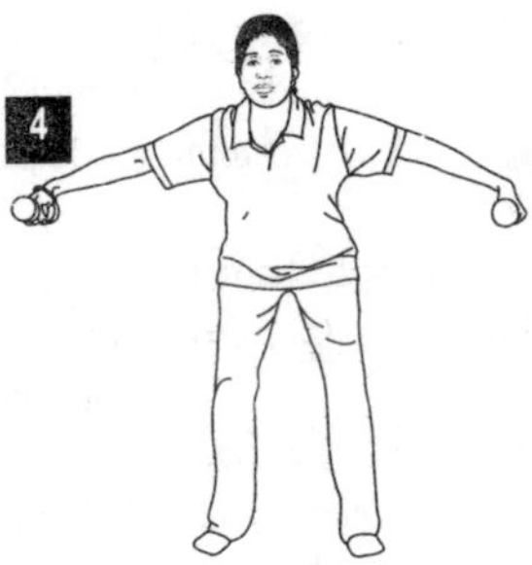

5(a)

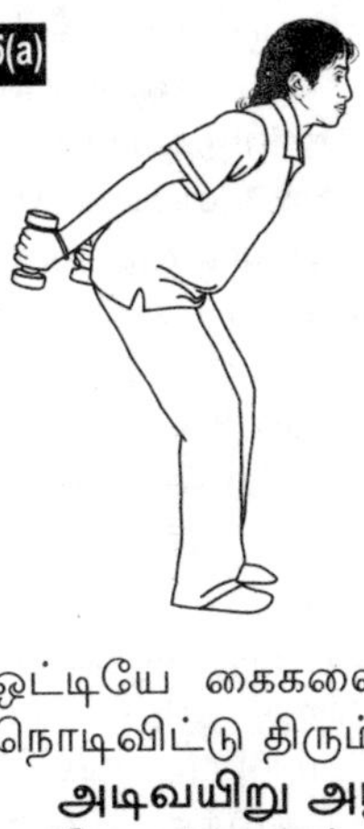

போட்டும், இடது காலை நிமிர்த்தியும் வையுங்கள். கைகள் தொங்கட்டும்.

3b. கைகளை பக்கவாட்டில் உயர்த்தி, தோள் பட்டை உயரத்துக்கு மெதுவாக மேலே தூக்கிக் கொண்டு வாருங்கள். 2 நொடி விட்டு பழைய பொஸிஷனுக்கே வாருங்கள்.

4. இரு கைகளையும் நேராக முன்னோக்கி நீட்டுங்கள். அப்படியே கைகளை மெதுவாக பிரித்து தோள்பட்டை அளவுக்கு கொண்டு வாருங்கள். 2 நொடி விட்டு திரும்ப பழைய பொ ா ஸி ஷ னு க் கு வாருங்கள்.

5(b)

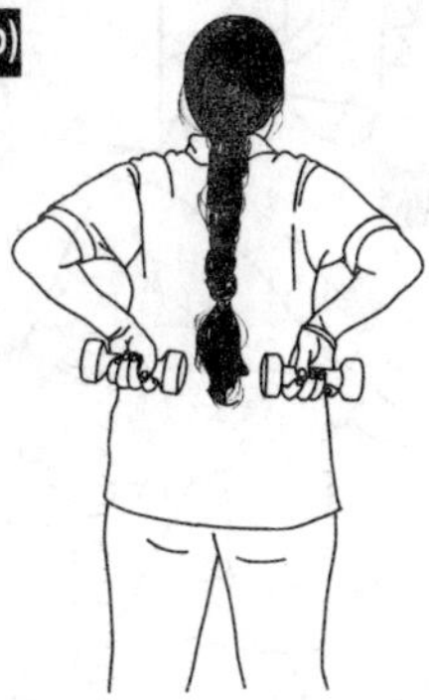

5a. இடுப்புக்கு மேலே மட்டும் 60 டிகிரி கோணத்தில் உடம்பை நேர்கோடாக வளையுங்கள். கைகளை இறுக மூடி முழங்கையை வெளியே நீட்டி உடம்போடு வைத்துக் கொள்ளுங்கள்.

5b. மடங்கியிருக் கும் முழங்கையை மட்டும் பின்னோக்கி கொண்டு போய் முடிந்த மட்டும் மேலே தூக்கவும். 2 நொடி விட்டு பழைய பொஸிஷனுக்கே வாருங்கள்.

6

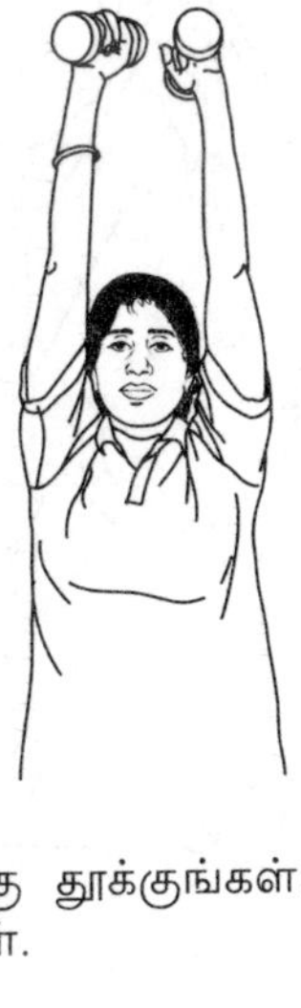

6. படத்திலுள்ள போல இரண்டு முழங்கை களையும் மடித்து டம்பல்ஸ் தோளருகே இருக்கும்படி நில்லுங்கள். உடலை ஒட்டியே கைகளை உங்களால் தூக்க முடிந்த அளவுக்கு தூக்குங்கள். 2 நொடிவிட்டு திரும்ப பழைய பொஸி ஷனுக்கு வாருங்கள்.

அடிவயிறு அழகுபெற பயிற்சிகள்

பெரும்பாலும் திருமணமானபின் குறிப்பாக பெண்களுக்கு அடிவயிற்றுப் பகுதி கொழுப்பு சேர்ந்து தொளதொளப்பாகி விடும்.

இறுக்கமாக அழகான வயிற்றுப் பகுதி கிடைக்க சில பயிற்சிகள் இங்கே.

கீழே வரும் எல்லா பயிற்சிகளுக்கும் முதல் ஸ்டெப் அருகே காணப்படும் 'போஸ்'தான். எனவே, படுத்துக் கொள்ளுங்கள் என்று வரும் இடங்களில் எல்லாம் இந் நிலையில் படுக்க வேண்டும் என்று அர்த்தம் கொள்க.

1

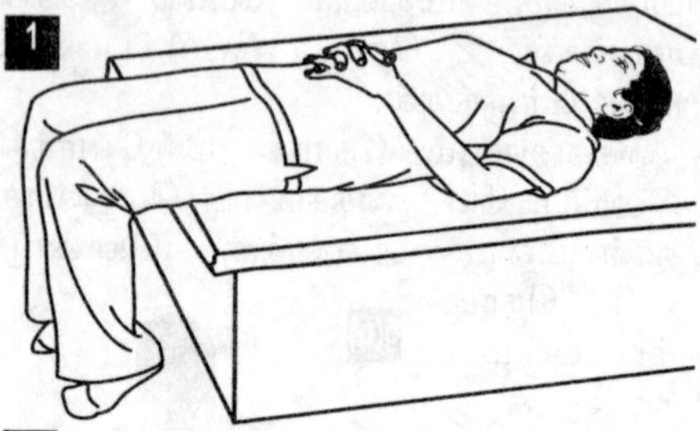

1A

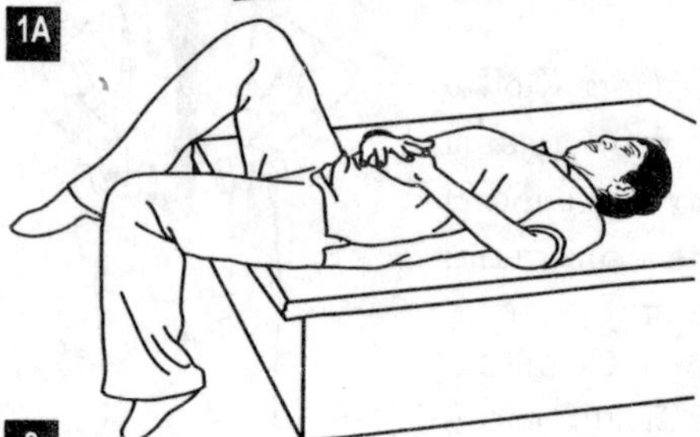

2

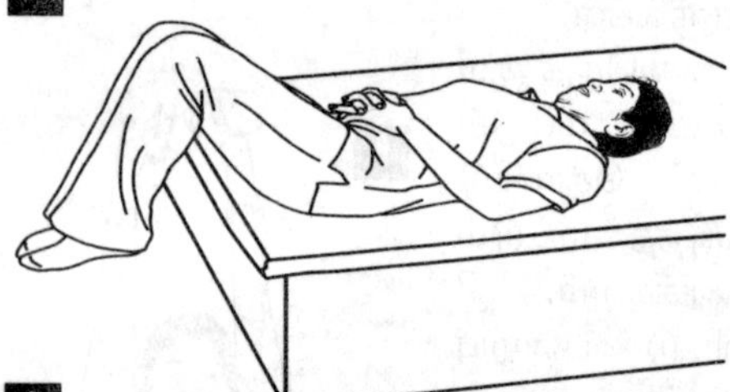

3

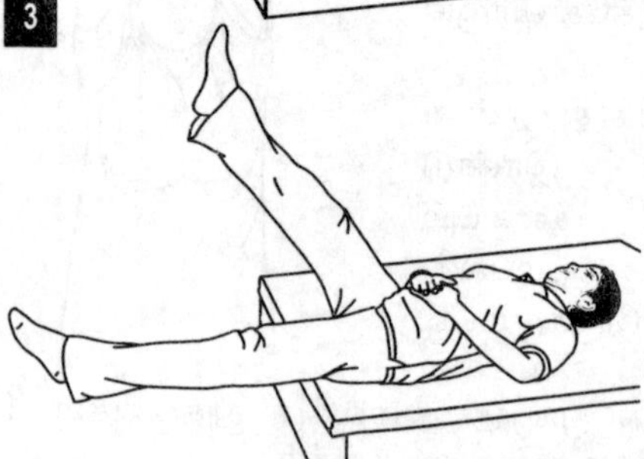

1. படுத்துக்கொள்ளுங்கள். வலது கால் மூட்டை மடித்தபடி மேலே தூக்குங்கள். மூட்டின் முகம் விட்டத்தைப் பார்த்தபடி இருக்க வேண்டும். 1A. வலது முழங் காலை கீழே இறக்கும் நேரத்தில் இடது முழங் காலை மடித்தபடி மேலே தூக்குங் கள். இதுபோல கால்களை மாற்றி மாற்றி தொடர்ந்து 16 முறை செய் யுங்கள்.

2. படுத்துக்கொள்ளுங்கள். இந்த பயிற்சியில் இரண்டு முழங் கால்களையும் மடித்து சேர்த்தாற்போல மேலே தூக்குங் கள். இந்த நிலையில் அடிவயிற்றை உள்பக்கமாக இறுக் கமாக இழுத்துக் கொள்ளுங்கள். கீழே இறக்கும்போது தசைகளின் இறுக்கத்தைத் தளர்த்திக்கொள் ளுங்கள். 16 முறை செய்யுங்கள்.

3. படுத்துக்கொள்ளுங்கள். மூட்டை மடிக்காமல் கால்களை யும் படுக்கை உயரத்தில் நீட்டுங்கள். ஒவ்வொரு காலாய் மாற்றி மாற்றி மேலே தூக்கி இறக்குங்கள். இது போல 16 முறை செய்யலாம்.

4. படுத்துக்கொள்ளுங்கள். படுக்கை உயரத்திற்கு இரு கால் களையும் ஒரே மாதிரி தூக்கிக் கொள்ளுங்கள். (அடுத்து கீழே வரும் பயிற்சிகளுக்கு எல்லாம்

இந்த 2-வது ஸ்டெப் தேவைப்படும்) கால்களை இணைத்தபடி எவ்வளவு உயரத்துக்கு தூக்க முடியுமோ தூக்கி, பின் கட்டில் உயரத்துக்குக் கொண்டு வந்து விடுங்கள். இப்படி மேலே தூக்குவதும் இறக்குவதுமாக 8 முறை செய்யலாம்.

4

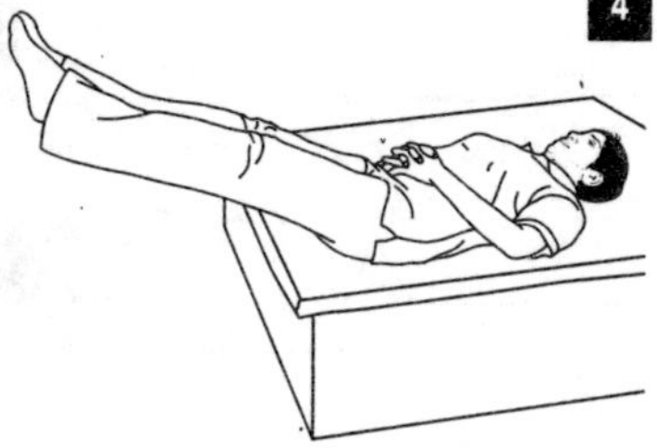

5. கால்களை மேலே தூக்குங்கள். அதே சமயம் கைகளை முன்புறமாக நீட்டியபடி முதுகை முன்புறமாகத்தள்ளி மொத்த உடலையும் 'V' வடிவில் வளை யுங்கள். அப்படியே பத்து நொடி இருங்கள். 10 முறை செய் யுங்கள்.

5

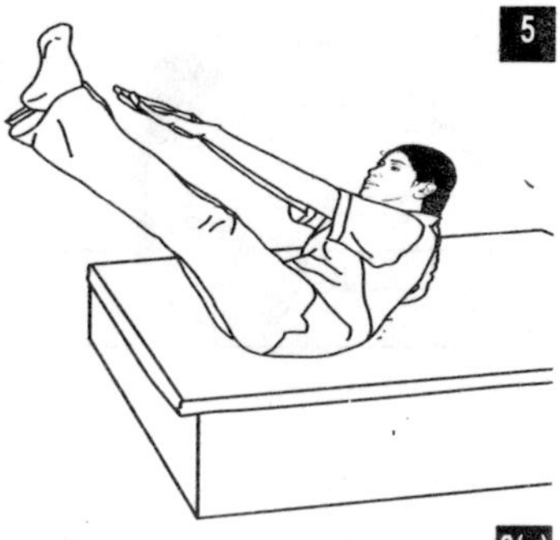

6a. இடதுகால் மூட்டை மடித்து கைகளால் கட்டியபடி இழுத்து முகத்தைத் தொட முயல வேண்டும். 6b. பின் வலது காலை மடித்து செய்யுங்கள். கடைசியாக இரண்டு கால்களையும் மடித்து செய்யுங் கள். 16 முறை செய்யுங்கள்.

6(a)

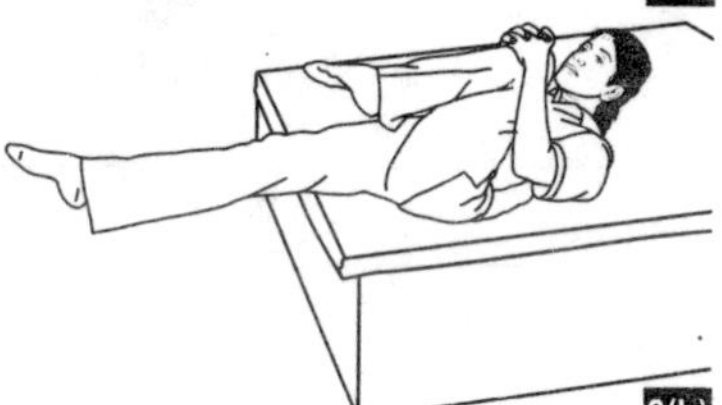

7. கைகளைக் கழுத்துக்குப் பின்புற மாகக் கட்டுங்கள். இடதுகால் மூட்டை மடித்து வலதுகை மூட்டால் தொட முயலுங்கள். இதேபோல் வலது கால் மூட்டை மடித்து செய்யுங்கள். மாற்றி மாற்றி 16 முறை செய்யுங்கள்.

6(b)

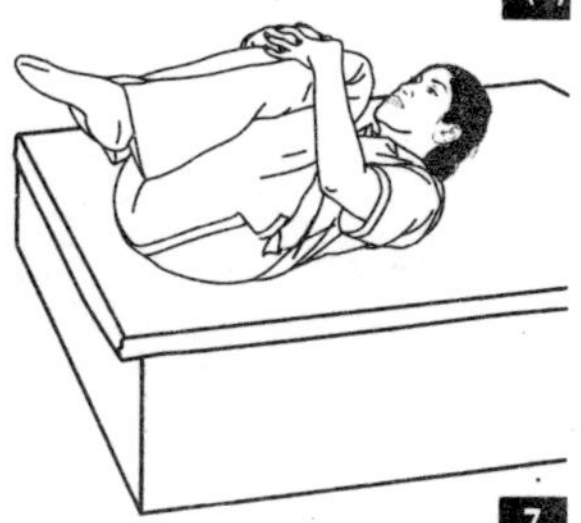

தொந்தி விழுகாமல் பாதுகாக்கும் பயிற்சி :

1a. மல்லாந்து படுங்கள். கால்களைச் கட்டில்மீதும் கைகளைக் கழுத்தின் பின்னே மடித்தும் வையுங்கள். வயிற்றை உள் பக்க மாக இழுத்தபடி தலையைத் தூக்கி மெல்ல எழுங்கள். கால்களை அசைக்கக்கூடாது. இழுத்து மூச்சுவிட்டு பின் பழையபடி படுத்து மீண்டும் எழுங்கள். 5 லிருந்து 10 தடவை செய்யுங்கள்.

7

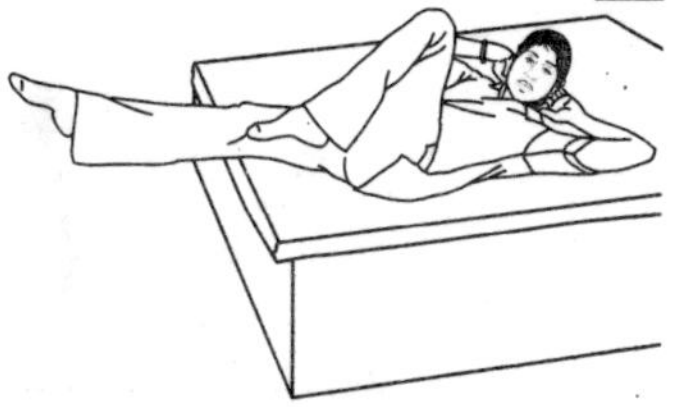

2. கைகளைக் கழுத்தின் பின்னே கட்டியபடி (கழுத்தை அழுத்தமாகப் பிடிக்க வேண்டாம்) மல்லாந்து படுங்கள்.

1(a)

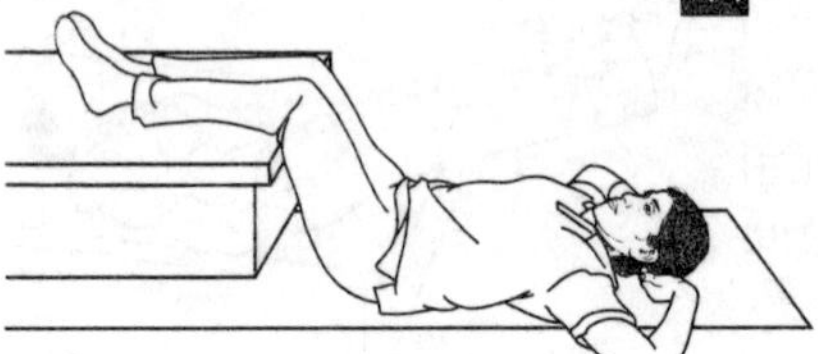

1(b)

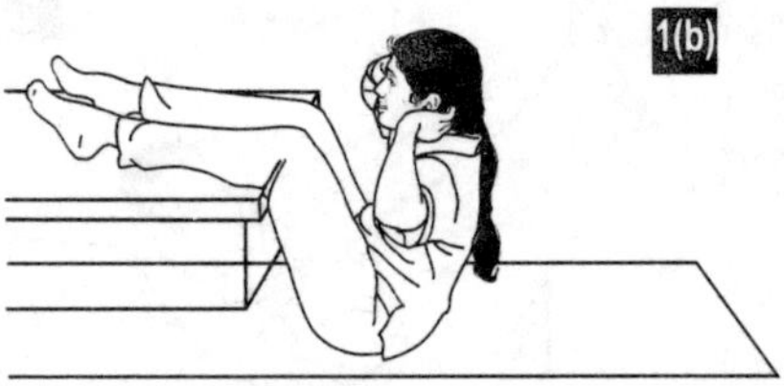

2

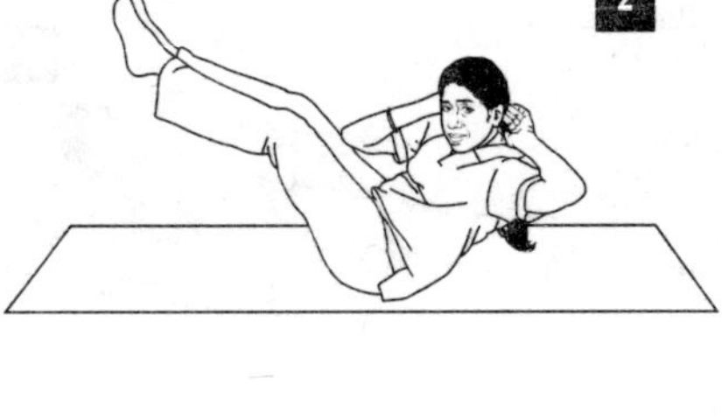

3(a)

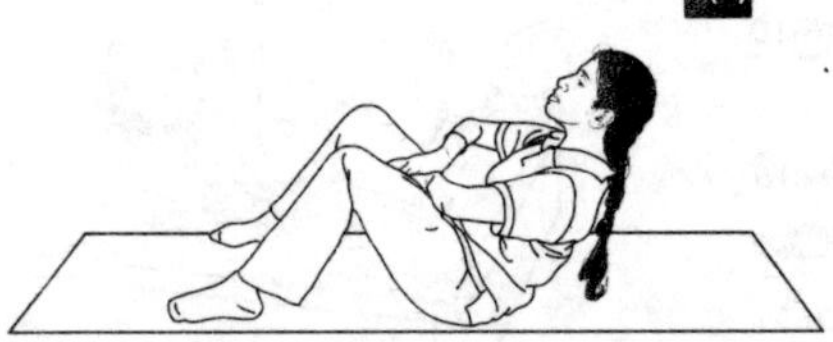

3(b)

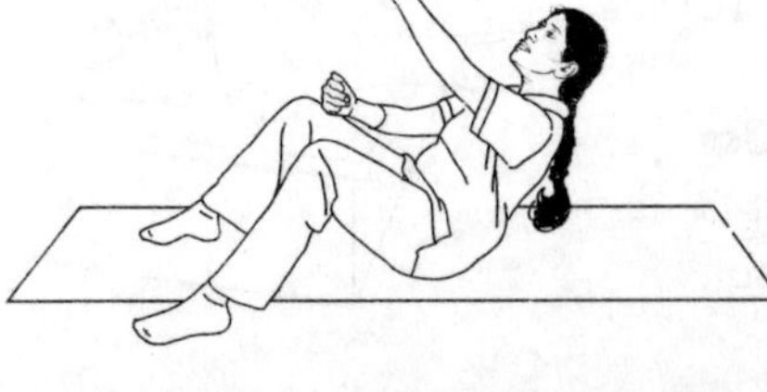

கால்களைச் சற்றே வளைத்து சேர்ந்தாற் போல் மேலே தூக்குங்கள். இனி வலது கை முட்டால் இடது கால் முட்டைத் தொட வேண்டும். கால் முட்டு அசையக்கூடாது. கை மட்டுமே அசைய வேண்டும். பின்பு அடுத்த கையால் அடுத்த கால் முட்டைத் தொடுங்கள். 10 முறை செய்யுங்கள்.

3a. மல்லாந்து படுங்கள். பாதம் தரையைத் தொடும்படி கால்களை மடித்துக் கொள்ளுங்கள். கால்களுக்கிடையே கை விட்டுத் தொடைப் பகுதியைப் பிடித்தபடி முடிந்தவரை மேலே எழ வேண்டும். 3b. பின் கைகளை விடுவித்துக் கொண்டு தேவைக்கு மேல் ஒரு கயிறு தொங்குவதாக நினைத்து இழுங்கள். கயிற்றை மேலே பிடிக்கும் போது உடல் மேற்புறமாக இரண்டு இன்ச் நிமிரும். கயிற்றைக் கீழே இறக்கும் போது உடல் கீழே இரண்டு இன்ச் இறங்கும். 10 முறை கயிறு இழுங்கள்.

4. படத்தில் காட்டியபடி மல்லாந்து படுத்த நிலையில் கால்மேல் கால் போட்டுக்கொள்ளுங்கள். கைகளை கழுத்துக்குப் பின்னே மடித்துக் கொள்ளுங்கள். மூச்சை நன்றாக உள் இழுத்துக்கொண்டு வலது கை முட்டால் இடது கால் முட்டை மெதுவாக தொட முயலுங்கள். 10 முறை இப்படிச் செய்யுங்கள். பின் அடுத்த காலுக்கு மாறுங்கள்.

5. மல்லாந்து விறைப்பாக படுத்துக்கொள்ளுங்கள். மூச்சை உள்ளிழுத்துக் கொண்டபடியே கால்களை ஒருசேர மேலே தூக்குங்கள். கால்கள்

செங்குத்தாக இருக்கட்டும். பின், கைகளை, சப்போர்ட்டாக்கி பின்புறத்தைத் தள்ளி முயற்சித்தால், கால்கள் தலையைத் தாண்டி தரையைத் தொடும். ஒரே நாளில் முழுசாக வளைக்க வராவிட்டால் மெதுவாகப் பழகுங்கள். போதும்!

4

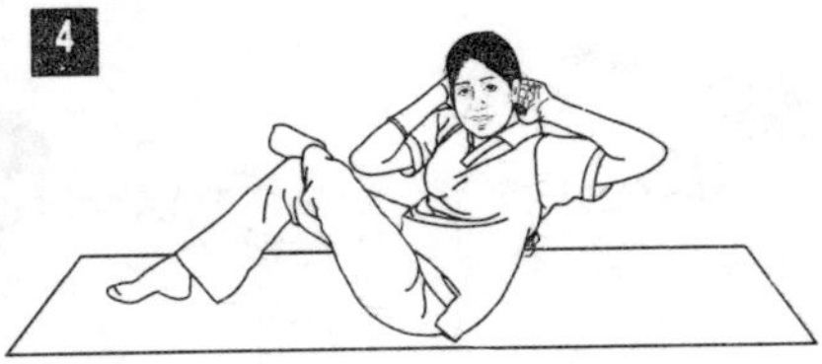

காலத்திற்கு ஏற்ப எளிய உடற்பயிற்சிகள்:

'உடற்பயிற்சிக்கென்று குறிப்பாக நேரம் ஒதுக்க முடிவதில்லை. இதில் இடுப்புக்கு, தொடைக்கு, காலுக்கு என்று பயிற்சி செய்ய நேரத்துக்கு எங்கே போவது?' என்று நினைப்போருக்கு ஒன் டே ப்ரோகிராம் இது.

1

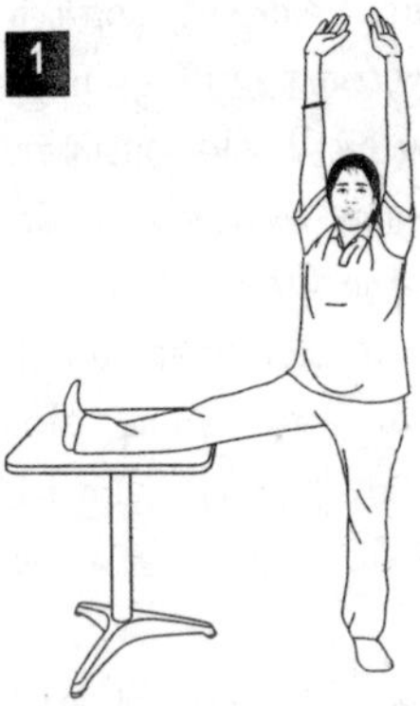

1. படத்தில் உள்ளபடி இப்படி நில்லுங்கள்.

2. இடதுபுறம் நன்றாக வளையுங்கள். இடுப்புப் பகுதி விரிவதை உணரலாம். படம் 1 நிலைக்குத் திரும்பி, மறுபடி வளையுங்கள். தொடர்ந்து, 8 முறை செய்தபின், காலை மாற்றி வலப்புறமாக செய்ய வேண்டும்.

2

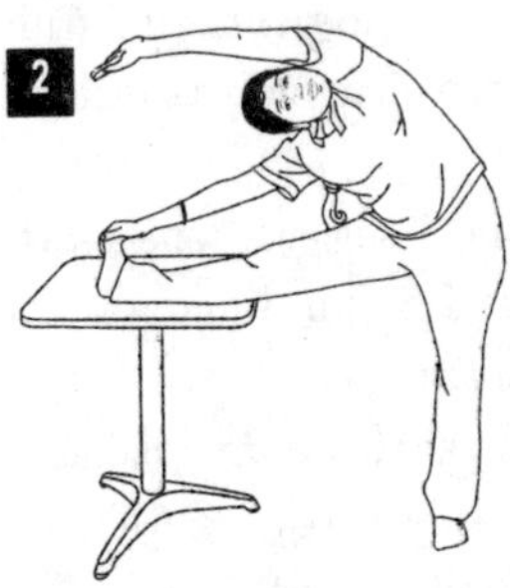

3. குனிந்து குதிகாலை பிடித்துக் கொள்ளுங்கள். முடியாத பட்சத்தில் எந்த அளவு எட்டுகிறதோ அந்த இடத்தைப் பிடித்துக் கொள்ளுங்கள். முட்டியை மடக்காமல் உடலை மட்டும் ஒரு இன்சுக்கு மேலும் கீழுமாக உயர்த்தி இறக் குங்கள். கால் மற்றும் பின் புறத் தசைகள் விரிவதை உணரலாம். முப்பது நொடி கள் வரை பிடித்து கொள் ளுங்கள். கால்மாற்றி மறு பக்கத்தில் செய்யுங்கள்.

4

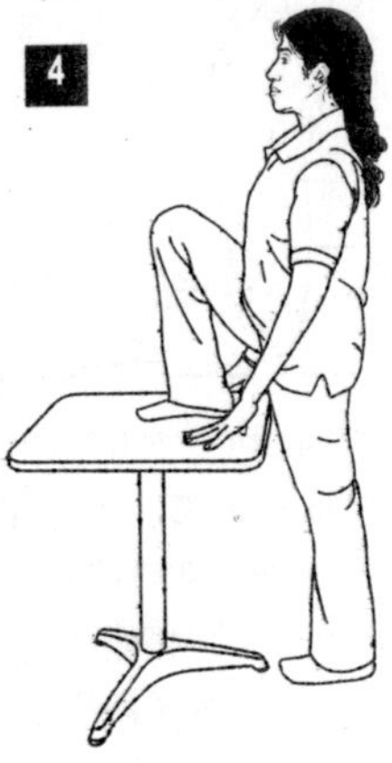

4. பாதத்தைப் பிடித்த படி (எட்டும் வரை பிடித் தால் போதும்) வளைந்து நில்லுங்கள். கைகளை விடுவித்து, மெதுவாக நிமிரவும். இப்படி முன்னும் பின்னுமாக முப்பது முறையும் பிறகு மறு பக்கத்திலும் செய்யுங்கள்.

3

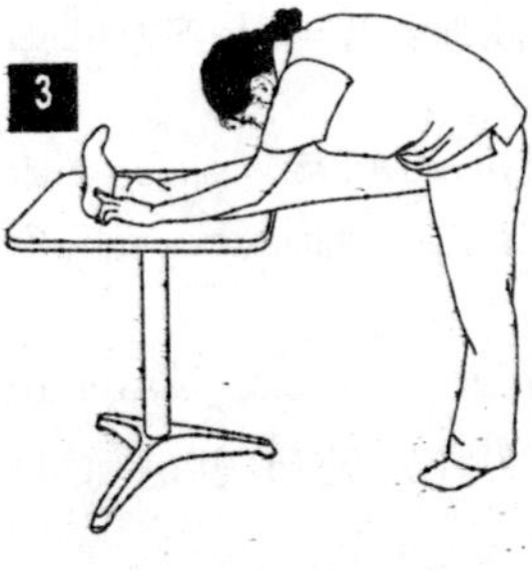

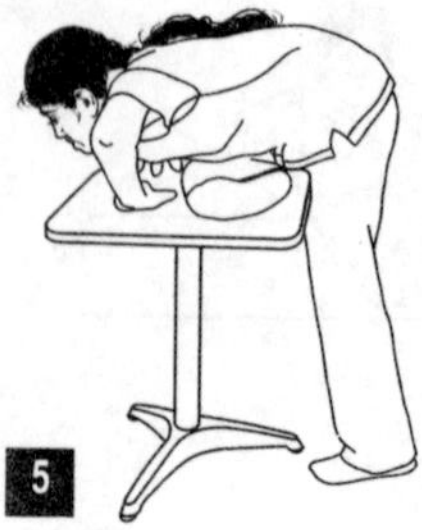

5

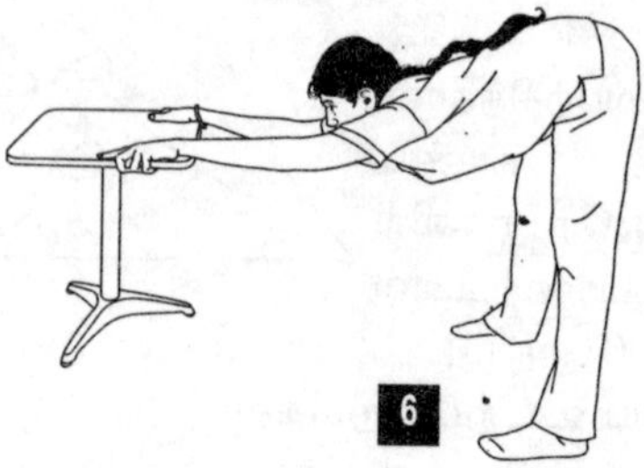

6

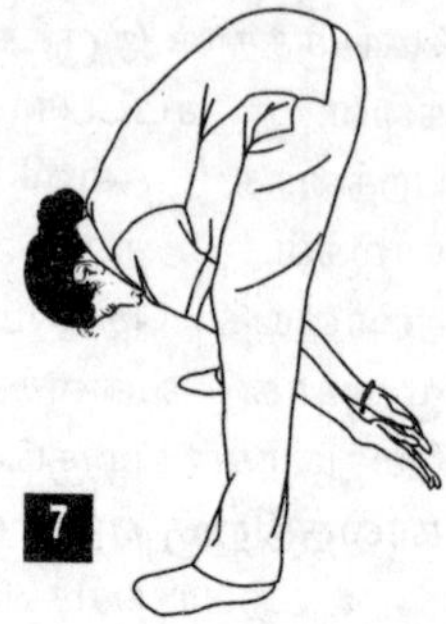

7

8

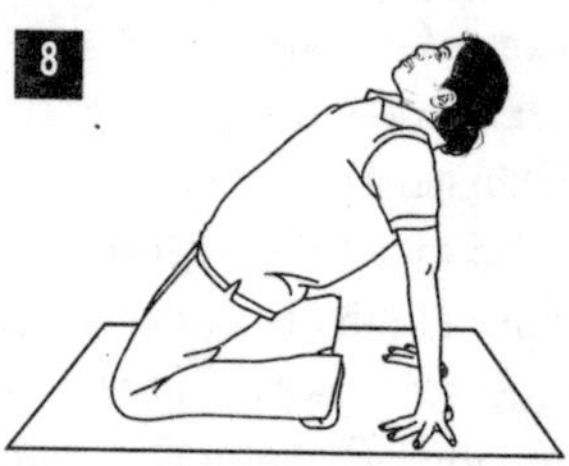

9

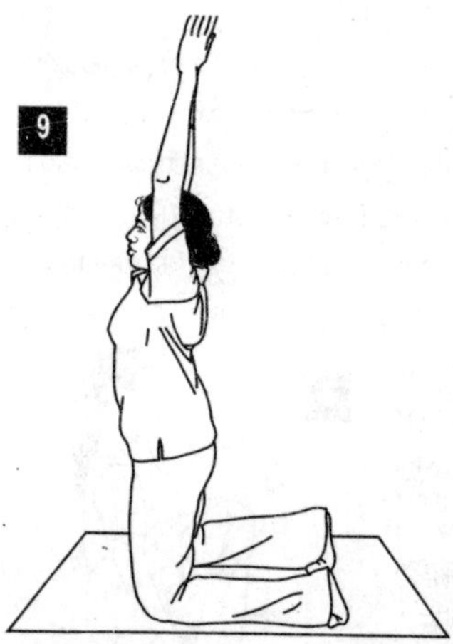

5. இப்படி நில்லுங்கள். கால் தசைகள் விரிவதை உணர்வீர்கள். குறைந்தது முப்பது நொடி மடக்கிய காலை அழுத்தி நில்லுங்கள். 30 நொடி ரிலாக்ஸ் ஆன பிறகு அழுத்துங்கள். இரு கால்களுக்குமாக 8 முறை செய்யுங்கள்.

6. கை மற்றும் கால் முட்டிகளை மடக்காமல் இடுப்பைப் பின்னால் தள்ளியபடி நில்லுங்கள். தலை, நிமிர்ந்து பார்த்தபடி இருக்க வேண்டும். மேலும் கீழுமாக 30 முறை பவுன்ஸ் செய்யுங்கள்.

7. கைகளைக் கால்களுக்கிடையே நீட்டியபடி குனிந்து நில்லுங்கள். முதுகை மட்டும் மேலும் கீழுமாக 20 முறை பவுன்ஸ் செய்யுங்கள்.

8. இந்த போஸுக்கு வந்து, கைகளை மட்டும் மடக்கி நிமிர்த்தி மேலும் கீழுமாக 50 முறை பவுன்ஸ் செய்யுங்கள்.

9. கைகளை தலைக்கு மேலாக நீட்டியபடி முழங்காலிட்டு உட்காருங்கள். இடுப்பை மட்டும் பின்னால் தள்ளிக் குதிகால் மீது அமருங்கள். உடனே பழைய நிலைக்கு வந்து இதுபோல தொடர்ந்து முப்பது முறை செய்யுங்கள்.

10. கால்களை மடக்காமல் நீட்டி, பாதங்களால் சேரின் கால்களை அழுந்தப் பிடித்தபடி குறைந்தது முப்பது நொடி உட்காருங்கள். விட்டு விட்டுப் பத்து முறை செய்யலாம்.

நேரத்துக்கு ஏற்ப பயிற்சியின் எண்ணிக் கையை கூட்டலாம், குறைக்கலாம். என்ன நேரமே இல்லை என்று சொல்லி உடற்பயிற்சிக்கு இனி முழுக்குப் போட முடியாது தானே?

இளமைக்கு ஓர் எளிய பயிற்சி:

சரிசமமான தரையில் படுத்தபடியே செய்யக்கூடிய, அடிவயிற்றுக்கான சில எளிய பயிற்சிகளை செய்தால் உடல் மிக இளமையாகக் காணப்படும்.

கால்களை நேராக நீட்டியபடி சமமான தரையில் படுத்துக் கொள்ளுங்கள். கைகள் தோளுக்கு மேல் நேராக நீட்டியபடி இருக்க வேண்டும். கைகளால் பக்கத்தில் இருக்கும் தூணையோ, கட்டில் காலையோ அல்லது டேபிள் காலையாவது உறுதியாகப் பிடித்துக் கொள்ளலாம். இப்படி படுத்த நிலையில் தான் கீழ் வரும் பயிற்சிகளைச் செய்ய வேண்டும். (படுத்துக் கொள்ளுங்கள் என்று வரும் இடங்களில் இப்படி படுத்துக்கொள்ள வேண்டும் என்று அர்த்தம் கொள்க.)

1. படுத்துக்கொள்ளுங்கள் வயிற்றை உள்பக்கமாக இழுத்தபடி இரண்டு கால்களையும் சேர்த்து, அரையடி உயரத்துக்கு மேலே தூக்குங்கள். பதினைந்து முதல் இருபது நொடி வரை இந் நிலையில் இருந்துவிட்டு பழைய நிலைக்கு வரவும். தொடர்ந்து ஐந்து முறை இப்படி செய்யலாம்.

2. படுத்துக்கொள்ளுங்கள் வயிற்றை உள்புறமாக இழுத்துக் கால்களைச் சேர்த்து, அரையடி உயரத்துக்கு மேலே தூக்குங்கள். இந்நிலையில் இருந்தபடி இடது காலை வலது கால் மீதும், வலது காலை இடது கால் மீதும் மாறி மாறிப் போட்டு பயிற்சி செய்ய வேண்டும். குறைந்தது பத்து முறை மாற்றிப் போடலாம். பிறகு பழைய நிலைக்கு வந்து விடுங்கள். இப்படி ஐந்து முறை செய் யுங்கள்.

1

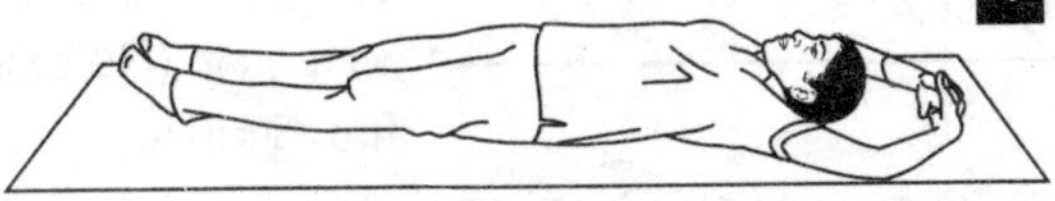

1a

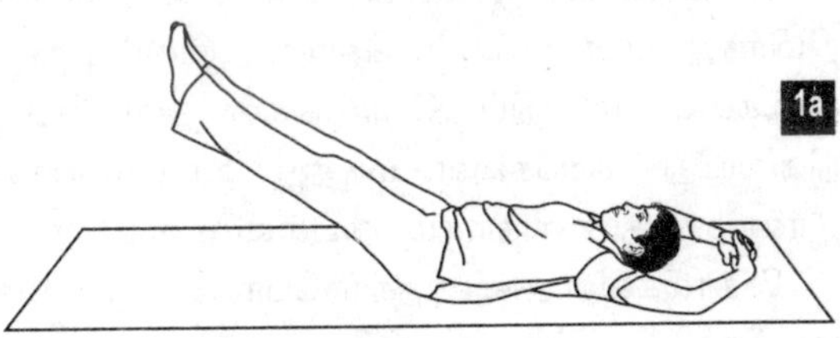

2&3

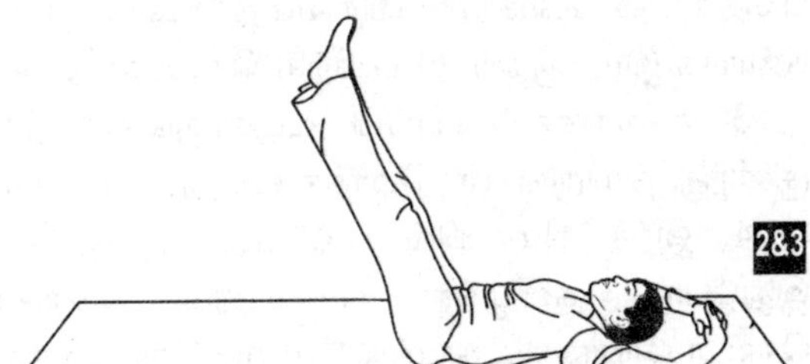

3. படுத்துக் கொள்ளுங் கள். வயிற்றை உள்பக்க மாக இழுத்துக் கால்களைச் சேர்த்துக்கொண்டு அரை யடி உயரத்துக்கு மேலே தூக்குங்கள். அரை யடியிலிருந்து மெதுவாக ஒரு அடி உயரத்துக்கு தூக்குங்கள். நேராக நீட்டிய கால் கள் உடலுக்கு செங்குத்தாக வரும் வரை இப்படி அரை அரை அடியாக கூட்டிக்கொண்டே போகவேண்டும். உடலும் கால்களும் ‘ட’ வடிவத் துக்கு வந்ததும் கால்களை அரை அரை அடிகளாகப்

படிப்படியாக இறக்கி தரைக்குக் கொண்டு வாருங்கள். இப்படி ஐந்து முறை செய்யலாம்.

ரிலாக்ஸ் உடற்பயிற்சி:

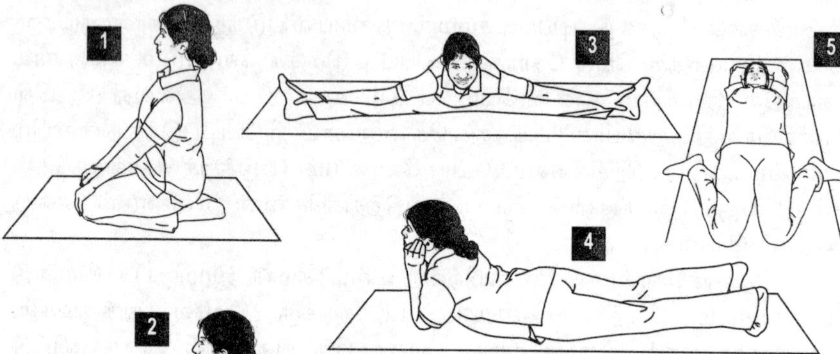

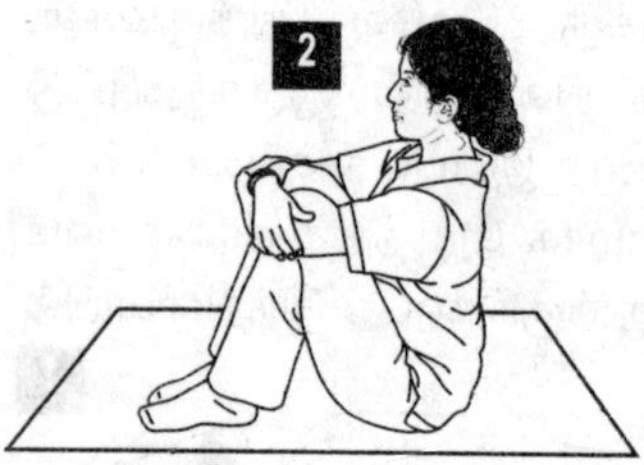

1. வீட்டில் சோஃபாவில் சாய்ந்தபடி டி.வி. பார்ப்போம். ஹாயாக படுத்து புத்தகத்தில் மூழ்கிவிடுவோம். இது போன்ற நேரங்களிலும், சில எளிய பயிற்சிகள் செய்ய லாம். ஹாயான **(Relaxing exercises)** எக்ஸர்சைஸ் சில இங்கே...

1. சம்மணமிட்டு உட்காராமல் கால்களை ஒன்றன் மேல் ஒன்றாக மடித்து நிமிர்ந்து உட்காருங்கள். தொடை, இடுப்பு தசைகள் விரிவதை உணரலாம். கால்களை மாற்றிப் போடுங்கள். சாப்பிட்ட பிறகு உட்காரவேண்டிய நிலையிது. கால்களை மடித்து உட்காருங்கள். இப்படி உட்காருவதால் ஜீரணமாவது எளிதாகும். பைல்ஸ் உள்ளவர்கள் நிவாரணம் பெறலாம்.

2. கால்களை அணைத்தாற்போல உட்காருங்கள். உடலின் பெரும்பாலான பகுதிகளில் தசைகள் விரிவதை உணரலாம். இந்த நிலையில் மூச்சை நன்றாக இழுத்துவிட்டு பயிற்சி செய்தால் பலன் அதிகம்.

3. கால்களைப் பரப்பி உட்காருங்கள். இந்த நிலையில் நூறு முறை குனிந்து நிமிருங்கள். மொத்த உடலும் ரிலாக்ஸாகும்.

4. இந்த நிலையில் படுப்பது முதுகு, கழுத்து வலிக்கு நிவாரணம். இதுபோல கவிழ்ந்து படுப்பதும் மேற்கூறிய பலன் கொடுக்கும். தொடர்ச்சியாக உட்கார்ந்து வேலை செய்பவர்கள் செய்ய வேண்டிய பயிற்சி இது.

5. இந்த நிலையில் படுத்து, (கால்களை மடக்கி, கைகளை தலைக்கு மேல் மடக்கி) தொடை தசைகள் விரிவடைவதை உணருங்கள். 30 நொடிகள் வரை செய்யவும்.

தொடைக்கும் உடைக்கும் ஏற்ற உடற்பயிற்சிகள்:

உடலின் பிற பகுதிகள் கச்சிதமாக இருந்தாலும் சில பெண்களுக்கு தொடை மட்டும் பெருத்து காணப்படும். இதனால் ஜீன்ஸ், சுடிதார் போன்ற உடைகள் அணிவதில் சங்கடம் ஏற்படும். தொடையில் தேவையற்ற சதையைக் குறைத்து உங்கள் உடற்கட்டு எல்லா உடைக்கும் ஓகே சொல்ல இதோ சில பயிற்சிகள்.

1(a)

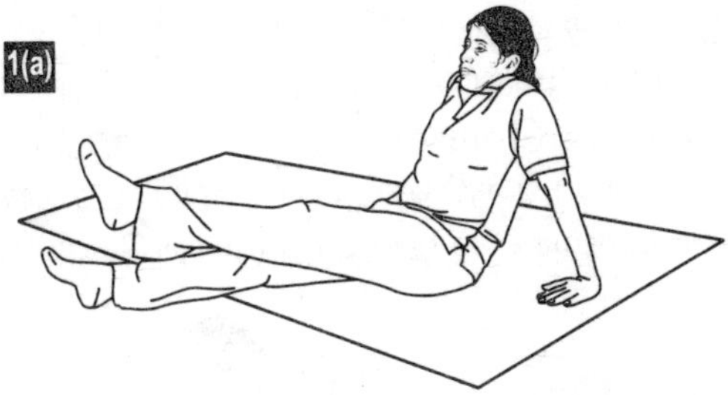

1. படத்தில் காட்டப்பட்டுள்ளது போல கால்களை நேராக நீட்டியபடி உட் கார்ந்து கொள்ளுங்கள். பின் பக்கமாகச் சரிந்த உடலுக்கு சப்போர்ட்டாக கைகளை உடலைப் பார்த்தபடி ஊன்றிக் கொள்ளுங்கள்.

2

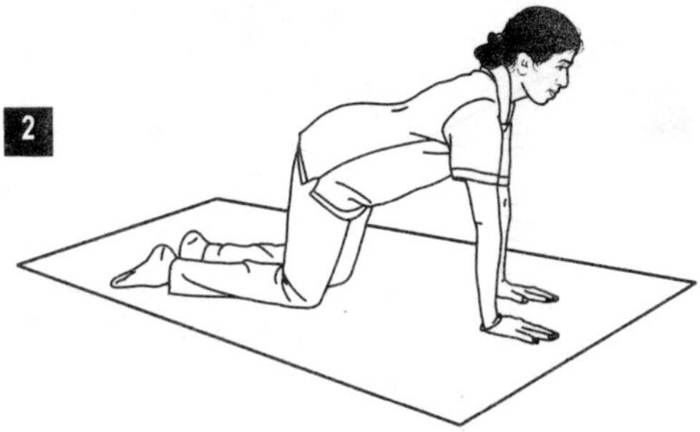

1(a). இந்நிலையில் உட்கார்ந்தபடி வலது காலை அசைக்காமல் இடது காலை மட்டும் அரையடிக்கு மேலே தூக்குங்கள். இப்படி இடது காலை மட்டும் தூக்குவதும் இறக்குவதுமாக பத்து முறை செய்ய வேண்டும். அடுத்ததாக இடது காலை தூக்காமல் வலது காலுக்கு மட்டும் பயிற்சி செய்ய வேண்டும். இரண்டு காலுக்குமான பயிற்சியை தொடர்ந்து ஆறு முறை செய்யலாம்.

2(a)

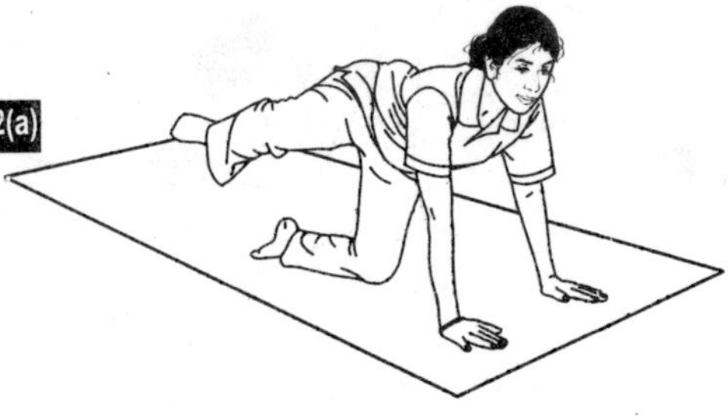

2. படத்தில் காட்டப்பட்டுள்ளது போல தவழும் போசில் (**Cat Position**) இருக்கவும்.

2(**a**). முழங்காலை மடக்கிய நிலையில் வலது காலை மட்டும் சற்றே அகற்றி மேற்புறமாக இடுப்பளவுக்கு தூக்கி இறக்க வேண்டும். இடது தொடை வலது தொடையைத் தொடாமல் பயிற்சி செய்ய வேண்டும். இப்படி இடது காலை மட்டும் மேலே தூக்குவதும் இறக்குவதுமாகப் பத்து

முறை பயிற்சி செய்யுங்கள். வலது காலைக்கீழே ஊன்றிய நிலையில் அடுத்ததாக இடது காலுக்குப் பயிற்சி செய்ய வேண்டும்.

2b. இரண்டாம் படத்தில் காட்டப்பட்டது போல தவழும் நிலையில் நில்லுங்கள். வலது கால் மூட்டை மடித்தபடி சற்றே அகற்றிய நிலையில் இடுப்பளவுக்கு மேலே தூக்க வேண்டும். இந்த நிலையில் இருந்தபடியே வலது முழங்காலை இடது முழங்கை நோக்கி முன்னும் பின்னுமாக நகர்த்தி பன்னிரண்டு முறை செய்ய வேண்டும். அடுத்து இடது முழங்காலை தரையில் ஊன்றி வலது கால் மூட்டைத் தூக்கிச் செய்ய வேண்டும். இரண்டு காலுக்குமாக சேர்த்து ஆறு முறை செய்ய வேண்டும்.

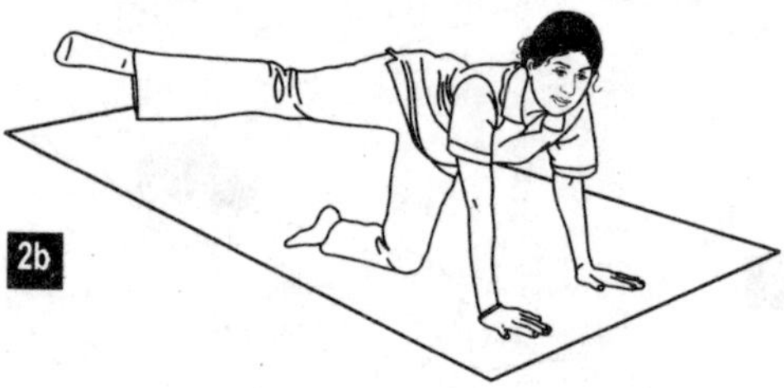

2b

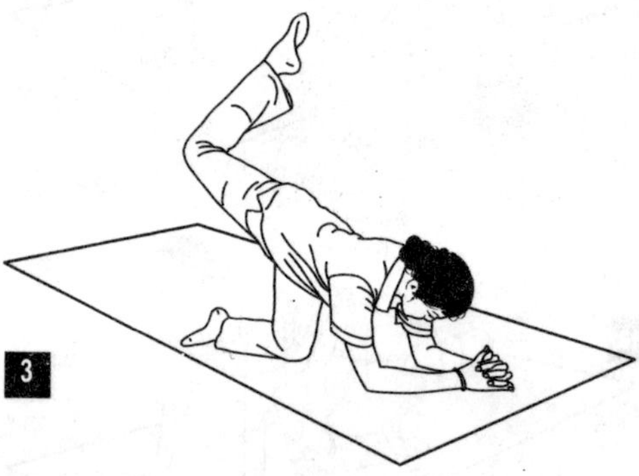

3

3. படத்தில் காட்டப் பட்டது போல தவழும் நிலையில் நில்லுங்கள். வலது முழங்காலை மடக்கி இடுப் பளவு தூக்கி இடது முழங்கை நோக்கி நகர்த்த வேண்டும். பிறகு காலைப் பின்புறமாக நகர்த்தி நேராக நீட்ட வேண் டும். இடது காலை நீட்டு வதும் மடக்குவதுமாக ஐந்து முறை செய்ய வேண்டும். பிறகு இடது காலுக்கும் தொடருங்கள். இரண்டு காலுக்குமாக சேர்த்து ஆறு முறை பயிற்சி செய்யலாம்.

3a. தவழும் நிலையில் நில்லுங்கள். இப்போது முழங் கையை மடித்த நிலையில் தரையில் ஊன்றிக்கொள் ளுங்கள். தலையை மெதுவாக இறக்கி கை மீது பேலன்ஸ் செய்தபடி நிறுத்திக்கொள்ளுங்கள். வலது காலை மட்டும் இடுப்பளவுக்கு தூக்கி பின்புறமாக நீட்டுங்கள். இப்போது நீட்டிய நிலையிலிருக்கும் காலை மெதுவாக இடுப்பளவுக்கும் மேலே தூக்கிக் கொண்டு வாருங்கள். இடது காலை அப்படியே பின்பக்கமாக மடக்கிக் கொள்ளுங்கள். இப்போது குதிகாலை மெதுவாக இடுப்புப் பக்கமாக சரித்துக் கொண்டு வர வேண்டும். தொடைப்பகுதி மேலே தூக்கிய நிலையில் இருக்க வேண்டும்.

இது போல ஐந்து முறை செய்யலாம். பிறகு வலது காலுக்கும் செய்யுங்கள்.

சரியா? தப்பா? எளிய அணுகுமுறைகள்:

கொஞ்சமாக வேலை செய்தால்கூட அதிக அசதி வருவதற்குக் காரணம், நாம் நிற்கும் போதும், உட்காரும் போதும், குனியும் போதும் தவறான போஸில் நம் உடம்பை வைத்துக்கொள்வதுதான்!

1. ஒரு காலில் நின்றால் சீக்கிரமே களைத்துப் போவீர்கள். அந்தக் கால் பலவீனமாகி, வலியும் அதிகமாகத் தெரியும். இரு கால்களையும் சமமாக வைத்து நேராக நின்றால்தான் நேரமானாலும் வலி தெரியாது.

2. நாற்காலியில் குனிந்தபடி அல்லது கூன் போட்டு அமராதீர்கள். முட்டிக் கையை சேரில் அழுத்தி வைத்தால் தோள்பட்டையில் அதிக அழுத்தம் சேர்ந்து வலிக்கும். உடம்பும் சீக்கிரம் களைப்புறும். பின்முதுகு நாற்காலியோடு ஒட்டியிருக்கும்படி நிமிர்ந்து அமருங்கள்.

3. தரையிலிருக்கும் பொருட்களை குனிந்து தூக்கும்போது சடாரென வளையக்கூடாது. இடுப்பும், முதுகும் வலி எடுக்கும் அதிக உழைப்புத் தேவையாக இருக்கும்.

தேவையான அளவு முட்டியையும் இடுப்பையும் வளைத்துப் பிறகு குனிந்து தூக்கினால் சுலபமாக இருக்கும்.

4. ஒரே இடத்தில் அதிக நேரம் (அலுவலக நாற்காலி அல்லது பஸ் சீட்) உட்காரும்போது, உங்கள் முழங்கால்கள் தொடைப் பகுதியைவிட உயரமாக இருக்கும்படி பார்த்துக்கொள்ளுங்கள். காலுக்கு கீழே சிறு கட்டை அல்லது ஸ்டூல் வைத்துக்கொள்ளுங்கள். வலி தெரியாது. முதுகும் சீட்டோடு ஒட்டி சாய்ந்திருக்க வேண்டும்.

5. தண்ணீர் குடம், பை போன்ற வெயிட்டான பொருட்களைக் கீழேயிருந்து தூக்கும்போது, உடலோடு ஒட்டித்தான் தூக்க வேண்டும். அப்போதுதான் வெயிட் தெரியாது. உடம்பை விட்டுத் தள்ளித் தூக்க முயன்றால் கனம் அதிகமாகத் தெரியும். சீக்கிரமே களைத்து விடுவீர்கள்.

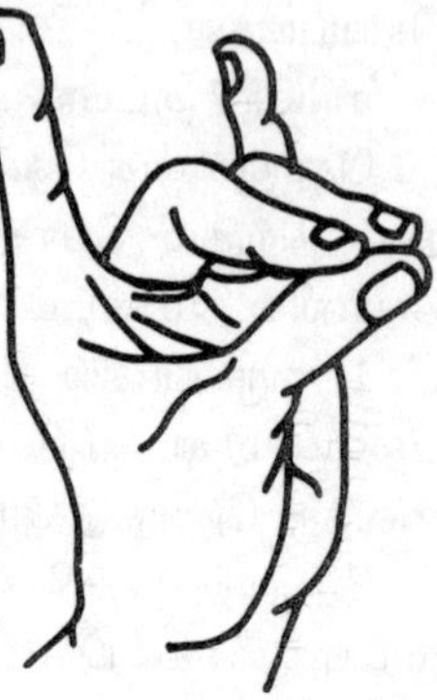

பஞ்சபூத முத்திரைகளின் மருத்துவ குணங்கள்

முத்திரைகள் யோகக்கலை, நடனக்கலை, ஆன்மிகம் போன்ற பல துறைகளில் பங்கெடுக்கின்றன. அது ஒரு கடல். அதில் ஒரு சிறுபகுதியை யோகக் கலை தொடர்பான பகுதியைத்தொட்டுக்காட்டி, அறிமுகப்படுத்தி, ஆர்வத்தை ஏற்படுத்துவதே இக்கட்டுரையின் நோக்கம்.

உடலிலுள்ள எல்லா உறுப்புகளுமே இன்றியமையாததாயின் புள்ளிகள் உள்ளங்கைகளிலும் உள்ளங்கால்களிலும் காதுகளிலும் உள்ளன. கைகளைப் பயன்படுத்தி முத்திரைகள் செய்யும் போது அந்தப் புள்ளிகளும் தூண்டப் படுகின்றன. மூலாதாரம், சுவாதிஷ்டானம் மணிபூரகம், அனாகதம், விசுத்தி, ஆக்ஞை, சகஸ்ராரா முதலிய ஏழுசக்கரங்களும் தூண்டப்படுகின்றன.

பலர் அனுபவபூர்வமாக முத்திரைகளைப் பயன்படுத்திக் குணம் பெற்றுள்ளனர்.

ஆரோக்கியமாக இருக்கவும். நோய்களை நீக்கவும் முத்திரைகள் பயன் படும்.

பஞ்சபூதம்:

சுண்டுவிரல்நீரையும்மோதிரவிரல்நிலத்தையும்நடுவிரல்ஆகாயத்தையும் சுட்டுவிரல் வாயுவையும் பெருவிரல் அக்னியையும் குறிக்கும். ஒன்றுக்குப் போவதற்குப் பிள்ளைகள் ஆசிரியரிடம் சுண்டுவிரலை மட்டும் நீட்டிக் காண்பிப்பர் எனவே அது நீரைக் குறிக்கும். மோதிரவிரலிலுள்ள தங்க மோதிரத்திற்கான தங்கம் மண்ணிலிருந்து எடுக்கப்பட்டது. நடுவிரல் வானத்தை (ஆகாசம்) நோக்கியுள்ளது. கைகுவித்து வணங்கும் போது நெஞ்சுக்கு மேலே கையை வைத்தால் மூக்கை (சுவாசத்தை) நோக்கிச் சுட்டு விரல் நீட்டிக் கொண்டிருக்கும். பெருவிரல் அக்னியைக் குறிக்கும்.

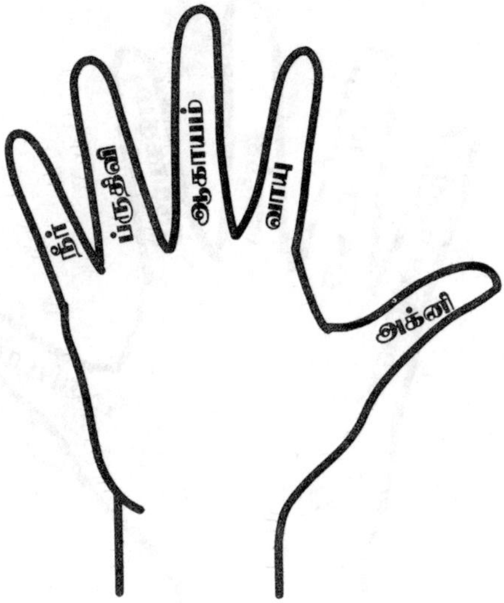

சக்கரங்கள்:

சுண்டு விரல் சுவாதிஷ்டானத்தையும் மோதிரவிரல் மூலாதாரச் சக்கரத் தையும் நடுவிரல் விசுத்திச் சக்கரத்தையும் சுட்டுவிரல் அனாகதச் சக்கரத்தையும் பெருவிரல் மணியூரகச் சக்கரத்தையும் குறிக்கின்றன.

முத்திரைகள் செய்வதால் ஏற்படும் நன்மைகள்:

உட்கார்ந்து கொண்டும் படுத்துக்கொண்டும் நின்று கொண்டும் நடந்து கொண்டும் செய்யலாம். கருவிகள் தேவையில்லை மற்றவர் உதவி தேவை யில்லை. படுக்கையில் படுத்திருப்பவர்கள் கூடச் செய்யலாம். மாரடைப்பு போன்ற சமயத்தில் கூட அவசர சிகிச்சைக்கும் உதவும். ஆரோக்கியம் கூடும். நோய்கள் அகலும்.

முத்திரைச் சிகிச்சை:

1. ஒரு விரலின் நுனியைப் பெருவிரல் நுனியால் தொடுவதில் அந்த விரலின் பூதம் சமநிலையில் இருக்கும்.

2. ஒருவிரலின் நுனியால் பெருவிரலின் அடிப்பகுதியைத் தொட்டுப் பெருவிரலால் அந்த விரலை அழுத்த அந்த விரலில் பூதத்தின் ஆதிக்கம் குறையும்.

3. எந்த பூதத்தின் ஆதிக்கத்தைக் கூட்ட வேண்டுமோ அந்த விரலின் அடிப் பகுதியைப் பெருவிரலின் நுனியால் தொட்டால் அந்த பூதத்தின் ஆதிக்கம் கூடும்.

எப்படிச் செய்யவேண்டும்?

கைகளைத் தளர்வாக வைத்துக்கொண்டு விரல்களைப் பூப்போல் தொட வேண்டும். குபேர முத்திரை செய்யும் போது மட்டும் விரல்களுக்கு

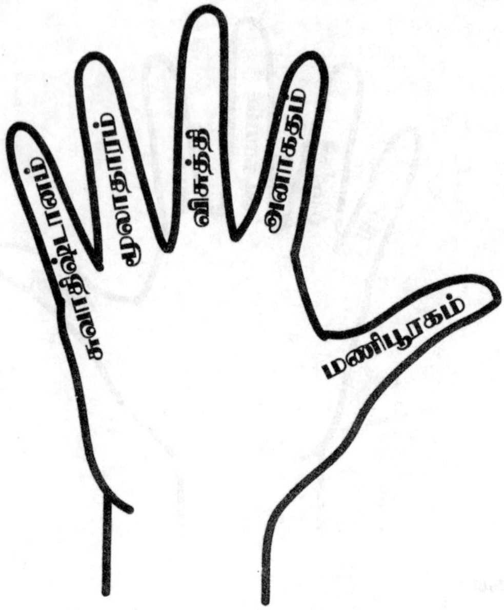

அழுத்தம் கொடுக்க வேண்டும். குறிப்பிட்ட நேரத்தில் செய்ய வேண்டும். உட்கார்ந்து கொண்டு செய்யும் போது முதுகை நேராக நிமிர்த்தி வைத்துக்கொள்க.

தியான சிந்தனையோடு மனதை அமைதியாக வைத்துக் கொண்டு உடன் பாட்டு எண்ணத்தோடு செய்க.

சிகிச்சை:

1. நீரிழிவு அகல அபான் முத்திரையையும் அதன்பின் பிராணமுத்திரை யையும் செய்க.
2. வாதம், மூட்டுவலி, இடுப்பு வலி, கழுத்துவலி அகல வாயுமுத்திரை யையும் பிராண முத்திரையையும் செய்க.
3. உயர் இரத்த அழுத்தம் குறைந்த இரத்த அழுத்தம் இவை அகல வியான முத்திரையையும் பிராண முத்திரையையும் செய்க.
4. ஆகாஷ் முத்திரை செய்தால் கால்சியம் (சுண்ணாம்புச் சத்து) கிடைக்கும்.
5. வருணமுத்திரை உடலில் நீர்ச்சத்து கிடைக்க உதவும்.
6. மாதவிலக்கு தொடர்பான பிரச்சனைகளுக்கு யோனி முத்திரை செய்க.
7. ஞாபகசக்திக்கு ஹாகினி முத்திரை செய்க.

8. சளிகள் அகல லிங்கமுத்திரை செய்க.
9. செல்வம் பெருக, நினைத்தது நிறைவேற குபேரமுத்திரை செய்க
10. உடல் எடையைக் கூட்ட, ஆற்றல் பெருக அடிதி முத்திரை செய்க.
11. டான்சிலிட்டிஸ் அகல சங்குமுத்திரை செய்க
12. வலியில்லா சுகப்பிரசவத்திற்கு அபான முத்திரை செய்க
13. முறிந்த எலும்புகள் சேர பிருதிவி முத்திரை செய்க.
14. சூன்ய வாயு முத்திரை செய்ய எல்லா நோய்களும் அகலும்.
15. குழந்தைகள் உயரமாகச் சங்கு முத்திரை செய்யலாம்.
16. ஆஸ்த்துமா அகல சுவாச கோச முத்திரையையும் ஆஸ்த்துமா முத்திரையையும் செய்க.
17. விஷங்களை அகற்ற விஷ நீக்கு முத்திரை செய்க.
18. ஒவ்வாமை நீங்க பிரம்ம முத்திரை செய்க.

1. ஞானமுத்திரை:

பெருவிரலின் நுனியோடு சுட்டுவிரலின் நுனியைச் சேர்த்து வைக்கவும். அதுவே ஞானமுத்திரையாகும். தெய்வீக சக்தியையும் (பெருவிரல்) மனித சக்தியையும் (சுட்டுவிரல்) இணைக்கும் முத்திரையாகும். மன அமைதி கிட்டும். ஞாபகசக்தி கூடும். பிட்யூட்டரி சுரப்பி சுரக்கும். 10 நிமிடம் செய்க.

1

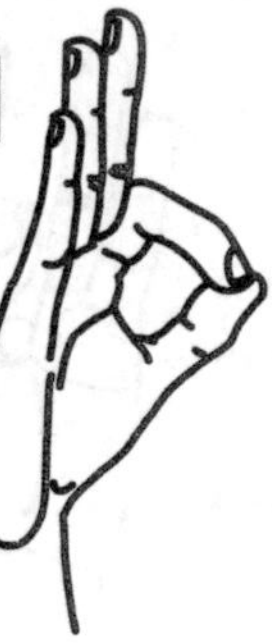

2. ஆகாஷ் முத்திரை:

பெருவிரலின் நுனியோடு நடுவிரலின் நுனியைச் சேர்க்கவும்.

கழிவுகள் அகலுகின்றன. கால்சிய சத்துகிடைக்கும் பல்வலி அகலும். 10 நிமிடம் செய்க.

2

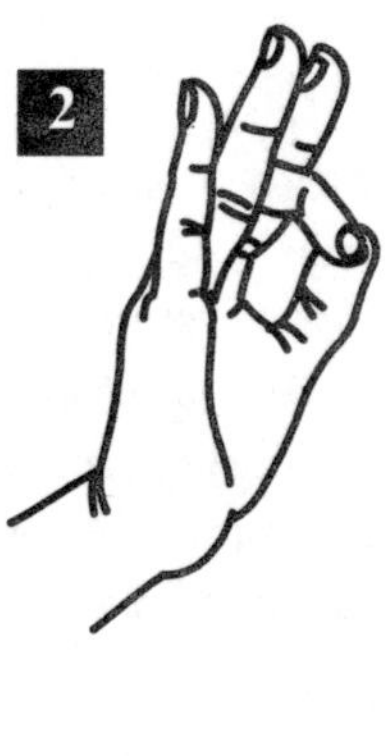

3. பிருதிவி முத்திரை:

பெருவிரலின் நுனியோடு மோதிரவிரலின் நுனியை சேர்க்கவும்.

நரைமுடிகளுக்கும், கண் எரிச்சல், சிறுநீர் எரிச்சல், எருவாய் எரிச்சல், கைகால் எரிச்சல் குறையும். மஞ்சள் காமாலை குறையும்.

3

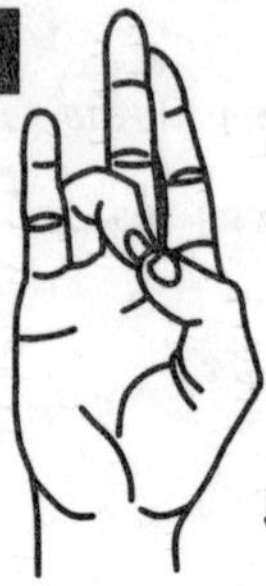

முறிந்த எலும்புகள் சேரும். காயங்கள் ஆறும். மன மகிழ்ச்சியையும் திருப்தியையும் தாராள மனப் பான்மையும் தரும். 10 நிமிடம் செய்க.

4. வருண முத்திரை:

பெருவிரலின் நுனியோடு சுண்டு விரலின் நுனியைச் சேர்க்கவும்.

ருசியின்மை அகலும், வறட்டு இருமல் அகலும், இரத்தசோகை, தோல்நோய், அகலும். இரத்தம் சுத்தமாகும். 10 நிமிடம் செய்க.

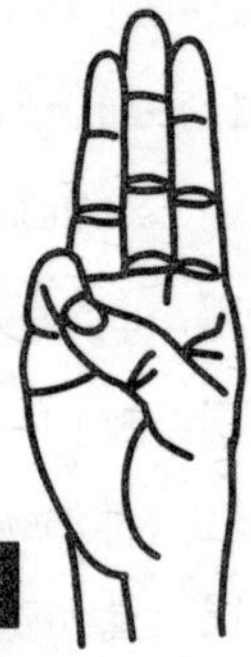

4

5

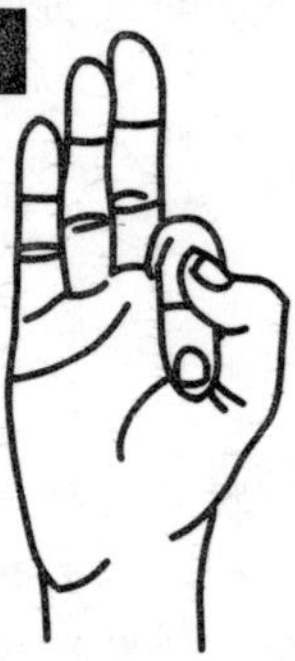

5. வாயு முத்திரை:

சுட்டு விரலின் நுனியைப் பெருவிரலின் அடியில் வைத்துச் சுட்டுவிரலின் பின்புறத்தைப் பெரு விரலால் பூப்போல் அழுத்திப் பிடிக்கவும். மற்றவிரல்கள் நீட்டிக் கொண்டிருக்கட்டும். வாயு சம்பந்தமான நோய்கள் 10 நாட்களில் இம்முத்திரையைச் செய்ய அகலுகின்றன. அதிகப்படியான வாயு கலைகிறது. உடல் வலி குறை கிறது. கழுத்துவலி அகலும். 10 நிமிடம் செய்க.

6

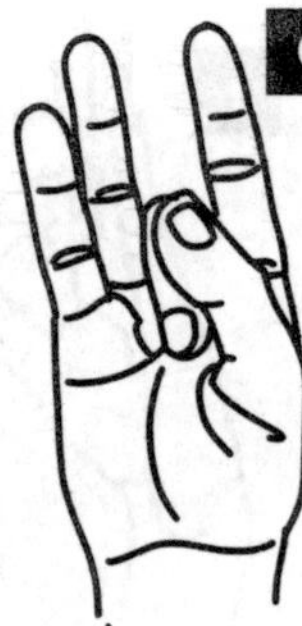

6. சூன்ய முத்திரை:

நடுவிரலின் நுனியைப் பெருவிரலின் அடியில் வைத்து நடுவிரலின் பின்புறத்தைப் பெருவிரலால் மெதுவாக அழுத்தவும். மற்ற விரல்கள் நீட்டிக் கொண்டிருக்கட்டும். காது வலி குறையும். தூக்கமின்மை அகலும். மரத்துப் போதல் அகலும். இந்த முத்திரையை 15 நிமிடம் நாள் தோறும் செய்ய தலைசுற்றல் அகலும்.

7

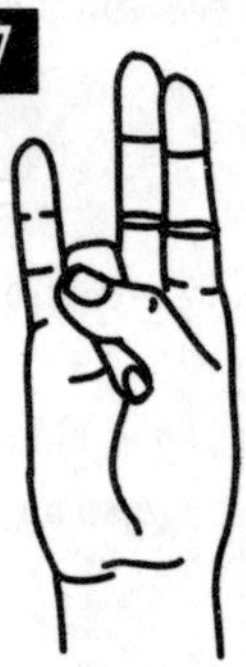

7. சூரியமுத்திரை :

மோதிரவிரலின் நுனியைப் பெருவிரலின் அடியில் வைத்து மோதிரவிரலின் பின்புறத்தைப் பெருவிர லால் மெதுவாக அழுத்தவும். மற்ற விரல்கள் நீட்டிக் கொண்டிருக்கட்டும். உடல் பருமன் குறையும் வியர்த்துக் கொட்டுவது குறையும். உடற்சூட்டைத் தேவையான அளவு கூட்டும். கொலஸ்ட்ரால் குறை யும். கண்பார்வை மேம்படும். கண்புரை அகலும்

இந்த முத்திரையை லிங்க முத்திரையோடு சேர்த்துச் செய்யப்பலன் பன்மடங்காகும். 10 நிமிடம் செய்க.

8

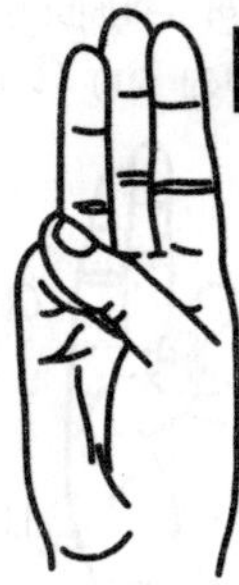

8. ஜலோதர்நாசக் முத்திரை:

சுண்டுவிரலின் நுனியைப் பெருவிரலின் அடியில் வைத்துச் சுண்டு விரலின் பின்புறத்தைப் பெருவிரலால் மெதுவாக அழுத்தவும்.

யானைக்கால் நோய் அகலும். உடலின் எந்த பாக மும் வீங்கியிருந்தால் சரி செய்யும். கண்களில் நீர் வடிவதையும் மூக்கு ஒழுகுவதையும் பேதியாவதையும் சரி செய்யும். மாதவிலக்கு சமயம் அதிக இரத்தப் போக்கு இருப்பின் சரி செய்யும். சிறுநீர் அடிக்கடி வெளியேறுவது குறையும். 10 நிமிடம் செய்க.

9

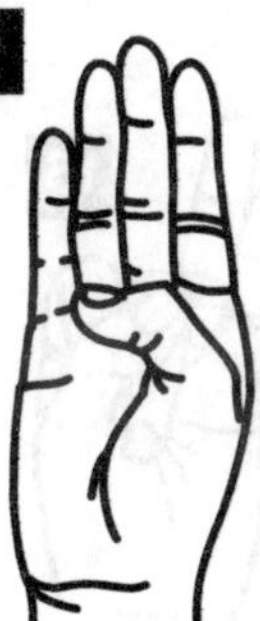

9. அடிதி முத்திரை:

மோதிரவிரலின் அடியில் பெருவிரலின் நுனியை வைக்கவும். நிலபூதமும் அக்னிபூதமும் மேம்படும். உடல் எடை கூடும். அலுப்பின்றி தும்மல் இருமல் கொட்டாவி அகலும். உடலில் உள்ள நஞ்சுகள் அகலும். 10 நிமிடம் செய்க.

10

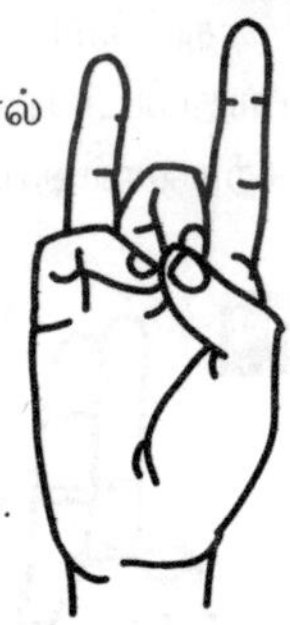

10. வியான முத்திரை:

சுட்டு விரலில் முனையையும் நடுவிரல் முனை யையும் பெரு விரலின் முனையோடு சேர்க்கவும். மற்ற விரல்களையும் தளர்வாக வைத்துக் கொள்ளவும். உயர் இரத்த அழுத்தம், தாழ் இரத்த அழுத்தம் இரண்டையும் சரி செய்யும். அதிக வியர்வை, மலம் நீர்த்து போதல், தாகம், சிறு நீர் அதிகம் போதல் ஆகியவை அகலும். 10 நிமிடம் செய்க.

11

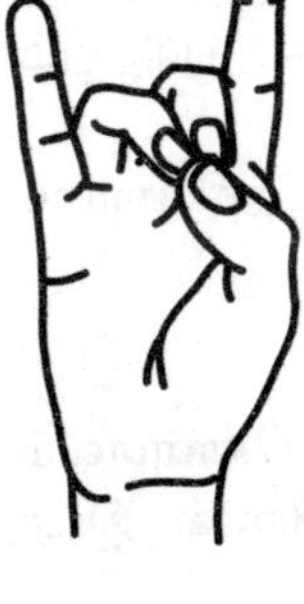

11. அபான முத்திரை:

நடுவிரலின் நுனியையும் மோதிரவிரலின் நுனியை யும் பெருவிரலின் நுனியோடு சேர்க்கவும்.

அக்னி, ஆகாசம், பிருதிவி மூன்று பூதங்கள் இணைந்தது. மலச்சிக்கல், மூலநோய், உப்புசம் அகலும், வயிற்றுவலி நீங்கும். வாந்தி நிற்கும். பற்களுக்கு நல்லது. நீரிழிவு நீ ங்க இந்த முத்திரையை காலை, மதியம், மாலை 3 நேரம் 15 நிமிடங்கள் செய்க. அந்த முத்திரை செய்த பின்

பிராணமுத்திரை 3 நேரம் 5 நிமிடங்கள் செய்க. அதன்பின் 3 நேரம் 10 நிமிடம் பிராணாயாமம் செய்க. வலியில்லா சுகப்பிரசவத்திற்கு தேதி குறித்த பிறகு அதற்கு ஒருமாதம் முன்பிருந்து இந்த முத்திரையை நாள் தோறும் செய்து வர வேண்டும்.

12

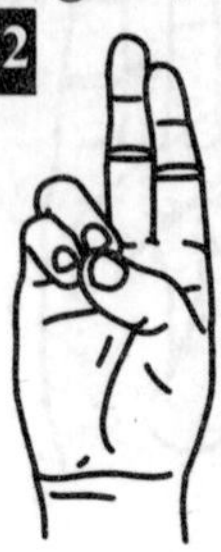

12. பிராணமுத்திரை:

சுண்டு விரலின் நுனியையும் மோதிரவிரலின் நுனி யையும் பெரு விரலின் நுனியோடு சேர்க்கவும். மற்ற இரு விரல்கள் நீ ட்டிக் கொண்டிருக்கட்டும்.

பிராணசக்தி கூடும். உள்ளமும் உடலும் வலிவு பெறும். நினைவாற்றல் கூடும். ரத்த ஓட்டம் சீர்படும்.

தசைகளில் திடீர் என்று ஏற்படும் பிடிப்புகள் (Cramps) அகலும். முதல் சக்கரமாகிய மூலாதாரச் சக்கரத்தைத் தூண்டும். ஆற்றல் பெருகும். மன அமைதி கிட்டும். கண்பார்வை தெளிவு பெறும். 10 நிமிடம் செய்க.

13

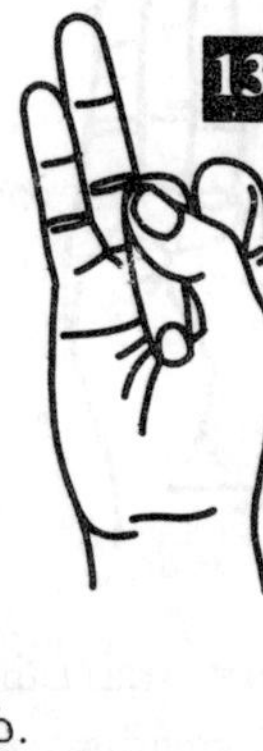

13. சூன்ய வாயு முத்திரை:

சுட்டுவிரலின் நுனியையும் நடுவிரலின் நுனியை யும் பெருவிரலின் அடியில் வைத்து அந்த விரல்களின் பின்புறங்களைப் பெருவிரலால் மெது வாக அழுத்தவும். மற்ற இருவிரல்களும் நீட்டிக் கொண்டிருக்கட்டும்.

தூக்கமின்மை, மரமரப்பு, பாத வெடிப்புகள், ஒழுங்கற்ற மாதவிடாய், தலைவலி, காதுவலி, நடையில் தலை சுற்றலால் தள்ளாடல், உடல் வலிகள் முதலியவை அகலும். 15 நிமிடம் செய்க. எல்லா நோயும் அகலும்.

14

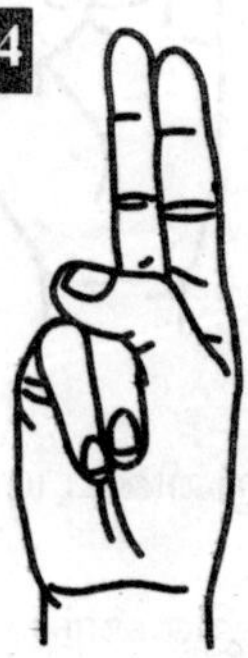

14. கிட்னி முத்திரை:

சுண்டுவிரலின் நுனியையும் மோதிரவிரலின் நுனி யையும் பெருவிரலின் அடியில் வைத்து அந்த விரல் களின் பின்புறத்தை மெதுவாகப் பெருவிரலால் அழுத் தவும். தேவையற்ற நீர் அகன்று உடற்சூட்டை அதிகப் படுத்தும். நெஞ்சுச்சளி, சிறுநீரகப் பிரச்சனை தீரும்.

எச்சரிகை: நோயுள்ளபோது மட்டும் இம்முத்தி ரையை 10 நிமிடம் செய்ய வேண்டும்.

15. லிங்க முத்திரை:

இருகை விரல்களையும் படத்தில் காட்டியபடி கோர்த்துக் கொள்ளவும். வலது பெருவிரலை நீட்டிக் கொள்ளவும். வலது பெருவிரலை இடது

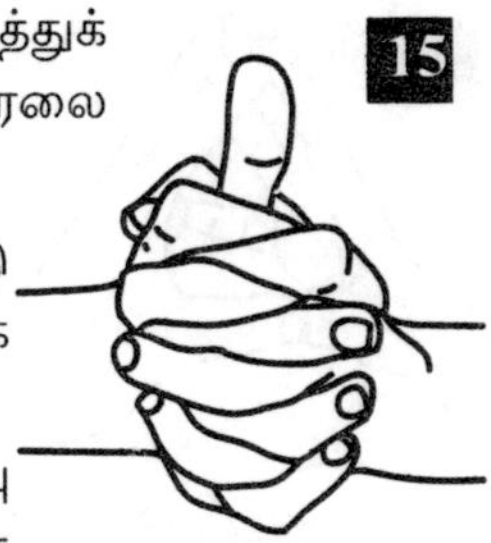

பெருவிரல் மற்றும் சுட்டுவிரல்களால் சுற்றிப் பிடித்துக் கொள்ள வேண்டும். இதே போல் இடது பெருவிரலை நீட்டிய படியும் செய்யலாம்.

மார்புக்கு நேராகக் கைகளைப் பிடித்துக்கொண்டு இந்த முத்திரையைச் செய்யவும். சுவாசத்தை நன்றாக உள்ளிழுத்து வெளிவிடவும்.

இந்த முத்திரை உடலிலுள்ள நோய் எதிர்ப்பு சக்தியை அதிகரிக்கிறது. நுரையீரலிலுள்ள உறைந்த சளியை இளக்கி வெளியேற்றுகிறது.

ஆஸ்த்துமா, சளி, மார்பு சம்பந்தமான நோய்கள் அகலச் சிறந்த முத்திரை யாகும்.

அதிக உடல் பருமன் கொண்டவர்கள் இம்முத்திரையை நாள்தோறும் 3 முறை 15 நிமிடங்கள் செய்துவர உடல் எடை குறையும்.

இந்த முத்திரை உடல் உஷ்ணத்தை அதிகரிக்கும். எனவே நாள் ஒன்றுக்கு 3 லிட்டர் தண்ணீர் அருந்த வேண்டும். நீர்ச்சத்துள்ள இளநீர், நீர்மோர், சூப்புகள், பழச்சாறுகள் அருந்த வேண்டும்.

செரிமானசக்தி கூடும்.

எச்சரிக்கை: காய்ச்சல், வயிற்றில் அல்சர், அமிலத்தன்மை உடையவர்கள் செய்யக்கூடாது. பிரச்னைகள் தீர்ந்தவுடன் இம்முத்திரை செய்வதை நிறுத்த வேண்டும்.

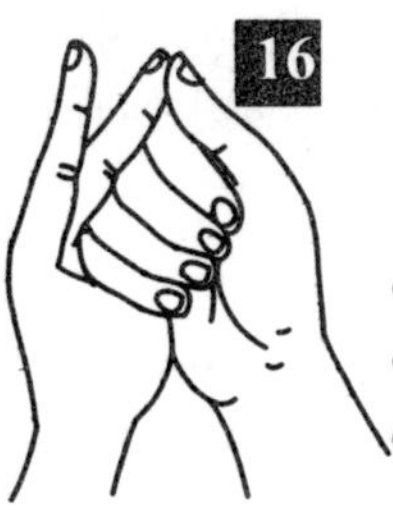

16. சங்கு முத்திரை:

இடது கைப்பெருவிரலை வலது கையின் நான்கு விரல்களால் பற்றிக் கொள்ள வேண்டும். வலது கைப்பெருவிரலின் முனையை இடது கை நடு விரலின் முனையால் தொட வேண்டும்.

10 நிமிடம் செய்க.

காய்ச்சல் அகலும், உடற்பருமன் குறையும் டான் சிலிட்டிஸ் குறையும்.

குழந்தைகள் இம்முத்திரையைச் செய்துவர அவர் களின் உயரம் கூடும். குரல் வளம் பெருகும் தைராய்டு நோய் அகலும், பாடகர்கள், ஆசிரியர்கள், வழக்கறிஞர்கள், மேடைப் பேச்சாளர்கள் அவசியம் செய்ய வேண்டிய முத்திரை.

17 ஹாகினி முத்திரை:

இரு கைவிரல்களின் முனைகள் ஒன்றையொன்று தொட்டுக் கொண்டிருக்க வேண்டும். இம்முத்திரை ஆறாவது சக்கரமாகிய ஆக்ஞைச் சக்கரத்தைத்

17

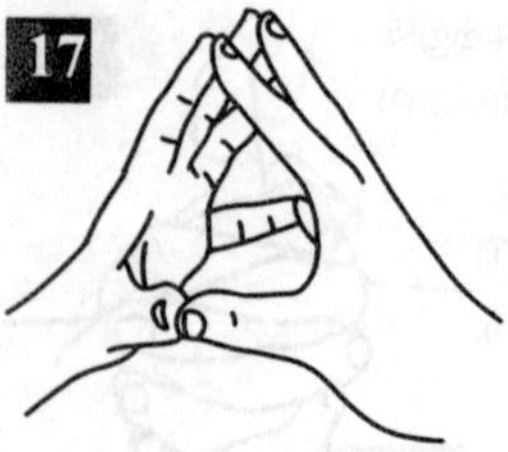

திறக்கிறது. எனவே மூளையைத் தூண்டி விடுகிறது. நினைவாற்றலை வளர்க்கிறது. தேர்வு எழுதும்போது மாணவர்கள் செய்ய மறந்த விடைகளை நினைவிற்குக் கொண்டு வரலாம். வலது மூளைக்கும் இடது மூளைக்கும் உள்ள கூட்டுறவை மேம்படுத்துகிறது. மனஒருமையே எனது வலிமை என்று சொல்லிக்கொண்டு இம்முத்திரையை 10 நிமிடம் செய்க.

18. குபேர முத்திரை:

18

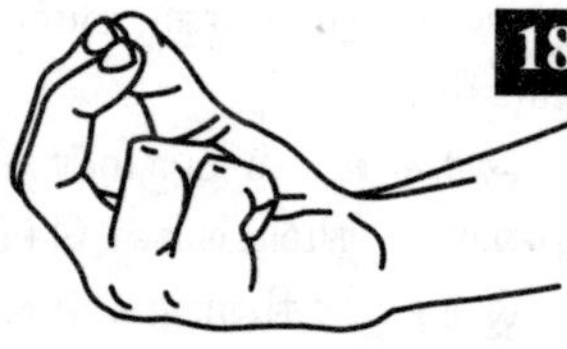

செல்வத்தின் அதிபதியான குபேரன் பெயரால் இம்முத்திரை அழைக்கப்படுகிறது.

மோதிரவிரல், சுண்டுவிரல் ஆகிய இரண்டு விரல்களையும் மடக்கி உள்ளங்கையின் நடுவில் அழுத்தி வைக்க வேண்டும். பெருவிரல், சுட்டு விரல் நடுவிரல் ஆகியவற்றின் முனைகள் அழுத் தத்தோடு தொட்டுக்கொண்டிருக்கும் படி வைக்க வேண்டும்.

எண்ணிய எண்ணியாங் கெய்துப எண்ணியார்
திண்ணிய ராகப் பெறின். குறள் 666

எண்ணியது ஈடேற இம்முத்திரை உதவும். வீடு, கார், வேலை, பதவி உயர்வு, குழந்தைப் பேறு போன்ற 16 பேறுகளும் பெற இம்முத்திரை உதவும். நினைத்தது நிறைவேறியது போல் படக்காட்சியாக மனத்திரையில் காண்க. 10 நிமிடம் செய்க.

19

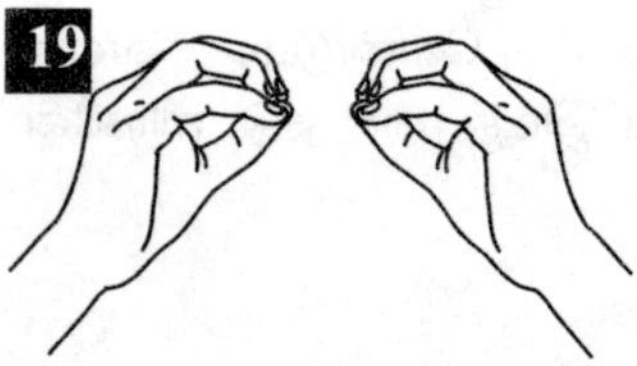

19. முகுளமுத்திரை:

நான்கு விரல்களின் முனைப்பகுதிகளைப் பெருவிரலின் முனையில் வைக்கவும். கை கூம்புவடிவத்தில் இருக்கும். உடலில் எந்தப் பகுதி நோயுற்றி ருக்கிறதோ வலிக்கிறதோ அந்தப் பகுதியில் முகுள முத்திரையை வைக்க நிவாரணம் கிடைக்கும். 10 நிமிடம் செய்க.

20

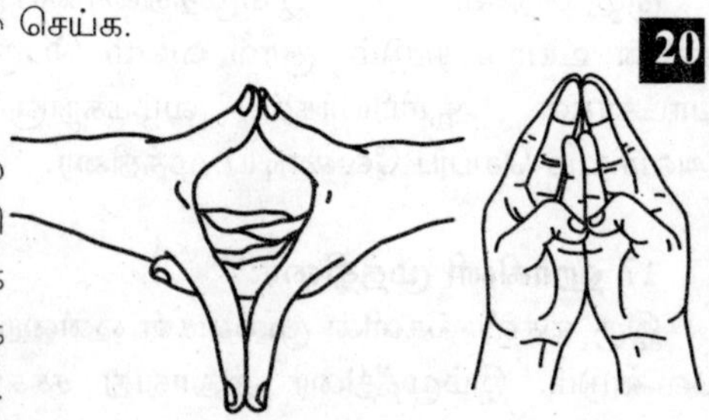

20. யோனி முத்திரை:

இருகைப் பெருவிரல்களையும் சேர்த்து மேல் நோக்கி வைத்துக்கொள்க. இரு கை சுட்டு விரல்களையும் சேர்த்துக் கீழ் நோக்கி வைத்துக் கொள்க.

இம்முத்திரையை வயிற்றுக்கு நேரே செய்க. பெண்களுக்கு மாதவிலக்கு சமயம் ஏற்படும் வலி நீங்கும் அதிகப்படியான ரத்தப் போக்கு குறையும். இம்முத்திரைக்குப்பின் பிராண முத்திரை செய்து வர மாதவிலக்கு நிற்கும் சமயம் ஏற்படும் பிரச்சனைகள் தீரும். 10 நிமிடம் செய்க.

21

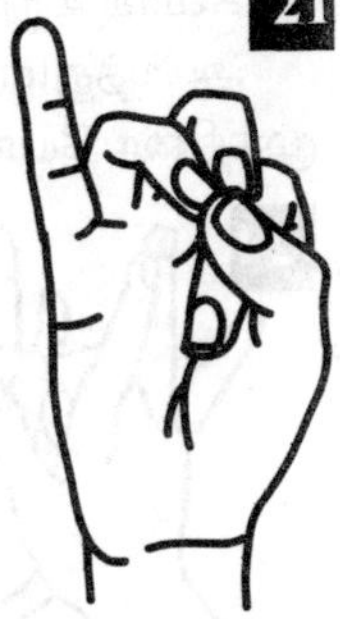

21. அபானவாயு முத்திரை:

இம்முத்திரை உயிர்காக்கும் முத்திரை. மாரடைப் புக்கு, முதலுதவி சிகிச்சையாகவும் உதவுகிறது.

இருகைகளிலும் செய்க.

சுட்டு விரலின் முனை பெரு விரலின் அடிப் பாகத்தைத் தொட வேண்டும். நடுவிரலின் முனையும் மோதிரவிரல் முனையும் பெருவிரலின் முனையைத் தொடவேண்டும். சுண்டு விரலைத் தளர்வாக நீட்டிக் கொள்ள வேண்டும். அதிகப்படியான வாயுத்தொல்லை அகலும். காதுத்தொல்லை, வயிற்றுக் கோளாறு மார்புக் கோளாறு, போன்ற அனைத்தும் அபான வாயு முத்திரையால் நீங்கும். மன இறுக்கம் அகன்று மன அமைதி கிட்டும். 10 நிமிடம் செய்க.

22

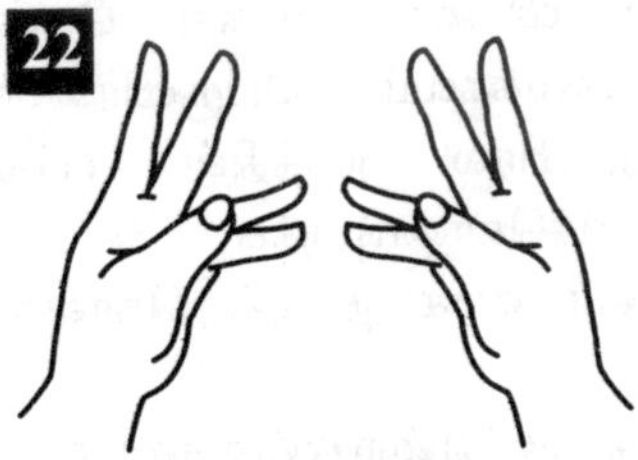

22. விஷநீக்கு முத்திரை:

இருகைகளிலும் செய்க.

ஒவ்வொரு கையிலும் பெருவிரலின் முனையை மோதிரவிரலின் மூன்றாம் அங்குலாஸ்தியில் வைக்கவும். மற்ற விரல்களைத் தளர்வாக நீட்டிக் கொள்ளவும்.

இம்முத்திரை உடலில் சேர்ந்துள்ள மலம், சிறுநீர், சளி, அசுத்த ரத்தம், பித்தம், காதுக்குறும்பி, கண்கோழை, வியர்வை உள்ளிட்ட அனைத்துக் கழிவுகளையும் அகற்றி அவ்வுறுப்புகளைச் சுத்தம் செய்கிறது. மனதிலுள்ள கெட்ட எண்ணங்களை அகற்றித் தூய்மையான புனிதமான எண்ணங்களை உருவாக்குகிறது. 10 நிமிடம் செய்க.

23. சுவாச கோச முத்திரை:

இரண்டு கைகளிலும் செய்க.

சுண்டுவிரலின் முனையைப் பெருவிரலின் அடிப்பாகத்தில் வைக்கவும். மோதிரவிரலை பெருவிரலின் நடுப்பாகத்தில் உள்ள கோட்டில் வைக்கவும். நடுவிரலைப் பெருவிரலின் முனைப் பகுதியில் வைக்கவும். சுட்டுவிரலை நீட்டிக் கொள்ளவும்.

23

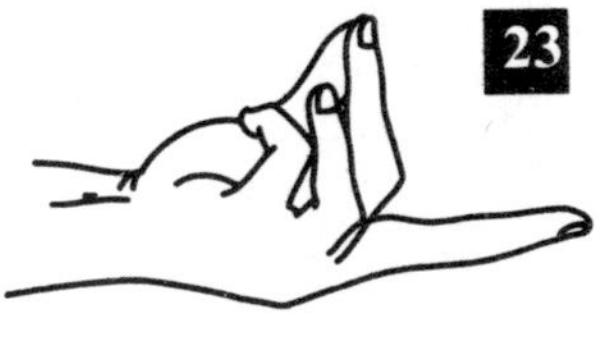

சுவாச உறுப்புகளில் தோன்றும் குறைபாட்டை நீக்குகிறது.

ஆஸ்த்துமா நோயாளிகள் சுவாசகோச முத்திரையை ஆஸ்த்துமா முத்திரை யோடு சேர்த்துச் செய்ய வேண்டும். 10 நிமிடம் செய்க.

24

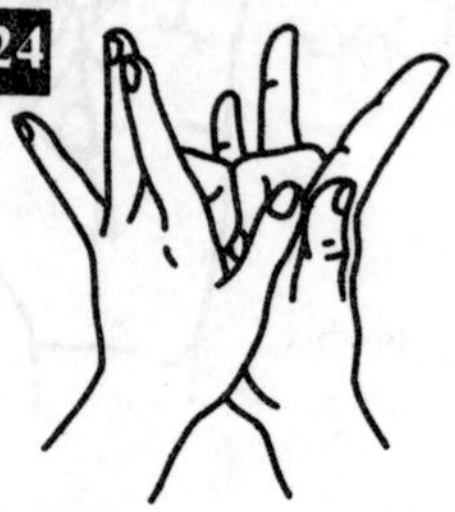

24. ஆஸ்த்துமா முத்திரை:

படத்தில் காட்டியுள்ளபடி இருகைகளிலும் நடுவிரல்களை மடித்துக் கொள்ளவும். மற்ற விரல்களை நீட்டிக்கொள்ளவும்.

நடுவிரலிலுள்ள நகங்களை ஒன்றோடொன்று நன்றாக அழுத்திக் கொள்ளவும்.

கடுமையான ஆஸ்த்துமா நோயாளிகளுக்கு ஆஸ்த்துமா முத்திரை பெருமளவில் கைகொடுக்கும். சுவாசகோசமுத்திரை, 5 நிமிடம் ஆஸ்த்துமா முத்திரை 5 நிமிடம் வீதம் நாள் தோறும் ஐந்துமுறை செய்துவருக.

25

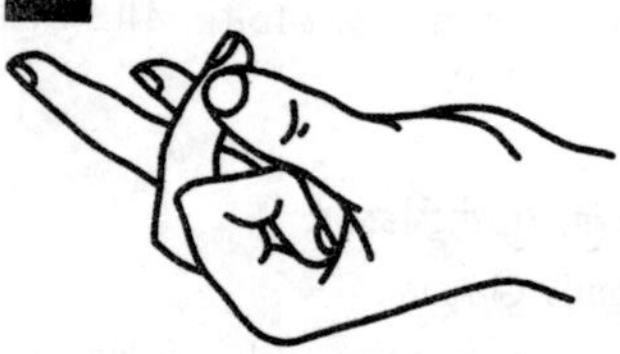

25. பிரம்மர முத்திரை:

இருகைகளிலும் செய்யப்பட வேண்டும். சுட்டு விரலை மடக்கி பெரு விரலின் கீழே வைக்கவும் பெருவிரலின் முனைப்பகுதி நடுவிரல் நகத்தின் பக்க வாட்டில் தொட்டுக்கொண்டிருக்க வேண் டும். மோதிரவிரல், சுண்டு விரல்களைத் தளர் வாக நீட்டிக் கொள்ள வேண்டும்.

நோய் எதிர்ப்பு சக்தி குறைவதால் ஏற்படும் அலர்ஜி என்ற ஒவ்வாமையை இந்த முத்திரை குணமாக்குகிறது.

7 நிமிடங்கள், நான்குமுறை செய்யலாம்.

விட்டமின் அட்டவணை:	A	B	C	D	E
தேங்காய்	x	xx		x	x
தேங்காய் எண்ணெய்	x				
சோளம்	xx		xxx		
காரட் பச்சை	xx	xxx	x		
ஆப்பிள்	x	x	xx		
வாழைப்பழம்	xx	xx	x		xx
அன்னாசிப் பழம்	xx		xx		
பப்பாளிப் பழம்	xx	x	xxx		
ஆரஞ்சுப் பழம்	x	x	xxx	x	
மாம்பழம்	xx		xxx		
புளியம் பழம்			x		
பேரீச்சம் பழம்	x	x			
தக்காளிப் பழம்	xx	xxx	xxx		
திராட்சைப் பழம்		x	x		
எலுமிச்சம் பழம்			x		
சர்க்கரை வள்ளிக்கிழங்கு	xx	x	?		
காரட் - சமைத்தது	xx		x		
கத்தரிக்காய்		xx			
பூசணிக்காய்	xx	x	x		
முட்டைக்கோசு - பச்சை	xx	xxx	xxx		x
முட்டைக்கோசு - சமைத்தது	x		x		
வெங்காயம்	x	xx	xx		
பசலைக்கீரை - பச்சை	xx	xxx	xxx		x
வெள்ளரிக்காய்	x		xx		x
பசலைக்கீரை - சமைத்தது	xx	xxx	xx		
மிளகாய்	x	x			
தீட்டிய அரிசி		x			
முழு அரிசி	x	xxx			

குறியீடுகள்:

1. X விட்டமின் சுமாராக இருக்கிறது
2. XX விட்டமின் மிகுதியாக இருக்கிறது.
3. XXX விட்டமின் நிறைய இருக்கிறது.

நமது ஆகாரத்திலே விட்டமின் 'ஏ' குறைவாக இருந்தால், வளராமை, உடம்பு மெலிவு, தாது நஷ்டம், மலடு முதலிய குணங்கள் காணும். விட்டமின் 'பி' குறைவாக இருந்தால், நரம்பின் நோய்கள், பெரி பெரி, திமிர்வாதம், ஜீரண சம்பந்தமான கோளாறுகள், இதய பலவீனம், மெலிவு, வளராமை, சோகை இவை காணும். விட்டமின் 'சி' குறைவாக இருந்தால், சொறி சிரங்கு, வளராமை, பலக் குறைவு, மயிர் விழுதல், சோகை, பல்லழிவு காணும், விட்டமின் 'டி' குறைவாக இருந்தால், கண்நோய், எலும்புகளின் பலவீனம், பல்லழிவு காணும். விட்டமின் 'ஈ' குறைவாக இருந்தால், மலடு, திமிர்வாதம் ஆகிய குணங்கள் காணும்.

எந்த உணவுகளில் எவ்வளவு உப்பு உள்ளது என தெரிந்து கொள்ளுங்கள்

வ.எண்	உணவுவகை (100 மில்லிகிராம்)	உப்பு (மி.கிராம்)
1.	தேங்காய்	16.0
2.	முள்ளங்கி	9.0
3.	ஆப்பிள்	0.2
4.	தேன்	7.0
5.	முட்டைக்கோசு	5.3
6.	திராட்சை	0.5
7.	செர்ரி	1.0
8.	காலி பிளவர்	24.0
9.	வாழை	0.5
10.	ஆப்பிரிகாட்	0.6
11.	அத்திப் பழம்	33.0
12.	எலுமிச்சை	0.7
13.	முலாம் பழம்	0.3
14.	தக்காளி	3.0
15.	அக்ரூட்	2.0

நலமாய் வாழ தினம் ஒரு மூலிகை

உதாரணமாக திங்கள் கிழமையில் சந்திரனின் ஆதிக்கம் அதிகமாக இருக்கும். சந்திரன் ரத்த ஓட்டத்துடன் தொடர்புடையது. எனவே திங்கள் கிழமை ரத்தத்திற்கான மூலிகையை உண்பது நல்லது.

திங்கள் கிழமை அருகம்புல்சாறு உண்ணலாம். அருமை நண்பன் செய்யாததை அருகம்புல் செய்யும் என்று பழமொழி உண்டு. அருகம்புல் ரத்தப்புற்று நோயையும் சர்க்கரை நோயையும் கட்டுப்படுத்தும்.

செவ்வாய்க்கிழமை வாழைத்தண்டுச் சாறு சாப்பிடலாம். வாழைத்தண்டுச்சாறு கொழுப்பைக் குறைக்கும்.

புதன்கிழமை கோவை இலைச்சாறு சாப்பிடலாம். கோவை இலைச்சாறு ரத்தத்தை தூய்மை செய்யும், ரத்தச்சர்க்கரையை குறைக்கும். தோல் நோய்களை நீக்கும்.

வியாழக்கிழமை வல்லாரை இலைச்சாறு உண்ணலாம். வல்லாரை மூளைத்திறனை வளர்க்கும், நினைவாற்றலைப் பெருக்கும், வாழையின் எல்லாப் பகுதிகளும் நமக்குப் பயன்படுகின்றன. அதுபோல நாமும் மற்றவர்க்கு பயன்பட வேண்டும்.

வெள்ளிக்கிழமை வில்வ இலைச்சாறு சாப்பிடலாம். வில்வ இலைச்சாறு ரத்த அழுத்தத்தை குறைக்கும். மன அமைதியை உண்டாக்கும், தியானத்தை எளிதாக்கும்.

சனிக்கிழமை கொய்யா இலைச்சாறு அல்லது வாதமடக்கி இலைச்சாறு சாப்பிடலாம். இச்சாறுகள் வாயுத் தொல்லையை நீக்கும். நரம்பு மண்டலத்தைச் சீர்ப்படுத்தும்.

ஞாயிற்றுக்கிழமை வேப்பிலைச்சாறு சாப்பிடலாம். வேப்பிலைச்சாறு உடலின் வெப்பநிலையைச் சமன்படுத்தும். உடல் தூய்மையைப் பாதுகாக்கும்.

மேற்கொண்ட கிழமைகளில் மேற்குறிப்பிட்ட மூலிகைகளை மட்டுமே சாப்பிட வேண்டும் என்பது கட்டாயமல்ல தேவைக் கேற்ப வேறு மூலிகைச் சாறுகளும் சாப்பிடலாம் தவறில்லை.

வேறு மூலிகைகள் பயன்கள் : நெல்லிக்காய் அறுசுவைகளைக் கொண்டது. இச்சாறு உண்டு வந்தால் ஆயுள் நீளும், அறுகுணச்சீரமைப்பு ஏற்படும், புதினா, கொத்தமல்லி,

கறிவேப்பிலை ஆகியவை வயிற்றுப் புண்ணை ஆற்றக் கூடியவை. செரிமானத்தை உண்டு பண்ணும், பித்தம், மயக்கம், முடி உதிர்தல் நரைத்தல் முதலியவற்றையும் நீக்க கூடியவை.

துளசி, தூதுவளை, ஓமவல்லி, முசுமுசுக்கை, கல்யாண முருங்கை முதலிய மூலிகைகள் சுவாசம் தொடர்பான நோய் களை நீக்கக்கூடியவை.

மூலிகைச்சாறு தாயாரிப்பது எப்படி? மூலிகையைப் பறித்துவந்து நீர் ஊற்றிக் கழுவிச்சுத்தம் செய்து மிக்ஸியிலோ குடக்கல்லிலோ, அம்மியிலோ அரைத்துச் சாறு பிழிந்து தண்ணீர் கலந்து நன்றாகக் நீர்க்க செய்து கொள்ள வேண்டும். நன்றாக நீர்த்த சாறே உடல் நலத்திற்குச் சிறப்பானது.

மூலிகைச்சாறு உண்பது எப்படி? எப்போது? ஒரு நாளைக்கு ஒரு டம்பளர் அதாவது சுமார் 200 மில்லி மூலிகைச்சாறு அருந்தலாம். கொஞ்சம் கொஞ்சமாக வாயிவிட்டுச் சுவைத்து அருந்த வேண்டும்.

உமிழ்நீருடன் கலந்து செல்லும்படியாகச் சுவைத்து அருந்த வேண்டும். மூலிகைச் சாறை ஒரு டம்ளரில் வைத்துக்கொண்டு ஒரு டீஸ்பூனால் எடுத்துச்சாப்பிடலாம்.

மூலிகைச்சாறை காலையில் பிரம்ம முகூர்த்த நேரமான 3.30 மணியிலிருந்து 5.30 க்குள் அருந்துவதே சிறப்பு.

மூலிகைச் சாறைக் காலை உணவாகக் கருதி உண்பது நல்லது. இல்லாவிடில் இரண்டு மணி நேரம் கழிந்து வேறு உணவு சாப்பிடலாம். இரண்டு உணவுகளுக்கு இடையில் போதிய இடைவெளிவிடுவது உடல் நலத்துக்கு நல்லது.

இவ்வுலகில் நீர் 71 சதவிகிதம் இருந்து வந்தது இப்போது 68 சதவிகிதமாக குறைந்துவிட்டது என்று கூறப்படுகிறது. வெப்பம் 2 சதவிகிதம் கூடிவிட்டது நம் உடலிலும் இந்த நிலையே இருக்கும்.

இந்தக் குறைபாட்டை ஈடுசெய்யும் வகையில் காலையில் ஏதேனும் ஒரு மூலிகைச் சாற்றை உண்டுவந்தால் உடல் நலத்தைப் பாதுகாத்துக்கொள்ளலாம்.

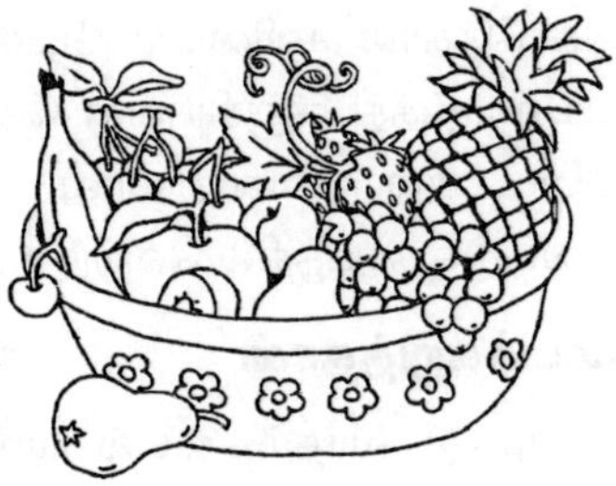

இதர பொருள்களின் மருத்துவ குணங்கள்

வெண் பூசணிச் சாறு (தடியங்காய் - Ashgourd)

மூளைச் சோர்வுக்கும், உடல் அசதிக்கும் வெண் பூசணிச்சாறு அல்லது சாம்பல் பூசணிச்சாறு மிகச் சிறந்தது. ஓர் அவுன்ஸ் சாற்றில் ஒரு தேக்கரண்டி தேன் கலந்து சாப்பிட்டு வந்தால், மூளைச் சோர்வு நீங்கும்.

காலையில் வெறும் வயிற்றில் ஒரு பங்கு வெண் பூசணிச் சாற்றோடு மூன்று பங்கு தண்ணீர் அல்லது இளநீர் சேர்த்துப் பருகி வந்தால் நரம்பு சம்பந்தமான நோய்கள், மற்றும் அல்சர் எனும் குடற்புண் நோயும் நீங்கிவிடும்.

உடலில் அமிலத்தன்மை மிகுந்து காரத்தன்மை குறையும் போது, வெண் பூசணிச் சாற்றைக் காலையில் வெறும் வயிற்றில் அருந்தி வந்தால், காரத் தன்மை மிகுந்து, அமிலத் தன்மை குறைந்து விடும்.

சோற்றுக் கற்றாழை

சோற்றுக் கற்றாழையின் மறுபெயர்கள் குமரி அல்லது கன்னி. இதனைப் பயன்படுத்துவதால், இளமையுடன் வாழலாம். உடல் வெப்பம் தணியும். கல்லீரல் நோய், மலச்சிக்கல், வயிற்றுக் கோளாறுகள், குடற்புண், இரைப்பைப் புண், எலும்புருக்கி, மூலச்சூடு, ஆசன எரிவு, நீரிழிவு ஆகிய நோய்களும் குணமாகும். நீண்ட நாள் வயிற்று வலி, மூட்டு வலி குணமாகும்.

கேரட்

கேரட்டை நன்கு கழுவி பச்சையாகச் சாப்பிடுவதால் அல்லது கேரட் சாறு எடுத்து அருந்துவதால், கண் பார்வை தெளிவு பெறும். சிறுநீரகக் கோளாறு நீங்கும். புற்று நோயைக் குணமாக்கும். சிறுநீரகம் வலுப் பெறும்.

வெற்றிலை

வெற்றிலை, துளசி, மிளகு ஆகிய மூன்றையும் கலந்து சிறு குழந்தைகளுக்குக் கொடுத்தால் சளியைப் போக்கும். ஒரு வெற்றிலையை எடுத்து, வீட்டில் பயன்படுத்தி எஞ்சியுள்ள தோசை மாவில் சிறுசிறு துண்டுகளாகக் கிள்ளிப் போட்டால் தோசை மாவு எத்தனை நாள் வைத்திருந்தாலும் புளிக்காது. வெட்டுக் காயத்தில் வெற்றிலைச் சாறு ஊற்றினால், இரத்தப் போக்கு நிற்கும்.

முடக்கறுத்தான்

மூட்டு வாதம், உடல் வலி, மூட்டு வலி குணமாகும். முடக்கறுத்தான் இலையை அரைத்துத் தோசை மாவில் கலந்து தோசையாகச் சாப்பிடலாம்.

ஆடா தொடை

ஆடா தொடை இலைக் கஷாயத்தில் மிளகு, மஞ்சள் அல்லது தேன் கலந்து அருந்தினால் சளி நீங்கும்.

பூலான் செடி (சிறு கண் பிள்ளை)

இதைப் பயன்படுத்தினால் சிறு நீரகத்தில் தோன்றும் கல்லைக் கரைக்கும். பூலான் செடியை வேருடன் பறித்து, ஒரு கொட்டைப் பாக்கு அளவு அரைத்து, தண்ணீரில் கலந்து பதினான்கு நாள்கள் அருந்தி வரவும். பல் வலுப் பெறவும் இதைப் பயன்படுத்தலாம்.

துளசி

குடி தண்ணீரில் துளசியிலையைப் போட்டால், குடி தண்ணீர் சுத்தமாகும்; நோய்க் கிருமிகள் ஒழியும். துளசி இலையை மிளகுடன் சேர்த்துச் சாப்பிட்டால் சளி நீங்கும்.

குப்பைமேனி

ஐந்து அல்லது ஆறு குப்பைமேனி இலைகளை நாள்தோறும் வெறும் வயிற்றில் வெந்தயம் சேர்த்துத் தின்று, தண்ணீர் குடித்து வந்தால், உள் மூலம், வெளி மூலம் குணமாகும். தலைப்பேன், பொடுகு ஒழியவும், தோல் நோய் குணமாகவும், விஷக்கடி நீங்கவும், சொறி சிரங்கு ஆறவும் குப்பைமேனியைப் பயன்படுத்தலாம்.

தூதுவளை

சளி, ஈஸ்னோபிலியா குணமாகத் தூதுவளை இலை, பழம், விதையைப் பயன்படுத்தலாம். புற்று நோயும் குணமாகும்.

யானை நெருஞ்சில்

மகளிரின் பெரும்பாடு, வெண்புள்ளி குணமாக, யானை நெருஞ்சி விதைப் பொடியைத் தேனில் குழைத்துக் காலையில் வெறும் வயிற்றில் தின்று வரலாம்.

வில்வம்

வில்வ இலைக் கொழுந்து ஐந்து தின்றால், வயிற்றுக் கோளாறு நீங்கும். இரத்தம் சுத்தமாகும். சளியும் குணமாகும். வில்வ இலைச் சாறும் அருந்தலாம்.

ஆலம் பழம்

கணவனும், மனைவியும் நாள்தோறும் பத்து ஆலம் பழங்கள் சாப்பிட்டு இரண்டு மணி நேரம் எதுவும் சாப்பிடாமலிருந்தால், நாளடைவில் குழந்தைப் பேறு கிட்டும்.

பிரண்டை

பிரண்டை இலையை அரைத்துப் பற்றுப் போட்டால், இரத்தக் கட்டி கரையும். பிரண்டைத் துவையல் தின்றால் பித்தம் தெளியும், சளி, வயிற்றுவலி, அஜீரணம், நீங்கும். பிரண்டைத் தைலம் காய்ச்சித் தலைக்குத் தடவி வந்தால் பூச்சி வெட்டு, வழுக்கை மறையும்.

மூக்கிரட்டைக் கீரை

கல்லீரல் நோய் குணமாகும். உடல் பருமன் குறையும்.

செம்பருத்தி

நாள்தோறும் காலையில் ஐந்து செம்பருத்திப் பூ இதழ்களைத் தின்றால், இதய நோய் குணமாகும்.

கீழ்வாய்நெல்லி

100 மி.லி. கீழ்வாய்நெல்லி இலைச் சாற்றுடன் மோர் கலந்து மூன்று நாட்கள் அருந்தினால், மஞ்சள் காமாலை நோய் குணமாகும். உப்பில்லாப் பத்தியமிருக்க வேண்டும்.

பொன்னாங்கண்ணி

காலையில் வெறும் வயிற்றில் பொன்னாங்கண்ணியிலைச் சாறு பதினைந்து நாட்கள் அருந்தி வந்தால், கண் நோய் குணமாகும். கண் பார்வையும் விருத்தி யாகும். வாய்ப்புண், வாய் துர்நாற்றம், ஈரல்நோய், மூலச்சூடு, தோல்நோய் முதலியனவும் குணமாகும். தொடர்ந்து பொன்னாங்கண்ணிக் கீரை சாப்பிட்டு வந்தால், உடல் பொன் நிறமாகும்.

உடல் பருக்க, பருப்பு சேர்த்துப் பொன்னாங்கண்ணி இலையைச் சமைத்து 48 நாட்கள் உண்ணலாம். உடல் இளைக்க பொன்னாங்கண்ணி இலையுடன் மிளகு சேர்த்துச் சமைத்து 48 நாட்கள் உண்ணலாம்.

மணத்தக்காளி

மணத்தக்காளி இலைச் சாறு அருந்தி வந்தால், வாய்ப்புண், வயிற்றுப் புண், மண்ணீரல் வீக்கம், இருமல், இளைப்பு, ஆஸ்துமா, காசம், நீர்ச்சுருக்கு முதலிய நோய்கள் குணமாகும்.

அம்மான் பச்சரிசி

கால் ஆணி, பால் பரு, புண், உதடு வெடிப்பு ஆகியவற்றிற்கு அம்மான் பச்சரிசிப் பால் தடவினால் குணமாகும்.

கல்யாண முருங்கை

பெண் மலடு நீங்கும். தாய்ப்பால் சுரக்கும். உடல் மெலியும். (கர்ப்பிணிகள் இதனை உண்ணக் கூடாது.)

புளியமர இலை

புளியமர இலைச் சாம்பலுடன் நல்லெண்ணெய் கலந்து, தீப்புண்களுக்குப் பற்றுப் போட்டால், தீப்புண்கள் ஆறும். மூட்டுவலி, மூட்டு வீக்கத்திற்கும் புளிய மர இலைப் பற்றுப் போடலாம்.

கரிசலாங்கண்ணி

கரிசலாங்கண்ணியிலைச்சாறு காலையில் வெறும் வயிற்றில் அருந்தி வரப் பல் நோய், மஞ்சள்காமாலை, இரத்த அழுத்தம், கொலஸ்ட்ரால், கண்பார்வைக் குறைவு, இதய நோய், யானைக்கால் நோய், சளி, ஆஸ்துமா ஆகியன குணமாகும். இரும்புச்சத்து நிறைந்தது. வள்ளலார் கூறிய ஞான மூலிகைகளில் ஒன்று.

வேம்பு

வேப்ப இலைக் கஷாயம் அருந்தி வந்தால், நீரிழிவு, யானைக்கால், இராசபிளவை, வீக்கம், சொறி, படர் தாமரை, குஷ்டப்புண் ஆகியன குணமாகும்.

ஓமவல்லி

இருமல், நீர்க் கோர்வை, அஜீரணம் ஆகியன நீங்கும்.

கண்டங்கத்திரி

கண்டங்கத்திரி இலைச் சாற்றைத் தேங்காய் எண்ணெய் சேர்த்துக் காய்ச்சித் தடவி வந்தால் கால், கை வெடிப்புகள் குணமாகும். கண்டங்கத்திரிப்

பழத்தைக் கொண்டு சூப் தயாரித்து அருந்தினால், இருமல், சுவாசக் கோளாறு, காசம், கபம், பல்லரணை, நமைச்சல் குணமாகும். இதன் பழத்தை வேக வைத்துக் கடைந்து வடிகட்டிய சாற்றை நல்லெண்ணெயுடன் சேர்த்துக் காய்ச்சி வெண் குஷ்டத்திற்குத் தடவி வந்தால் குணம் பெறும்.

வாத நாராயணன்

வாதம், வாயுக் கோளாறு நீங்கும்.

வெங்காயம்

வெங்காய இலையைத் தயிருடன் கலந்து உண்டால் அல்சர் குணமாகும். ஆண்மை பெருகும். வெங்காயப் பூவைப் பொடி செய்து அருந்தினால் இரத்தம் சுத்தமடையும்.

அவுரி

அவுரி இலைப் பொடியைத் தேனில் குழைத்துத் தினமும் காலையில் வெறும் வயிற்றில் சாப்பிட்டு வந்தால், நாய்க்கடி விஷம், காக்காய் வலிப்பு, வயிற்று வலி, கீல்வாதம், மாலைக்கண் ஆகியன குணமாகும்.

ஓரிதழ் தாமரை

48 நாள்கள் தொடர்ந்து ஓரிதழ்த் தாமரையை சூரியோதயத்திற்கு முன் மென்று தின்று, பசும்பால் குடித்து வந்தால் ஆண்மை விருத்தியாகும்.

லெச்ச கெட்ட கீரை

இதன் கீரையைச் சமைத்துண்டு வர, வாயுக் கோளாறுகள் நீங்கும்.

தெரிந்து கொள்ளுங்கள்
இவற்றின் தன்மையைப்
புரிந்து கொள்ளுங்கள்

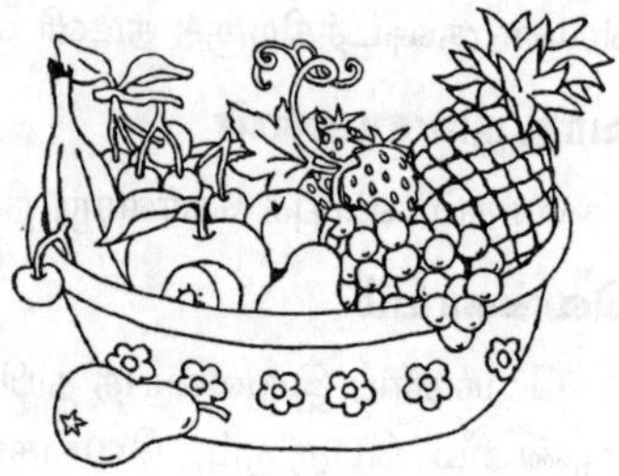

1. இரத்தத்தைச் சுத்தமாக்கும் **அருகம்புல்**
2. மார்புச்சளி, இருமலைக் குணமாக்கும் **தூதுவளை**
3. வாய்ப்புண், குடற்புண்களைக் குணமாக்கும் **மணத்தக்காளி**
4. சிறுநீர்க் குறைபாடுகளைப் போக்க **பீர்க்கங்காய்**
5. மூட்டு வலியைக் குணமாக்கும் **முட்டைக் கோஸ்**
6. சிறுநீரகக் கற்களைக் கரைக்கும் **வாழைத்தண்டு**
7. முகம் அழகு பெற **திராட்சைப் பழம்**
8. புற்றுநோயைக் குணமாக்கும் **சீத்தாப்பழம்**
9. சொறி சிரங்குகளைக் குணமாக்கும் **குப்பைமேனி**
10. இரத்த அழுத்தத்தைக் குணமாக்கும் **துளசி, சிலோன் பசலைக்கீரை**
11. குடற்புண்ணை குணமாக்கும் **தடியங்காய் (வெண் பூசணி, கும்பிளங்காய்)**
12. வாயுத் தொல்லையிலிருந்து விடுபட **வெந்தயக் கீரை**
13. தோல் நோய்களைக் குணமாக்கும் **கோதுமைப் புல்**
14. மஞ்சள் காமாலை குணமாகக் **கீழாநெல்லி**
15. மாதவிலக்கு கோளாறுகளைச் சீர்செய்யும் **ஆவாரம்பூ**
16. முடி நரைக்காமலிருக்க **கல்யாண** முருங்கை (முள் முருங்கை)
17. நீரிழிவு நோயைக் குணமாக்கும் **ஆரை கீரை**

18. மூல நோயைக் குணமாக்கும் **சப்போட்டாப் பழம்**

19. மாரடைப்பு நீங்க **மாதுளம்பழம்**

20. உடற்சூடு, பசியின்மை நீங்க **எலுமிச்சம் பழம்**

21. சளி, பசியின்மை நீங்க **இலந்தைப் பழம்**

22. செரிமானம் சிறக்க **அன்னாசிப் பழம்**

23. அசதியைப் போக்க, தாது விருத்திக்கு, மலடு நீங்க **பேரீச்சம் பழம்**

24. மார்புச் சளி நீங்க **சுண்டைக்காய்**

25. நீரிழிவு நீங்க **முள்ளங்கி**

26. கண்பார்வை விருத்திக்கு **கேரட், கொத்துமல்லி**

27. கண்புறை (கேட்ராக்ட்) நீங்க **தேங்காய்ப்பால்**

28. உடல் பொன்னிறமாக, கண்பார்வைக்கு **பொன்னாங்கண்ணி**

29. இருமல், மூக்கடைப்பு நீங்க **கற்பூரவல்லி**

30. இரத்த சோகை குணமாக **பீட்ரூட்**

31. முடி உதிர்வதைத் தடுக்க **புடலங்காய்**

32. ஈறு எலும்பு வலுப்பெற **பீன்ஸ்**

33. புற்றுநோய் வராமலிருக்க **மதுரக்கீரை**

34. தலைவலி மறைய **நொச்சி இலை**யை அரைத்துத் தடவவும்

35. உடல்வலி தீர, **நொச்சி இலை**யைக் காய்ச்சிக் குளிக்கவும்

36. வாத வலிகள் நீங்க, **நொச்சி இலை**யைக் கொதிக்க வைத்த, நீரைக் கொண்டு ஒத்தடம் கொடுக்கவும்

37. வயிற்றுப் பூச்சிகளை ஒழிக்க, ஒரு தேக்கரண்டி **பப்பாளி விதை**யை அரைத்து அரைக் குவளை வெந்நீரில் கலந்து தூங்கும் முன், மூன்று நாட்கள் குடித்து வரவும்

38. நினைவாற்றலை அதிகப்படுத்த **அரசு**

39. கீல்வாதம், மூட்டுவலி நீங்க **வாதநாராயணன் கொன்றை**

40. ஆண்மைக் குறைவு, இரத்தக் கொதிப்பு நீங்க **முருங்கை**

41. சொறி, சிரங்கு குணமாக **புங்கம்**

42. மலமிளக்க, சிறுநீர் பெருக்க **கல்யாண முருங்கை**

43. நுண்புழு ஒழிய **வேம்பு**

44. கண்வலி, கண்பார்வைக் குறைவு நீங்க **அடுக்கு நந்தியா வட்டைப்பூ**

45. சளி குணமாக **குப்பைமேனி**

46. இரத்தக் கொதிப்பு குணமாக **அருகம்புல்**

47. குடற்புழு நீங்க **பொன்னாவரை**

48. வாந்தி பேதி நிற்க **காக்கரட்டான்**

49. பித்தம் குறைய **எருக்கு**

50. நீர்க்கடுப்பு, வெள்ளைப் படுதல் நீங்க **சிலோன்பசலை**

51. பல் கூச்சம் நிற்க **புதினா**

52. ஆஸ்துமா, சளி, வாதம் அகல **தூதுவளை**

53. மூக்கில் நீர் வடிதல், சளி நிற்க **முசுமுசுக்கை**

54. வியர்வை பெருக்க **திருநீற்றுப் பச்சிலை**

55. வயிற்றுப் பூச்சி அகற்ற, மலமிளக்க **அம்மான் பச்சரிசி**

56. பல்வலி, பற்சொத்தை, தலைவலி நீங்க **தும்பை**

57. கட்டிகளைக் கரைக்க **கொள்ளு (காணம்)**

58. வீக்கத்தைக் கரைக்க **ஆமணக்கு**

59. மந்தம், வயிற்றுவலி, வயிற்றுப் பொருமல் தீர **சோற்றுக் கற்றாழை (குமரி)**

60. வாய்ப்புண், வயிற்றுப்புண் மாதவிடாய் சீராக **மணத்தக்காளி, மிளகு**

61. சளி நீங்க **ஆடாதொடை**

62. தோல்நோய், கக்குவான் குணமாக **ஓமவல்லி**

63. முடி அடர்த்தியாக வளர **செம்பருத்தி**

64. தேள் கொட்டிய கடுப்பு குறைய **நாயுருவி இலை**யைக் கசக்கித் தேள்கொட்டிய இடத்தில் தேய்க்கவும்.

65. குளிர்ச்சி உண்டாக **ரோஜா**

66. பித்தம் குறைய **மருதோன்றி**

67. நரை, பித்தம், வாந்தி வராமலிருக்க **கறிவேப்பிலை**

68. மூட்டுவலி, வாதம் குணமாக, **முடக்கறுத்தான் கீரை**

69. நீர்க்கடுப்பு, வெள்ளைப் படுதல், பல் கூச்சம் குணமாக **பெருநெருஞ்சில்**

70. இரத்தப் போக்கை நிறுத்த **துத்தி**

71. ஆஸ்துமாவைக் குணமாக **கருந்துளசி**

72. சளியைப் போக்க **துளசி**

73. தலைப் பொடுகு குணமாக **பொடுதழை**

74. வயிற்றுப் பொருமல், வயிற்றுப்புண், காதுவலி குணம் பெற **பிரண்டை**

75. பற்கள், கண்கள், நரம்புகள் நலமடைய **கொத்துமல்லிக் கீரை**

76. மலச்சிக்கலைப் போக்க, இதயப் படபடப்பைக் குறைக்க **கொய்யாப்பழம்**

77. உடல் வலுவடைய **கோதுமை**

78. உடல் வெப்பம் குறைய **சவ்வரிசி**

79. மலத்திலுள்ள நுண் கிருமிகள் அழிய **சுரைக்காய்**

80. சிறுநீர் குறைகள் சீராக **சுண்டைக்காய்**

81. நரம்புகள் வலுவடைய **சேப்பங்கிழங்கு**

82. உடற்சூட்டைத் தணிக்க **தக்காளி**

83. இரத்தத்தைத் தூய்மையாக்க **திராட்சை**

84. வாய்ப்புண், வயிற்றுப்புண், சளி குணமாக **தேங்காய்**

85. தொற்று நோய்கள் வராமல் தடுக்க **நெல்லிக்காய்**

86. இரத்தத்தைச் சீர்படுத்த, மூளை வளர்ச்சிக்கு **பப்பாளிப் பழம், பலாப்பழம்**

87. சிறுநீர் தொடர்பான குறைகள் களைய **பசலைக் கீரை**

88. இரத்த வாந்தியை நிறுத்த **பயற்றங்காய்**

89. நீரிழிவைக் கட்டுப்படுத்த **பாகற்காய்**

90. கண்பார்வை தெளிவாக **பாதாம் பருப்பு**

பிணிகளும், செய்ய வேண்டிய ஆசனங்களும்

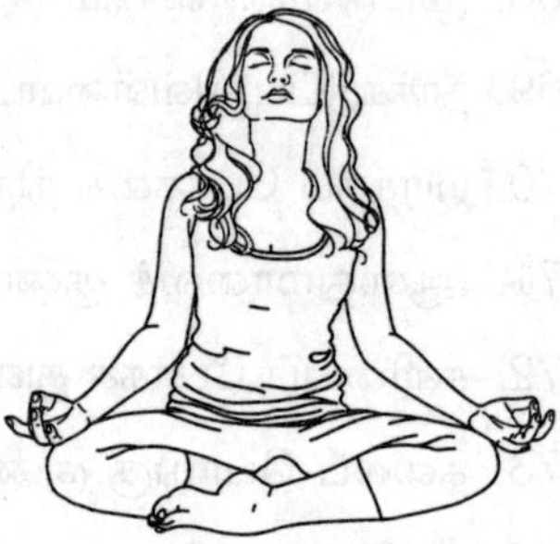

ஆஸ்துமா

புஜங்காசனம், விபரீதகரணி, சர்வாங்காசனம், ஹாலாசனம், பச்சிமோத்தா சனம், அர்த்த மச்சேந்திராசனம்.

நீரிழிவு

ஹாலாசனம், பச்சிமோத்தாசனம், சலபாசனம், தனுராசனம், சர்வாங் காசனம், மச்சாசனம், உட்டியானா, நௌலி, யோக முத்ரா, மகா முத்ரா, மயூரா சனம், பாதஹஸ்தாசனம், அர்த்தமச்சேந்திராசனம்.

நரம்புத் தளர்ச்சி

ஹாலாசனம், பச்சிமோத்தாசனம், சர்வாங்காசனம், மச்சாசனம், சிரசானம், நின்ற பாத ஆசனம் (ஏகபாத ஆசனம்)

மலச்சிக்கல்

ஹாலாசனம், பச்சிமோத்தாசனம், யோக முத்ரா, மகா முத்ரா, பாத ஹஸ்தாச னம், மயூராசனம், உட்டியானா, நௌளி.

தோல் நோய்

ஹாலாசனம், பச்சிமோத்தாசனம், சர்வாங்காசனம், மச்சாசனம், பத்மாசனம்.

மூலம்

பத்மாசனம், கோமுகாசனம், பச்சிமோத்தாசனம், மயூராசனம், சர்வாங் காசனம், சிரசாசனம்.

உடற்பருமன்

ஹாலாசனம், பச்சி மோத்தாசனம், யோகமுத்ரா, மகா முத்ரா, தனுராசனம், சர்வாங்காசனம், சலபாசனம், புஜங்காசனம், சிரசாசனம், பாதஹஸ்தாசனம்.

ஆண்மைக் குறைவு

பத்மாசனம், ஹாலாசனம், பச்சிமோத்தாசனம், சர்வாங்காசனம், மச்சாசனம், தனுராசனம், சிரசாசனம், உட்டியானா, நௌலி.

குஷ்டம்

சர்வாங்காசனம், மச்சாசனம், ஹாலாசனம், பச்சிமோத்தாசனம், தனுராசனம்.

குடலிறக்கம் (ஹெர்னியா)

விபரீத கரணி, சர்வாங்காசனம், மச்சாசனம், படகாசனம்.

வயிற்றுவலி நோய்கள்

சர்வாங்காசனம், மச்சாசனம், ஹாலாசனம், பச்சிமோத்தாசனம், சலபாசனம், தனுராசனம்.

கீல்வாதம்

சலபாசனம், தனுராசனம், சர்வாங்காசனம், சிரசாசனம், புஜங்காசனம்.

குடல் வால் அழற்சி

சர்வாங்காசனம், மச்சாசனம், ஹாலாசனம், பச்சிமோத்தாசனம், விபரீதகரணி, சிரசாசனம்.

காக்காய் வலிப்பு

சர்வாங்காசனம், மச்சாசனம், சலபாசனம், தனுராசனம், ஹாலாசனம், பச்சி மோத்தாசனம், சிரசாசனம், உட்டியானா.

தலைவலி நீங்க

சிரசாசனம், நின்றபாத ஆசனம், பாதஹஸ்தாசனம்.

மாதவிடாய்க் கோளாறுகள்

சர்வாங்காசனம், மச்சாசனம், அர்த்த மச்சேந்திராசனம், விபரீதகரணி, சலபா சனம், தனுராசனம், ஹாலாசனம், பச்சிமோத்தாசனம், குதபாதாசனம், உபவிஷ்டகோணாசனம்.

யானைக்கால்

சர்வாங்காசனம், மச்சாசனம், ஹாலாசனம், பச்சி மோத்தாசனம், விபரீதகரணி, திரிகோணாசனம்.

மஞ்சள் காமாலை

பத்மாசனம், விபரீதகரணி, சர்வாங்காசனம், மச்சாசனம், அர்த்தமச் சேந்திராசனம், ஹாலாசனம், பச்சி மோத்தாசனம், யோக முத்ரா, மயூராசனம்.

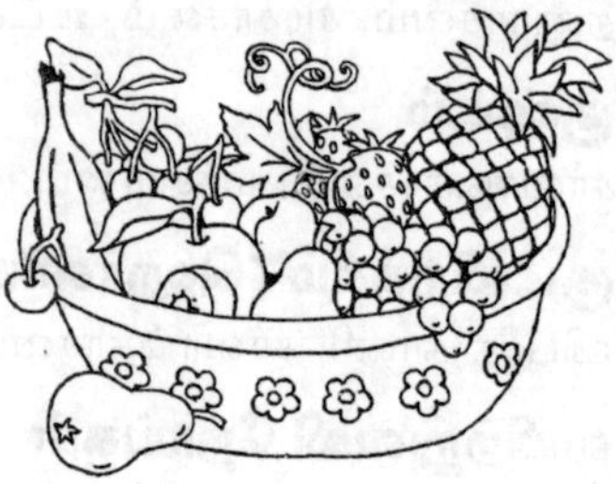

உணவைச் சமைக்க வேண்டுமா?

சமைக்க வேண்டாம்

மனிதனது உணவிற்காக உணவுப் பொருட்களை நெருப்பிலிட்டுச் சமைக்க வேண்டுமா? என்ற வினாவிற்கு வேண்டாம் என இயற்கை பதிலளிக்கிறது. ஆம்; நடப்பன, நீந்துவன, பறப்பன, ஊர்வன ஆகிய உலகிலுள்ள எல்லா உயிரினங்களுக்கும் தினமும் காலை முதல் மாலை வரை இயற்கையானது சூரியனின் வெப்பத்தின் மூலம் உணவுப் பொருட்களை உயிரினங்கள் உண்ணத் தகும் நிலையில் உற்பத்தி செய்து வருகிறது. அவ்விதம் இயற்கை சூரியனது வெப்பத்தின் மூலம் சமைத்த புல், தழை, தானியம், காய், கனி மற்றும் பிற இயற்கையான உணவுப் பொருட்களைக் கால்நடைகள், பறவைகள் மற்றும் ஏனைய பிற உயிரினங்கள் எல்லாம் இயற்கையான அமைப்பிலேயே உண்டு, ஆரோக்கியமாக வாழ்வதுடன் இயற்கைச் சூழ்நிலைகள் கெடாமலும் காத்து வருகின்றன.

ஆனால் மனிதன் மட்டும் அவ்விதம் இயற்கை நிலையில் உணவுகளை உண்ணாமல், சூரிய வெப்பத்தில் இயற்கை சமைத்த உணவு வகைகளைத் தீ என்னும் நெருப்பு வெப்பத்தில் சமைத்து உணவுப் பொருட்களில் உள்ள உயிர்ச் சத்துக்கள், தாது உப்புக்கள் இழந்த நிலையில் உண்டு, எண்ணற்ற நோய்களுக்கு ஆளாவதுடன் இயற்கைச் சூழ்நிலைகளையும், உணவினை நெருப்பில் சமைப்பதன் மூலம், கெடுத்து வருகிறான். இப்பேருண்மையை உணர்ந்த காந்தியடிகளும், ‘அதி தீவிரமான அனுஷ்டானத்தின்படி சமையலுக்கு நெருப்பு கூட உபயோகிக்க வேண்டாம். சூரியன் என்ற பெரு நெருப்பில் வெந்த ஆகாரத்தையே மனிதன் உண்பது நலம்’ என்று கூறியுள்ளார்.

சமையலும் பெண்களும்

இந்தியாவில் பெரும்பாலும் பெண்களே சமையலில் ஈடுபட்டுள்ளனர். உணவினைச் சமைக்காது பழங்களையும், காய்களையும், தானியங்களையும்,

பயறு வகைகளையும் மற்ற உணவுகளையும் (அவசியமானால் நீரில் ஊற வைத்தோ அல்லது முளைக்கட்டியோ) இயற்கையாக - பச்சையாகச் சாப் பிடுவது தான் சாலச் சிறந்தது.

மனிதர்கள் படிப்படியே சமையலுணவுகளைத் தவிர்த்து இயற்கை உணவுகளில் வாழ முயற்சி செய்யும் பொழுது சமையல் தொழிலுக்கு முற்றுப்புள்ளி வைக்கப்படுகிறது. அப்பொழுதுதான் மகாகவி பாரதியார் வேண்டிய உண்மையான விடுதலையும் சுதந்திரமும் பெண்களுக்குக் கிட்டும். தற்காலத்தில் தினமும் சமையலுக்காகப் பெண்கள் செலவழிக்கும் அதிகப்படியான காலத்தை மற்ற ஆக்க வேலைகளுக்கும், வருவாய் தேடும் முயற்சிகளுக்கும், குடும்ப நலன்களைப் பேணுவதற்கும் பயன்படுத்த வாய்ப்புக் கிடைக்கும்.

மேலும், சமைக்கும்பொழுது உண்டாகின்ற கரியமில வாயு எனும் நச்சுக் காற்றை அதிகமாகச் சுவாசித்து காசநோய் மற்றும் பிற நுரையீரல் நோய்களுக்குப் பெண்கள் ஆளாகாமல் தடுத்துக் கொள்ளலாம்.

கேடுகள்

நெருப்பினால் சமைக்கும் பொழுது இயற்கை உணவுகளிலுள்ள உயிர்ச் சத்துக்கள், தாதுஉப்புக்கள் ஆகியவற்றை இழக்க நேருகிறது. அவ்விதம் இழந்த நிலையில் நாம் உண்பதால், நமக்கு நோயை எதிர்க்கக் கூடிய சக்தி குறைந்து, நாம் அதிகமான நோய்களுக்கு ஆளாகி, அதனால் தேவையற்ற, மருத்துவச் செலவு அதிகமாகிறது.

சமையலுணவில் உப்பு, புளி, காரம், மற்றும் பல மசாலாப் பொருட்கள் சேர்வதால் நம் புலன்கள் எளிதில் கட்டுப்படாமல் உணர்ச்சிகள் தூண்டப்பட்டு பல குற்றங்களுக்கும், அதிகப்படியான மக்கட்பேற்றுக்கும் வழிவகுக்கிறோம். அதனால் அரசுக்கு நீதித்துறை, குடும்பநலத்துறை, காவல்துறை ஆகிய துறைகளுக்கு ஒதுக்கும் செலவு அதிகமாகி வருகிறது.

சமைப்பதற்குத் தீ எரிக்கும்போது பிராணவாயு கிரகிக்கப்பட்டு, கார்பன்-டை-ஆக்சைடு எனும் நச்சுக் காற்று வெளியேறுகிறது. இதனால் வாயு மண்டலம் நச்சுத்தன்மை பெற்று இயற்கைச் சூழ்நிலை கெடுகிறது; சுவாசக் கோளாறுகளும் உண்டாகின்றன.

சமைத்து உண்பதால் ஜீரண உறுப்புகள், குடல், சிறு நீரகம், மற்றும் எல்லா உள், வெளி உறுப்புகளும் சீக்கிரம் பழுதடைகின்றன.

சமைப்பதற்கு இந்தியாவில் பெரும்பாலும் விறகுகளையே பயன் படுத்துவதால் விறகுத் தேவையைப் பூர்த்தி செய்ய தினமும் காடுகள்

வெட்டப்பட்டு, அழிந்து வருகின்றன. காடுகள் அழிகின்ற அளவுக்கு ஈடுசெய்ய, நாம் காடுகளை வளர்ப்பதில்லை. காடுகள் குறையக் குறைய மழையும் குறைகிறது. காடுகள் பெரிதும் குறைந்து நிலம் பொட்டலாகும் பொழுது புயலின் வேகத்தையும் வெள்ளத்தின் வேகத்தையும் தடுக்க இயலாமல், புயல், வெள்ளச் சேதங்கள் அதிகமாகின்றன.

காடுகள் அழிக்கப்பட்டுப் பூமி பொட்டல் ஆவதால் மழை பெய்யும் சமயம் தண்ணீர் பூமிக்குள் இறங்காமல் மேலே வழிந்தோடி ஓடைகளாகி, ஆறுகளாகி மண் அரிப்புச் சேதங்களை ஏற்படுத்திக் கடலில் கலந்து வீணாகின்றன; அதனால் வறட்சி ஏற்படுகிறது. பூமியில் காடுகள் இருந்தால் காட்டிலுள்ள மரங்களின் ஆழமான வேர்கள் மழைத் தண்ணீரைப் பூமிக்குள் இழுத்துக் கொள்வதால் நிலத்தடி நீர்மட்டத்தைப் பராமரிக்கிறது. அதனால் வறட்சி ஏற்படாது; மண்ணரிப்பு ஏற்படாது.

காடுகள் இருந்தால் கோடைக் காலங்களில் சூரியனின் வெப்பம் காடுகளிலுள்ள மரங்கள் மீது விழுந்து வெப்பம் பிரதிபலிக்காமல், வெப்பத்தின் வேகம் தணிந்து குளிர்ச்சியான சூழலை உருவாக்குகிறது. காடுகள் அழிக்கப் பட்டுப் பூமி பொட்டலாகும் போது, கோடைக் காலத்தில் சூரியனின் வெப்பம் பூமியில் நேரடியாகப்பட்டுப் பிரதிபலித்து வெப்பத்தின் அளவு அதிகமாகிறது.

'சமையல் கலை வளர்ச்சியடைந்த பின்னர், மனித சமூகம் இயற்கையாகத் தேவையானதைவிட இரு மடங்கு அதிகமாகவே சாப்பிடுகிறது' என திரு. ஃபிராங்க்ளின் எனும் அறிஞர் கூறியபடி, சமைத்து உண்பதால் உணவுத் தேவை அதிகமாகிறது.

சமைக்காமல் இயற்கையாக உண்பதால் தலையிலுள்ள முடிகளுக்கு எண்ணெய் தேய்க்க வேண்டிய அவசியமில்லை. இயற்கையான எண்ணெய்ப் பசை உடலில் ஊறித் தலைமுடியைப் பளபளப்பாக நன்கு பாதுகாத்து வருகிறது. எண்ணெய் தேய்த்துக் குளிக்கவும் வேண்டியதில்லை. உடலை எப்பொழுதும் குளிர்ச்சியாகச் சமவெப்ப நிலையில் பராமரித்து வருகிறது.

சமைக்காமல் உண்ணும்போது பற்கள் கெடாமல் இறக்கும் வரை வலுவாகக் காப்பாற்றப்படுகின்றன. பச்சையாக உண்ணும் ஆடுமாடுகளுக்குப் பற்கள் இறக்கும்வரை கெடுவதுமில்லை; விழுவதுமில்லை என்பது குறிப்பிடத்தக்கது. இயற்கை உணவுகளை உண்ணும்போது ஜீரண உறுப்புக்களும், பிற உள், வெளி உறுப்புகளும் செம்மையாக இயங்கி வரும். மலச்சிக்கல் ஏற்படாது. மலமும் சிறுநீரும் துர்நாற்றம் எடுப்பதில்லை.

மலச்சிக்கலே எல்லா நோய்களுக்கும் மூல காரணம். வியர்வை அதிகம் ஏற்படுவதில்லை. கண்பார்வை பிரகாசமான ஒளியைப் பெறுகிறது. வாயுத் தொந்தரவு இல்லை. நரம்புகளும் எலும்புகளும் வலுப்பெற்று, முறுக்கேறாமல் வளையும் தன்மையும், கீழே விழுந்தால் ஒடியாத தன்மையும் பெறுகின்றன.

'உணவே மருந்து; மருந்தே உணவு' எனும் சிந்தாந்தப்படி எல்லா வகையான நோய்களையும் இயற்கை உணவே மருந்தாகிக் குணப்படுத்துகிறது. எவ்வித உடல், உள நோயும் வராமல் உடலை ஆரோக்கியமாக வைத்துக் கொள்கிறது. இயற்கை உணவே நமக்குச் சிறந்த ஔஷதமாகவும், காயகல்பமாகவும் விளங்குகிறது.

இயற்கைச் சூழ்நிலைகள் கெடாமல், இயற்கைச் சமநிலை எப்பொழுதும் காப்பாற்றப்படுகிறது.

இயற்கை உணவு வகைகளில் தேங்காயும் பழங்களுமே சிறந்தவையும், எளிதானவையும், ருசியானவையும், உடலையும் உதிரத்தையும் சுத்தப் படுத்துவனவுமாகும். எனவே தேங்காயும் பழங்களுமே நமது பிரதான உணவாக ஏற்றுக் கொள்ளும் நிலை வரும்போது, நாமனைவரும் நிலத்தில் தென்னையும், பழமரக் கன்றுகளும் ஏராளமாக நட்டு, பராமரித்து அதன் உற்பத்தியை அதிகமாகச் செய்வோம். அப்பொழுது பூமியில் தென்னையும், பழமரங்களும் புதிய காடுகளாக நிறைந்த அளவில் உருவாகும். அப்பழ மரங்களில் பூக்கும் பூக்களின் மணம் நமக்கு இனிய நறுமணமாக இதமளிக்கும். அப்பழமரச் சோலைகளின் இனிய நிழலும், தென்றல் காற்றும் நமக்கு இயற்கையான சுற்றுச்சூழலைக் கொடுக்கும்.

சமையலே வெளியேறு

நாம் படிப்படியாகச் சமைத்து உண்ணும் பழக்கத்தைத் தவிர்த்து, சமைக்காமல் பச்சையாக இயற்கையாகக் கிடைக்கும் சூரியனது பெரும் வெப்பத்தில் வெந்த தேங்காய், பழங்கள், பச்சையாக உண்ணக்கூடிய காய்கறிகள், தானியங்கள், பயறு வகைகள் ஆகிய இயற்கை உணவுகளையே உண்டு, இயற்கையாகக் கிடைக்கும் பானங்களையே அருந்தி நல்வாழ்வு வாழ்ந்திட இறையருளின் துணைகொண்டு முயற்சி செய்வோம். உணவை நெருப்பில் சமைப்பதைத் தவிர்ப்போம்!

அன்றைய நெருக்கடியில், 'வெள்ளையனே வெளியேறு' என்ற இயக்கத்தைத் தொடங்கி வெற்றி கண்டார் காந்தியடிகள். இன்றைய நெருக்கடியில், 'சமையலே வெளியேறு' என்ற இயக்கத்தைத் தொடங்கி வெற்றிகள் கண்டு வருகிறது, நமது இயற்கை வாழ்வியல் இயக்கம்!

கனி உணவின் நிறைகளும் சமையல் உணவின் குறைகளும்

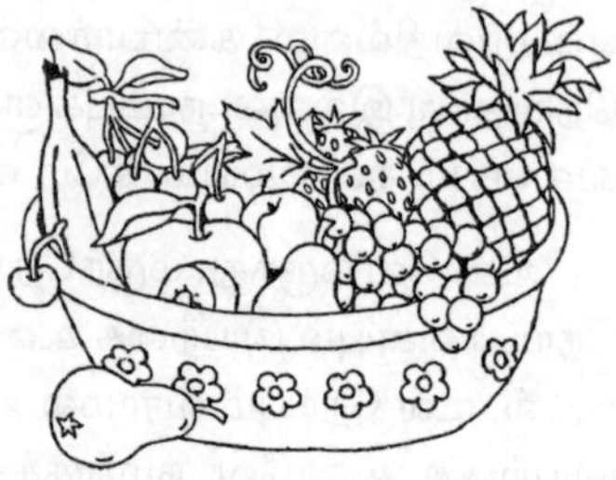

கனி உணவின் நன்மைகள்	சமையல் உணவின் தீமைகள்
1. உடலை வலுவடையச் செய்யும்.	1. உடலை நலியச் செய்யும்.
2. உடலில் காமத்தை மட்டுப்படுத்தும்.	2. உடலில் காமத்தை ஏற்படுத்தும்.
3. மென்மைத் தன்மையை வளர்க்கும்.	3. முரட்டுசுபாவத்தை வளர்க்கும்.
4. பொறுமை வளர்கிறது.	4. சினம் மிகுதியாகும்.
5. உடலில் குளிர்ச்சியை ஏற்படுத்துகிறது.	5. உடல் வெப்பத்தை மிகுதியாக்குகிறது.
6. மூளையைக் கூர்மையாக்கும்.	6. மூளையை மந்தமாக்கும்.
7. உணவில் நஞ்சு கலக்க வாய்ப்பில்லை.	7. உணவில் நஞ்சு கலக்க வாய்ப்புண்டு.
8. சக்தியும், நேரமும் மீதமாகின்றன.	8. உணவைத் தயாரிக்க சக்தியும், நேரமும் வீணாகின்றன.
9. பதுக்கல், கலப்படம் செய்ய வாய்ப்பில்லை.	9. உணவுப் பொருளைப் பதுக்கல், கலப்படம் செய்ய வாய்ப்புண்டு.

எனிமாக்குவளை, கண்குவளை, மூக்குக் குவளைகள்
கிடைக்குமிடம்: அ.மெய்யப்பன், 15, திரு.வி.க. மூன்றாம் தெரு, மயிலாப்பூர், சென்னை-600 004. கைபேசி 9444323730

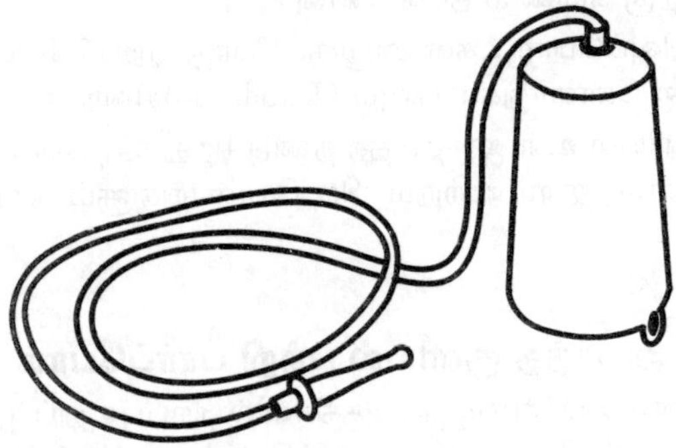

எனிமாக் குவளை

மலச்சிக்கலே அனைத்து நோய்களுக்கும் பிறப்பிடமாகும். மலச்சிக்கலுக்குக் காரணம், சமைத்துண்ணும் பழக்கமும், நார்ச் சத்துள்ள உணவுகளைப் போதிய அளவு உணவில் சேர்க்காததும் ஆகும்.

மலச்சிக்கலை உடனே தவிர்த்து, மலத்தை உடன் வெளியேற்ற, 'எனிமாக் குவளை' எனும் எளிய மலிவான சாதனம் பயன்படுகிறது. அருகிலுள்ள இயற்கை மருத்துவ சங்கங்களிலும், சர்வோதயா சங்கக் கதர்க் கடைகளிலும், இயற்கை நலவாழ்வுப் பயிற்சி முகாம்களிலும் இதனை விலைக்கு வாங்கலாம்.

எனிமாக் குவளையில் உள்ள பிளாஸ்டிக் குவளையில் சுத்தமான குளிர்ந்த நீர் ஊற்றவும், அத்தண்ணீர் அக்குவளையில் இணைக்கப்பட்டுள்ள பிளாஸ்டிக் குழாய் மூலம் வெளியேறி, அதன் நுனியில் பொருத்தப்பட்டுள்ள பிளாஸ்டிக் நாசில் மூலம் வெளியேறும். எனிமா எடுக்க விரும்புவோர், குனிந்து, அல்லது ஒருக்களித்துப் படுத்துக் கொண்டு, அப்பிளாஸ்டிக் நாசிலை ஆசனத் துவாரத்தில் சொருகவும். தேவைப்படின், அந்நாசிலில் தேங்காய் எண்ணெய் சிறிதளவு தடவலாம். அந்நாசிலின் நுனியில் உள்ள துவாரம் மூலம் குவளையில் ஊற்றிய தண்ணீர் ஆசனத்துவாரம் மூலம் மலக் குடலுக்குள் செல்லும். குவளையிலுள்ள தண்ணீர் முழுவதும் மலக்குடலுக்குள் சென்றபின், நாசிலை ஆசனத் துவாரத்திலிருந்து அப்புறப் படுத்தி விட்டு, மல்லாந்து சாந்தி ஆசனத்தில் சில நிமிடங்கள் படுத்திருக்கவும். மலம் வெளியேறும் உணர்வு வந்ததும், கழிப்பறைக்குள் சென்று மலத்தையும், தண்ணீரையும் வெளியேற்றலாம். இவ்விதம் பதினைந்து நிமிடங்கட்கொரு முறை வீதம் தொடர்ந்து மூன்று முறைகள் கூட எனிமா எடுக்கலாம். சாதாரணமாக மலங்கழித்த பிறகு எனிமா எடுத்துக் கொள்வது நல்லது.

காய்ச்சல், தலைவலி, மூலம், வயிறு உபாதைகள் உள்ளவர்கள் எனிமா எடுத்தால், நிவாரணம் பெறலாம்.

1. குளியல்கள்:

இதில் இடுப்புக் குளியலும், அமர்ந்த குளியலும் மிக முக்கியமானவை.

இடுப்புக் குளியலினால் உக்கிரமான ஜுரத்தின் வெப்பம் தணிகிறது. ஜுரம் வருவதற்கு காரணம் தான் என்ன?

குடலில் கழிவுப்பொருட்கள் அழுகும்போது ஏற்படும் உஷ்ணம் ஜுரமாகவும் வேறு பல கோளாறுகளாகவும் வெளிப்படுகின்றன.

இடுப்புக்குளியல் உள் ஜுரத்தைத் தணிக்கிறது. அதனால் அதன் வெளித் தோற்றமாக உள்ள ஜுரம் மற்றும் பிற கோளாறுகளும் தாமாகக் குறைந்து விடுகின்றன.

அடுத்ததாக அமர்ந்த குளியல் பற்றி பார்ப்போம்.

நம் உடம்பின் உணர்ச்சி மிகுந்த பகுதிகளில் பிறப்பு உறுப்பு முக்கியமானது. ஆண் குறியின் நுனியிலும் அதை மூடிக்கொண்டிருக்கும் தோலிலும் உள்ள உணர்ச்சியின் மாயத்தைப்பற்றி லூயி கூனே அறிந்திருப்பதைத் தன் நீர் சிகிச்சை முறைகளுக்குப் பயன்படுத்தியிருக்கின்றார். உறுப்பின் மேற்புறத்தை லேசான ஈரத்துணியால் தேய்த்துக் கொடுக்க வேண்டுமென்றும் அப்போது அதன்மீது குளிர்ந்த நீரை ஊற்றிக் கொண்டிருக்க வேண்டும் என்றும் இம் முறையைச் செய்யும்போது குறியின் நுனிப்பாகம் நுனித்தோலால் மூடப் பட்டிருக்க வேண்டும் என்றும் கூறுகிறார்.

ஒரு தொட்டியில் குளிர்ந்த நீரை நிரப்பி அதனுள் ஸ்டூலை வைக்கவும். ஸ்டூலின் மேற்பலகை நீர் மட்டத்தை விட சிறிது உயரத்தில் இருக்க வேண்டும். நோயாளி ஸ்டூலில் அமர்ந்து இரண்டு கால்களையும் தொட்டிக்கு வெளியே நீட்டிக்கொள்ள வேண்டும். நீர் மட்டத்தைத் தொட்டுக் கொண்டிருக்கும் உறுப்பை அவர் வலி எடுக்காதவாறு லேசாகத் தேய்த்து இதமாக இருக்கும்படி செய்தால் எந்த நோய் உடையவரும் தற்காலிகமாக ஒரு நலமான உணர்ச்சியை அடைகிறார்.

தொட்டி தயாரித்துக் கொள்வதில் ஏதேனும் சிரமம் இருந்தால் கூஜாவோ, டம்ளரோ உபயோகித்து இந்தக் குளியலைச் செய்யலாம்.

இந்தக் குளியலால் பிறப்பு உறுப்பில் அழுக்குகள் சேராது. அமைதி உண்டாகும். எப்படிப்பட்ட நோயினால் பீடிக்கப்பட்டவராக இருந்தாலும் அவர் தற்காலிகமாக ஒரு சௌக்கிய உணர்ச்சியை அடைகிறார்.

தலைக்குளியல்:

இடுப்புக்குளியல், முதுகுத்தண்டுக்குளியல் முடிந்தவுடன் உடம்பில் உள்ள சூடு தலைக்கு ஏறுவது இயல்பு. எனவே மற்ற குளியல்கள் முடிந்த பிறகு உடம்பும், கால்களும் நனையாமல் தலைக்கு மட்டும் தண்ணீர் ஊற்றி

நன்றாகத் தேய்த்து விடவும். அதன்பின் தலையிலும் முகத்திலும் சிறிதும் ஈரமில்லாமல் துவட்டி விடவும்.

உடம்புக்குளியல்:

இக்குளியலினால் இரத்த ஓட்டம் சுறுசுறுப்பாக நடைபெறும்.

இக்குளியலுக்கும் முதுகுக்குளியல் தொட்டியையே பயன்படுத்தலாம். தொட்டியில் நோயாளியின் பின் உடம்பு முழுவதும் தண்ணீருக்குள் மூழ்கி யிருக்கும்படியான அளவுக்கு தண்ணீரை ஊற்ற வேண்டும். நோயாளியின் பாதங்களைத் தொட்டிக்கு வெளியே தரையிலோ அல்லது முக்காலியின் மீதோ வைத்துக்கொள்ளவும். தலையை தண்ணீரில் நனையாதவாறு வைத்துக் கொள்ளவும். தண்ணீருக்குள் மூழ்கியிருக்கும் உடம்பின் பகுதிகளையும் குறிப்பாக வயிற்றை ஒரு துணியைக் கொண்டு நன்றாகத் தேய்க்கவும். இதன் மூலம் இரத்த ஓட்டம் சுறுசுறுப்பாக நடைபெறும். இவ்வாறு 20 நிமிடங்கள் தண்ணீருக்குள் படுத்திருந்த பின் எழுந்து உடம்பைத் துவட்டிக் கொள்ளவும்.

அங்கக் குளியல்:

தன் உடம்பு முழுவதும் ஒரே நேரத்தில் நீரை ஊற்றிக் குளிக்க இயலா தவர்கள். உடம்பின் ஒவ்வொரு அங்கத்தையும் தனித்தனியாக குளிப்பாட்டிக் கொள்வதே அங்கக் குளியல் எனப்படும்.

வயிற்றுக் குளியல்:

இடுப்புக் குளியல் அல்லது உடம்புக் குளியல் செய்ய இயலாதவர்கள் வெறும் ஜட்டியைப் போட்டுக் கொண்டு ஒரு முக்காலியின் மீது உட்காரவும் நம் முன்பு ஒரு பாத்திரத்தில் தண்ணீரை வைத்துக்கொண்டு இரண்டு கைகளையும் நன்றாக நனைத்து நம் ஈரக் கைகளால் வயிறு முழுவதையும் இடது விலாவிலிருந்து வலது விலாவுக்கும் வலது விலாவிலிருந்து இடது விலாவுக்கும் மாறி மாறித் தேய்த்துக் கொள்ள வேண்டும். அடுத்து அடிவயிற்றிலிருந்து மேல் வயிறு நோக்கித் தேய்க்கவும். மேல் வயிற்றிலிருந்து அடிவயிறு நோக்கித் தேய்க்க வேண்டும். இப்படி 20 நிமிடங்கள் அடிக்கடி கைகளைத் தண்ணீரில் நனைத்துக்கொண்டு செய்த பின் உலர்ந்த துணியினால் வயிற்றைத் துடைத்துக்கொள்ளவும்.

வயிற்றுக் குளியல் செய்வதால் நுரையீரலும், இதயமும் கீழேயுள்ள உள்ளுறுப்புகளும் புத்துயிர் பெற்று சுறுசுறுப்பாக வேலை செய்யும். ஜீரண சக்தி வளரும் மலச்சிக்கல் நீங்கும்.

பாதக் குளியல்:

இக்குளியல் செய்வதால் தீராத தலைவலி தீரும். எலும்புருக்கி நோய், காங்ரீன் போன்ற கொடிய வியாதிகளுக்கும் இது நல்ல மருந்து.

ஒரு தொட்டியில் நம் கணுக்கால்கள் மூழ்கும் அளவுக்கு பொறுக்கும் சூடான வெந்நீரை ஊற்றி 15 அல்லது 20 நிமிடங்களுக்குப் பின் காலை வெளியே எடுத்து அவற்றின் மீது கொஞ்சம் குளிர்ந்த நீரை ஊற்றி உடனே துவட்டி விடவேண்டும். இக்குளியல் நடைபெறும் சமயம் தலையில் ஈரத்துணியை கட்டிக் கொள்ள வேண்டும்.

கீழ்வாதம், கணுக்கால், சுளுக்கு, தடைப்பட்ட மாதவிலக்கு இவை களுக்கு இப்பாதக் குளியல் நல்ல பலனளிக்கும்.

வெந்நீருக்குப் பதிலாக தண்ணீரையும் பயன்படுத்தி 10 நிமிடங்கள் வரை செய்யலாம். மூளை, கல்லீரல், சிறுநீர்ப்பை, வயிறு, குடல்களில் உள்ள நோய்களுக்கு இச்சிகிச்சை நல்லது. பாதங்களில் எப்போதும் வியர்வை வருபவர்கள் இக்குளியலை மேற்கொள்ளலாம். மாதவிலக்காகியிருக்கும் போதும், இடுப்பிலோ, அடிவயிற்றிலோ நுரையீரலிலோ வீக்கமுள்ளவர்கள் இக்குளியலை மேற்கொள்ள வேண்டாம்.

வெந்நீர் ஒரு தொட்டியிலும், தண்ணீர் ஒரு தொட்டியிலுமாக வைத்துக் கொண்டு கால்களை இரண்டு நிமிடத்திற்கு ஒருமுறை மாற்றி மாற்றி எடுப்பதும் சூடும் குளிர்ச்சியும் கலந்த பாதக்குளியல் எனப்படும். இதனால் தீராத தலைவலி தீரும். எலும்புருக்கி நோய், காங்ரீன் போன்ற கொடிய வியாதிகளுக்கும் இது நல்ல மருந்து. தலைவலிக்காக இந்தச் சிகிச் சையை செய்து கொள்ளும்போது தலை உச்சியின் ஒரு ஈரத்துணியை வைத்து அழுத்திக் கொடுப்பது நல்லது.

நீராவிக் குளியல் (Steam Bath)

நீராவிக் குளியல் தொட்டி இருவகைகளில் கிடைக்கும்.

1. ஃபைபரில் நீராவிக் குளியல் தொட்டி செய்யப்படுகின்றன.

2. ரெக்சின் துணியில் கிடைக்கும்.

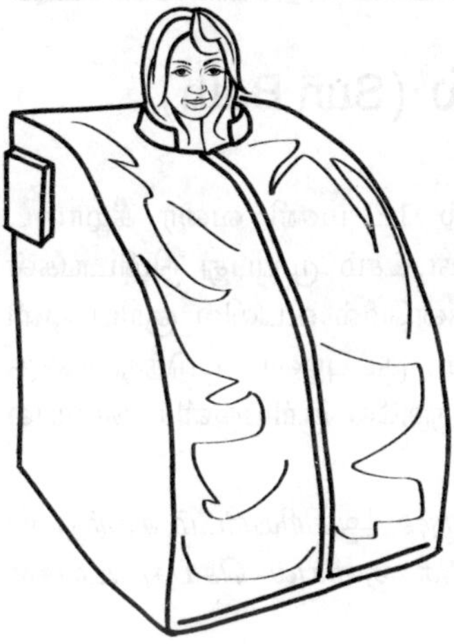

அனைத்து நோயாளிகளையும் குறிப்பாக தோல் நோயாளிகளை வாரம் ஒருமுறை நீராவிக்குளியல் எடுக்க வைக்கலாம். நீராவிக்குளியல் எடுக்கும் முன் வயிறு நிறையப் பச்சைத் தண்ணீர் குடிக்கவேண்டும். நீராவிக்குளியல் தொட்டிக்குள் ஒரு ஸ்டூலை போட்டு அதில் நோயாளியை உட்கார வைக்க வேண்டும். கழுத்தைச் சுற்றி இடைவெளியில்லாமல் அடைக்கவேண்டும். தலைமட்டும் தொட்டிக்குமேல் நீட்டி வெளியே தெரியவேண்டும். மற்ற உறுப்புகள் எல்லாம் தொட்டிக்குள் மறைந்திருக்கவேண்டும். இதற்குரிய மின் அடுப்பில் பச்சைத் தண்ணீர் ஊற்றி மின்சாரம் மூலம் அத்தண்ணீரை சூடேற்றி கொதிக்க விட வேண்டும். அப்பொழுது நீராவி உண்டாக்கி ஒரு டியுப் மூலம் நீராவி குளியல் தொட்டிக்குள் செல்லும்படி பொருத்த வேண்டும். நீராவி தொட்டிக்குள் சென்றதும் அவரது உடலில் வேர்க்க ஆரம்பிக்கும். சுமார் 10 முதல் 15 நிமிடங்களில் நன்கு வேர்வை வெளிவந்ததும் அவர் உடலில் உள்ள கழிவுப்பொருட்கள் வேர்வை மூலம் வெளியாகி உடல் சுத்தமாகி உடலில் உள்ள நோய்கள் மறைந்து ஆரோக்கியம் மிகும். பின் அவரை தொட்டியிலிருந்து வெளியே வரச் செய்து 15 நிமிடங்கள் நிழலில் வெளியில் ஓய்வெடுத்தபின் நன்கு பச்சைத் தண்ணீரில் குளிப்பதன் மூலம் அவர் உடலில் உள்ள வியர்வை அழுக்குகள் நீங்கி உடல் சுத்தமாகும்.

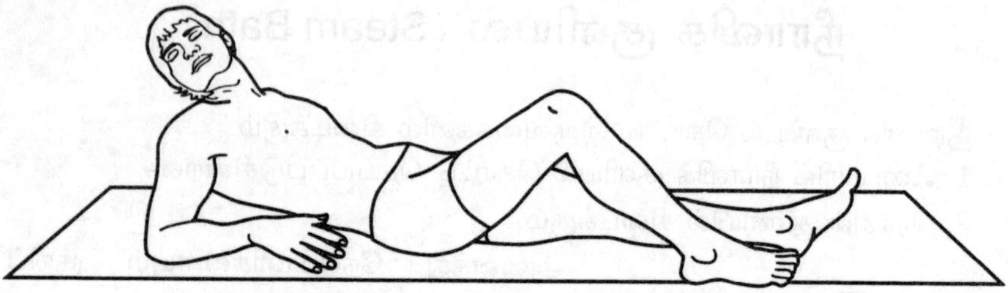

சூரியஒளிக் குளியல் (Sun Bath)

தேவைக்கு ஏற்ப காலை 9 மணி முதல் 12 மணி வரை கீழாடை மட்டும் அணிந்து சூரியஒளிக் குளியல் அதிகபட்சம் முப்பது நிமிடங்கள் எடுக்கலாம். தரையில் ஒரு பாய் விரித்து அதன்மேல் உடலில் சூரிய ஒளி படும்படியாகத் திறந்த வெளியில் மல்லாந்தும், குப்புறவும் படுத்து நன்கு வியர்வை வரும் வரை உடலைச் சுத்தப்படுத்துதலே சூரியஒளிக் குளியல் ஆகும்.

குறிப்பு : நோய்களின் தன்மை குறித்து இந்நூல் ஆசிரியரிடம் கலந்துரை யாடல் செய்து அதற்கு ஏற்றவாறு சூரியஒளிக் குளியல் செய்து உங்கள் உடலை தூய்மை ஆக்கிக் கொள்ளலாம்.

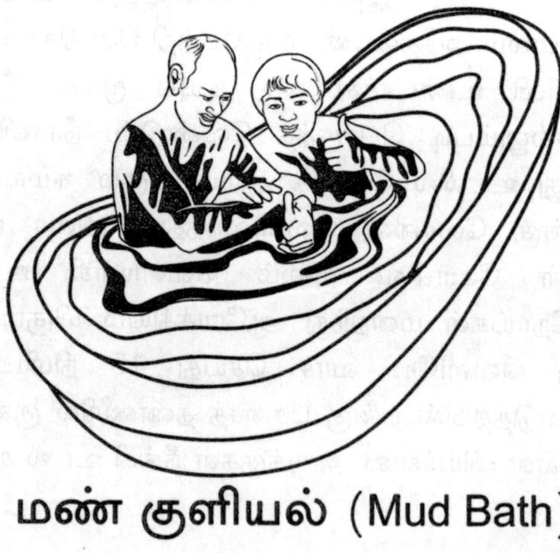

மண் குளியல் (Mud Bath)

தொழுநோய், வெண் குஷ்டம், சோரியாசிஸ், மற்றும் இதர தோல்நோய் உள்ளவர்களுக்கும், உடற்சூடு அதிகமுள்ளவர்களுக்கும் இக்குளியல் மிக்க பயன் தரும். வாரமொரு முறை இக்குளியல் எடுக்கலாம். கரையான் புற்று

மண் மிகவும் ஏற்றது. அல்லது பசையுள்ள செம்மண், வண்டல் மண், களிமண் ஆகியவற்றையும் பயன்படுத்தலாம். இரசாயன உரமிடாத இயல்பான மண்ணாக இருத்தல் வேண்டும்.

மண்ணை நன்கு பொடியாக்கி, சலித்து, அம்மண்ணில் தேவையான அளவு பச்சைத் தண்ணீர் ஊற்றி, நன்கு குழைக்கவும். காதுகளில் மண் உள்ளே போகாமல் இருக்கப் பஞ்சைக் காதுக்குள் வைத்துக் கொள்ளவும். அவ்விதம் குழைத்த மண்ணை, உச்சியிலிருந்து உள்ளங்கால் வரை உடல் முழுவதும், சந்தனம் பூசுவது போல் நன்கு கெட்டியாகப் பூசவும். உடலில் ஜட்டி மட்டும் அணிந்துகொள்ளவும். பின்னர், சுமார் முப்பது நிமிடங்கள் வெயிலில் காயவும். மதியம் சுமார் 11 மணி முதல் 12 மணியளவில் இக்குளியல் எடுக்கலாம். வெயிலில் உடல் முழுவதும் காயக் காய, மண் நன்கு உலர்ந்து வெடிப்பு ஏற்பட்டு, தோலை இழுப்பது போன்ற உணர்வு ஏற்படும்.

உடலில் பூசிய மண் காய்ந்தபின், சிறிது நேரம் நிழலில் இருந்து பின் தண்ணீரில் நன்கு குளிக்கவும். உடலில் குளிர்ச்சி ஏற்படும். தோல் மிருதுவாக இருக்கும். உடலிலுள்ள நச்சுக்களை மண் உறிஞ்சி; உடலும், இரத்தமும், தூய்மை பெறும். முடிகளில் உள்ள அழுக்குகள் வெளியேறித் தூய்மையாகவும், மென்மையாகவும்மிருக்கும்.

இடுப்புக் குளியல் (Hip Bath)

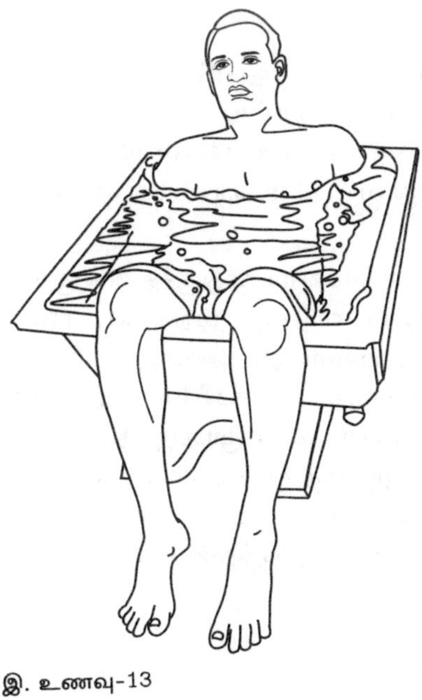

இடுப்புக் குளியல் எடுப்பதற்கென்று ஃபைபரில் செய்த தொட்டிகளை, இயற்கை மருத்துவ நிலையத்தை அணுகி, விலைக்குப் பெறலாம். இக்குளியலை, மலச்சிக்கல், செரிமானமின்மை, வயிற்று வலி, மாதவிடாய் கோளாறு மற்றும் வயிறு தொடர்பான நோய்கள் உடையவர்கள் தினம் எடுக்கலாம். எந்நேரமானாலும், வெறும் வயிற்றில் எடுக்கவும். உடற்சூட்டையும் தணிக்கும்.

இத்தொட்டிக்குள் சாய்வு நாற்காலியில் அமர்வது போல் தொட்டியின் ஒரு விளிம்பில் முதுகுப்பக்கம் சாய்ந்தவாறு, மற்றொரு விளிம்பின் வெளியே இருகால்களையும் மடக்கி உட்காரவும்.

இரு கால்களும் தரையில் படாமல், மரப் பலகைத்துண்டை வைத்து, அப்பலகை மீது கால்களை வைக்கவும். அடி வயிறு, அல்லது இடுப்புப் பகுதி மட்டும் தண்ணீருக்குள் இருக்கும் வண்ணம் போதிய அளவு தண்ணீர் ஊற்றவும். அடிவயிற்றுப் பகுதியை ஒரு ஈரத் துணியால், நன்கு தேய்த்துக் கொண்டிருக்கவும். இவ்வாறு சுமார் 30 நிமிடம் இருந்தால், நல்ல பலன் கிடைக்கும். இடுப்புக் குளியல் எடுக்கும்பொழுது, தலையைச் சுற்றி, ஒரு மெல்லிய ஈரத்துண்டினால் தலைப்பாகை போன்று கட்டிக் கொள்ளவும். இவ்வாறு கட்டுவதால், அடி வயிற்றில் உள்ள சூடு தலைக்கு ஏறி, தலைவலி முதலிய உபாதைகள் ஏற்படாதவாறு, தடுத்துக் கொள்ளலாம்.

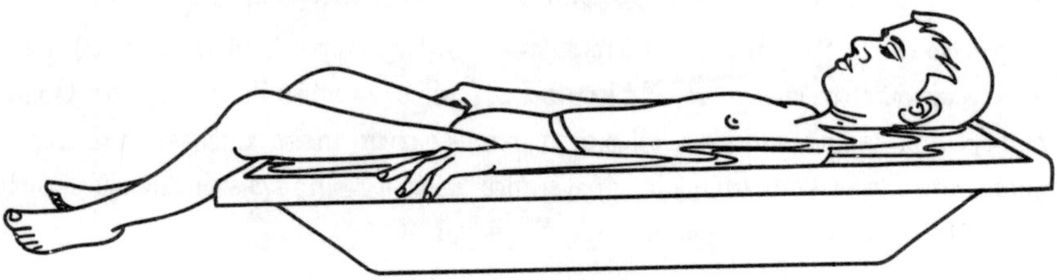

முதுகுத் தண்டுக் குளியல்
(Spinal Cord Bath)

முதுகுத்தண்டுக் குளியல் எடுப்பதற்கென்று பிரத்தியேகமாக துத்தநாகத் தகடு அல்லது ஃபைபரில் தொட்டி தயார் செய்து விற்கப்படுகிறது. இத்தொட்டி விலைக்கு வாங்க வேண்டுமானால், அருகிலுள்ள இயற்கை மருத்துவ நிலையம், அல்லது சங்கத்தை அணுகி விவரம் பெறலாம்.

இக்குளியலும் தினம், வெறும் வயிற்றில் எடுக்கலாம். முதுகுத்தண்டு குறித்த சிக்கல்கள் இருப்பவர்கள் இக்குளியல் எடுத்து வந்தால், பலன் கிட்டும். இத்தொட்டியின் நீள வாக்கில், மல்லாந்து, அடிமுதுகிலிருந்து கழுத்துவரையுள்ள முதுகுத்தண்டு பகுதி மட்டும் தண்ணீரில் மூழ்குமாறு, போதிய அளவு தண்ணீர் ஊற்றவும். இவ்வாறு சுமார் முப்பது நிமிடங்கள் இருக்கவும். தலைப்பகுதியில் மெல்லிய ஒரு ஈரத் துண்டினால், தலையைச் சுற்றிக் கட்டவும். கால்கள் தரையில் படாதவாறு, ஒரு மரக்கட்டை வைத்து, அதன்மீது கால்களை வைக்கவும். நாளடைவில் முதுகுத்தண்டு கோளாறுகள் நீங்கி, நலம் பெறலாம்.

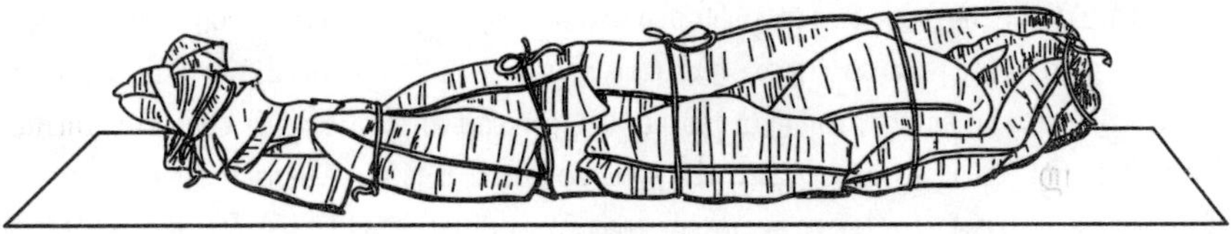

வாழையிலைக் குளியல்
(Banana Leaf Bath)

சோரியாசிஸ், வெண்புள்ளி, தொழுநோய் தோல் நோயுடையவர்களுக்கும், உடலில் நச்சுப் பொருட்கள் மிகுதியாக உள்ளவர்கட்கும், இக்குளியல் மிகவும் பயனுள்ளதாக இருக்கும்.

இக்குளியலும் வாரமொருமுறை, வெறும் வயிற்றில் எடுக்க வேண்டும். இதயநோய் உள்ளவர்கள் மட்டும் இக்குளியலைத் தவிர்க்கவும். காலை மணி 10 முதல் 12 மணிக்குள் நல்ல வெயில் இருக்கும்பொழுது இக்குளியல் எடுக்கவும். உடலில் ஜட்டி மட்டும் அணிந்து கொண்டு, வயிறு நிறையப் பச்சைத் தண்ணீர் அருந்தவும். தலையில் ஒரு மெல்லிய ஈரத் துண்டினால் தலைப்பாகை கட்டிக் கொள்ளவும். தரையில் ஒரு பாய்விரிக்கவும். அப்பாய் மீது ஒரு ஈர வேட்டி விரிக்கவும். அவ் வேட்டி மீது குறுக்காக, ஆங்காங்கே சுமார் ஆறு வாழை நார்கள், அல்லது சணல்கள் போடவும். உடல் முழு வதும் வாழையிலையைப் போர்த்திக் கட்டுவதற்கு இந்நார்கள், அல்லது சணல் தேவை. பின், அந்நார்கள் மீது அகன்ற நீள வாழையிலைகளை உடல் நீளத்தைவிடச் சற்று கூடுதலாக விரிக்கவும். வாழையிலையின் வழுவழுப்பான பகுதி மேல் நோக்கி விரிக்கவும். குளியல் எடுப்பவர் கீழே விரித்துள்ள வாழையிலைகள் மீது மல்லாந்து, கால்களைச் சேர்த்து நீட்டிப் படுத்துக் கொள்ளவும். இரு கைகளையும் உடலையொட்டி நீட்டி வைக்கவும். பின்னர் அவரது உடல் மீதும் வாழையிலையின் மென்மையான - வழுவழுப்பான பகுதி படும்படி, குப்புறப் போட்டு வாழையிலைகளால் அவரது உடல் முழுவதும் தெரியாதவாறு கட்டவும். மூக்குத் துவாரங்களில் மட்டும், சுவா சிக்க வாழையிலைகளில் ஓட்டை போடவும். உடலின் எப்பகுதியிலும் காற்றுப் படாதவாறு, உடல் முழுவதையும் வாழையிலைகளால் மூடிக் கட்டி, வெயிலில் சுமார் முப்பது நிமிடம் படுக்க வைக்கவும். முப்பது நிமிடம் வரை இருக்க இயலாதவர்கள், குரல் எழுப்பினால், உடன் வாழையிலைகளை அவிழ்த்துவிட வேண்டும்; இதற்கேற்றவாறு, குளியல் எடுப்பவர் அருகில் ஒருவர் தயாராக இருக்க வேண்டும். முப்பது நிமிடத்துக்கு மேல் இருக்க வேண்டாம்.

குளியல் முடித்து வாழையிலைகளை அவிழ்த்து விட்டவுடன், உடல் முழுவதும் வியர்வையால் நனைந்திருக்கும். குளியல் எடுப்பவரின் உடலிலுள்ள துர்நீர்கள், மற்றும் நச்சுப் பொருள்கள் இவ்விதம் வியர்வையாக வெளியேறி, உடலும், ரத்தமும் தூய்மையடைந்து, நோய் நீங்கி, நலம் பெறுவர். வாழையிலைக் குளியலுக்குப் பின் 10 நிமிடங் கழித்து வியர்வையைத் துடைத்து நீர் அருந்துக. அரை மணி நேரம் கழித்த பின் குளிக்கலாம்.

குறிப்பு : வாழையிலைக் குளியல் எடுத்த வாழையிலைகளை, உடன், குழி தோண்டி அக்குழிக்குள் குளியல் எடுத்த வாழையிலைகளைப் போட்டு மேலே மண் நிரப்பி மூடிவிடவும். அவ் இலைகளை கால் நடைகள் தின்றால், கால்நடைகள் இறந்து விடும்.

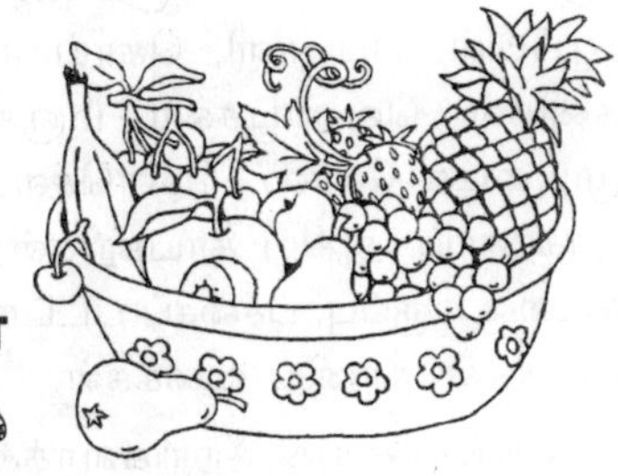

நோய்களும் அதற்கான சிகிச்சைகளும்

நீரிழிவு

இரைப்பையினருகில் உள்ள கணையத்திலிருந்து இன்சுலின் எனும் ஒரு திரவம் சுரந்து, நாம் உண்ணும் உணவிலுள்ள இனிப்புச் சத்தை செரிமானம் செய்கிறது. வெள்ளைச் சீனி, அல்வா, லட்டு, ஜாங்கிரி, மைசூர்பாகு மற்றும் இதர செயற்கையான வேதியல் பொருள் கலந்த இனிப்புச் சுவையுள்ள உணவுகளை அதிகம் உண்பவர்களது கணையம் நாளடைவில் பழுதுற்று, இன்சுலின் சுரக்காது. உணவிலுள்ள இனிப்புச் சத்துச் செரிக்காமல், உடலில் நீரிழிவு எனும் சர்க்கரை நோய் உண்டாகிறது. இந்நோய் நாளடைவில் சிறுநீரகத்தையும், கண்பார்வையையும் பாதிக்கிறது; இந்நோய் கொடிய நோய்களில் ஒன்றாகும்.

இந்நோய் பரம்பரை நோயாகவும் அமைகிறது. இந்நோயுள்ளவர்கள் எந்த மருத்துவத்தையும் நாடாது, காலத்தையும், பொருளையும் விரையம் செய்யாது, கீழ்க்காணும் வழிமுறைகளைப் பின்பற்றி, விரைவில், குறைந்த செலவில் நலம்பெற முயலுதல், தனக்கும், தனது சந்ததியினருக்கும் நன்மை பயக்கும்.

இந்நோயுள்ளவர்கள், நோய் நன்கு குணமாகும் வரை (சுமார் 1 முதல் 3 மாதங்கள்) முழு இயற்கை உணவில் வாழ்வது நல்லது. முழு இயற்கை உணவில் வாழும்போது தேங்காய், பச்சைக் காய்கறிகள், முளைவந்த தானியங்கள், அனைத்துப் பழங்கள் உட்பட அனைத்து சமைக்காத உணவுகளையும் உண்ணலாம். எப்பொழுதெல்லாம் பசிக்கிறதோ, அப்பொழுதெல்லாம் சிறு குழந்தைகள் போல் அடிக்கடி இயற்கை உணவு வகைகளை மாற்றி மனத்தில் திகட்டுதல் ஏற்படா வண்ணம், உண்டு வாழலாம். அவரவர், வசதிக்கேற்ப கீழ்க்காணும் இயற்கை உணவுகளைத் தேர்வு செய்யலாம்.

தேங்காய், முந்திரிப்பருப்பு, பாதாம் பருப்பு, பிஸ்தாப் பருப்பு, வால்நட் ஆகிய கொட்டைப் பருப்புகள்; வாழை, மா, பன்னீர் திராட்சை, ஆரஞ்சு, ஆப்பிள், பப்பாளி, கொய்யா, நாவல், சப்போட்டா, அன்னாசி ஆகிய கனிகள்; வெண்பூசணி, மஞ்சள் பூசணி, புடலங்காய், தக்காளி, பீன்ஸ், முட்டைக் கோஸ், சௌசௌ, வெண்டை, சுரைக்காய், கேரட், பீட்ரூட், பாகற்காய் ஆகிய காய்கறிகள்; பாசிப்பயறு, கொண்டைக் கடலை, வேர்க் கடலை பருப்பு, பச்சைப் பட்டாணி, எள், கம்பு, கோதுமை ராகி ஆகிய பயறு வகைகள், தானிய வகைகள்.

தேங்காயைக் கீற்றுகளாக்கியோ, துருவியோ உண்ணலாம். பாதாம் பருப்பை நீரில் ஊற வைத்து உண்ணலாம். பச்சைக் காய்கறிகளை நீரில் நன்கு கழுவி, துண்டுகளாக்கி மென்று உண்ணலாம். இல்லையேல், துருவக்கூடிய காய்கறிகளைத் துருவி, இத் துருவலுடன், தேங்காய்த் துருவல், வெங்காயத் துண்டுகள், மிளகுத்தூள், சீரகத்தூள், கறிவேப்பிலை அல்லது கொத்தமல்லி இலை, தக்காளிப்பழத் துண்டுகள் அல்லது எலுமிச்சம் பழச்சாறு ஆகியன கலந்து, 'பசுங்காய்கறிக் கலவை' தயார் செய்தும் சுவையாக உண்ணலாம்.

பயறுகள், தானியங்களை முளைகட்ட, ஒரு பாத்திரத்தில் 12 மணி நேரம் நீரில் நன்கு ஊறவைத்து, பின் பாத்திரத்திலுள்ள நீரை முழுவதும் வெளியேற்றிப் பாத்திரத்தை 12 மணி நேரம் காற்று படும்படியாகத் திறந்து வைத்தால் முளை வந்து விடும். இல்லையேல், 12 மணி நேரம் பாத்திரத்தில் நீரில் ஊறிய பின், பருத்தி ஆடைத் துணியில் கட்டித் தொங்கவிட்டால், அடுத்த 12 மணி நேரத்தில் முளை வந்துவிடும். இவ்விதம் முளைவந்த பயறு, தானியங்களுடன், சுவை வேண்டின், தேங்காய்த் துருவல், மிளகுத்தூள் முதலியன கலந்து உண்ணலாம்.

முழு இயற்கை உணவிற்கு மாற இயலாதவர்கள், காலையும், மாலையும் இயற்கை உணவும், பகலில் மட்டும் அரிசி தவிர்த்து ராகி (கேழ்வரகு), கம்பு, கோதுமை ஆகிய ஏதேனும் ஒரு தானியத்தில் சமைத்த சாதம், புட்டு, கூழ், களி தோசை உண்ணலாம். இரு வேளை இயற்கை உணவிற்கு மாற இயலாதவர்கள், காலையும் பகலிலும் அரிசி தவிர்த்து ராகி, கம்பு, கோதுமை, வரகு, சாமை ஆகிய ஏதேனும் ஒரு தானியத்தில் சமைத்த உணவும், இரவு மட்டும் இயற்கை உணவும் உண்ணலாம். இவ்விதம் ஒரு வேளை, அல்லது இருவேளை சமையலுணவு உண்பவர்கள் இயற்கை உணவில் எல்லாக் கனிகளையும் உண்ணக்கூடாது; பப்பாளி, கொய்யா, பன்னீர் திராட்சை (கறுப்பு), ஆரஞ்சு, ஆப்பிள், நாவல், தக்காளி ஆகிய கனிகள் மட்டும் உண்ண வேண்டும்; மற்ற கனிகளைத் தவிர்க்க வேண்டும். தேங்காய், கொட்டைப் பருப்பு வகைகள், அனைத்துக் காய்கறி வகைகள், அனைத்து முளை வந்த தானியங்கள் ஆகியவற்றை இயற்கை உணவில் சேர்க்கலாம்.

பொதுவாக, எல்லாப் பிணியாளர்களும் ஆரோக்கியமானவர்களும் அதிகாலை 5 மணிக்குள் துயில் எழவேண்டும். பச்சைத் தண்ணீரில் குளிக்க வேண்டும். காலையும், மாலையும் இரு வேளை மலங்கழித்து, பின்னர் நீராடுவது மிக்க நலன் விளைவிக்கும். இரவு ஏழு மணிக்குள் உணவை முடித்து விட வேண்டும்; 7 மணிக்குப் பின்னர் உணவருந்தக் கூடாது. எந்தவோர் உணவையும் வாயில், பற்களால் நன்கு மென்று, கூழாக்கி உண்ணவேண்டும். நன்கு பசித்த பின்தான் புசிக்க வேண்டும். சுடச் சுட எதையும் உண்ணவோ, அருந்தவோ வேண்டாம்; ஓரளவு சூடு ஆறியபின் உண்பது, அல்லது அருந்துவது மிக்க பயன் தரும். அனைத்துப் பிணிகளும் நீங்கும் வரை எனிமா எடுப்பது சிறப்புடையது. இடுப்புக் குளியல் (hip bath) எடுப்பதும் உடல் நலத்திற்கு உகந்தது.

நீரிழிவு நோய் குணமாக, கீழ்க் காணும் இயற்கை மருந்துகளைப் (பக்க விளைவு இல்லாத) பயன்படுத்திக் குணம் பெறலாம். நாட்டு மருத்துக் கடையில் இயற்கை மருந்துகள் கிடைக்கும். சர்வோதயா கதர்க் கடைகளில் மூலிகைப் பொடிகள் கிடைக்கும்.

சிலந்தி நாயகம் எனும் வெடிக்காய்ச் செடி இலைச்சாறு 2 தேக்கரண்டி, காய்ச்சிய பசும்பால் 1 கோப்பை, தேன் 2 தேக்கரண்டி இம்மூன்றும் கலந்து காலை, மாலை என 2 வேளைகள் வீதம் தினம் வெறும் வயிற்றில் உணவுக்கு அரை மணி நேரத்திற்கு முன்பு, 40 நாட்கள் குடித்து வந்தால், நீரிழிவு நோய் முற்றிலும் குணமாகும்.

500 மி.லி. அளவு நாட்டு (பெரிய) நெல்லிக்காய்க் கஷாயத்தில் மஞ்சள் பொடி அரைத் தேக்கரண்டி, தேன் அரைத் தேக்கரண்டி கலந்து, தினமும் காலையில் வெறும் வயிற்றில் அருந்தினால் நோய் குறையும்.

50 மி.லி. சீந்தில் கொடிச் சாற்றுடன் 25 மி.லி. அளவு தேன் சேர்த்துத் தினமும் காலையில் வெறும் வயிற்றில் அருந்தினால் நோய் குறையும்.

அருகம்புல் சாறு, வல்லாரை இலைச் சாறு, சிறுகுறிஞ்சான் (சர்க்கரைக் கொல்லி) இலைச் சாறு, நாட்டு (பெரிய) நெல்லிக்காய்ச் சாறு, வில்வம் இலைச் சாறு, முருங்கை இலைச் சாறு, வாழைப்பூச் சாறு, வாழைத்தண்டுச் சாறு, மாந்தளிர் இலைச் சாறு, நாவற் பழச்சாறு, தக்காளிப் பழச்சாறு, தேன் கலந்த ஆரஞ்சுப் பழச்சாறு, தர்பூசணிப் பழச்சாறு ஆகிய சாறுகளில் ஏதாவதொன்றை அருந்தியும் குணம் பெறலாம்.

ஆவாரம்பூ இதழ்கள் உண்டும் குணமடையலாம். இரவு ஒரு கோப்பை நீரில் சிறிதளவு வெந்தயம் ஊறப்போட்டு, காலையில் வெந்தயம் ஊறிய நீரைக் குடிக்கவும் குணம் கிட்டும். வெந்தயக் கீரை உண்ணலாம். வேப்பிலைக் கொழுந்து சாப்பிடலாம்; வேப்பிலைக் கஷாயம் அருந்தலாம். மஞ்சணத்தி இலைக் கொழுந்து சாப்பிடலாம். மாங்கொட்டைப் பருப்பு சாப்பிடலாம்.

நாவற்பழக் கொட்டைத் தூளுடன் தேன் கலந்து சாப்பிடலாம். எலுமிச்சம்பழச் சாறு அருந்தலாம்.

இரண்டு தேக்கரண்டி திரிபலா சூரணத்தை இரவு படுக்குமுன் சாப்பிட்டுத் தண்ணீர் அருந்தலாம்

வேக வைத்த வாழைக் காயுடன் பாகற்காய்ச் சாறு சேர்த்து உண்ணலாம். வெட்டிய வாழை மரத்தின் மத்தியிலுள்ள தண்டுப் பாகத்தைக் குழியாகத் தோண்டி அதில் ஊறும் நீரைக் குடிக்கலாம். வாழைப் பூவைச் சமைத்து சாப்பிடலாம்.

அத்திமரப் பட்டையின் பொடி அரை அவுன்சுடன் பாகற்காய்ச் சாறு கலந்து சாப்பிடலாம்.

நாள்தோறும் ஒரு சுளை பேரீச்சம் பழத்துடன் பத்து கறிவேப்பிலையும் சேர்த்து சாப்பிட்டு, காலையில் 15 நிமிடங்கள் பிராணாயாமம் செய்து வரலாம். மூங்கில் அரிசியைக் கஞ்சியாக்கி உண்டு வரலாம். பாகலிலைச் சாறுடன் பெருங்காயத்தூள் கலந்து குடிக்கலாம். முருங்கை இலையுடன் எள்ளைக் கலந்து சமைத்துண்ணலாம்.

ஆலம் விழுது, நாவல் மரப்பட்டை, மருதமரப்பட்டை மூன்றையும் நீர் விட்டுக் காய்ச்சிக் குடிக்கலாம். நித்திய கல்யாணி வேரைப் பொடி செய்து உண்ணலாம். பொடுதலைப் பச்சிலை, வல்லாரையுடன் தேன் கலந்து உண்ணலாம். புங்கம் மலர்களைக் காய்ச்சிக் குடிக்கலாம். சிறுகீரை வேரினைச் சூப் செய்து சாப்பிட்டு வரலாம். துவரம் பருப்பு 50 கிராம், வெந்தயம் 25 கிராம் இரண்டையும் நன்றாக வேகவைத்துக் கடைந்து, உப்புச் சேர்த்து, சாதத்தில் போட்டுப் பிசைந்து, தொடர்ந்து 40 நாட்கள் சாப்பிடலாம்.

நீரிழிவு நோய் குணம் அடைய, சித்தாசனம், சிரசாசனம், சர்வாங் காசனம், மத்ஸ்யாசனம், அர்த்த மச்சேந்திராசனம், ஹலாசனம், சக்கராச னம், பவனமுக்தாசனம், மயூராசனம், யோகமுத்ராசனம், மகா முத்ராச னம், தனுராசனம், பச்சிமோத்தாசனம், பாதஹஸ்தாசனம், சாந்தி ஆசனம் ஆகிய ஆசனங்கள் செய்து வரலாம். துறையூரைச் சேர்ந்த திரு.பிரசன்னன் என்பவருக்கு 56ஆவது வயதில் நீரிழிவு நோய் வந்து, ஆசனப் பயிற்சிகளைத் தொடர்ந்து 3 வருடங்கள் செய்தும், அரிசி உணவைத் தவிர்த்து, ராகி, கம்பு, கோதுமை ஆகிய தானியங்களில் சமைத்த உணவை தொடர்ந்து சாப்பிட்டும் நீரிழிவு நோயிலிருந்து பூரண குணமடைந்துள்ளார். அதன்பின் அரிசிச் சோறு, பாயசம், மற்றும் இதர இனிப்பு வகைகள் சாப்பிட்டும் நீரிழிவு நோய் வரவில்லை.

கொடைக்கானலைச் சேர்ந்த திரு. பி.ஜி. கிருஷ்ணன் (ஓய்வு பெற்ற வனச் சரக அலுவலர்), 20 வருடங்களாக நீரிழிவு நோயால் பாதிக்கப்பட்டு, கடந்த 5 வருடங்களாக, தனக்குத் தானே இன்சுலின் ஊசி போட்டு வந்துள்ளார். இந்நிலையில், இந்நூலாசிரியரின் இன்னொரு நூலினைப் படித்தபின்,

சமையலுணவைத் தவிர்த்து, நூல்கோல், முளைவந்த கம்பு, கோதுமை மாவு, சிறிதளவு பழங்கள் ஆகிய இயற்கை உணவு உண்டு நீரிழிவு நோயிலிருந்து முற்றிலும் குணமடைந்துள்ளார். தூத்துக்குடி, மட்டக்கடைத் தெரு சிட்பண்ட்ஸ் உரிமையாளர் திரு. சுப்பிரமணியபிள்ளை என்பவர் தனக்கு வந்த நீரிழிவு நோயைத் தேங்காய்த் துருவல் கலந்து முளைகட்டிய பாசிப்பயறு உண்டு குணம் பெற்றுள்ளார். இது போல், இயற்கை உணவு உண்டு, விருதுநகர் துணி வணிகர் திரு. சுப்பிரமணியமும், நீரிழிவு நோயிலிருந்து குணமடைந்துள்ளார்.

பொதுவாக, மூலிகைச் சாறு அல்லது மூலிகைத் தூளுடன் தேன் கலந்து உண்பது சிறப்பு; அல்லது நீர் கலந்தும் உண்ணலாம். நீங்களும் யோகாசனம் செய்து, இயற்கை உணவு உண்டு, இயற்கை மருந்துகள் சேர்த்து ஏன் நீரிழிவு நோயிலிருந்து பூரண நலம் பெறக்கூடாது?

உயர் ரத்த அழுத்தம்

அசைவ உணவு உண்பவர்களையும், அடிக்கடி கோபத்திற்கு ஆளா கிறவர்களையும், உப்பு, காரம் மிகுந்த உணவு உண்பவர்களையும் இந்நோய் எளிதில் தாக்குகிறது. எனவே இந்நோய் வராமல் காக்கவும், வந்ததைக் குணப்படுத்தவும், முதலில் அசைவ உணவைத் தவிர்க்க வேண்டும். கோபத்திற்கு இடங்கொடாது, பொறுமையாக - நிதானமாக - பரபரப்பின்றி வாழப் பழக வேண்டும். உப்பு, காரம் உணவில் குறைக்க வேண்டும்.

அடுத்ததாக, காலையும், மாலையும் இயற்கை உணவும், பகல் ஒருவேளை மட்டும் சமைத்த சைவ உணவும் உண்ணலாம்; இது கடினம் எனக் கருதுபவர்கள் இரவு மட்டும் இயற்கை உணவும், காலை, பகல், இருவேளைகளிலும் சமைத்த சைவ உணவும் உட்கொள்ள வேண்டும். அனைத்து இயற்கை உணவுகளும் அனைத்துக் கனிவகைகளும் உண்ணலாம்.

காலையில் வெறும் வயிற்றில், கீழ்க்குறிப்பிட்டுள்ள சாறுகளில் ஏதேனும் ஒன்று அல்லது, காலை, பகல், இரவு மூன்று வேளைகளிலும் உண்பதற்கு அரை மணி நேரத்திற்கு முன்பாக வேளைக்கு ஒரு சாறு வீதம் அருந்தலாம். பொதுவாக, சாறுகள் அருந்தும்பொழுது கொஞ்சம் கொஞ்சமாக, அருந்த வேண்டும்.

1. அருகம்புல் சாறு, 2. துளசி இலைச்சாறு, 3. வாழைத்தண்டுச் சாறு, 4. கரிசலாங்கண்ணி இலைச்சாறு, 5. எலுமிச்சம் பழச்சாறு, 6. மாம்பழச் சாறு, 7. தேன் கலந்த தண்ணீர் அல்லது மேற்கூறிய சாறுகளில் 1 முதல் 2 தேக்கரண்டிகள் தேன் கலந்து அருந்துதல்.

நார்த்தஞ் சாற்றுடன் நாட்டுச் சர்க்கரை கலந்து நாள்தோறும் குடிக்கலாம். நன்னாரி வேரைக் கஷாயமிட்டு, பால், நாட்டுச் சர்க்கரை கலந்து அருந்தலாம்.

சீரகத்தூள் கஷாயத்துடன் எலுமிச்சஞ்சாறு கலந்து குடிக்கலாம். ஓர் எலுமிச்சம் பழச் சாற்றுடன் 100 மி.லி. நீரும், 2 தேக்கரண்டிகள் தேனும் கலந்து, நாள்தோறும் அதிகாலை அருந்தலாம். வெள்ளைப் பூண்டு 5 பல் சாப்பிடலாம்.

நேரம் கிடைக்கும் பொழுதெல்லாம் தியானம் செய்வது இன்றியமையாதது. இரத்த அழுத்தம் அதிகமாகும் பொழுது மௌன விரதமும் (பேசா நோன்பு) உண்ணாநோன்பும் இருத்தல் அவசியம்.

வஜ்ராசனம், சித்தாசனம், பத்மாசனம், மத்ஸ்யாசனம், சாந்தி ஆசனம் (சவாசனம்) ஆகிய யோகப் பயிற்சிகள் தினம் செய்வது நல்லது. வெயிலில் அலையக் கூடாது. நல்ல ஓய்வு தேவை. வாரம் ஒரு முறை அல்லது இருமுறைகள், உடல் முழுவதும் உச்சிமுதல் பாதம் வரை, புற்றுமண், அல்லது வண்டல்மண், நீர்விட்டு நன்கு குழைத்து, கெட்டியாகப் பூசி 30 நிமிடங்கள் இருக்க வேண்டும். பின்னர் குளிக்கலாம். மா, பலா, வாழைப்பழங்களைத் தேனில் ஊறவைத்து, 21 நாட்கள் சாப்பிடலாம்.

குறைந்த ரத்த அழுத்தம்

உண்ணும் உணவில் தாது உப்புக்கள் (மினரல் சால்ட்) போதிய அளவில் இல்லாமையால் இது ஏற்படுகிறது. முள்ளங்கி, கேரட், பீட்ரூட், கீரை வகைகள், எலுமிச்சம் பழம் ஆகியவற்றில் தாது உப்புக்கள் மிகுதியாக உள்ளன. எனவே முள்ளங்கி, கேரட், பீட்ரூட் காய்களின் சாறு அருந்தலாம். அல்லது இக்காய்களைப் பசுங் காய்கறிக் கலவை தயார் செய்து நாள்தோறும் காலை, மாலை இரு வேளையும் அல்லது ஒரு வேளையாவது உண்ண வேண்டும். இதர வேளைகள் சமையலுணவு உண்ணலாம். அனைத்துக் கீரைகளையும் நன்கு நீரில் கழுவிப் பொடியாக நறுக்கி, பசுங் காய்கறிக் கலவையில் கலந்து உண்ணலாம்; அல்லது பசுங் கீரைக் கலவை தயார் செய்தும் உண்ணலாம்; அல்லது கீரைகளைச் சமைத்தும் உண்ணலாம். எலுமிச்சைச் சாறு அல்லது எலுமிச்சைச் சாற்றில் தேன் கலந்தும் அருந்தலாம்.

யோகாசனப் பயிற்சிகள், சூரிய நமஸ்காரம், மூச்சுப் பயிற்சி, தியானம் செய்வது அவசியம். உடலுழைப்பு தேவை, சர்வாங்காசனம், ஹலாசனம், வஜ்ராசனம், பத்மாசனம், சித்தாசனம், பச்சிமோத்தாசனம் மற்றும் சாந்தி ஆசனம் செய்யலாம்.

கொலஸ்ட்ரால்

பொதுவாக அசைவ உணவு அதிகம் உண்பவர்களுக்கு கொழுப்பு உடலில் மிகுதியாகி, கொலஸ்ட்ரால் ஏற்படுகிறது. இரத்தக் குழாய்கள், இதயம் ஆகிய

உறுப்புகள் இந்நோயால் பாதிக்கப்படுகின்றன. நாளடைவில் அற்ப ஆயுளும், அகால மரணமும் இந்நோயால் ஏற்படலாம்.

எனவே, இந்நோய் குணமாகவும், வராமல் தடுப்பதற்கும் அசைவ உணவைத் தவிர்க்க வேண்டும். பால், பால் பொருட்களான நெய், தயிர், ஆகியனவும் தவிர்த்தல் வேண்டும். டால்டா முதலியனவும் தவிர்த்தல் வேண்டும்.

காலையில் வெறும் வயிற்றில், பல் துலக்கியபின், நோய் குணமாகும் வரை, தினம் அருகம்புல் சாறு, வாழைத் தண்டுச் சாறு ஆகியன அருந்தி வரலாம். வெள்ளைப் பூண்டு 5 பற்களை உண்டு வரலாம்.

மூன்று வேளையும் இயற்கை உணவாக உண்பது நல்லது. (நோய் குண மாகும் வரை) இயலவில்லையெனில், காலையும் இரவும் இயற்கை உணவு, பகலில் ஒரு வேளை மட்டும் சமைத்த சைவ உணவு உண்டு வரலாம்.

தினம் காலையில் யோகாசனப் பயிற்சிகள் அல்லது ஏதேனும் எளிய உடற் பயிற்சிகள் செய்வது அவசியம்.

உடற்பருமன் (Obesity)

மிதமிஞ்சிய உணவு உண்பதாலும், போதிய உடலுழைப்பு இல்லாததாலும் உடல் பருமன் அல்லது ஊளைச் சதை உண்டாகிறது.

அதிகாலையில் எழுந்ததும், வயிறு நிறையக் குளிர்ந்த நீர் அருந்த வேண்டும். பல் துலக்கிய பின், வாழைத்தண்டுச் சாறு அருந்தலாம். இரு வேளையும் குளிர்ந்த நீரில் குளிப்பது நல்லது. பின்னர் யோகாசன பயிற்சி கள் செய்யலாம்.

காலை, மாலை இருவேளையும் இயற்கை உணவு, பகலில் மட்டும் சமைத்த சைவ உணவு சாப்பிடலாம். கொழுப்புச் சத்துள்ள பால், மற்றும் பால் பொருட்கள் உண்ண வேண்டாம். உப்பில்லாமல் உண்டு வந்தால், உடல் உப்பாது; இயலவில்லையெனில், மிகக் குறைந்த உப்பைப் பயன்படுத்த வேண்டும். தொந்தி கரையப் பசலைக் கீரை சாப்பிட்டு வரலாம்.

அளவுக்கு மேல் உடற்பருமன் உள்ளவர்கள், உடலின் அளவையும் எடையையும் குறைக்கத் தேங்காய்ப் பாலுடன் பழுத்த வாழைப் பழத்தைக் குழைத்துக் கலக்கி புதிய வாழைப் பூவைப் பிழிந்தெடுத்த சாறு ஒரு மேசைக் கரண்டியளவு சேர்த்து, நாளொன்றுக்கு மூன்று முறை சாப்பிட்டு வந்தால், உடலில் வேண்டாத ஊளைச் சதை குறையும். இவ்வாறு மூன்று மாதங்கள் தொடர்ந்து சாப்பிட்டு வரவேண்டும்.

இனிப்புப் பொருட்கள், எண்ணெயில் தயாரித்த உணவுகளை அறவே நீக்கிவிட வேண்டும்.

எலுமிச்சம் பழச்சாறு இரு தேக்கரண்டி, தேன் இரு தேக்கரண்டி கலந்து காலை, இரவு இரு வேளைகள் அருந்தி வந்தால், உடற்பருமன் குறையும், தேன் உடலிலுள்ள மிகுதியான கொழுப்பைக் கரைத்து வெளியேற்றுகிறது.

கல்யாண முருங்கையிலைச் சாறு இரு கோப்பை, பனை வெல்லம் 600 கிராம் ஆகிய இரண்டையும் அடுப்பில் வைத்துக் காய்ச்சி, பாகுப்பதம் வந்ததும், 50 கிராம் தேன் கலந்து ஆற வைத்து ஒரு கண்ணாடிப் பாத்திரத்தில் வைக்கவும். நாள் தோறும் காலை, மாலை இரு வேளையும் இந்தச் சாற்றில் நான்கு தேக்கரண்டி எடுத்து அரைக் கோப்பை நீரில் கலந்து குடித்து வரலாம்.

மிளகுப் பொடி, கேரட் சாறு, தேன் ஆகிய மூன்றும் கலந்து குடிக்கலாம். பப்பாளிக் காயைச் சமைத்து உண்ணலாம்.

முழுவதும் சமையலுணவு உண்பவராயின் காலை 10 முதல் 11 மணிக் குள்ளும். மாலை 5 முதல் 6 மணிக்குள்ளும், 'போகிக்கு இருவேளை' எனும் சித்தாந்தப்படி, இரு வேளை உணவு (சமைத்த சைவ உணவு) உண்பதற்கு முன், போதுமான அளவு பழவகைகள் உண்டு, உடன் சமையலுணவு உண்டு வந்தாலும் உடற்பருமன் குறையும். மூக்கரட்டைக் கீரையையும் பயன்படுத்தலாம்.

ஆஸ்துமா

காற்று நிறைந்திருக்க வேண்டிய காற்றுப் பையாகிய நுரையீரலில் சளி நிறைந்து ஆஸ்துமாவாக ஆகிறது. இதன் நிமித்தம் மூச்சுத் திணறலும் ஏற்படுகிறது.

ஆஸ்துமா விரைவில் குணமாக, சளியை ஏற்படுத்தும் சமையலுணவைத் தவிர்த்து, காலையிலும் இரவிலும் சமைக்காத இயற்கையுணவை உண்டு, பகல் ஒருவேளை மட்டும் சமைத்த உணவு உண்டு வாழப் பழகுவது அவசியம். இத்துடன் மூச்சுப் பயிற்சி (நாடி சுத்தி)யும் செய்து வந்தால், விரைவில் ஆஸ்துமா குணமாகும். எனிமாக் குவளை மூலம் எனிமா எடுத்து, மலச் சிக்கலில்லாமல் மலத்தை அவ்வப்போது வெளியேற்றுதலும் வேண்டும்.

குறிப்பாக, ஆரஞ்சு, எலுமிச்சை, அத்தி, தக்காளிப் பழங்களை உணவில் அதிகம் சேர்க்கலாம். மூலிகை மருந்தாக, ஆடாதோடா இலை, பூ, அருகம் புல் சாறு, வில்வ இலைச்சாறு, தூதுவளை இலைச்சாறு, துளசியிலைச் சாறு, கண்டங் கத்தரி இலைச்சாறு, மஞ்சள்பூ கரிசலாங்கண்ணியிலைச் சாறு ஆகியவற்றை வெறும் வயிற்றில் அருந்தி வரலாம்.

கொன்றை மரத்தின் உட்பட்டையை வெட்டி, வெயிலில் காய வைத்துப் பொடி செய்தது ஒரு பங்கு, தூதுவளைப் பொடி ஒரு பங்கு, ஆகிய இரண்டையும் கலந்து, ஒரு தேக்கரண்டி தூளுடன் ஒன்றரை தேக்கரண்டி தேன் கலந்து, ஒரு நாளுக்கு மூன்று வேளை வீதம் தினம் உட்கொண்டு வந்தால், மூன்று நாட்களில் மூச்சு வாங்குதல் குணமாகும். 40 நாட்கள் உண்டு வந்தால் ஆஸ்துமா முழுமையாகக் குணமாகும். குப்பைமேனி இலைச்சாறு நான்கு தேக்கரண்டி, தேன் 2 தேக்கரண்டி சேர்த்துக் காலையில் மட்டும் உண்டு வந்தால் 40 நாட்களில் ஆஸ்துமா குணமாகும். காலையில் குளிர்ந்த நீரில் தேன் கலந்து அருந்தி வந்தால் சளி பிடிக்காது.

நான்கு செம்பருத்திப் பூக்கள் நாள்தோறும் உண்டுவரலாம் வெங்காயச் சாற்றைப் பனியில் (இரவில்) வைத்து காலையில் குடிக்கலாம். பாகலிலைச் சாற்றுடன் ஆட்டுப்பால் கலந்து அருந்தி வரலாம். பஸ்திரிகா, கபாலபதி பயிற்சிகள் செய்யலாம்.

நுரையீரல் நோய்

நம் உடலின் வலப்புறம் இடப்புறம் அமைந்துள்ள நுரையீரலுக்குள் தான் நாம் சுவாசிக்கும் காற்று சென்று, நம் ரத்தத்தை சுத்தப்படுத்துவதுடன் நாம் நீண்ட நாட்கள் உயிர்வாழும் ஆற்றலையும் தருகிறது. ஆனால் நமது தவறான உணவு முறையினால் நுரையீரலில் சளியடைத்துக் கொண்டு, நுரையீரலுக்குள் காற்று செல்ல இயலவில்லை. காற்று இருப்பதற்குப் பதில் சளி இருக்கிறது. நுரையீரலை இயற்கை நமக்குக் காற்றுப் பையாக வழங்கியுள்ளது. ஆனால் நாம் உண்ணும் தவறான உணவினால், நுரையீரலைக் காற்றுப் பைக்குப் பதில் சளிப் பையாக மாற்றி அல்லல் படுகிறோம்.

எனவே நுரையீரல் நோய் நீங்க, நாம் அதிகாலையில் (4 முதல் 5 மணிக்குள்) எழுந்து, ஆழ்ந்த மூச்சுப் பயிற்சி செய்ய வேண்டும். வயிறு நிறையக் குளிர்ந்த நீர் அருந்த வேண்டும். பல்துலக்கிய பின், முசுமுசுக்கை இலைச்சாறு, தூதுவளை இலைச் சாறு, எலுமிச்சம்பழச் சாறு, ஆகியவற்றுடன் தேன் அல்லது பனை வெல்லம் (கருப்பட்டி) கலந்து அருந்தி வரலாம். காலை, மாலை இருவேளையும் எனிமாக் குவளை மூலம் எனிமா எடுத்து மலத்தைப் பூரணமாக வெளியேற்ற வேண்டும். இருவேளையும் குளிர்ந்த தண்ணீரில் குளிக்க வேண்டும். காலையில், குளித்த பின்னர், யோகாசனப் பயிற்சிகள் செய்ய வேண்டும்.

காலை, மாலை இருவேளையும் இயற்கை உணவும், பகல் மட்டும் சமைத்த சைவ உணவும் உண்டு வர வேண்டும். செயற்கை பானங்களைத் தவிர்த்து இயற்கைப் பானங்களையே அருந்தி

வரவேண்டும். புகைபிடிக்கும் பழக்கமிருந்தால், கண்டிப்பாகத் தவிர்க்க வேண்டும். முட்டை, பால், உப்பு, சமைத்த தானிய உணவு ஆகியன சளியை உண்டுபண்ணும் உணவுகள். கனி வகைகள் சளியை உண்டாக்காது; மாறாக, நுரையீரலுக்குள், உள்ள சளியை வெளியேற்றி, நுரையீரலையும், உடலையும் தூய்மைப்படுத்தும். குறிப்பாக, ஆரஞ்சு, மாதுளை, எலுமிச்சை ஆகிய கனிகள் இயற்கை உணவில் அதிகம் இடம் பெறலாம்.

வெட்டிய வாழை மரத்தின் மத்தியிலுள்ள தண்டுப் பாகத்தைக் குழியாகத் தோண்டி அதில் ஊறும் நீரைக் குடித்து வந்தால், நுரையீரலில் இரத்தக் கசிவு உள்ளவர்களுக்கு நல்ல மருந்தாக அமையும்.

குப்பைமேனிச் சாற்றுடன் தேன் கலந்து உண்டு வந்தால், நுரையீரல் புண்கள் ஆறும்.

மூக்குக் கழுவும் குவளையைப் பயன்படுத்தி, மூச்சுக்குழலில் உள்ள சளியை வெளியேற்றலாம்.

மூச்சடைப்பு (மூச்சுத் திணறல்)

இந்நோய் பொதுவாகச் சளி மிகுதியால் ஏற்படுகிறது. இந்நோய் குண மாகவும், வராமல் தடுக்கவும் உடலில் சளி ஏற்படாமல் பார்த்துக் கொள்ள வேண்டும்; மேலும் நாடிசுத்தி எனும் மூச்சுப்பயிற்சி (இரேசகம், பூரகம்) தினம் அதிகாலையில், நல்ல காற்றோட்டமான இடத்தில் செய்துவர வேண்டும்.

சளியை உண்டாக்கும் உணவான அசைவ உணவு, பால், மற்றும், நெய், தயிர், ஆகிய பால் பொருட்கள், உப்பிட்ட சமைத்த தானிய உணவு ஆகியவற்றைத் தவிர்க்க வேண்டும்.

மூன்று வேளைகளும் இயற்கை உணவு உண்பது நல்லது. இல்லையேல் காலையும், இரவும் இயற்கை உணவும், பகலில் ஒருவேளை மட்டும் உப்பில்லாது, அல்லது உப்பு மிகக் குறைவாகச் சமைத்த காய்கறிகள், கீரைகள், எண்ணெய் இல்லாச் சப்பாத்தி உண்டு வரலாம்.

வெறும் வயிற்றில் கண்டங்கத்திரி, நெல்லிக்காய்ச் சாறு, துளசி, தூதுவளை, கரிசலாங்கண்ணி போன்ற மூலிகைச் சாறுகளும் அருந்தி வரலாம்.

தினம் உடற்பயிற்சிகள் செய்து வரவேண்டும். நோய் குணமாகும் வரை, தினம் எனிமாக் குவளை மூலம் எனிமா எடுத்து, மலச்சிக்கல், ஏற்படாமல் செய்து வர வேண்டும். இடையிடையே பசித்த பொழுதெல்லாம் பழச் சாறுகள் மற்றும் இயற்கை பானங்கள் மட்டும் அருந்தி உண்ணா நோன்பு இருக்கலாம். கபாலபதி, பஸ்திரிகா பயிற்சிகளும் அவசியம் செய்துவரவேண்டும்.

எய்ட்ஸ்

எய்ட்ஸ் ஓர் ஆட்கொல்லி நோய். தவறான உடலுறவினால் எய்ட்ஸ் நோய் ஏற்படும். எச்.ஐ.வி. எனும் நுண்கிருமிகள் மூலம் இந்நோய் பரவுகிறது. தூய்மையில்லாத இரத்த ஓட்டத்தில் நோயைப் பரப்பும் நுண்கிருமிகள் பல்கிப் பெருகுகின்றன. தூய்மையான உணவுகள் உண்பதன் மூலம், தூய்மையான இரத்த ஓட்டம் உடலில் பரவுகிறது. அத்தகைய தூய்மையான இரத்த ஓட்டத்தில் நோயைப் பரப்பும் நுண்கிருமிகள் ஊடுருவ முடியாது.

அசைவ உணவு உண்பவர்களின் உடலிலிருந்தும், கழிவுப் பொருட்களான மலம், சிறுநீரிலிருந்தும் மிகவும் துர்நாற்றம் வீசுகிறது. சமைத்த சைவ உணவும் தூய்மையில்லா உணவுகள் தான், எனவே சமைத்த சைவ உணவு உண்பவர்களின் உடலிலிருந்தும், கழிவுப் பொருட்களான வியர்வை, மலம், சிறுநீரிலிருந்தும் துர்நாற்றம் வீசுகின்றது. சமைக்காத இயற்கை உணவுகள் அனைத்தும் தூய்மையான உணவுகள். எனவேதான் இயற்கை உணவுகளையே உண்டு வாழும் பறவைகள், விலங்குகள் உடலிலிருந்தும் அவற்றின் கழிவுப் பொருள்களான மலம், சிறுநீரிலிருந்தும் துர்நாற்றம் ஏற்படுவதில்லை அதனால்தான் தூய்மையான இயற்கை உணவுகளை உண்டு, தூய்மையான இரத்த ஓட்டமுள்ள, நம்மிலும் கீழான உயிரினங்களான பறவைகள், விலங்குகள் ஒன்றுக்கும் மேற்பட்ட இணைகளோடு உடலுறவு கொண்ட போதிலும், அவற்றுக்கு எய்ட்ஸ் எனும் ஆட்கொல்லி நோயும், பிற நோய்களும் இல்லையென்றே கூறலாம்.

இத்தகைய இயற்கை நியமங்களின் அடிப்படையில் மனிதனும் முழு இயற்கை உணவு உண்டு வாழ்ந்தால் அவன் உடலில் தூய்மையான இரத்த ஓட்டம் ஏற்பட்டு, அவனை எச்.ஐ.வி. நுண்கிருமிகளும் மற்றும் எத்தகைய கிருமிகளும் தாக்காது. எனவே நாமும் எய்ட்ஸ் ஆட்கொல்லி நோய், மற்றும் பிற நோய்களிலிருந்து விடுபட்டு நோயற்ற வாழ்வு வாழ்ந்திடலாம். இப்பேருண்மைக்கு எடுத்துக் காட்டாக, தொழு நோயுள்ளவர்கள் முழு இயற்கை உணவுக்கு மாறி, தொழுநோயிலிருந்து குணமாகியுள்ளனர். இதுபோன்று புற்றுநோய், யானைக்கால் நோய் போல, நோய்க் கிருமிகளால் பரவும் இதர நோய்களால் பாதிக்கப்பட்டவர்களும், இயற்கை உணவால் நோய் குணமாகி, நலமாக வாழ்கின்றனர். பழுதுற்ற உறுப்புகளும், இயற்கை உணவு மூலம் பழுது நீங்கிச் செம்மை பெற்று நல்ல உடல் நலத்துடன் வாழ்கின்றனர். எடுத்துக்காட்டாக, இதய நோய், சிறுநீரக நோய், கணைய நோய், எலும்பு, நரம்பு நோய் மற்றும் பிற நோய்கள் குணமாகின்றன.

எய்ட்ஸ் நோயுள்ளவர்கள் நலமாக வாழ, அதிகாலை எழுந்ததும் நிறையக் குளிர்ந்த நீர் அருந்த வேண்டும். காலை, மாலை இருவேளையும் எனிமா எடுத்து மலத்தை வெளியேற்ற வேண்டும். பல் துலக்கியதும் அருகம்புல் சாறு, அல்லது எலுமிச்சம் பழச்சாறு தேன் கலந்து அருந்தி வரவேண்டும். இருவேளையும் குளிர்ந்த நீரில் குளிக்க வேண்டும். காலையில் குளித்ததும், யோகாசனம், மூச்சுப் பயிற்சி, தியானம் முதலியன செய்ய வேண்டும். பசியெடுத்த பொழுதெல்லாம் பழவகைகளையே உண்டு, முழு இயற்கை உணவு, இயற்கை பானத்தில் வாழ்ந்து வரவேண்டும். குறிப்பாக, திராட்சை, ஆரஞ்சு, அன்னாசி போன்ற இரத்தத்தைத் தூய்மைப்படுத்தும் பழவகைகளை அதிகம் உண்ண வேண்டும்.

நாள்தோறும் சூரிய ஒளிக் குளியலும், வாரமொருமுறை வாழையிலைக் குளியலும், மண்குளியலும் எடுக்கவும்.

எய்ட்ஸ் நோயுள்ளவர்களுக்கு, விட்டு விட்டுக் காய்ச்சல் ஏற்படலாம். அவ்விதம் காய்ச்சல் ஏற்படும் பொழுது, எனிமா எடுத்து, அடிவயிற்றிலும், நெற்றியிலும், காய்ச்சல் தீரும்வரை ஈரத்துணிப்பட்டி அல்லது ஈரப்புற்றுமண் பட்டி போட வேண்டும்.

காம உணர்ச்சி குறைய

அசைவ உணவு மிகுதியாக உண்பவர்களுக்கும். பெருந்தீனி தின்பவர்களுக்கும் காமம் மிகுதியாக இருக்கும்; இவர்கள் காம உணர்ச்சி குறைய வேண்டும் என நினைத்தால், பெருந் தீனியையும் அசைவ உணவுகளையும் அவசியம் தவிர்த்தல் வேண்டும்.

காலையும், மாலையும் இயற்கை உணவும், பகலில் மட்டும் சமைத்த சைவ உணவும் உண்டு வாழலாம். காலையில் பல் துலக்கியபின், வல்லாரை இலைச் சாறு அருந்தலாம்.

மேலும், காமத்தைத் தூண்டும் நூல்கள், செய்திகள் படிப்பதைத் தவிர்க்க வேண்டும். காமத்தைத் தூண்டும் படங்களையும் பார்க்கக் கூடாது.

நாள்தோறும் யோகாசனம், நாடிசுத்தி, தியானம் செய்து வரலாம். இறை வழிபாடுகளில் நாட்டம் செலுத்தி, இறைச் சிந்தனையோடு வாழலாம். தீயவர் நட்பை விட்டு, நல்லோர் நட்பை நாடலாம். அடிவயிற்றிலும் அவ்வப்போது (காமம் மிகும்பொழுது) ஈரத் துணிப்பட்டி சுமார் 30 நிமிடங்கள் போட்டுக் கொள்ளலாம்.

ஆண்கள், விளாம்பழத்தை ஓட்டோடு உண்டு வரலாம். வேப்பம் பூக்களை மோரிலிட்டுப் பச்சடியாய் உண்டு வந்தாலும் காம உணர்வு குறையும்.

ஆண்மைக் குறைவு, தாதுப் பெருக்கம்

ஆண்மைக் குறைவு நீங்க, தாதுப் பெருக்கம் அதிகமாக காலையில் வெறும் வயிற்றில் அருகம்புல் சாறு அல்லது வில்வ இலைச் சாறு அருந்தி வரலாம். ஒரு கை நிறையப் பேரீச்சம் பழத்தை ஆட்டுப் பாலில் இரவு ஊற வைத்துக் காலையில் அதே பாலில் அரைத்து, சிறிது ஏலப்பொடி, தேன் கலந்து சாப்பிட்டு வந்தால், இழந்த ஆண்மையைப் பெறலாம். மாலையில் சப்போட்டா பழத்துடன் தேன் கலந்து உண்டு வந்தால் ஆண்மைத் தன்மை அதிகமாகும்.

இரவில் பாதாம் பருப்பைத் தண்ணீரில் ஊறவைத்து மறுநாள் உண்டு வரலாம். பிஸ்தாப் பருப்பு, முந்திரிப் பருப்புகளும் உண்டு வந்தால் ஆண்மைக் குறைவு நீங்கும்.

சமையலுணவில் முளைக் கீரை சேர்த்து உண்டு வரலாம். மாதுளம் பழச் சாறு காலையில் மட்டும் தொடர்ந்து 21 நாட்கள் அருந்தி வரலாம். ஓரிதழ்த் தாமரையும் உண்டு வரலாம். மகிழம்பூவுடன் தேனும் பசும்பாலும் கலந்து அருந்தி வரலாம். திப்பிலியை நெய் சேர்த்து உண்டு வரலாம். முளைகட்டிய, சுண்டக்கடலையைத் தேன் கலந்து தினம் உண்டு வரலாம். வெங்காயச் சாற்றுடன் தேன் கலந்து தினம் அருந்தி வந்தால் ஆண்மை அதிகமாகும்.

விந்து இழப்பு

நெருப்புச் சூட்டில் வெண்ணெய் நெய்யாக உருகுவது போல், உடலில் அதிகம் சூடு ஏற்பட்டால், உடலுக்குள் வெண்ணெய் போன்றிருந்த விந்து உருகி தானாகத் தூக்கத்தில் அல்லது சிறுநீர் பிரியும்போது வெளியேறி விந்து இழப்பு ஏற்படுகிறது. அளவுக்கு மிகுதியான உடலுறவாலும், சுயஇன்பத்தாலும் விந்து இழப்பு ஏற்படுகிறது.

'விந்து விட்டவன் நொந்து கெட்டான்'; என்ற சொற்றொடர்கள் நாமறிந்தவை. அதிக விந்து இழப்பால் உடல் பலவீனம். நரம்புத் தளர்ச்சி, கண்பார்வைக் குறைவு, ஆண்மைக் குறைவு ஆகிய குறைபாடுகள் ஏற்படும்.

எனவே, விந்து இழப்பைத் தவிர்க்க, உடற்சூட்டைத் தணிக்க வேண்டும்; சுயஇன்பம் தவிர்க்க வேண்டும்; உடலுறவை முறைப்படுத்தி மாதமிருமுறை என அளவுபடுத்திக் கொள்ள வேண்டும்.

உடற்சூட்டைத் தணிக்க, காலையில் எழுந்ததும் வயிறு நிறையத் தண்ணீர் அருந்த வேண்டும். உணவு உண்பதற்கு ஒரு மணி நேரத்திற்கு முன் நிறையத் தண்ணீர் அருந்த வேண்டும். காலை, மாலை இருவேளையும் எனிமா எடுத்து, மலத்தைப் பூரணமாக வெளியேற்ற வேண்டும். இருவேளையும் குளிர்ந்த

நீரில் குளித்து வரவேண்டும். தொட்டியில் உடல் முழுவதும் நீண்ட நேரம் மூழ்கிக் குளிக்கலாம், அல்லது ஆறு, குளத்தில் குளிக்கலாம்.

சீதளி, சீத்காரி பிராணாயாமங்கள் செய்வதன் மூலம் காற்றிலுள்ள ஈரப்பதம் உடலுக்குள் சென்று, உடற்சூட்டைத் தணிக்கிறது. நாக்கை உட்புறமாகக் குழல் போல் சுருட்டி, வாயைக் குவிய வைத்து, வாய் மூலம் வேகமாக மூச்சை நன்கு உள்ளிழுத்து (பூரகம்) வாயைப் பொத்தி, மூக்கு வழியாக மெதுவாக மூச்சை வெளிவிடுவது (இரேசகம்), 'சீதளி பிராணாயாமம்' ஆகும். இரு தாடைகளுக்கும் இடையில் இடைவெளி இல்லாமல் பற்களைப் பூட்டி, அவ்வாறு பூட்டிய பற்களுக்கிடையே வாய்வழியாக மூச்சை வேகமாக உள்ளிழுத்து, பிறகு மூக்கு வழியாக மூச்சை மெதுவாக வெளிவிடுவது, 'சீத்காரி பிராணாயாமம்' ஆகும்.

ஓய்வாக இருக்கும்பொழுது, அடிவயிற்றில் அவ்வப்போது ஈரத்துணிப்பட்டி, அல்லது ஈரப்புற்று மண்பட்டி போடுவதன் மூலமும் உடற்சூட்டைத் தணிக்கலாம். எலுமிச்சம் பழச்சாற்றில் தேன் அல்லது பனைவெல்லத்துடன், நீர் கலந்து அருந்தி வந்தாலும் உடற்சூடு தணியும். வெறும் வயிற்றுடன் இடுப்புக் குளியல் தொட்டி மூலம் இடுப்புக் குளியல் எடுத்து வந்தாலும் உடற்சூடு குறையும்.

காலை, மாலை இருவேளையும் இயற்கை உணவும், மதியம் மட்டும் சமைத்த சைவ உணவும் உண்ணலாம். குறிப்பாக சப்போட்டா பழம் இயற்கை உணவில் அதிகம் சேர்க்கலாம். தூதுவளை, முருங்கைக் கீரை ஆகியவற்றின் இலைச் சாற்றை அருந்தியோ அல்லது பகலில் சமையலுணவில் சேர்த்தோ உண்டு வரலாம்.

மாம்பழ விதையின் பருப்பைக் காயவைத்து வறுத்துப் பொடி செய்து, அரைத் தேக்கரண்டி எடுத்துத் தண்ணீரில் கலந்து நாள்தோறும் ஒருவேளை வீதம் ஒரு மாதம் அருந்தி வந்தால், விந்து தானாகக் கழிவது நிற்கும்.

இரவில், தூக்கத்தில், தானாக விந்தை இழப்பவர்கள், இரவில் அதிகம் தண்ணீர் குடிக்கக் கூடாது. படுக்கச் செல்லும் முன், சிறுநீர் கழித்துவிட்டு உறங்கச் செல்ல வேண்டும். இரவில் பாலியல் கதைகள், நிகழ்ச்சிகள் படிக்கவோ, பார்க்கவோ கூடாது. இரவில் காம உணர்வைத் தூண்டும் படங்களைப் பார்க்கக் கூடாது. தூங்கும்போது, சிறுநீர் கழிக்க வேண்டும் போலிருந்தால், சிறுநீர் கழித்துவிட்டு, மீண்டும் தூங்கச் செல்லலாம். பெரும்பாலும், அதிகாலை மூன்று முதல் நான்கு மணியளவில்தான் தூக்கத்தில் விந்து இழப்புத் தானாக நிகழும். எனவே, அதிகாலை மூன்று முதல் நான்கு மணியளவில் எழுந்து சிறுநீர் கழித்துவிட்டு, தூங்கலாம்.

50 மி.லி. தண்ணீர் விட்டான் கிழங்குச் சாற்றில் 5 கிராம் சந்தனம் சேர்த்து, அரைத் தேக்கரண்டி சாப்பிட்டு வந்தால், விந்து இழப்புக் குறையும். ஐந்து கிராம் அதிமதுரம், ஐந்து கிராம் சந்தனம் இரண்டையும் பொடி செய்து, தேனில் குழைத்து இரவில் சாப்பிட்டு வந்தாலும் தானாக விந்து இழப்பு ஏற்படுவது குறையும். விந்து இழக்காமலிருக்க, ஆவாரம்பூ கஷாயம் அருந்தி வரலாம்; பிரம்மி இலையை உலர்த்திப் பொடி செய்து தேங்காய்ப் பாலில் கலந்து குடிக்கலாம்; துளசி வேரைப் பொடியாக நறுக்கி, வெயிலில் நன்கு காய வைத்து, இடித்துத் தூள் செய்து, ஒருவேளைக்கு ஒரு தேக்கரண்டித் தூளுடன் ஒரு தேக்கரண்டி தேன் கலந்து இருவேளை வீதம் ஒரு நாள் விட்டு ஒரு நாள் பதினைந்து நாள்கள் உட்கொண்டு வரலாம்.

புத்துணர்வு பெற

உடலில் களைப்பு அல்லது சோர்வு ஏற்பட்டால், புத்துணர்வு பெற, நாம் காபி, தேநீர் பருகி, உடலில் நரம்புகள் தூண்டப்பட்டு, புத்துணர்வு பெற்று வருகிறோம். புத்துணர்வு பெற இது சரியான வழியன்று; காபி, தேயிலை பருகிப் பருகி, நரம்புகள் தூண்டப்படுவதால், நாளடைவில் நரம்புத் தளர்ச்சி, தீராத தலைவலி உண்டாகும்.

எனவே, புத்துணர்வு பெற, சரியான வழி, அதிகாலையில் எழுந்து இயன்ற அளவு வயிறு நிறையக் குளிர்ந்த தண்ணீர் பருக வேண்டும். மலச்சிக்கல் இல்லாமல் மலங்கழிய வேண்டும். இயற்கைப் பொருட்களால் பல்துலக்கி, குளிர்ந்த தண்ணீரில் நீராட வேண்டும். எலுமிச்சம் பழச்சாறு, நீர், தேன் அல்லது பனைவெல்லம் கலந்த பானம் பருகலாம் பின்னர், யோகாசனம், மூச்சுப் பயிற்சி, தியானம் செய்யலாம். காலையிலும், மாலையிலும் இயற்கை உணவும், பகலில் மட்டும் சமைத்த சைவ உணவும் உண்டு வரலாம். தர்பூசணி, மாதுளை, பேரிக்காய், வெள்ளரி, சப்போட்டா, ஆரஞ்சு, மங்குஸ்தான் ஆகிய பழங்களை இயற்கையுணவில் அதிகம் பயன்படுத்த வேண்டும். இடைவேளைகளில் குளிர்ந்த தண்ணீர், இளநீர், கரும்புச் சாறு, திராட்சை, ஆரஞ்சு ஆகிய பழச் சாறுகள் அருந்த வேண்டும்.

இரவு ஒன்பது மணிக்கெல்லாம் தூங்கச் செல்லவும். அதிகாலை நான்கு முதல் ஐந்து மணிக்குள் துயிலெழ வேண்டும்.

முதுமை (வயோதிகம்)

மனிதரில் எவரும் முதுமையை விரும்புவதில்லை; என்றும் மார்க்கண்டே யராகவே இருக்க விரும்புகின்றனர். ஆனால், தற்போதைய மனிதனின்

இயற்கைக்கு மாறான வேதியியல் பொருட்கள் நிரம்பிய தகாத உணவு, போதிய உடலுழைப்பின்மை, நச்சுச் சூழல்தான் மனிதனை நோய்க் கொடுமைகளுக்கும், இளமையிலேயே முதுமையையும் ஏற்படுத்துகின்றன.

வயோதிகத் தன்மையைத் தள்ளிப்போட, காலையில் எழுந்ததும் வயிறு நிறையக் குளிர்ந்த நீர் அருந்த வேண்டும். பின் பல் துலக்கியதும் நாட்டு நெல்லிச்சாறு அல்லது எலுமிச்சம் பழச்சாறு (தேன் அல்லது பனைவெல்லம் கலந்து) அருந்தவும். இருவேளையும் குளிர்ந்த நீரில் நீராடவேண்டும்.

காலையில் குளித்ததும் யோகாசனப் பயிற்சிகள். மூச்சுப் பயிற்சி, தியானம் செய்யவேண்டும். குறிப்பாக, சர்வாங்காசனம், சாந்தியாசனம் செய்துவர வேண்டும்.

காலையும், மாலையும் இயற்கை உணவு உண்டு, இயற்கைப் பானங்களையே அருந்த வேண்டும். பகல் மட்டும் சமைத்த சைவ உணவை உண்ணலாம்.

வாந்தி

உணவுப் பாதையிலுள்ள அழுக்குகளையும் தேவை இல்லாத பொருட் களையும் வெளியேற்றி, குடலையும், உடலையும் சுத்தப்படுத்தும் நிகழ்ச்சியே வாந்தி ஆகும். இயற்கை மருத்துவத்தில், தண்ணீரில் கறிக்கும் அளவுக்கு உப்பு கரைத்து வயிறு நிறைய அவ்வுப்பு கரைத்த தண்ணீரைப் பருகி, வாய்க்குள் விரல் விட்டு, வாந்தியெடுத்து, குடலைச் சுத்தப்படுத்தும் நிகழ்ச் சிக்கு, ‘குஞ்சால்’ எனப் பெயர்.

வாந்தியை நிறுத்த, கீழாநெல்லி (சமூலம்), பசலையைப் பயன்படுத்தலாம். எலுமிச்சம்பழச் சாற்றில் சீரகத்தை ஊறவைத்து, சாறு சுண்டும்வரை வெயிலில் வைத்து, பொடித்து, ஒரு சிட்டிகை காலை, மாலை தேன் கலந்து உண்ணலாம். வசம்பைச் சுட்டுக் கறுக்கி, ஒரு சிட்டிகையளவு தேன் கலந்துண்ணலாம். மாதுளம் பழச்சாறு, நாட்டு வெல்லம் இரண்டும் சம எடை எடுத்துக் காய்ச்சி, ஒரு தேக்கரண்டி உண்ணலாம்.

இளநீரில் ஏலக்காய் அல்லது தனியாத்தூள் 2 கிராம் கலந்து உண்டால் வாந்தி குறையும். தனியாவைக் கழுநீரில் அரைத்து 50 மி.லி.யுடன் 5 கிராம் கற்கண்டு சேர்த்துச் சாப்பிட்டால் கர்ப்பிணிகளின் வாந்தி குறையும்.

வேப்பம் பூவை நிழலில் உலர்த்தி, இடித்துப் பொடி செய்து, இப்பொடி ஒரு தேக்கரண்டியுடன் தேன் சேர்த்துக் குழைத்து, காலை மாலை இருவேளை உண்டு வரலாம். நெல்லிக்காய்ச் சாற்றுடன், தேன் 2 தேக்கரண்டி கலந்து, நாள்தோறும் மூன்று வேளை உண்டுவந்தால் வாந்தி நிற்கும். முற்றிய

பனை ஓலையைத் தணலில் இட்டுச் சுட்டுக் கரியாக்கித் தூள் செய்து, ஒரு கண்ணாடிப் புட்டியில் சேகரித்து வைத்து, இத்தூளில் ஒரு தேக்கரண்டி, தேன் ஒரு தேக்கரண்டி கலந்து குழைத்து உண்டுவரலாம். துத்திச் செடிப் பூக்களை வெயிலில் காய வைத்து இடித்துத் தூள் செய்து, ஒரு கோப்பை காய்ச்சிய பசும்பாலில் ஒரு தேக்கரண்டி அத்தூளையும், இரண்டு தேக்கரண்டி தேனையும் கலந்து இளஞ்சூட்டுடன் காலையில் மட்டும் ஏழு நாட்கள் குடித்துவர, இரத்த வாந்தி குணமாகும்.

எலுமிச்சம் பழச்சாறு அருந்தலாம். எலுமிச்சைச் சாற்றுடன் இஞ்சிச் சாறு சம அளவு கலந்து தேன் கலந்து சப்பிச் சப்பிச் சாப்பிட வாந்தி நிற்கும். தாமரைப் பருப்பு இரண்டு எடுத்து அரைத்து, வெந்நீரில் கலக்கிக் குடிக்கலாம். வெங்காயத்தை நறுக்கி முகரலாம். வெங்காயத்தை சாப்பிடலாம். கொஞ்சம் திப்பிலி, சீரகம், ஆகியவற்றை ஒன்றாய்ச் சேர்த்து தேன் விட்டு அரைத்துக் கொடுக்கலாம். இஞ்சிச் சாற்றுடன் வெங்காயச் சாறு கலந்து குடிக்கலாம்.

பொதுவாக, வாந்தி நிற்கும்வரை உண்ணாநோன்பு இருப்பது நல்லது. செரிமான ஆற்றல் குறைவாயிருப்பினும், வாந்தி ஏற்படும். செரிமான ஆற்றலை அதிகப்படுத்தவும், வாந்தி ஏற்படாமல் தடுக்கவும், குறைந்த பட்சம் இரவு ஒருவேளையாவது இயற்கை உணவு உண்ண வேண்டும்.

வயிற்றுப்புண் (அல்சர்)

பொதுவாக சூடாக உண்பது, சுடச்சுட அருந்துவது, காரம் மிகுதியாகச் சேர்த்து உண்பது, இரவு வெகு நேரங்கழித்து உண்டவுடன் உறங்கச் செல்வது, செரியாமை ஆகிய காரணங்களால் வயிற்றுப்புண் உண்டாகிறது.

வயிற்றுப்புண் குணமாக, அல்லது வராமல் தடுக்க, காரங்களைத் தவிர்க்க வேண்டும். சமைத்த உணவு உண்பதாயின், ஓரளவு ஆறியதையே உண்ண வேண்டும். காரம் வேண்டின் மிளகைப் பயன்படுத்தலாம். இரவு உணவை ஏழு மணிக்குள் முடித்து விட வேண்டும். அதன் பின்னர் உண்ணும் சூழல் ஏற்படின், இரவு உணவு இயற்கை உணவாக - கனிகள் நிறைந்த உணவாக இருக்க வேண்டும். செரிமானம் நன்கு நடைபெற, நம் உணவில் கனி வகைகள், பச்சைக் காய்கறிகள் முதலான இயற்கை உணவு அதிகமிருக்க வேண்டும்.

வயிற்றுப் புண் எளிதில், விரைவில் குணமாக, மாத்திரை மருந்துகளைப் பயன்படுத்தாமல், வெண்பூசணி (சாம்பல் பூசணி - தடியங்காய் - Ashgourd) சாறு தினம் காலையில் வெறும் வயிற்றில் பல் துலக்கியவுடன் அருந்த வேண்டும். மணத் தக்காளி இலைச் சாறும் காலையில் வெறும் வயிற்றில் அருந்தலாம். உணவு வேளைகளுக்கிடையில் அவ்வப்போது தேன் கலந்த தண்ணீர் அருந்தலாம். மேலும், அருகம்புல் சாறு, வல்லாரையிலைச் சாறு, நெல்லிக்காய்ச் சாறு, வில்வ இலைச் சாறு ஆகியனவும் வெறும் வயிற்றில்

அருந்தி வரலாம். வாழைப்பழம், திராட்சைப் பழம், வில்வப் பழம், பப்பாளிப்பழம், ஆரஞ்சுப் பழம், அன்னாசிப் பழம், வெள்ளரிப் பழம் ஆகிய கனி வகைகள் அதிகம் உண்டு வரவும்.

தேன் இரு தேக்கரண்டி, தயிர் இரு தேக்கரண்டி, தேங்காய்ப் பால் இரு தேக்கரண்டி ஆகிய மூன்றையும் கலந்து காலையிலும், மாலையிலும் வெறும் வயிற்றில் குடித்து வரலாம்.

வாழைப் பூவும் வயிற்றுப் புண்ணை ஆற்றும்.

வயிறு, குடல் நோய்கள்

பொதுவாக, நாம் உண்ணும் உணவு 70 விழுக்காடு காரத்தன்மையுடைய தாகவும், 30 விழுக்காடு அமிலத் தன்மையுடையதாகவுமிருந்தால் பெரும்பாலும் குடல் நோய்கள் ஏற்படாது. ஆனால் நாம் உண்ணும் உணவு 70 விழுக்காடு அமிலத் தன்மையுடையதாகவும், 30 விழுக்காடு காரத் தன்மை யுடையதாகவுமுள்ளது. எனவே நம்மில் பலருக்குச் செரியாமை, குடற்புண், புளியேப்பம், மற்றும் பல குடல் நோய்கள் ஏற்படுகின்றன.

சமைத்த தானிய உணவுகள் அனைத்தும் அமிலத் தன்மையுடையவை. காய்கறிகளும் பழங்களும் காரத் தன்மையுடையவை. நம் உடலில் அமிலத் தன்மையைக் குறைக்கவும், காரத் தன்மையைக் கூட்டவும் உணவை மாற்றி யமைக்கலாம். தடியங்காய் (வெண்பூசணி, சாம்பற் பூசணி) சாற்றை வெறும் வயிற்றில் அருந்தியும், தடியங்காயை உணவில் அதிகம் சேர்த்தும் உண்டு வந்தால், அமிலத் தன்மை குறைந்து, காரத் தன்மை மிகுதியாகி, குடல் நோய்கள் குணமாகும்.

இரு வேளை இயற்கை உணவும், பகல் ஒரு வேளை சமைத்த உணவும் உண்டு வந்தால், நோய் நீங்கி, உடல் நலம் பெறும். குறிப்பாக, அன்னாசிப்பழம் குடலிலுள்ள புழு, பூச்சிகளை அழித்து, உடலை நன்கு பராமரிக்கிறது. வெள்ளரி, வில்வம் இலைச்சாறு உண்டால், வயிற்றில் உப்புச் சத்தைத் தணிக்கிறது. பப்பாளிப்பழமும் வயிற்றைச் சுத்தம் செய்கிறது.

துளசியிலைச் சாறு - 2 தேக்கரண்டி, தேன்- 2 தேக்கரண்டி கலந்து காலை மாலை 5 நாட்கள் குடித்து வந்தால் வாய்வுத் தொல்லைகள் நீங்கும். பிரண்டை இலை, தண்டு, கிழங்கு ஆகியன உணவில் சேர்த்தால், குடல் நோய்கள் நீங்கும்.

புளியங்கொட்டையின் மேல்தோலை மட்டும் எடுத்து சட்டியிலிட்டு சிவக்க வறுத்துப் பொடி செய்து, இப்பொடியை ஒரு வேளைக்கு அரைத் தேக்கரண்டி எடுத்து, ஒரு தேக்கரண்டி தேனில் குழைத்து, ஒரு நாளுக்கு 3 வேளை உண்டு வந்தால் சீத பேதி குணமாகும்.

வெற்றிலையுடன் ஓமம் சம எடை சேர்த்து இடித்துச் சாறு எடுத்து, தேன் கலந்து குடித்து வந்தால் வயிற்றுப் பொருமலுடன் கூடிய வயிற்றுப்போக்கு குணமாகும்.

வேலிப் பருத்தியிலைச் சாறு - 1தேக்கரண்டி, தேன் - 1 தேக்கரண்டி கலந்து 3 நாட்கள் தினம் காலை மாலை வெறும் வயிற்றில் குடித்து வந்தால் வயிற்றுப் புண் ஆறும்.

பசும்பாலைக் கறந்தவுடன் காய்ச்சாமல் சிறிதளவு தேன் கலந்து குடித்து வந்தால் குடல்புண் ஆறும்.

பசு மோரில் சுக்கை அரைத்துண்டால் பேதியை நிறுத்தும். தான்றிக்காய் ஒன்றை வறுத்துப் பொடி செய்து மோருடன் கலந்து குடித்தாலும், மாங்கொட்டை உட்பருப்பை நன்கு பொடி செய்து பாலில் கலந்து குடி த்தாலும், முருங்கை இலையைக் கறுக வறுத்து, இடித்து வெந்நீரில் கலந்து குடித்தாலும் பேதியாவதை நிறுத்தலாம்.

மாதுளந்தோல், சீரகம், வில்வ இலை ஆகிய மூன்றையும் தண்ணீரில் இட்டு நன்கு காய்ச்சிக் குடித்தாலும், மருத மரப்பட்டையைப் பசுந் தயிரில் அரைத்து இரு வேளை உண்டாலும், மாம்பழத்தோலைப் பால்விட்டு நன்கு அரைத்து தேன் கலந்து உண்டாலும், மாதுளையின் தோலைக் கிராம்புடன் சேர்த்து அரைத்துக் காலையில் மூன்று நாட்கள் உண்டாலும் இரத்த பேதியாவது நிற்கும்.

அத்திப் பழங்கள் சாப்பிட்டும், வெங்காயச் சாற்றுடன் கற்கண்டு சேர்த்து சாப்பிட்டும், பாகலிலைச் சாற்றுடன் மோர் கலந்து குடித்தும், புளியாரைக் கீரையை நன்கு அரைத்து பசுமோர் கலந்து குடித்தும் மூல நோயைக் குணப்படுத்தலாம்.

கரிசலாங்கண்ணி, பழம்புளி ஆகிய இரண்டையும் நன்கு அரைத்து உண்டு வந்தால் அண்டித் தள்ளுதல் குணமாகும்.

வில்வ இலையை அரைத்துச் சாப்பிட்டும், கொய்யா இளம் இலையைக் காலையில் சாப்பிட்டும், சுக்கைத் தூள் செய்து வெந்நீருடன் கலந்து குடித்தும், உப்பையும் இஞ்சியையும் சீரகத்தையும் சேர்த்து அரைத்து சாப்பிட்டும் பசியாமையைப் போக்கலாம்.

இஞ்சிச் சாறும் வெங்காயச் சாறும் கலந்து குடித்தால் வாந்தி எடுப்பது நிற்கும்.

இஞ்சியை நன்கு அரைத்து எலுமிச்சைச் சாறு கலந்து காய்ச்சிக் குடித்தும், ஓமத்தை தூள் செய்து தேனில் குழைத்து வெந்நீர் விட்டுக் குடித்தும், ஆப்பிள் பழம் உண்டும் திராட்சைச் சாறு அருந்தியும் செரியாமை நோயை அகற்றலாம்.

ஆடாதோடா இலையையும் தூதுவளை இலையையும் தூள் செய்து வெந்நீரில் கலந்து குடித்தும், சீத்தாப்பழச் செடி இலைகளை நன்கு அரைத்துச் சாப்பிட்டும், பூண்டும், குப்பைமேனி இலையும் சேர்த்து அரைத்து மோரில் கலந்து குடித்தும் வயிற்றுப் பூச்சிகளை அகற்றலாம்.

குடற்புழு நீக்கம்

மாதுளம் மரம் அல்லது வேரின் பட்டை இரண்டு அவுன்ஸ் எடை எடுத்து, இருபத்து நான்கு அவுன்ஸ் நீரில் கொதிக்க வைத்துப் பன்னிரண்டு அவுன்ஸாகச் சுண்டியவுடன் காலையில் நான்கு அவுன்சு வீதம் ஒரு மணி நேரத்திற்கு ஒரு முறையாக மூன்று முறை கொடுத்து வந்து, கடைசியாகக் கொடுக்கும்போது சுமார் ஓர் அவுன்சுக்குக் குறையாமல் விளக்கெண்ணெயைக் கலந்து கொடுத்தால் நன்கு பேதியாகி, வயிற்றிலுள்ள எல்லாப் பூச்சிகளும் வெளியேறி உடல் நலமோங்கும்.

வேப்பிலையை அரைத்துச் சாறு எடுத்துப் பச்சைத் தண்ணீரில் கலந்து எனிமாக்குவளை மூலம் மலக்குடலுக்குள் ஆசனத்துவாரம் வழியாக ஏற்றி, சாந்தியாசனத்தில் சில நிமிடங்கள் படுத்திருந்து பின்னர் மலங்கழித்தால், மலக் குடலில் உள்ள புழுக்கள் மலத்துடன் வெளியேறி ஆரோக்கியம் கிடைக்கும்.

மலச்சிக்கலும், அசைவ உணவுமே குடற்புழுவுக்குக் காரணம்.

புகைபிடித்தல்

புகை பிடிப்பவர்கள் புகை பிடிப்பதன் மூலம் தங்கள் நுரையீரல் மூச்சுக் குழலை மட்டும் கேடுறச் செய்வதில்லை; அருகிலிருப்பவர்களது நுரையீரல், மூச்சுக் குழலையும் கேடடையச் செய்கிறார்கள்.

அதிகாலையில் எழுந்து, வயிறு நிறையக் குளிர்ந்த நீர் அருந்த வேண்டும். புகை பிடிக்கும் பழக்கத்தை நிறுத்தும் வரை காலை, மாலை எனிமாக் குவளை மூலம் எனிமா எடுத்து, மலத்தை வெளியேற்ற வேண்டும். காலை, மாலை குளிர்ந்த நீரில் குளிக்க வேண்டும். யோகாசனப் பயிற்சி, மூச்சுப் பயிற்சி, தியானம் செய்யவேண்டும்.

காலை, மாலை இருவேளையும் இயற்கை உணவும், பகலில் மட்டும் சமைத்த சைவ உணவும் உண்டு வரவேண்டும். இயற்கைப் பானங்களை அருந்தி வரவேண்டும். இயற்கை உணவில் அன்னாசிப் பழமும், வெள்ளரிக்காயும் அதிகம் சேர்க்க வேண்டும்.

குடி போதையிலிருந்து மீள...

குடி போதைக்கு அடிமையானவர்கள் 'குடி குடியைக் கெடுக்கும்' எனும் பொன்மொழியைப் பொருள் உணர்ந்து மனத்தில் பதிக்க வேண்டும். குடிப் பழக்கமுடையவர்களிடம் நட்பு வைக்காது விலகிச் செல்ல வேண்டும். குடிப் பழக்கத்தால் பணம் விரயமாவதுடன், குடும்பம் அமைதியிழந்து குடலும், மூளையும் கேடடைவதை நன்கு உணர வேண்டும்.

அதிகாலையில் எழுந்து வயிறு நிறையக் குளிர்ந்த நீர் அருந்த வேண்டும். காலை, மாலை இருவேளையும் எனிமா எடுத்துக் குளிர்ந்த தண்ணீரில் நன்கு குளிக்க வேண்டும். யோகாசனம், மூச்சுப் பயிற்சி, தியானம் ஆகியன தினமும் செய்ய வேண்டும். காலை, மாலை இருவேளைகளும் இயற்கை உணவும், பகலில் மட்டும் சமைத்த சைவ உணவும் உண்ணவேண்டும். அசைவ உணவு களைக் கண்டிப்பாகத் தவிர்க்க வேண்டும். செயற்கை பானங்களைத் தவிர்த்து, இயற்கை பானங்களையே அருந்தவும்.

நாள்தோறும் இடுப்புக் குளியல், சூரியஒளிக் குளியல் எடுத்து வரலாம். வாரமொரு முறை மண் குளியல், வாழையிலைக் குளியல் எடுக்கவும்.

காலையில் பல்தேய்த்ததும், வெறும் வயிற்றில் வெண்பூசணி அல்லது தடியங்காய் அல்லது சாம்பற் பூசணிச் சாறு அருந்தவும்.

பகல் உணவில் அகத்தி மலரைச் சமைத்து உண்ணலாம்.

வாதம்

வாதம், பக்கவாதம், விதை வாதம், முடக்கு வாதம், கீல்வாதம் என வாத நோய்கள் பலவகைப்படும். நரம்புகள், தசைகள் செயலிழப்பே வாதமாகும்.

வாத நோய் குணமாகக் காலையில் எழுந்ததும் வயிறு நிறையக் குளிர்ந்த நீர் அருந்தவும். காலை, மாலை இரு வேளையும் எனிமா எடுத்து மலம் தங்காமல் வெளியேற்ற வேண்டும். இருவேளையும் குளிர்ந்த நீரில் குளிக்கவும். வாரம் ஒரு முறை, மண் குளியல், வாழையிலைக் குளியல் எடுத்து வரவேண்டும். நாள்தோறும் சூரியஒளிக் குளியலும் எடுக்கலாம்.

இடையிடையே, பழச்சாறுகள் மட்டும் அருந்தி உண்ணா நோன்பிருத்தல் இன்றியமையாதது. முழு இயற்கை உணவில் வாழ்ந்தால் வாத நோயிலிருந்து முன்னேற்றம் காணலாம். இயலாத பட்சத்தில் காலை, மாலை இருவேளை இயற்கை உணவும்; பகலில் மட்டும் சமைத்த சைவ உணவும் உண்டு வரவும். பொன்னாங்கணிக் கீரை, புளியாரைக் கீரை, தக்காளிப் பழம் ஆகியவற்றைப் பகல் சமையலுணவில் சேர்த்து வரவும்.

கருந்துளசி இலைச்சாறு பத்து மி.லி., இஞ்சிச் சாறு பத்து மி.லி., தேன் இருபது மி.லி. கலந்து, காலை மாலை இரு வேளை அருந்தி வந்தால், எல்லா வாத நோய்களும், மூட்டு வலியும் நீங்கும். துளசியிலை ஐந்து, மிளகு ஏழு ஆகிய இரண்டையும் நன்கு அரைத்து நெய்யுடன் கலந்து உண்டு வரலாம். முடக்கு வாதம் (பாரிச வாயு) குணமாக, ஆப்பிள் பழமும், திராட்சைப் பழமும் முழு உணவாக (இதர உணவுகள் உண்ணாமல்) உண்ணலாம். வாத நாராயண இலைச்சாறு அருந்தி வந்தால் வாதநோய் குணமாகும். பேரிக்காய் சாற்றைப் புளிக்க வைத்து அருந்தி வந்தால், பக்கவாதம் குணமாகும். புங்கமர வேரைக் கஞ்சியுடன் அரைத்து, ஓதமுள்ள விதை வீக்கத்தில் பூசிவந்தால், விதை வாதம் (ஓதம்) குணமாகும்.

பக்க வாதம்

பக்கவாதம் குணமாக, மலச்சிக்கலில்லாமல் பார்த்துக்கொள்ள வேண்டும்; இதற்கு எனிமாக் குவளையைப் பயன்படுத்தி, குணமாகும் வரை, நாள்தோறும் எனிமா எடுக்க வேண்டும் அல்லது இடுப்புக் குளியல் எடுக்கலாம்; அடிவயிற்றில் ஈரத் துணிப்பட்டி, ஈரக் களிமண் போடலாம். நாள்தோறும் இரவு படுக்கச் செல்லும்முன், 5 கிராம் கடுக்காய்த்தூளை நீரில் கலந்து குடிக்கலாம்.

வேலிப் பருத்தியிலை, பால், வல்லாரையிலைச் சாறு, நெல்லிக்காய்ச் சாறு, இலந்தை வேர்க் கஷாயம், எலுமிச்சை, அத்தி ஆகியன இந்நோய் தீர்க்கும் இயற்கை மருந்துகள்.

மேலும், முடக்கறுத்தான் இலைகளைச் சுத்தம் செய்து, பொடியாக நறுக்கி, தேவையான அரிசியை ஊறவைத்து அரைத்து, அத்துடன் பொடியாக நறுக்கிய முடக்கறுத்தான் இலைகளைச் சேர்த்துப் பிசைந்து அடை தட்டிச் சுட்டு உண்ணலாம்.

புங்கமர வேரைத் தண்ணீர் விட்டுக் கழுவிப் பொடியாக நறுக்கி, ஒரு கைப்பிடியளவு எடுத்து ஒரு சட்டியில் போட்டு ஒரு கோப்பைத் தண்ணீர்விட்டு அடுப்பில் நன்றாகக் கொதிக்க வைத்து இறக்கி வடிகட்டி, வேளைக்கு அரைக் கோப்பை வீதம் காலை மாலை எனத் தொடர்ந்து 21 நாட்கள் சாப்பிட்டு வரலாம்.

வில்வ இலைகளைச் சருகுபோல வெயிலில் காயவைத்து உரலில் இட்டு இடித்து மாச் சல்லடையில் சலித்து, அரிசி, திப்பிலி, சுக்கு, வகைக்கு ஒரு ரூபாய் எடை எடுத்து உரலில் போட்டு இடித்து, மாச்சல்லடையில் சலித்து, வில்வ இலைத் தூளையும் இதையும் ஒன்றாகச் சேர்த்துக் கலந்து அம்மியில் வைத்துத் தேன்விட்டு மைபோல அரைத்து, வாயகன்ற ஒரு சீசாவில் போட்டு வைத்துக் காலை, மாலை எனத் தொடர்ந்து ஐந்து நாட்கள் சாப்பிட்டு வரலாம்.

நிலவாகை, தூதுவளை இலைகளைச் சுத்தம் செய்து, வெயிலில் காய வைத்து எடுக்க வேண்டும். கரிசலாங்கண்ணியிலைகளைச் சாறு எடுத்து, ஒரு கோப்பை சாற்றில் காயவைத்த இலைகளில் வகைக்கு இரு கைப்பிடியளவு எடுத்து ஒரு பாத்திரத்தில் போட்டு நன்கு ஊறியபின், வெயிலில் காய வைத்து உரலில் போட்டு இடித்து, மாச்சல்லடையில் சலித்து வாயகன்ற ஒரு பாட்டிலில் போட்டு வைத்துக் காலை, மாலை ஒரு தேக்கரண்டி உண்டு வரலாம்.

கீல்வாதம் குணமாக, பேய் மிரட்டி இலைகளை விளக்கெண்ணெயில் வதக்கி, வலியுள்ள இடத்தில் தாங்கக் கூடிய சூட்டில் ஒத்தடம் கொடுத்து வரலாம்.

துளசியிலைச் சாறு -10 மி.லி. இஞ்சிச் சாறு - 10 மி.லி. தேன் - 20 மி.லி. ஆகியவற்றைக் கலந்து காலை, மாலை என இருவேளை உண்டு வரலாம். துளசியிலை ஐந்தும், ஏழு மிளகும் சேர்த்து நன்கரைத்து நெய்யுடன் உண்டு வரலாம்.

இடுப்பு வாதம் குணம்பெற, வேப்பம் பட்டையைக் கஷாயமிட்டுத் திப்பிலித் தூள் கலந்து குடித்து வரலாம்.

கீல்வாதம் குணம்பெற, எலுமிச்சைச் சாறு விட்டு வெண் பூண்டை நன்கு அரைத்து உண்டுவரலாம். முருங்கைப் பட்டையை நைத்து, மிளகைப் பொடி செய்து, துளசியை நைத்து அந்த மூன்றையும் நல்லெண்ணெய் விட்டுச் சுண்டுமாறு காய்ச்சித் தடவி வரலாம்.

வாத நாராயணப் பச்சிலைச் சாற்றுடன் வேப்பெண்ணெயைக் காய்ச்சித் தேய்த்து வந்தால் வாதப் பிடிப்பு குணமாகும்.

ஆப்பிள், திராட்சைப் பழங்களை, பாரிச வாயு (முடக்கு வாதம்) குணமாகும் வரை, முழு உணவாக உண்டு வந்தால், குணம் பெறலாம்.

நாள்தோறும், இருவேளை (காலை, இரவு) இயற்கை உணவும், பகலில் மட்டும் சமைத்த சைவ உணவும் உண்டு வர வேண்டும்.

இளம் பிள்ளை வாதம்

சிறு குழந்தைகளாக இருக்கும் பொழுது காய்ச்சலேற்பட்டு, அக்காய்ச்சலைக் குணப்படுத்தும் பொருட்டு. பெற்றோர் ஆங்கில மருத்துவரை நாடி ஊசி, மருந்துகள் போடுவதன் விளைவாக, அதிலுள்ள வேதியல் பொருள்களின் பக்க விளைவின் காரணமாக, இளம்பிள்ளை வாதமேற்படுவதாகச் சொல்லப்படுகிறது. இளம்பிள்ளை வாதத்தால் பாதிக்கப்பட்டவரின் பெற்றோரிடம் வினவினால் இக்கருத்தை உறுதிப்படுத்துகின்றனர்.

எனவே, சிறுகுழந்தைகளுக்கோ, பெரியவர்களுக்கோ காய்ச்சலேற்பட்டால், உடன் காய்ச்சல் தணியும் வரை அடிவயிற்றிலும், நெற்றியிலும் ஈரத்துணிப் பட்டி அல்லது ஈரப்புற்று மண் பட்டி அடிக்கடி போட்டு வரவேண்டும் காலையிலும், மாலையிலும் எனிமா எடுத்து மலத்தை நன்கு வெளியேற்ற வேண்டும். செரியாமையின் பொருட்டே பெரும்பாலும் காய்ச்சலேற்படுகிறது.

இளம்பிள்ளை வாதத்தைக் குணப்படுத்த அதிகாலையில் எழுந்ததும் நிறையக் குளிர்ந்த நீர் அருந்த வேண்டும். காலை, மாலை இருவேளைகள் எனிமா எடுத்துக் கொள்ளவும். காலையிலும், மாலையிலும் குளிர்ந்த தண்ணீரில் குளித்து வரவும். முழு இயற்கை உணவில் வாழ்வது சிறப்பு. சிரமமெனில், பகலில் மட்டும் காய்கறி, கீரைகளுடன் சமைத்த சைவ உணவும் மற்ற வேளைகளில் எல்லா இயற்கை உணவும் உண்டு வரவேண்டும். செயற்கைப் பானங்களைத் தவிர்த்து இயற்கைப் பானங்களையே அருந்தி வரவேண்டும்.

காலையும், மாலையும் வெறும் வயிற்றில் இயன்ற அளவு ஏதேனும் எளிய உடற்பயிற்சி செய்து வரலாம். நாள்தோறும் சூரியஒளிக் குளியல் சுமார் முப்பது நிமிடங்கள் வரை எடுத்து வரவேண்டும். வாரமொருமுறை மண் குளியல், வாழையிலைக் குளியல் எடுத்து வரவேண்டும். நாள்தோறும், வெறும் வயிற்றில் இடுப்புக் குளியல் தொட்டி மூலம் இடுப்புக் குளியலும் எடுத்து வரலாம். எல்லாக் குளியல்களும் அதிக பட்சம் முப்பது நிமிடங்கள் வரை எடுக்கலாம்.

ஆரஞ்சுப் பழம், பேரீச்சம் பழம், தேன் ஆகியன இயற்கை உணவில் அதிகம் இடம் பெறலாம். இளம் பிள்ளைவாதம், வெண்குஷ்டம், பைத்தியம் ஆகிய மூன்று நோய்களும் குணமாகக் குறைந்தது ஆறுமாதம் முதல் ஓரிரு ஆண்டுகள் வரை பொறுத்திருக்க வேண்டும்.

கீல்வாதம்

விரல்களிலுள்ள எலும்பு இணைப்புகள், கை, கால்களிலுள்ள எலும்பு மூட்டுகள் செயலிழந்து நீட்ட, மடக்க முடியாமற்போகும்.

கீல்வாதம் குணமாக, காலையில் எழுந்ததும் வெறும் வயிற்றில் வயிறு நிறையக் குளிர்ந்த தண்ணீர் அருந்தவும். காலை, மாலை இருவேளை எனிமாக் குவளை மூலம் எனிமா எடுத்து மலத்தை வெளியேற்றி உடலைத் தூய்மையாக்கவும். பல் துலக்கியதும், ஆப்பிள் பழச்சாறு, எலுமிச்சம் பழச் சாறு, திராட்சைப் பழச்சாறு, இலந்தை வேர்க் கஷாயம் ஆகியவற்றை ஒவ்வொரு நாளும் ஒவ்வொன்றாக மாற்றி, மாற்றி வெறும் வயிற்றில் அருந்தி வரலாம்.

இருவேளையும் குளிர்ந்த தண்ணீரில் நன்கு குளிக்கவும். நோய் தீரும் வரை முழு இயற்கை உணவு சாப்பிட்டாலும் நல்லது. சிரமமெனில் காலை, மாலை இயற்கை உணவு; பகலில் மட்டும் சமைத்த சைவ உணவு உண்டு வரலாம். செயற்கைப் பானங்களை முற்றிலும் தவிர்த்து, இயற்கைப் பானங்களையே அருந்தவும். திமிர்வாதம் நீங்க, வில்வப் பழம் அதிகம் சேர்த்துக் கொள்ளலாம். கீல் வாதம் நீங்க, குறிப்பாக ஆப்பிள், முலாம்பழம், எலுமிச்சம்பழம், திராட்சைப் பழம், வாழைப்பழம், அத்திப்பழம் ஆகியவற்றை இயற்கை உணவில் அதிகம் சேர்க்கவும்.

நாள்தோறும் சூரிய ஒளிக் குளியலும், வாரமொரு முறை வாழையிலைக் குளியல், மண்குளியலும் எடுத்து உடலையும், குருதியையும் தூய்மைப்படுத்த வேண்டும்.

கீல்வாதம் குணமாக, வெள்ளைப் பூண்டை எலுமிச்சம் பழச்சாறு விட்டு நன்கு அரைத்து, குணமாகும் வரை, உண்டு வரலாம்.

அவுரி இலைப் பொடியைத் தேனில் குழைத்துக் காலையில் வெறும் வயிற்றில் உட்கொள்ளலாம்.

காலரா

இந்நோய் கண்டவர்களுக்கு வாந்தியும், பேதியும் ஏற்படும். இந்நோய் ஒரு தொற்றுநோய். இந்நோய் பெரும்பாலும் தண்ணீர் மூலம் பரவுகிறது. ஆற்றங்கரையில் குடியிருப்பவர்களுக்குப் பெரும்பாலும் இந்நோய் ஏற்படுகிறது. இந்நோய் கண்டவர்களுக்கு எளிதில் மரணம் ஏற்படும். இந்நோய்க்குக் கொள்ளை நோய் என்றும் பெயருண்டு. தற்காலத்தில் நவீன சுகாதார முறைகளால், இந்நோய் பெரும்பாலும் கட்டுப்படுத்தப்பட்டுள்ளது.

இந்நோய் கண்டவர்களைத் தனிமைப்படுத்தி மருத்துவம் செய்ய வேண்டும். இந்நோய் கண்டவர்களுக்குக் காலையில், வெறும் வயிற்றில் வில்வ இலைச் சாறு அருந்தக் கொடுத்து வரலாம். வாந்தி பேதியால், உடலிலுள்ள நீர் முற்றிலும் வெளியேறிய நிலையிலிருப்பவர்களுக்குச் சுமார் பத்து அவுன்சு இளநீரில் ஒரு தேக்கரண்டி எலுமிச்சம் பழச்சாறு கலந்து அடிக்கடி கொடுத்து வரலாம்.

இந்நோய் வராமல் தடுக்க, பச்சை வெங்காயம் தின்று வரலாம். இந்நோய் கண்டவர்கள் குணமாக, கிராம்பை நீரிலிட்டு, பாதியாகக் காய்ச்சி அடிக்கடி குடித்துவர வேண்டும். பேய் மிரட்டிப் பச்சிலையை ஆழாக்கு நீர் விட்டுச் சுண்டுமாறு காய்ச்சிக் குடித்து வரலாம். அடிவயிற்றில் அடிக்கடி ஈரத்துணிப் பட்டி, ஈரக் களிமண்பட்டி போட்டு வரலாம்.

காய்ச்சல்

செரியாமை, உடற்சூடு காரணமாகக் காய்ச்சல் வருகிறது. காய்ச்சல் தணிய, எனிமாக் குவளை மூலம் மலத்தை அவ்வப்போது, வெளியேற்ற வேண்டும். அடிவயிற்றிலும், நெற்றியிலும் ஈரத் துணிப்பட்டி (அல்லது), ஈரக் களிமண் பட்டி அவ்வப்போது, காய்ச்சல் தணியும் வரை போடலாம்.

ஆவாரம் பூ, பட்டைக் கஷாயம், வல்லாரையிலைச் சாறு, வில்வ இலைச் சாறு, எலுமிச்சம்பழச் சாறு அருந்தலாம். வாழைப்பழம், மங்குஸ்தான் பழம், உலர்ந்த திராட்சை, மாதுளம்பழம், உண்ணலாம். இலந்தை வேர்க் கஷாயம் அருந்தலாம். நெல்லிக்காய்ச் சாறும் அருந்தலாம். துளசியிலைச் சாற்றில் மிளகுத் தூள் சேர்த்துக் குடிக்கலாம். துளசியிலைச் சாற்றுடன் சிறிது உப்புச் சேர்த்து, சூடாக்கி அருந்தலாம். நொச்சியிலைக் கஷாயம் அருந்தலாம். வேப்பம் பட்டைக் கஷாயம் அருந்தலாம். பாகலிலைச் சாற்றுடன் சீரகத்தூள் வறுத்து, பொடி செய்து கலந்து தினம் இருவேளை உண்ணலாம்.

துளசி, தூதுவளை, ஆடாதொடை, கண்டங்கத்திரி நாலும் கலந்த கஷாயம் காலையில் அருந்த மூன்று நாளில் எந்தக் காய்ச்சலும் தணிந்துவிடும்.

டைபாயிடு காய்ச்சல்

பொதுவாக, டைபாயிடு காய்ச்சல் விட்டுவிட்டு வரும். இக்காய்ச்சல் கண்ட வர்கள் வெயிலில் அலையக் கூடாது. நல்ல ஓய்வு எடுக்க வேண்டும்.

டைபாயிடு காய்ச்சல் மற்றும் பிற காய்ச்சல் (குளிர் காய்ச்சல் தவிர) கண்ட வர்கள், நன்கு குணமாகும் வரை காலை, மாலை இருவேளையிலும் எனிமா எடுத்து மலத்தை வெளியேற்ற வேண்டும். நெற்றியிலும், அடி வயிற்றிலும் ஈரத் துணிப்பட்டி அல்லது ஈர மண்பட்டி அடிக்கடி போட்டு வரவேண்டும். தேவைப்படும்பொழுது இளநீர், ஆரஞ்சுப்பழச்சாறு, திராட்சைப் பழச்சாறு, தேன் கலந்த தண்ணீர் ஆகியவற்றை அருந்தி வரலாம். இடுப்புக் குளியல் தொட்டி மூலம் இடுப்புக் குளியல் எடுக்கவும். வாரமொருமுறை, வாழையிலைக் குளியல், மண் குளியல் எடுக்கலாம்.

வாழைப்பழத்துடன் இளநீர் சேர்த்துக் குழைத்து, சிறிது தேனும் கலந்து (உப்பில்லாப் பத்தியம் இருந்து) உண்டால், நல்ல உணவாகவும், மருந்தாகவும் அமையும். எலுமிச்சம்பழச் சாற்றை இளநீரில் சேர்த்துக் கொடுத்து வந்தால், டைபாயிடு காய்ச்சல் குணமாவதுடன் வாந்தியெடுப்பது போன்ற குமட்டலும் குறையும்.

பாகலிலைச் சாற்றுடன் சீரகத் தூளை வறுத்துக் கலந்து ஒரு நாளைக்கு இரு வேளை பருகிவரலாம்.

சிக்கன் குனியா காய்ச்சல்

நமது நாட்டில் ஓரிரு ஆண்டுகளுக்கு முன்பு பெரும்பாலோர் சிக்கன் குனியா காய்ச்சலால் நீண்ட நாட்கள் அவதிப்பட்டனர். காய்ச்சல் தணிந்தாலும், உடல் வலி, மூட்டு வலிகளால் பலமாதங்கள் அவதிப்பட்டதை நாம் நன்கு அறிவோம்.

ஓரளவாவது சைவ உணவு, இயற்கையுணவு உண்டு வந்தவர்களையும், யோகாசனப் பயிற்சிகள் செய்து வந்தவர்களையும், சிக்குனியாக் காய்ச்சல் பெரும்பாலும் பாதிக்கவில்லை. காய்ச்சல் வந்தவர்களுக்கும் விரைவில் காய்ச்சல் தணிந்து, உடல்வலி இல்லாது வாழ்ந்தனர்.

எனவே நமக்குரிய பொருந்தும் உணவுகளை (இயற்கை உணவுகளை) உண்டு, ஓரளவாவது உடலுழைப்பும் செய்து வந்தால், நம்மை எந்த நோயும் தாக்குவதில்லை. அப்பொழுது தான் நமது உடலில் எந்தவொரு உறுப்புக்கும் பழுது ஏற்படாது, செம்மையாக சிக்கலில்லாது செயல்படும் என்ற இயற்கைப் பேருண்மையை மாந்தர்கள் உணர்ந்து உணவில், இயன்ற அளவு மாற்றம் செய்வது இன்றியமையாதது.

மூளைக் காய்ச்சல்

மூளைக்காய்ச்சல் ஏற்பட்டு இறந்த குழந்தைகள், பெரியவர்களைப் பற்றி, நாம் செய்தித் தாள்களில் படித்து அறிந்தோம்.

இவ்விதமாகப் புதிது, புதிதாகக் காய்ச்சல்களை ஆராய்ந்து, மருத்துவம் செய்து வரும் மருத்துவர்கள் அனைத்து நோய்களுக்கான முதல் காரணம் குறித்து சிந்திக்காது, மருந்துகளையும், மருத்துவத்தையுமே சிந்திப்பதே இயற்கைக்கு மாறானது. எனவே, இனியாவது அனைத்து மருத்துவ முறைகளைப் பற்றியும் சிந்தித்து ஆய்வு செய்து சாதனை படைப்பதை விட, உணவுப் பழக்கங்களைப் பற்றி சிந்தித்து, பல்வேறு வகையான உணவுகளை பல்வேறு பிணியாளர் களுக்குக் கொடுத்து ஆய்வு செய்து, அதில் கிட்டும் உண்மைகளை உலகுக்கு அறிவித்தால், மனித இனம் உயரும்.

மூளைக் காய்ச்சலுக்கும் இயற்கை உணவு, இயற்கை மருத்துவம், யோகா மேற்கொண்டால், வெற்றி கிடைக்கப் பெரும்பாலும் வாய்ப்புக்கள் உள்ளன.

பன்றிக்காய்ச்சல்

பன்றிக் காய்ச்சல் ஏற்பட்டவர்களுக்கும், முதலில் உடலை சுத்தப்படுத்த போதுமான அளவு எனிமா மேற்கொள்ள வேண்டும். மண்குளியல், வாழை

யிலைக் குளியல், இடுப்புக் குளியல் போன்ற பஞ்ச பூத சிகிச்சைகளை மேற்கொள்ள வேண்டும். பஞ்ச பூதங்களால் ஆனது தான் உலகம். இயற்கை உணவுகளை அதிகரிக்க வேண்டும். செயற்கையுணவான அனைத்து சமையலுணவுகளையும் முற்றிலும் தவிர்க்க வேண்டும்; அல்லது மிகமிகக் குறைக்க வேண்டும். உடல் நலம் இயல்பாக மேலோங்கும்.

பறவைக் காய்ச்சல்

பறவைக் காய்ச்சலுக்கும், பன்றிக் காய்ச்சலுக்குக் கூறியவாறு செய்தால், இறப்பு ஏற்படுவதைக் குறைத்து, உயிர் வாழ்வதையும், உடல் நலத்தையும் கூட்டலாம்.

இயற்கையில் கழிவுகளின் தேக்கமே நோய்; கழிவுகளை இயற்கையாக வெளியேற்றுவதே மருத்துவம். இயற்கையில், நோயும் ஒன்றே; வழியும் ஒன்றே. இந்த அடிப்படையில் இயங்கும் மருத்துவம் தான் உயர்வானது; அழிவில்லாதது; எளிமையானது; சிக்கனமானது; தனக்குத் தானே மருத்துவம் செய்யக்கூடியது; நோயற்ற வாழ்வு தரக் கூடியது; பக்க விளைவுகள் இல்லாதது. அனைத்து நோய்களுக்கும் ஒருங்கே தீர்வு காணக்கூடியது.

மஞ்சள் காமாலை

இந்நோய் குணமாகும் வரை, முழு இயற்கை உணவில் வாழ்வது சிறப்பு. குறிப்பாக, ஆப்பிள், நெல்லிக்கனி (நாடு - பெரியது) எலுமிச்சம்பழம், மாதுளம்பழம், தர்பூசணி, அன்னாசிப்பழம் ஆகிய கனிகளை அதிகம் உணவில் சேர்க்கலாம். வாழைப்பழத்துடன் இளநீர் சேர்த்துக் குழைத்து, சிறிது தேனும் கலந்து உப்பில்லாப் பத்தியம் இருந்து உண்பது உயர்வு. புளிய இலையுடன் இளம் பிஞ்சு மாங்காயை வேகவைத்து உண்டால் இந்நோய் குணமாகும். கீழா நெல்லி, மஞ்சள் பூ கரிசலாங்கண்ணி, வல்லாரை, வில்வ இலைச் சாறு ஆகிய மூலிகைகளும் நல்ல குணம் தரும்.

உப்பு, புளி, காரம் ஆகியன தவிர்த்தல் வேண்டும்; பத்தியம் அவசியம். சமைத்துண்பதாயின் கஞ்சியாகக் காய்ச்சி, ஆறியபின், துவையல் சேர்த்து உண்ணலாம். மஞ்சள் பூ கரிசலாங்கண்ணி இலையுடன் மிளகு சேர்த்து நன்கு அரைத்து உண்ணலாம்.

பலவீனம்

இந்நோயுள்ளவர்கள் உண்ணும் உணவு இவரது உடலில் சேர்ந்து, பலவீனத்தைப் போக்கி, வலுவுள்ள உடலைப் பெற முடியும்.

இல்லையேல் இந்நோயுள்ளவர் உண்ணும் உணவையெல்லாம், இவரது வயிற்றுக்குள்ளிருக்கும் பூச்சிகள் உண்டு, வளர்ந்து, பெருகிவரும்.

உடல் பலவீனம், உள்ளவர்கள் காலையில் எழுந்ததும், வயிறு நிறைய தண்ணீர் அருந்தி வரவேண்டும். பல் துலக்கியபின், நாட்டு நெல்லிக்காய்ச் சாறு, கரிசலாங்கண்ணி இலைச் சாறு ஆகியவற்றை அருந்தலாம். ஆவாரம் பூ இதழ்களை நன்கு மென்று தின்னலாம்.

நாள்தோறும் காலை, மாலை இருவேளையும் தண்ணீரில் நன்கு குளித்து வரவேண்டும். காலையில் குளித்ததும், இலகுவான யோகாசனப் பயிற்சி, நாடிசுத்தி (மூச்சுப் பயிற்சி), தியானம் ஆகியன செய்து வர வேண்டும்.

காலை, மாலை இருவேளைகளும் இயற்கை உணவும், பகலில் மட்டும் சமைத்த சைவ உணவு, காய்கறி, கீரை, பழங்களுடன் உண்டு வரவேண்டும். செயற்கைப் பானங்களைத் தவிர்த்து, இயற்கைப் பானங்களை அருந்தி வர வேண்டும். பேரீச்சம்பழம், சப்போட்டா, மாம்பழம் ஆகிய பழங்கள் இவர்களது உணவில் அதிகம் இடம் பெற வேண்டும். இதுபோல், பாதாம் பருப்பு, பிஸ்தாப் பருப்பு, முந்திரிப் பருப்பு முதலிய கொட்டை வகைகளும் இடம் பெறலாம்.

வாயுத் தொந்தரவு (Gas Trouble)

பொதுவாக, மலச்சிக்கலால்தான் வாயுத் தொந்தரவு ஏற்படுகிறது வாயு ஏற்பட்டால் இடுப்பு வளையாது; கம்பாக நிற்கும்; கீழே குனிந்து எந்தப்பொருளையும் எடுக்க இயலாது. ஏப்பம் அடிக்கடி வந்து, வாயு கலைந்து செல்லும்.

வாயுத் தொந்தரவு உள்ளவர்கள், காலையில் எழுந்ததும், வயிறு நிறையக் குளிர்ந்த நீர் அருந்தியவுடன் நடைப் பயிற்சி செய்யலாம். பின்னர் இயல்பாக மலங்கழிக்க வேண்டும். அதன்பின்னர் எனிமாக் குவளையைப் பயன்படுத்தி, மலக்குடலில் தங்கியுள்ள மலக் கழிவைச் சுத்தமாக அப்புறப்படுத்த வேண்டும். இதுபோல், மாலையிலும் எனிமா எடுக்க வேண்டும். காலை, மாலை இரு வேளையும் பச்சைத் தண்ணீரில் நன்கு குளிக்கவேண்டும்.

பின்னர் யோகாசனப் பயிற்சிகள், குறிப்பாக, பவன முக்தாசனம் செய்து வர வேண்டும். படுக்கையை விட்டு எழுந்திருக்கும் பொழுதும், மற்ற நேரங்களிலும் ஒய்வாக இருக்கும் பொழுதெல்லாம் பவன முக்தாசனம் செய்து வந்தால், ஆசனத் துவாரத்திலிருந்து கெட்ட காற்று வெளியே பிரியும்; இவ்வாறு ஆசனத் துவாரம் மூலம் வாயு பிரியப் பிரிய வாயுத் தொந்தரவு குறையும்.

காலை, மாலை இருவேளையும் இயற்கை உணவும், பகலில் மட்டும் சமைத்த சைவ உணவும் உண்ண வேண்டும். வாழைப்பழம், ஆப்பிள்,

எலுமிச்சம் பழம், அன்னாசிப்பழம் ஆகியன அதிகம் சேர்க்க வேண்டும்.

துளசிச் சாறு 2 தேக்கரண்டி, தேன் 2 தேக்கரண்டி கலந்து காலை, மாலை நாள்தோறும் இருவேளையும் ஐந்து நாட்கள் தொடர்ந்து குடித்து வந்தால், வாயுத் தொந்தரவு நீங்கும்.

துளசியிலைச் சாற்றுடன் இஞ்சிச் சாற்றைக் கலந்து ஏழு நாட்கள் குடிக்கவும். வெள்ளைப் பூண்டை நன்கு வதக்கிப் பகல் உணவுடன் நாற்பது நாள் உண்டு வரலாம். பகல் உணவுடன் அரைக்கீரை சேர்க்கவும். சீரகத்தூளைத் தேனில் கலந்து சாப்பிடவும். வேப்பம்பூத்தூள் நான்கு சிட்டிகையெடுத்து, மல்லிக் கஷாயத்தில் கலந்து குடித்தால் வாயுத் தொந்தரவு நீங்கும்.

வெந்தயக் கீரை உண்டு வந்தாலும் பலன் கிடைக்கும்.

மலச்சிக்கல்

மலச்சிக்கலைப் போக்குவோம்!
மன நிறைவைப் பெறுவோம்!

மலச்சிக்கல் அனைத்து நோய்களுக்கும் உண்மையான மூல காரணமாகும். மலச்சிக்கலை நீக்கினால் எல்லாப் பிணிகளும் குறையும். உடலில் உள்ள உணவுக் கழிவுகளின் தேக்கமே மலச்சிக்கலுக்கு வித்திடுகிறது. எனவே நமது உடலில் உணவுக் கழிவுகள் தேங்கவிடக்கூடாது.

'அளவுக்கு மீறினால் அமிர்தமும் நஞ்சு'

நேரங்கெட்ட நேரத்திலும், சினிமா, டி.வி பார்த்துக்கொண்டிருக்கும்போதும் ஸ்வீட், காரம் மற்றும் எண்ணைப் பதார்த்தங்களை நேரம் போவது தெரியாமல் சிலர் தின்று கொண்டிருப்பார்கள். மேலும் சிலர் பர்கர், சான்விச் மற்றும் கேக்குகள் இதர பேக்கரி உணவுகளை அளவுக்கு மீறி உண்பார்கள். மேலும் அசைவ உணவுப் பிரியர்கள் அதிகக் கொழுப்பு உணவுகளைச் சேர்த்துக் கொள்வார்கள். இவை அனைத்தும் அளவுக்கு மீறுவதால் மலச்சிக்கல் உருவாகின்றன.

மேலும் நினைத்தபோதெல்லாம் இரசாயனங்கள் நிறைந்த குளிர்பானங்கள், பீடி, சிகரெட், பான்பராக், புகையிலை வஸ்துகள், சோடா, பீடா என மறுபுறம் உபயோகித்துக் கொண்டிருப்பர். மேலும் விருந்துகள், பார்ட்டிகள் என்று பல வகை உணவுகளைச் சாப்பிட்டுக் கொண்டே இருப்பார்கள். இவை அனைத்தும் மலச்சிக்கலை உண்டாக்கும்.

மலச்சிக்கலை விலக்க காலை எழுந்தவுடன் குறைந்தது ஐந்து டம்ளர் தண்ணீர் குடிக்கலாம். அதிகாலையில் அதிக நீர் குடித்தும் மலம் இலகுவாக வெளியேறவில்லை என்றால் அது நாட்பட்ட மலச்சிக்கலாக இருக்கலாம்.

அடுத்த வழி, நம் இயற்கை உணவின் அவசியம் மற்றும் கனிகளின் அத்தியாவசியம். மலச்சிக்கல் நீங்க சாப்பிடக் கூடிய கனிகள் (நீரிழிவு உள்ளவர் களுக்கும்) பப்பாளி, கொய்யாப்பழம், அத்திப்பழம், வாழைப் பழம், மாதுளை, தர்பூசணி, திராட்சை மற்றும் இளநீர், பேரீச்சை உப யோகிக்க வேண்டும். மேலும் தினமும் ஒரு கப் புரூட்சாலட் ஐஸ் இல்லாமல் உட்கொள்ளலாம்.

மலச்சிக்கல் நீங்க காய்கறிகளைப் பயன்படுத்தலாம். வெள்ளரி, காரட், தக்காளி, கோஸ், வெண்பூசணி, பீட்ரூட், முள்ளங்கி ஆகிய வற்றை மிளகுத் தூள், சீரகத்தூள், எலுமிச்சை சாறு கலந்து 50 முதல் 100 கிராம் வரை காய்கறி சாலட் செய்து சாப்பிட்டால் ஒரு வாரத்தில் மலச்சிக்கல் விலகும்.

வெண்டைக்காயைப் பச்சையாகச் சாப்பிடலாம். சிலர் புடலங்காய், கொத்த வரையைக் கூட பச்சையாகச் சாப்பிடுவர். மலச்சிக்கலை விரட்ட பச்சைக் காய்கறிகள் அற்புத மருந்தாகும். இதை சாறாகச் செய்தும் சாப்பிடலாம். தினமும் ஒரு காய்கறிச்சாறும் கடின மலச்சிக்கலைப் போக்கும்.

கொத்தமல்லிகீரைச்சாறு, கருவேப்பிலை, வெந்தயம், மணத்தக்காளிக்கீரை, பொன்னாங்கண்ணி, அருகம்புல் இவைகளில் ஏதேனும் ஒன்றை 50 முதல் 100 மி.லி வரை ஐந்து நிமிடம் சுவைத்துச் சாப்பிடலாம். ஒருசில கீரைகளைக் கூட்டாகவோ பொரியலாகவோ வதக்கவோ தாளிக்கவோ செய்யாமல் சாப்பிடலாம். இரவில் எக்காரணம் கொண்டும் சமைத்த கீரைகளை சாப்பிட வேண்டாம்.

தினமும் இரவு படுக்கும் முன் 2 தேக்கரண்டி திரிபலா சூரணத்தை வெது வெதுப்பான நீரில் சாப்பிட்டு வந்தால் மலச்சிக்கல் அகலும்.

தினமும் இரவில் உணவுக்கு முன் 10 சொட்டு ஆலிவ் எண்ணெயோ, விளக்கெண்ணெயோ சாப்பிட்டால் மறுநாள் மலச்சிக்கல் இருக்காது.

கருணைக்கிழங்கை குழம்பாகவோ, மசியல் செய்தோ சாப்பிடுவதும், ரோஜா இதழ்களைத் தேனில் ஊறவைத்து தினமும் இரவில் 10 கிராம் வரை சாப்பிடுவதும் மலச்சிக்கல் நீங்க ஒரு வழி. பேயன் வாழைப்பழத்துண்டு களை பனங்கற்கண்டு சேர்த்து ஆமணக்கு எண்ணை தடவி ஓரிரு துண்டுகள் சாப்பிடலாம். தினமும் இரவில் அத்திப்பழம் சாப்பிட்டால் மலச்சி க்கல் விலகும். வெள்ளரிப்பச்சடி, வெண்பூசணிப் பச்சடியும், முருங்கை, வெண்பூசணி, வாழைத்தண்டு, தக்காளி சூப் ஆகியவையும் அருந்தலாம்.

அப்பாடா! ஒரு வழியாக மலச்சிக்கல் தீர்ந்தது!

மூல நோய்

அனைத்து வகை மூலநோய்களும் மலச்சிக்கலால்தான் ஏற்படுகின்றன. மலச்சிக்கலால் நாம் மலங்கழியும் போது முக்கி முக்கி முயன்று மலங்கழிப்

பதால், நாளடைவில் மூலம் வெளியே தள்ளப்படுகிறது. பின், புண்கள் ஏற்பட்டு, இரத்தம், சீழ் வருகிறது. ஆங்கில மருத்துவத்தில் அறுவை சிகிச்சை செய்து, மூலத்தை அப்புறப்படுத்துகின்றனர்.

மூல நோய் வராமல் காக்கவும், வந்த பின் குணம் பெறவும், அதிகாலையில் எழுந்ததும் வெறும் வயிற்றில் இயன்ற அளவு தண்ணீர் அருந்த வேண்டும். பல் துலக்கிய பின் துத்தி இலைச்சாறு அருந்தலாம். காலையில் குளித்ததும் யோகாசனம், பிரணாயாமம், தியானம் செய்ய வேண்டும். குறிப்பாக, பவன முக்தாசனம் செய்தல் வேண்டும்.

காலையிலும், மாலையிலும் இயற்கை உணவு உண்ண வேண்டும். பகலில் மட்டும் சமைத்த சைவ உணவு உண்ணலாம். குறிப்பாக, பப்பாளிப்பழம், கொய்யாப்பழம் ஆகியன இயற்கை உணவில் அதிகம் இடம் பெறவேண்டும். நாள்தோறும் 30 நிமிடங்கள் இடுப்புக் குளியல் எடுத்து வரலாம்.

காலையும், மாலையும் எனிமாக் குவளை மூலம் எனிமா எடுக்க வேண்டும்.

பத்து கிராம் வெண்ணெயுடன் பத்து கிராம் எள் சேர்த்தரைத்து, பனைவெல்லம் கலந்து சாப்பிட்டுவர இரத்த மூலம் குறையும். பத்து கிராம் தாமரைத் தளிரை அரைத்து பனை வெல்லத்துடன் கலந்து சாப்பிடலாம்; வெளிமூலம் குறையும். அத்திப் பழங்கள் சாப்பிட்டு வரலாம். வெங்காயச் சாற்றுடன் பனங்கற்கண்டு சேர்த்து சாப்பிடலாம். பாகலிலைச் சாற்றுடன் மோர் கலந்து குடித்து வரலாம். புளியாரைக் கீரையை நன்கு அரைத்துப் பசுமோரில் கலந்து குடிக்கலாம்.

அத்தி மரப் பட்டையை வெயிலில் காயவைத்துப் பொடி செய்து, வேளைக்குப் பத்து கிராம் பொடியை மோரில் கலந்து நாள்தோறும் இரு வேளை குடிக்கவும். மாங்கொட்டைப் பருப்பைப் பசைபோல் அரைத்து ஒரு தேக்கரண்டி எடுத்து ஒரு குவளை மோரில் கலந்து, நாள்தோறும் இருவேளை குடிக்கவும். இளம் புளிய இலையுடன் பிஞ்சு மாங்காயை வேக வைத்து உண்டு வரலாம். முற்றாத மாங்காய்களை உணவில் சேர்த்துப் பல வகைகளில் சமைத்துச் சாப்பிடலாம். மாம்பிஞ்சின் தோலை நன்கு அரைத்து சிறிதளவு மோரில் கலந்து சாப்பிட்டு வரலாம். நன்கு பழுத்த வாழைப்பழத்தைப் பாலில் போட்டு வேக வைத்துக் குழைத்துக் கலக்கிச் சாப்பிட்டு வந்தால் மூலநோய், மூல எரிச்சல் குணமாகும்.

நாடாப்புழு

குழந்தைகளுக்கும், பெரியவர்களுக்கும் வயிற்றில் நாடாப்புழு, பூச்சி முதலியன தோன்றுவது மலச்சிக்கலால்தான். வயிற்றில் மலம் தங்கும் பொழுது, அங்கு நாடாப்புழு உற்பத்தியாகிறது. மலத்துடன் நாடாப்புழுவும்

வெளியேறும். வெள்ளை நிறத்தில் நெளிந்து நெளிந்து நீண்டு காணப்படும். வயிற்றில் நாடாப்புழு இருந்தால், அவ்வப்போது வயிற்று வலியும் உண் டாகும்.

வயிற்றில் நாடாப்புழு உருவாகாமலிருக்கவும், உண்டாகிய நாடாப்புழுவை முற்றிலும் அப்புறப்படுத்தவும், காலையில் எழுந்ததும் வயிறு நிறையத் தண்ணீர் அருந்தவும். காலை, மாலை இருவேளையும் எனிமாக் குவளை மூலம் எனிமா எடுக்கவும். எனிமாக் குவளையில் ஊற்றப்படும் நல்ல தண்ணீரில் வேப்பிலைச் சாறும் கலந்து ஊற்றவேண்டும்; வேப்பிலைக் கொழுந்தை வாயில்போட்டு நன்கு மென்று தின்னவேண்டும். வேப்பிலைக் கஷாயமும் அருந்தலாம். இவ்வாறு வயிற்றுக்குள் வேப்பிலைச் சாறு செல்லும்போது, அதன் கசப்புத் தன்மை வயிற்றிலுள்ள நாடாப்புழுக்களை அழித்து, மலம் வெளியேறும்போது மலத்துடன் நாடாப்புழுக்களையும் வெளியேற்றிவிடும்.

வயிற்றில் நாடாப்புழுக்களிருந்தால் நாம் உண்ணும் உணவை நாடாப் புழுக்கள் தின்று பெருகிவிடும், நமக்கு, நாம் உண்ணும் உணவின் சத்துக்கள், முழுமையாகக் கிடைக்காது.

காலை, மாலை இருவேளையும் குளிர்ந்த தண்ணீரில் குளிக்கவும். காலையில் குளித்ததும், யோகாசனப் பயிற்சிகள் செய்து வருவது நன்மை தரும். குறிப்பாக, பவன முக்தாசனம், உட்டியானா, நௌலி, சாந்தியாசனம் செய்ய வேண்டும்.

இரவு ஒருவேளையாவது, இயற்கை உணவை உண்டு வரவேண்டும். மற்ற இருவேளைகளில், காலையில், அரிசியல்லாது கோதுமை, ராகி, கம்பு, சாமை போன்ற பிற தானியத்தால் செய்த சிற்றுண்டியும், பகலில் சமைத்த சைவ உணவையும் (அரிசி) உண்ணலாம். இயற்கை உணவில் பப்பாளிப்பழம், விதையுள்ள கொய்யாப்பழம், பச்சைக் காய்கறிக் கலவை, மாதுளம்பழம் ஆகிய வற்றை அதிகம் சேர்க்க வேண்டும்.

தோல் நோய்கள்

தோல் நோய்கள், அசைவ உணவு அதிகம் உண்பவர்கட்கும், மலச்சிக்கல் உள்ளவர்கட்கும், உடலில் வெயில் (சூரிய ஒளி) படாதவாறு வாழ்பவர்கட்கும் ஏற்படுகின்றன.

எந்தவொரு நோய்க்கும் நேரடியாக மருந்தை நாடாது, அந்நோய்க்குரிய காரணங்கள் என்னவென்று சிந்தித்து, அக்காரணங்களை வாழ்வில் தவிர்க்க முயல்வதே, நோய் நீங்குவதற்குரிய நிரந்தரத் தீர்வைக் காண்பதாகும். இக்கருத்தையே வள்ளுவர் பெருமானும் மருந்து எனும் அதிகாரத்தில்,

''நோய்நாடி நோய்முதல்நாடி அது தணிக்கும்
வாய்நாடி வாய்ப்பச் செயல்''

எனும் திருக்குறளில், ''நோய் முதல் நாடி'' என வலியுறுத்தியுள்ளார்.

அதன்படி அசைவ உணவை முற்றிலும் தவிர்க்க வேண்டும். மலச்சிக் கலைப் போக்க, காலையில் எழுந்ததும் வயிறு நிறையக் குளிர்ந்த தண்ணீர் அருந்த வேண்டும். காலை, மாலை எனிமாக் குவளை மூலம் எனிமா எடுக்க வேண்டும். மலச்சிக்கலை நீக்கும் நார்ச்சத்துள்ள காய்கறிகள், கீரைகள், கனிகள் நம் உணவில் அதிகம் சேர வேண்டும். சூரிய ஒளி உடலில் படும்படி உழைக்க வேண்டும்; அல்லது உலாவி வர வேண்டும்.

காலை, மாலை இருவேளையும் குளிர்ந்த தண்ணீரில் குளித்து, இயற்கை உணவும், பகலில் ஒரு வேளை சமைத்த சைவ உணவும் உண்டு வர வேண்டும். வாரம் ஒரு முறை மண்குளியல், வாழையிலைக் குளியல் வெவ்வேறு நாள் களில் எடுத்து உடலைத் தூய்மைப்படுத்த வேண்டும். நாள்தோறும் சூரியஒளிக் குளியல் எடுத்து வரவேண்டும். பப்பாளிப்பழம் இயற்கை உணவில் அதிகம் சேர்க்க வேண்டும்.

காலையில் பல்துலக்கியதும் வெறும் வயிற்றில், நாட்டு நெல்லிக்காய்ச் சாறு, வாழைத்தண்டுச் சாறு அருந்திவர வேண்டும். எலுமிச்சம்பழச் சாறும் அருந்த வேண்டும். மாம்பழச்சாறு அருந்தி வந்தால், உடலுக்குச் சக்தி ஏற்படுவதுடன், தோல் நோய்கள், முகப்பருக்கள் ஆகியன நீங்கும்; மேனியும் பளபளப்பாக இருக்கும். மாம்பிஞ்சை அரைத்துத் தடவுவதால் சொறி சிரங்கு, தோல் நோய்கள் குணமாகும்.

குளிப்பதற்கு எந்தவிதமான சோப்பும் பயன்படுத்த வேண்டாம்; மாறாக, சீயக்காய்த் தூள், அரப்புத் தூள், கடலை மாவு, பாசிப்பயறு மாவு ஏதேனும் ஒன்றைப் பயன்படுத்தலாம். இல்லையேல், ஈரத் துண்டை மேனி முழுவதும் நன்கு தேய்த்துக் குளிக்கலாம்.

நாட்டு நெல்லிக்காய்களை ஒரு புட்டியில் போட்டு, அவை மூழ்கும் அளவிற்குத் தேன் ஊற்றி 15 நாட்கள் சூரிய ஒளியில் வைத்து, நாள்தோறும் ஒரு நெல்லிக்காயை அத்தேனுடன் சேர்த்து 48 நாட்கள் சாப்பிட்டு வரலாம். நூறு ஆண்டுகளுக்கு மேற்பட்ட வேப்ப மரப்பட்டையைத் தூள் செய்து, நாள்தோறும் உண்டு வரலாம். மருதோன்றி இலையைக் காயவைத்துத் தூள் செய்து, உடலில் பூசிக் குளித்து வரலாம்.

எக்ஸிமா

எக்ஸிமா என்பது ஒரு வகைத் தோல்நோய். பொதுவாக தோல்நோய்கள் அனைத்தும் மலச்சிக்கல், செரியாமை, வேதியல் பொருள் கலந்த சோப்பு

போட்டுக் குளித்தல் போன்றவற்றால் ஏற்படுகின்றன. மூன்று வேளையும் சமையலுணவையே உண்பதால், மலச்சிக்கல், செரியாமை உடலில் தோன்றுகின்றன.

அதிகாலையில் எழுந்து குளிர்ந்த தண்ணீர் நிறையக் குடித்து வரவேண்டும். காலை, மாலை இருவேளையிலும் எனிமாக் குவளையைப் பயன்படுத்தி எனிமா எடுத்து மலத்தை வெளியேற்ற வேண்டும். பல் துலக்கியதும் எலுமிச்சம் பழச்சாறு கலந்த நீர் (தேன் அல்லது பனைவெல்லம் சேர்க்கலாம்). அருகம்புல் சாறு ஏதேனும் ஒன்று மாற்றி, மாற்றி அருந்தி வரலாம். காலை, மாலை இரு வேளையிலும் குளிர்ந்த நீரில் குளித்து வரவேண்டும். சீயக்காய்த்தூள், அரப்புத் தூள், பாசிப்பயறுமாவு, கடலைமாவு ஆகியவற்றில் ஏதேனும் ஒன்றைப் பயன் படுத்தலாம். காலையில் குளித்ததும் யோகாசனப் பயிற்சி, மூச்சுப் பயிற்சி, தியானம் செய்து. குறிப்பாக, சர்வாங்காசனம் எனும் யோகாச னப் பயிற்சியும், மாற்று ஆசனமான மத்ஸ்யாசனம் (மச்சாசனம்) மற்றும் சாந்தி ஆசனமும் செய்து நிறைவு செய்ய வேண்டும்.

காலை, மாலை இருவேளையிலும் இயற்கை உணவு உண்டு. பகலில் சமைத்த சைவ உணவு உண்ணலாம். இயற்கை உணவில் அன்னாசிப்பழம் அதிகம் சேர்க்க வேண்டும். இயற்கை பானங்களையே அருந்தி வரவேண்டும்.

வாரமொருமுறை வாழையிலைக் குளியல், மண்குளியல் எடுத்து உடலையும், இரத்தத்தையும் தூய்மைப்படுத்திக் கொள்ளவும். நாள்தோறும் இடுப்புக் குளியலும், சூரியஒளிக் குளியலும் எடுக்கவும்.

தோலில் தேமல், படை இருக்குமிடத்தில் திரிபலா சூரணத்தை நீரில் குழைத்துப் பூச அவை அகலும்

வெண்புள்ளி (Leucoderma)

இந்நோயை வெண் குஷ்டம் என்றும் கூறுவார்கள். இந்நோயினால் எவ்வித அழிவுமில்லை. ஆனால், நாளடைவில் வெண்புள்ளிகள் உடல் முழுவதும் பரவி உடல்தோற்றம் விகாரமாகக் காட்சியளிக்கும்.

இந்நோயிலிருந்து குணம் பெறவும், உடலில் வெண்புள்ளிகள் பரவுவதைத் தடுக்கவும், நாள்தோறும் காலையில் வெறும் வயிற்றில் அருகம்புல் சாறு அல்லது மணத்தக்காளி இலைச்சாறு அருந்தி வரவும்.

இந்நோய் குணமாகும்வரை தேங்காய், பழ வகைகள், பச்சைக் காய்கறிகள் அல்லது பச்சைக் காய்கறிக் கலவை, முளை வந்த தானியங்கள், அவல் முதலான முழு இயற்கை உணவில், வாழ்ந்து வந்தால் விரைவில் குணமாகும். முதலில் உடலில் வெண்புள்ளிகள் மேலும் பரவாது; நாளடைவில்,

படிப்படியாக உடலிலுள்ள வெண்புள்ளிகள் மறைந்து, தோல் இயல்பாகக் காட்சியளிக்கும்.

இந்நோய் குணமாகும்வரை, காலை, மாலை இருவேளையிலும் எனிமாக் குவளை மூலம் எனிமா எடுத்து மலம் தங்காமல் உடலைத் தூய்மைப்படுத்த வேண்டும். உடலிலுள்ள வெண்புள்ளிகள் மீது, கரையான்புற்று மண் அல்லது களிமண்ணைத் தண்ணீர் விட்டு நன்கு குழைத்து, சந்தனம் போன்று கெட்டியாகப் பூசி, சுமார் முப்பது நிமிடங்கள் கழித்து, அம்மண் காய்ந்தவுடன், தண்ணீர் விட்டுக் கழுவி விடவும். வாரம் ஒருமுறை அல்லது இருமுறை உடல் முழுவதும் மேற்படி ஈரப்புற்று மண்ணை நன்கு இடைவெளி இல்லாது பூசி, சூரிய ஒளியில் காலை சுமார் 10 முதல் 11 மணிக்குள் முப்பது நிமிடங்கள் இருந்துவிட்டு, பின் சிறிது நேரம் நிழலில் இருந்து, நன்கு குளிக்கவும். இதற்கு மண் குளியல் (**Mud Bath**) எனப் பெயர்.

வாரம் ஒரு முறை அல்லது இருமுறை வாழையிலைக் குளியல் (**Banana Leaf Bath**) எடுத்து வரவும். இடையிடையே, பழச்சாறுகள் அருந்தி, உண்ணா நோன்பு இருந்து வருவதும் உயர்வு தரும்.

நாள்தோறும் காலையில் யோகாசனப் பயிற்சிகள் செய்து வருவது சிறப்பு. குறிப்பாக, சர்வாங்காசனம், மத்ஸ்யாசனம், சாந்தியாசனம் செய்யலாம்.

தொழுநோய் (குஷ்ட ரோகம்)

தொழுநோய்க்குக் குஷ்டரோக நோய் (குட்ட நோய்), பெருநோய் என்றும் பெயர்கள் உண்டு. இந்நோய் பரம்பரைநோய், கர்மநோய் என்றும் சொல்வதுண்டு. இந்நோய் தொடக்கத்தில், உடலில் செந்நிறப் பற்றுகளாகத் தோன்றிப் பிற இடங்களிலும் பரவும். நாளடைவில் பற்றுள்ள பகுதிகளில் உணர்வின்றி, குழிப்புண்கள் தோன்றும். காது, மூக்கு, முகம் தடித்து விகாரமாகும். கை, கால், சுண்டு விரல்கள் முதலில் பாதித்து விரல் வளையும். நாளடைவில் சுண்டு விரல் போன்று மற்ற விரல்களும் இவ்வாறு பாதிக்கப்பட்டுச் சிதையும். கை, கால் எலும்பு மூட்டுகள் வீங்கும். நாளடைவில் பார்ப்பதற்கு அருவருப்பான தோற்றத்துடன் காட்சியளிப்பர்.

இந்நோய்க்கு ஆங்கில மருத்துவத்தில், 'டேப்சோன்' (**Dapsone**) அல்லது 'டி.டி.எஸ்.' வில்லைகளும், விட்டமின், இரும்புச் சத்து வில்லைகளும் நாள்தோறும் விழுங்கச் சொல்லப்படுகிறது என்றாலும், இயற்கை உணவு மருத்துவம் மூலம் இந்நோயாளிகள் பலர் நன்கு குணமாகி, நல்லுடல் பெற்று, எவ்வித அறிகுறியும் இல்லாது பிறரைப் போல் காட்சியளிக்கின்றனர். ஆம்; இந்நூலாசிரியராகிய நான் பரம்பரை காரணமாக இந்நோயால் பாதிக்கப்பட்டு, ஆங்கில மருத்துவத்தில் குணமாகாத நிலையில், இயற்கை உணவு மூலம்

அனைத்து நோய்களையும் குணமாக்கலாம் என்பதையறிந்து, முழுமையான இயற்கை உணவிற்கு மாறி, ஒரு மாதத்தில் நோய் குணமாகி, மூன்று மாதங்களில் எவ்வித அறிகுறியும் இல்லாது நல்லுடல் பெற்று, இன்றும் வாழ்ந்து வருகிறேன்.

காலையில் எழுந்ததும் வாய் கொப்பளித்துவிட்டு, வயிறு நிறைய இயன்ற அளவு தண்ணீர் அருந்தவும். பின்னர் பல் துலக்கியதும், எலுமிச்சம் பழச்சாறு அல்லது வல்லாரையிலைச் சாறு அல்லது முந்திரிப் பழச்சாறு ஒரு கோப்பை அருந்தலாம். பச்சைத் தண்ணீரில் நன்கு குளித்த பின்னர், யோகாசனப் பயிற்சிகள் (குறிப்பாக சர்வாங்காசனம், மத்ஸ்யாசனம் முதலியன) செய்யலாம். காலை உணவாகத் தேங்காயும், பழ வகைகளும் உண்ணலாம். காலை 11 மணியளவில் திராட்சைப் பழச்சாறு அருந்தலாம். பகல் உணவாக, பச்சைக் காய்கறிகள் அல்லது பசுங் காய்கறி கலவையும் பழவகைகளும் தேவையான அளவிற்கு உண்ணலாம். மாலை 4 (அ) 5 மணியளவில் ஆரஞ்சுப் பழச் சாறு அருந்தலாம். இரவு உணவாக மாலை 6 மணியளவில் முளை வந்த தானியங்கள் பச்சைப்பயிறு, கொண்டைக்கடலை, வேர்க்கடலை, கம்பு, கோதுமை அல்லது அவலும் பழ வகைகளும் உண்ணலாம். இரவு 9 மணியளவில் தேன் கலந்த பச்சைத் தண்ணீர் அருந்தலாம். இடைவேளைகளில் பசித்தால், ஏதேனும் பழங்கள் சாப்பிடலாம். இயற்கை உணவு உண்டு, பச்சைத் தண்ணீர் அல்லது இளநீர் அல்லது பழச்சாறுகள் அருந்தி வாழவேண்டும். என்றாவது ஒரு நாள் மிகவும் இயலாத நிலை ஏற்பட்டால், அவ்வேளை மட்டும் சமைத்த சைவ உணவு உண்டு, மீண்டும் முழு இயற்கை உணவிற்கு மாறிவிட வேண்டும்.

நோய் குணமாகும்வரை நாள்தோறும் காலை, மாலை எனிமாக் குவளை மூலம் எனிமா எடுத்து, மலங்கழித்து, மலக்குடலைச் சுத்தம் செய்ய வேண்டும்.

நாள்தோறும், விரும்பும் நேரத்தில், கீழாடை மட்டும் அணிந்து, 'சூரிய ஒளிக் குளியல்' (Sun Bath) அதிகபட்சம் முப்பது நிமிடங்கள் எடுக்கலாம். தரையில் ஒரு பாய் விரித்து, அதன்மேல் உடலில் சூரியஒளி படும்படியாகத் திறந்த வெளியில் மல்லாந்தும், குப்புறவும் படுத்து நன்கு வியர்வை வரும்வரை உடலைச் சுத்தப்படுத்துதலே, சூரியஒளிக் குளியல் ஆகும்.

வாரமொரு முறை 'வாழையிலைக் குளியல்' (Banana Leaf Bath) அதிக பட்சம் முப்பது நிமிடங்கள் எடுக்கலாம். காலை சுமார் 11 மணியளவில், வயிறு நிறையத் தண்ணீர் பருகி இருக்க வேண்டும். வாரமொருமுறை 'மண் குளியல்' (Mud Bath) போடலாம்.

தூக்கமின்மை

தூக்கமின்மைக்குப் பொதுவான காரணங்கள் மன அழுத்தம், போதிய உடலுழைப்பின்மை, பகலில் அளவுக்கு அதிகமாகத் தூங்குவது, செரியாமை

மற்றும் பிறவாகும்.

மன அழுத்தத்தைப் போக்க, நமது முன்னோர்கள் வழங்கிய தத்துவக் கருத்துக்களை வாழ்க்கை நடைமுறையில் அமல்படுத்தலாம் எடுத்துக் காட்டாக 'கடமையைச் செய்; பலனை எதிர்பாராதே' 'விட விட இன்பம், தொடத் தொடத் துன்பம்' (யாதனின் யாதனின் நீங்கியான் நோதல், அதனின் அதனின் இலன்' - குறள்); 'கடந்த காலத்தையும் வருங்காலத்தையும் எண்ணிக் கவலைப்படாமல் நிகழ்காலத்தை மட்டும் சிந்தித்துச் செயல்படுத்துதல்'; 'எதையும் எளிமையாகக் கருதுதல் (Take it Easy); மற்றும் பிற கருத்துக்களை மனத்தில் பசுமரத்தாணி போல் பதித்து, வாழ்க்கையில் நடைமுறைப்படுத்தி வந்தால் மன அழுத்தத்தைத் தவிர்க்கலாம். தியானம் செய்தும் மன அழுத் தத்தைத் தவிர்க்கலாம்.

போதிய உடலுழைப்பில்லாதவர்கள், நாள்தோறும் காலையில் குளித்துவிட்டு யோகாசனப் பயிற்சிகள் செய்து வரலாம்; இயன்றால், மாலையிலும் செய்து வரலாம். அல்லது எளிய உடற் பயிற்சி, நடைப் பயிற்சி போன்ற ஏதேனும் உடற்பயிற்சிகள் நாள் தோறும் காலையிலும் மாலையிலும் செய்து வருதல் அவசியம். இரவு உணவிற்கு முன்பு பச்சைத் தண்ணீரில் தலைவழியாகக் குளித்து வரலாம்.

பகலில் தூங்காமலிருந்தால், இரவில் எளிதாகத் தூக்கம் வரும். ஆதலால் பகலில் தூங்கும் பழக்கமுள்ளவர்கள், அப்பழக்கத்தைத் தவிர்க்க வேண்டும்; அல்லது, பகலுணவிற்குப்பின் சுமார் 15 முதல் 30 நிமிடங்களுக்கு மேல் தூங்கக்கூடாது.

செரியாமை நீங்க, எந்த உணவையும் நன்கு மென்று நிதானமாக உண்ண வேண்டும். அசைவ உணவைத் தவிர்க்க வேண்டும். எளிமையான சைவ உணவு உண்ணப் பழக வேண்டும். தங்களுடைய உணவில் சமைத்த உணவு உண்பதற்கு முன், நிறையப் பழங்கள் உண்டு, பின்னர் சமைத்த சைவ உணவு உண்ணலாம்.

ஒருவேளை அல்லது இருவேளையும் முழு இயற்கை உணவிலும், மதியம் ஒரு வேளை மட்டும் சமையலுணவிலும் வாழப் பழகுவது இன்னும் அதிக நன்மையைத் தரும்.

தூக்கம் வர, தயிரோடு வெங்காயத்தைச் சேர்த்து சாப்பிட்டு வரலாம்; சுரைக்காய் இலைகளை வேக வைத்து உண்டு வரலாம். இரவு படுக்கும் முன் பால் அல்லது எலுமிச்சம் பழச்சாறில் தேன் கலந்து அருந்தி வரலாம். கசகசாவை நன்கு அரைத்துப் பாலில் கலந்து பருகி வந்தால் தூக்கம் வரும். மருதோன்றிப் பூவைத் தலையணையின் கீழ் வைத்துப்படுத்து வந்தாலும் தூக்கம் வரும்.

யோகாசனத்தில் குறிப்பாக, 'சாந்தியாசனம்' செய்து வர வேண்டும். தியானமும் செய்து வந்தால், தூக்கம் வரும்.

இரவில் நன்கு ஆழ்ந்து தூங்கினால்தான், அன்று அலைந்து திரிந்து செய்த பணிகள் நிமித்தம் உடலில் ஏற்பட்டுள்ள களைப்பு நீங்கி, உடலுறுப்புகள் புத்துயிர் பெற்று, மறுநாள் புதுத்தெம்புடன் உழைக்க முடியும். ஆயுட்காலம் நீடிக்கும்; தூக்கத்தின் போது அனைத்து உறுப்புகளுக்கும் போதிய ஓய்வு கிட்டி, எவ்விதப் பழுதும், நோயுமின்றி நீண்ட நாட்கள் உடலுறுப்புகள் செம்மையாக இயங்கக் கூடிய வாய்ப்பு கிட்டும்.

தூக்கமின்மைக்காக, தூக்கவில்லைகளான ஆங்கில மருந்துகளை விழுங்கக் கூடாது. ஏனெனில் அம்மருந்துகளில் உள்ள வேதியல் பொருட்கள் நமது உடலுக்கு நஞ்சாகி ஊறுகளை விளைவிக்கும்.

இரவில் காபி, தேநீர் போன்ற ஊறு விளைவிக்கும் பானங்கள் அருந்து வதையும் தவிர்க்க வேண்டும்.

புற்றுநோய் (Cancer)

அசைவ உணவு உண்பதாலும், புகைபிடிப்பதாலும், மது அருந்துவதாலும் புற்றுநோய் வரலாம். பொதுவாக, மகளிர்க்கு மார்பகப் புற்றுநோய், கர்ப்பப்பை புற்றுநோயும் இருபாலருக்கும் மூளைப் புற்றுநோய், வயிற்றுப் புற்றுநோய், கல்லீரல் புற்றுநோயும் வருகின்றன.

புற்று நோய் ஏற்பட்டால், ஆங்கில மருத்துவர்களை நாடி அறுவை சிகிச்சை, ரேடியக் கதிர் வீச்சு சிகிச்சை எனப் பெருமளவில் பணச் செலவு செய்து, உடலைப் பாழாக்காது, இயற்கை உணவு மருத்துவம் மேற்கொண்டு, குறைந்த செலவில், எளிதில் விரைவில் எவ்விதப் பக்க விளைவுமின்றி, எளிமையாக உடலைக் காப்பதே சிறப்பாக இருக்கும்.

புற்றுநோய் கண்டவர்கள், காலையில் எழுந்ததும், வயிறு நிறைய குளிர்ந்த தண்ணீர் அருந்த வேண்டும். காலை, மாலை இரு வேளையும் எனிமாக் குவளை மூலம் எனிமா எடுத்து மலத்தை வெளியேற்ற வேண்டும். காலையில் பல் துலக்கியதும், வெறும் வயிற்றில் மணத்தக்காளி இலைச்சாற்றில், தேங்காய்ப் பால் கலந்து (இனிப்பு தேவையெனில், தேன் அல்லது கருப்பட்டி சேர்க்கலாம்) அருந்தலாம்.

தேங்காய், கனி வகைகள், பச்சைக் காய்கறிக் கலவை, முளை கட்டிய தானியங்கள் ஆகிய முழு இயற்கை உணவில், மூன்று வேளை அல்லது பசித்த பொழுதெல்லாம் இயற்கை உணவு உண்டு வாழ்ந்து வரவேண்டும்.

வாரம் ஒரு முறை வாழையிலைக் குளியல், மண் குளியல் வெவ்வேறு நாட்களில் எடுத்து உடலைத் தூய்மைப்படுத்த வேண்டும். நாள்தோறும்

சூரியஒளிக் குளியலும் எடுத்து வரலாம். விரைவில் அனைத்து வகைப் புற்று நோய்களும் குணமாகி வரும்.

ஆரம்ப நிலை கல்லீரல் புற்றுநோய் குணமாக, மிளகுடன் வில்வ இலைகளை நன்கு அரைத்துப் பாலுடன் காலையும், மாலையும் மூன்று மாதங்கள் உண்டு வரலாம்.

நார்ச்சத்து மிக்க உணவுகளையும், சப்போட்டாப் பழங்களையும் சாப்பிட்டு வந்தால் புற்றுநோய்கள் குணமாகும்.

மார்பகப் புற்றுநோயைக் குணமாக்க, காணம் (கொள்ளு) வேகவைத்து உணவில் சேர்த்து உட்கொண்டு வரலாம்.

ஆரம்பநிலைப் புற்றுநோய் குணமாக, தூதுவளைப் பச்சிலையைத் தூள் செய்து தேன் கலந்து உண்டு வரலாம்.

புற்றுநோய் குணமாகக் கேரட்டைப் பச்சையாக நன்கு கழுவிச் சாப்பிடலாம். அல்லது கேரட் சாறு எடுத்தும் குடிக்கலாம். தேங்காய்ப்பால், பன்னீர் திராட்சைச் சாறு, சாத்துக்குடிச் சாறு ஆகியனவும் அருந்தி வரலாம்.

இரத்தப் புற்றுநோய் (Blood Cancer)

இரத்தப் புற்றுநோய் ஏற்படின், குணப்படுத்துவது கடினம்; இருப்பினும், இயற்கை உணவு மருத்துவத்தில் குணப்படுத்த வாய்ப்புள்ளது.

இரத்தப் புற்று நோயுள்ளவர்கள் காலையில் 4 முதல் 5 மணிக்குள் எழுந் திருந்து, வயிறு நிறைய தண்ணீர் அருந்த வேண்டும். பின்னர் இயல்பாகக் கழிப்பறை சென்று மலம், நீர் கழிக்க வேண்டும். பின்னர் எனிமாக் குவளையைப் பயன்படுத்தி மலக்குடலில் எஞ்சியுள்ள மலத்தை முற்றிலும் வெளியேற்ற வேண்டும். பின், இயற்கைப் பொருட்களால் பல்துலக்கி, அருகம்புல் சாறு அல்லது தேன் கலந்த நீர் சிறிது சிறிதாக அருந்த வேண்டும். தண்ணீரில் நீராடிய பின், சூரிய நமஸ்காரம், யோகாசனப் பயிற்சி, நாடிசுத்தி, தியானம் ஆகியன செய்தல் வேண்டும்.

காலை உணவாக பன்னீர் திராட்சைப் பழச்சாறு சிறிது சிறிதாக அருந்த வேண்டும். அதன்பின் பசியெடுக்கும்போதெல்லாம், ஆரஞ்சுப் பழச்சாறு, அன்னாசிப் பழச்சாறு, இளநீர், பப்பாளிப் பழச்சாறு என ஏதேனும் ஒரு பழச்சாறு அருந்த வேண்டும். இரவு தூங்கச் செல்லும்முன் தேன்கலந்த நீர் அருந்திவிட்டு, தூங்கச் செல்லலாம். இவ்வாறு இயன்ற நாட்களில் பழச்சாறுகள் அருந்தி உண்ணா நோன்பு இருந்து வருதல் சிறப்பு. இவ்வாறு முடியாத நாள்களில் பழவகைகளையே பசித்தபொழுதெல்லாம் உணவா கக் கொள்ள வேண்டும், இரத்தப் புற்று நோய் குணமாகும் வரையில், பொதுவாக, பழவகைகள் உண்டு வரும்பொழுது, இரத்தம், உடலுறுப்புகள் தூய்மையடைவதால் உடலில் எவ்வித நோய்க் கிருமியும் தங்காது.

இரத்தப்புற்று நோய்க்கு தொடக்க காலத்தில் அருகம்புல் சாறு அருந்துதல் சிறந்த பலனளிக்கும். தூதுவளை இலையைத் தூள் செய்து தேன் கலந்து உண்டு வரலாம். புற்று நோயுள்ளவர்கள் குறிப்பாகச் சப்போட்டா பழம் அதிகமாக உண்டு வரலாம்.

இதய நோய்

அதிக உடல் எடையுள்ளவர்களுக்கும், கொழுப்புச் சத்துள்ள உணவு (பால் மற்றும் பால் பொருட்கள், அசைவ உணவு) அதிகம் உண்பவர்களுக்கும், உழைப்பே இல்லாதவர்களுக்கும், எண்ணெயில் தயார் செய்த உணவு அதிகமாக உண்பவர்கட்கும் பொதுவாக இதய நோய் உண்டாகிறது. இதயநோய் கண்டவர்களுக்கு, இடது மார்பில் தொடக்கத்தில் சிறுவலி தோன்றும்.

இதய வால்வில் ஓட்டடையா? இதய வால்வுக்குச் செல்லும் ரத்தக் குழாய்களில் அடைப்பா? இரத்தக் குழாய்களில் சுருக்கமா? மற்றும் எத்தகைய இதய நோய்க்கும் பைபாஸ் அறுவை சிகிச்சையோ, அல்லது மாற்று இதய அறுவை சிகிச்சையோ செய்யவேண்டிய அவசியமேயில்லை; மாத்திரை மருந்துகளும் வேண்டாம்; அறுவை சிகிச்சையும் வேண்டாம்.

அனைத்துச் சமையலுணவுகளையும் காபி, டீ, மற்றும் அனைத்து செயற்கை பானங்களையும் முற்றிலும் தவிர்த்து, கனி வகைகளான இயற்கை உணவுகளையே உண்டு, இயற்கை பானங்களையே அருந்தி வந்தால், சில நாட்களில் இதய வால்வில் உள்ள ஓட்டை தானாக அடைபட்டு விடும்; இதய வால்விற்குச் செல்லும் இரத்தக் குழாய்களில் உள்ள அடைப்புகள் தானாக நீங்கி விடும்; சுருங்கிய இரத்தக் குழாய்கள் தானாக விரிந்து விடும்; இதயம் செம்மையாக இயங்கத் தொடங்கிவிடும்.

நாள்தோறும், காலையில், வெறும் வயிற்றில், நோய் குணமாகும் வரை அருகம்புல் சாறு, வல்லாரை இலைச் சாறு, பெரிய நெல்லிக்காய்ச் சாறு, கரிசலாங்கண்ணி இலைச் சாறு ஆகிய சாறுகளில் ஏதேனும் ஒன்றை மாற்றி மாற்றி அருந்தி வரவேண்டும்.

அனைத்துச் சமையலுணவுகளையும் தவிர்த்து, மாதுளம்பழம், கொய்யாப் பழம், பேயன் வாழைப்பழம், மாம்பழம், ஆரஞ்சுப்பழம், அன்னாசிப்பழம், பேரிக்காய் முதலிய இயற்கை உணவுகளிலேயே முழுமையாக வாழ்தல் வேண்டும். தேன் கலந்த தண்ணீரும் அருந்தி வரலாம்.

நோய் குணமாகும்வரை, காலை, மாலை இருவேளையிலும் எனிமாக் குவளை மூலம் எனிமா எடுத்து வரவேண்டும்; காலை மாலை இருவேளையிலும் பச்சைத் தண்ணீரில் குளித்து வரவேண்டும். நிறை குஞ்சு

ஆசனம், சாந்தி ஆசனம் செய்தால் போதுமானது. நாடி சுத்தி, தியானமும் செய்து வருதல் சிறப்பு.

மருதமரப் பட்டையைக் காய்ச்சிக் குடித்து வரலாம். அகத்திப் பூக்களை நெய்யில் வதக்கி உண்டு வரலாம். கருந்துளசிச் சாறு இரு தேக்கரண்டி எடுத்துப் பசும்பாலில் கலந்து குடித்து வரலாம். செந்தாமரை மலர்களைப் பறித்து, அதன் இதழ்களை மட்டும் வெயிலில் காயவைத்து, காய்ந்தபின் அதைப் பொடி செய்து கொள்ளவும். ஒரு கோப்பை தண்ணீரைக் கொதிக்க வைத்து, ஒரு தேக்கரண்டியளவு மேற்கூறிய பொடியைப் போட்டு வடிகட்டி, இளஞ்சூட்டில் பால், தேன் சேர்த்துத் தினம் காலை, மாலை இருவேளையும், 21 நாட்கள் குடித்து வரலாம்.

சுகப் பிரசவம்

நாளுக்கு நாள் சுகப் பிரசவம் என்பது அரிதாகிக் கொண்டே வருகிறது. காரணம். பொருந்தா உணவும், உடலுழைப்பில்லாததுமேயாகும். மகளிர் கருவுற்ற நிலையிலாவது, தனது அன்றாட உணவில், பழங்கள், காய்கறிகள், கீரைகள் ஆகிய நார்ச்சத்து மிகுதியுள்ள உணவுகளை அதிகமாகவும், சமைத்த தானிய உணவுகளைக் குறைவாகவும் உண்டு வந்தால், மலச் சிக்கல் இராது. மேலும் ஓரளவாவது உடலுழைப்பு செய்யவேண்டும். இவ்விதம் வாழ்ந்தால், பெரும்பாலும் சுகப் பிரசவம் வீட்டிலேயே கிட்டும். மகப்பேறு மருத்துவமனைக்குச் செல்ல வேண்டியிராது. பிறக்கும் குழந்தை ஆரோக்கியமாகவும், அறிவாற்றலுள்ளதாகவும் வளரும், அக்குழந்தையையும் பெரும்பாலும் இயற்கை உணவிலும், உடலுக்கு ஊறு தரும் உணவுகளைத் தவிர்த்தும் வளர்த்து வந்தால், நாட்டில் நன் மக்கள் மிகுதியாவர்.

கருவுற்ற நான்காம் மாதத்திலிருந்து சுகப் பிரசவத்திற்கான (Prenatal Yoga) ஆசனங்களைச் செய்து வந்தால் சுகப் பிரசவமாகும்.

மக்கட் பேறு

இயற்கையோடியைந்து வாழும் விலங்கினங்கள், பறவையினங்களிடத்து மலட்டுத்தன்மை இல்லை. இயற்கைக்கு மாறாக உண்டு, உடுத்தி, வாழும் மானிடரிடம் தான் எல்லாக் குறையும், எல்லா நோய்களும் ஏற்படுகின்றன.

மக்கட் பேறில்லாத் தம்பதியர் அதிகாலை எழுந்து, வயிறு நிறையக் குளிர்ந்த நீர் அருந்த வேண்டும். மக்கட்பேறு கிட்டும் வரை, காலை, மாலை இருவேளையிலும் எனிமா எடுத்து மலத்தை வெளியேற்ற வேண்டும். இரு வேளையிலும் குளிர்ந்த நீரில் நன்கு குளிக்க வேண்டும். காலையில் குளி த்ததும் யோகாசனப் பயிற்சி, மூச்சுப் பயிற்சி, தியானம் செய்யவேண்டும்.

நாள்தோறும் இடுப்புக் குளியல் தொட்டி மூலம் இடுப்புக் குளியலும், வாரமொருமுறை, வாழையிலைக் குளியலும், மண் குளியலும் எடுக்கலாம்.

காலை, மாலை இருவேளையிலும் இயற்கை உணவும், பகலில் மட்டும் சமைத்த சைவ உணவும் உண்ணலாம். இயற்கை உணவில், குறிப்பாக, பேரீச்சம் பழம் அதிகமாக உண்டு வரவும். இயற்கைப் பானங்களையே அருந்தி வரவும்.

பதினைந்து பேரீச்சம்பழங்களைக் கழுவி ஒரு லிட்டர் காராம்பசும்பாலில் போட்டு, மண்சட்டியிலிட்டு நன்கு வேக வைக்க வேண்டும். பால் நன்கு கெட்டியாக வரும் சமயம் நல்ல தேன் இரண்டு தேக்கரண்டி சேர்த்து, ஓரளவு இறுகி நன்கு ஆறும் முன்பாக, அகன்ற வாயுள்ள கண்ணாடி பாட்டில்களில் போட்டு வைத்துக் கொள்ளவும். மாதவிடாய் நின்றவுடன் தினமும் இருவேளை ஒரு தேக்கரண்டியளவு 20 நாட்கள் சாப்பிட்டு வரவும். மாதவிடாய் தோன்றி யதிலிருந்து 12 நாட்களுக்குப் பின் 16 நாட்கள் வரை கணவனும் மனைவியும் உடலுறவு கொண்டால் மகப்பேறு கிடைக்க வாய்ப்புள்ளது. மூன்று மாதங்கள் இந்த முறையைப் பின்பற்றலாம்.

மாம்பழச் சாற்றுடன் ஒரு தேக்கரண்டி பழுக்காத மாங்காய்ச் சாறும், ஒரு தேக்கரண்டி கொத்தமல்லியிலைச் சாறும் சேர்த்து கர்ப்பமுற்ற பெண்கள் நாள்தோறும் குடித்து வந்தால், குழந்தையின் உடல் வளர்ச்சி, எளிதில் நோய்கள் தாக்காத உடல் தகுதி பெற வாய்ப்புண்டு. கர்ப்பிணிப் பெண்டிர் பேரீச்சம்பழம் தொடர்ந்து சாப்பிட்டு வந்தால், சுகப் பிரசவம், குழந்தையின் வளர்ச்சி, உடல் நலம் அனைத்தும் பெறலாம்.

ஆண், பெண் இருபாலரும் மலடு நீங்க, ஆலம் பழ விதைப் பொடியைப் பாலில் கலந்து உண்டு வரலாம்.

பெண் மலடு நீங்க மஞ்சணத்திப் பூக்களை நன்கு அரைத்துப் பாலுடன் கலந்து மாத விலக்கான ஐந்தாம் நாள் உண்டு வரலாம். பிரமதண்டுப் பச்சி லையை மஞ்சளுடன் சேர்த்தரைத்து மாதவிடாய் ஆன மூன்றாம் நாள் சாப்பிட்டு வரலாம். மாதுளம்பூ, பட்டை, விதை மூன்றையும் பொடி செய்து, தேனுடன் கலந்து காலையில் நாள்தோறும் உண்டு வரலாம். அரசமரக் கொழுந்து இலையை அரைத்தெடுத்து மோரில் கலந்து தினமும் குடிக்கலாம்.

ஆண் மலடு நீங்க, புளியங்கொட்டையை வறுத்துத் தோல் நீக்கித் தூள் செய்து பாலுடன் கலந்து குடிக்கலாம். அரச விதைகளைத் தூள் செய்து உண்ணலாம்.

நாள்தோறும், கணவனும், மனைவியும் பத்து ஆலம்பழங்கள் சாப்பிட்டு, இரண்டு மணி நேரம் எதுவும் சாப்பிடாமலிருந்தால் மக்கட் பேறு கிட்டும்.

குழந்தை வளர்ப்பு

பிறந்த குழந்தைக்குத் தாய்ப்பால் கொடுத்து வளர்ப்பதே உயரிய வழி. தாய்ப்பால் கொடுத்தால் மார்பு அழகு குன்றிவிடும் எனவும், தாய்ப்பால் இல்லாத நிலையிலும், அல்லது குழந்தை பிறந்தபின், தாய் இறக்க நேரிடினும், புட்டிப்பால் அல்லது பசும்பால் கொடுத்து வளர்ப்பது வழக்கமாகிவிட்டது. இதனால் தான், குழந்தைகளுக்குச் சளி அதிகம், உண்டாகி, 'பிரைமரி காம்ப் ளக்ஸ்' போன்ற நோய்கள் உண்டாகிறது. அந்நோயைப் போக்க, ஆங்கில மருத்துவத்தை நாடி, ஆங்கில வேதியல் மருந்துகளின் பக்க விளைவுகளால் குழந்தைகள் நலம் மேம்படுவதற்குப்பதில், பாதிக்கப்படுகிறது.

எனவே தாய்ப்பால் அருந்தும் குழந்தைகளுக்குத் தாய்ப்பால் இல்லாத நிலையில், தாய்ப் பாலுக்குப் பதில், தேங்காய்ப்பால் எடுத்து, தேன் அல்லது நாட்டு வெல்லம் கலந்து, காய்ச்சாமல், பச்சையாகக் கொடுத்து வளர்க்கலாம்; மேலும் இளநீர் நன்கு வடிகட்டிய நிலையில் கொடுத்து வளர்க்கலாம். பிறந்த ஆறு மாதம் கழித்து, திராட்சைப் பழச்சாறு, சாத்துக்குடிச் சாறு கொடுக்கலாம்; இளநீரிலுள்ள இளம் வழுக்கையையும் நன்கு நைத்துக் கூழாக்கி கொடுக்கலாம். சளியே பிடிக்காது.

பின்னர் குழந்தைகள் வளர, வளர வளர்ச்சிக்கேற்ப பழங்கள் அதிகமாகவும், எளிய சீர்திருத்திய சமையலுணவு குறைவாகவும் கொடுக்க ஆரோக்கியமாக, வலுவாக, நினைவாற்றலுடன், நீண்ட ஆயுளுடன் கூடிய பண்பாடுகள் நிறைந்த குழந்தையாக வளர்ச்சி பெறும்.

குழந்தைகளை வளர்க்க அசைவ உணவு, காபி, டீ, பால், ஹார்லிக்ஸ், டானிக், சத்து மாத்திரை, பிஸ்கட், ஐஸ், ஐஸ் கிரீம், இனிப்பு வகைகள் செயற்கையான குளிர்பானங்கள் போன்ற குழந்தையின் உடல் நலத்தைக் கெடுக்கும் உணவுப் பொருட்களை உண்ணக் கொடுத்துப் பழக்கக்கூடாது.

மேலும் குழந்தைகளை இயல்பாக, நன்கு ஓடி, விளையாட அனுமதிக்க வேண்டும். இளமையிலேயே நல்லொழுக்கங்களைக் கற்பிக்க வேண்டும். நாட்டில் நன்மக்கள் பெருகுவர்.

தாய்ப் பால் குறைவு

தாய்ப்பால் அதிகமாக சுரக்க தினமும் காலையில் வெறும் வயிற்றில் அருகம்புல் சாறு அருந்தி வரலாம். பேரிக்காய் உண்டு வரலாம். நாள்தோறும் காலையில் இயற்கை உணவாக தேங்காயும், பழவகைகளும் உண்டு வரலாம். பகலில் ஒரு வேளை மட்டும் சமைத்த சைவ உணவு, காய்கறிகள், கீரை, பழங்கள் ஆகியன மிகுதியாக இருக்குமாறு உண்டு வந்தால் தாய்ப்பால்

மிகுதியாகும். இரவு உணவாக மாலையில், முளை கட்டிய தானியங்களும் பழ வகைகளும் அல்லது அவலும் பழ வகைகளும் உண்டு வரலாம்.

தரைப் பசலைக் கீரை, அகத்திக்கீரை உண்டு வரலாம். கீழாநெல்லி வேரினை நன்கு அரைத்துப் பாலில் கலந்து பருகி வரலாம்.

கருப்பை நோய்கள்

இயற்கை வாழ்வியலை நாடி, இயற்கை உணவை மேற்கொண்டாலே, எவ்வளவு நாட்பட்ட நோயையும், தீராத நோயையும், எத்தனை நோய்களையும் எளிதில் வெல்லலாம்.

மகளிரின் கருப்பை சம்பந்தப்பட்ட அனைத்து நோய்களையும், இயற்கை உணவு உண்டு, குணமாகி, நோயின்றி வாழலாம்.

இக்கருத்தையே நம் திருவள்ளுவப் பெருமான் அவர்களும்,

''மருந்தென வேண்டாவாம் யாக்கைக்கு அருந்தியது

அற்றது போற்றி யுணின்.''

எனும் அற்புதக் குறள் மூலம் வலியுறுத்திச் சென்றுள்ளார்.

காலையில் எழுந்ததும் வெறும் வயிற்றில் வயிறு நிறையக் குளிர்ந்த நீர் அருந்த வேண்டும். பல்துலக்கியதும், சாம்பல் பூசணிச் சாறு அருந்தலாம். காலை, மாலை இருவேளையும் எனிமாக் குவளை மூலம், மலம் முழுவதும் வெளியேறும் வண்ணம் எனிமா எடுக்க வேண்டும். இருவேளையும் குளிர்ந்த நீரில் நீராடி வரலாம். நாள்தோறும், 'இடுப்புக் குளியல்' எடுத்துவர வேண்டும். ஓய்வாக இருக்கும் பொழுது அவ்வப்போது அடிவயிற்றில் ஈரத் துணிப்பட்டி, அல்லது ஈரக்களிமண் பட்டி போட்டு வரலாம்.

சில நாட்களுக்குக் காலை, மாலை இருவேளையும் இயற்கை உணவும், பகலில் மட்டும் எண்ணெய் இல்லாத சப்பாத்தி அல்லது சமைத்த சைவ உணவு உண்டு வரலாம். நாட்டு நெல்லிக்கனி, எலுமிச்சம்பழம், முலாம்பழம் ஆகியவற்றை இயற்கை உணவில் சேர்த்து வரலாம்.

நாள்தோறும், காலையில் குளித்தபின் யோகாசனப் பயிற்சிகள் மூச்சுப் பயிற்சி, தியானம் செய்து வருதல் இன்றியமையாதது.

மாதவிடாய்த் தொல்லை

மாதவிடாய் நிகழ்வே மாந்தர்க்கு மட்டும் தான்! மாந்தரைப் போன்று குட்டி போட்டு, தாய்ப்பால் கொடுக்கும் இதர எந்தவொரு விலங்குக்கும் மாதவிடாய் என்பதே இல்லை.

மாதவிடாய்த் தொல்லைகள் உள்ள மகளிர், காலையில் வெறும் வயிற்றில், வெண் பூசணிச் (சாம்பல் பூசணி Ashgourd) சாறு, வல்லாரை இலைச் சாறு ஏதேனும் ஒன்று அருந்தி வரலாம். மேலும் ஆவாரம்பூ இதழ்களைக் கழுவி உண்டு வரலாம்; அல்லது ஆவாரம்பூ இதழ்ப் பொடி ஒரு வேளைக்கு ஒரு தேக்கரண்டி எடுத்துத் தேனில் குழைத்து, அல்லது தண்ணீரில் கலக்கி உண்டு வரலாம். எலுமிச்சம்பழச் சாறும் அருந்தி வரலாம்; மாம்பழத் தோல் தின்னலாம். மாதவிடாய் அதிகமாகவும், வலியும் உள்ளவர்கள், வேகவைத்த வாழைப் பூவுடன் தயிரும் சேர்த்துச் சாப்பிட்டால் குணம் பெறலாம். நாவல் பழச்சாறுடன் சிறிதளவு தேனும், புதிய நெல்லிக்காய்ச் சாறும் கலந்து சாப்பிட்டால், அதிக மாதவிடாய், இரத்த சோகை, ஆகியன நீங்கும்.

மாதவிடாயின் போதும், மாதவிடாய்க்கு முன்னும் பின்னும் அடி வயிற்றில் ஈரத்துணிப்பட்டி அல்லது ஈரப் புற்றுமண்பட்டி போடுவதன் மூலம் குணம் கிடைக்கும். இடுப்புக் குளியல் தொட்டி மூலம் இடுப்புக் குளியலும் (Hip Bath) எடுப்பது நன்மை தரும்.

மாங்கொட்டைப் பருப்பை வெயிலில் காய வைத்து, இடித்துப் பொடி செய்து, மாதவிலக்கு தொடங்கியதும் ஒரு தேக்கரண்டித் தூளைத் தேனில் குழைத்துக் காலை, மாலை சாப்பிட்டு வரலாம். மாதவிடாயின்போது ஏற்படும் வயிற்றுவலி நீங்க, கலியாண முருங்கையிலைச் சாறு இரு தேக்கரண்டி, தேன் இரு தேக்கரண்டி கலந்து இருவேளை குடித்து வரலாம். வெங்காயப் பூக்களைத் தண்ணீர் விட்டுக் காய்ச்சிக் குடித்து வரலாம். மாவிலங்கப் பட்டையையும் வெள்ளைப் பூண்டையும் நன்கு அரைத்துக் காலையில் மூன்று நாட்கள் உண்டு வரலாம். வெந்தயக் கீரையை உண்டு வரலாம். நாள்தோறும் காலையில் கருந்துளசிச் சாறு ஒரு கோப்பை அருந்தி வரலாம்.

வெள்ளை வெட்டை

இந்நோய் குணமாக, தினம் எனிமாக் குவளை மூலம் மலம் வெளியேறச் செய்ய வேண்டும். இடுப்புக் குளியல் தொட்டி மூலம் சுமார் 20 நிமிடங்கள் இடுப்புக் குளியல் எடுக்கலாம். ஓய்வாக இருக்கும்பொழுது, அடிக்கடி அடிவயிற்றில், ஈரத்துணிப்பட்டி அல்லது ஈரக் களிமண்பட்டி போடலாம்.

இருவேளை சமைக்காத இயற்கை உணவும், பகல் ஒருவேளை மட்டும் சமைத்த உணவும் உண்பது நல்லது.

யோகமுத்ரா, மகாமுத்ரா, பாதஹஸ்தாசனம், பச்சிமோத்தாசனம், ஹலா சனம் போன்ற ஆசனப் பயிற்சிகள் செய்யலாம்.

எலுமிச்சம்பழம், அத்திப்பழம், முலாம்பழம் ஆகிய கனிகள் இந்நோய் குணமாக உதவும்.

பிரண்டை இலை, தண்டு, கிழங்கு, நெல்லிக்காய்ச் சாறு, ஆவாரம்பூ, வில்வம் இலைச்சாறு, வாழைத்தண்டுச் சாறு ஆகியவற்றை வெறும் வயிற்றில் அருந்தி வந்தால் குணம் கிட்டும், அத்தி மரத்தின் இளந்தளிர்களை அரைத்துத் தொப்புளுக்குக் கீழ்ப்பாகங்களில் நன்கு அப்பி வந்தால், அதிக வெள்ளைப் போக்கு நிற்கும்.

வாழைப்பழத்தைச் சாப்பிட்டு வந்தால், பெரும்பாடு குணமாகும்.

பெருநெருஞ்சி இலைகளைப் பறித்து, வெயிலில் காய வைத்து. இடித்துப் பொடியாக்கி, இப்பொடி 1 தேக்கரண்டியுடன், 1 கோப்பை காய்ச்சிய பசும் பாலும், 1 தேக்கரண்டி தேனும் கலந்து தினம் காலை, மாலை 40 நாட்கள் குடித்து வரவும்.

அசோக மரப்பட்டையை இடித்துச் சாறு பிழிந்து கால் தேக்கரண்டி முதல் ஒரு தேக்கரண்டி வரை கொடுத்து வந்தால் பெரும்பாடு குணமாகும். தென்னம் பூவை இடித்துப் பிழிந்து சாற்றை உண்டு வந்தால் பெரும்பாடு தணியும். அத்திப் பிஞ்சை இடித்து வெந்நீர் விட்டுப் பிசைந்து வடிகட்டி அரை அவுன்சு வீதம் 10 நாட்கள் தினம் காலை, மாலை சாப்பிட்டால் பெரும்பாடு தீரும். நாவற் பட்டையைப் புளித்த எருமை மோரில் போட்டுப் பஞ்சுபோல் இடித்து அதில் நல்ல சந்தனம் அரைப் பலம் கலந்து, 3 நாட்கள் காலை மட்டும் உட்கொண்டால் பெரும்பாடு தீரும்.

அசோகப் பட்டை 20 கிராம் எடுத்து, 250 மி.லி. தண்ணீர் சேர்த்து, 60 மி.லி. ஆகும்வரை காய்ச்சி வடிகட்டி, அதை வேளைக்கு 30 மி.லி. வீதம் அருந்தி வந்தால், வெள்ளை நோய் குணமாகும். ஆவாரம் பட்டை 20 கிராம் எடுத்து மேற்கூறியபடி செய்தாலும் வெள்ளைநோய் தணியும்.

சுண்ணாம்பை நீர்த்த நீரில் நல்லெண்ணெய் பாதி சேர்த்து உண்டாலும் வெள்ளைபடுதல் குணம் பெறும்.

செம்பருத்திப் பூக்களை நெய்யில் வதக்கியுண்டாலும், தென்னையின் வேரைக் கஷாயமிட்டு உண்டு வந்தாலும், தரைப் பசலைக் கீரையுடன் வெங்காயம், சீரகம் சேர்த்தரைத்து ஐந்து நாட்கள் உண்டு வந்தாலும், நாவல்மரப் பட்டையைச் சாறெடுத்து மோருடன் சேர்த்துக் குடித்து வந்தாலும், புளியங்கொட்டைத் தூளைப் பாலில் கலந்து அதிகாலை தினம் குடித்து வந்தாலும், கருஞ்செம்பை வித்தினை நீரில் ஊறவைத்து நன்கு அரைத்து 7 நாட்கள் உண்டு வந்தாலும், மாங்காயைத் தோல்சீவி நெய்யில் வதக்கியபின் சர்க்கரை சேர்த்து உண்டு வந்தாலும் பெரும்பாடு (உதிரப்போக்கு) குணமாகும்.

அம்மை

நம் நாட்டில் அம்மை ஒழிப்புத் திட்டம் கொண்டு வந்ததன் மூலமும், அம்மைத் தடுப்பு ஊசி போட்டதன் மூலமும் அம்மைநோய் அதிகமாக இல்லை. இந்நோய் வெயில் காலத்தில் வருகிறது. இந்நோய் கண்டவரின் உடலில் முத்துக்கள் போன்று சிறிய கொப்புளங்கள் தோன்றி விகாரமாகக் காட்சியளிப்பர்.

இந்நோய் கண்டவர்க்கு சமைத்த உணவு, செயற்கை பானம் எதுவும் தராமல், இளநீர், தேன் கலந்த தண்ணீர், பனை நுங்கு, இளநீர் வழுக்கை ஆகியவற்றையே உணவாகக் கொடுத்து வரவேண்டும். வாழைப்பழத்துடன் இளநீர் சேர்த்துக் குழைத்து சிறிது தேனும் கலந்து கொடுக்கலாம். உடலில் அரிப்பு ஏற்பட்டால், கை விரல்களைக் கொண்டு சொரியாமல், வேப்பிலைகளைக் கொத்தாகக் கையில் பிடித்து உடலில் தடவி வரவேண்டும்.

பைத்தியம்

இந்நோயை மனநோய் அல்லது உளநோய் என்றும் கூறுவர். பொருளாதார இழப்பு, காதல் தோல்வி, தேர்வில் தோல்வி, மிகவும் நெருங்கிய உறவினர்கள் இறப்பு, மற்றும் பல அதிர்ச்சி தரும் சம்பவங்களால் மனநிலை பாதிக்கப்பட்டு இந்நோய் ஏற்படுகிறது. உடலில் அதிக வெப்பம் ஏற்பட்டாலும் இந்நோய் வரலாம். காலையில் எழுந்ததும், வயிறு நிறைய தண்ணீர் அருந்த வேண்டும். பல்துலக்கியபின், வில்வ இலைச் சாறு அருந்தலாம். காலை மாலை இரு வேளையும் எனிமாக் குவளை மூலம் எனிமா எடுத்து மலம் உடலில் தங்காமல் மலத்தை வெளியேற்ற வேண்டும். இருவேளையும் குளிர்ந்த தண்ணீரில் குளிக்க வேண்டும். வாரம் ஒருமுறை வாழையிலைக் குளியல், மண்குளியல் எடுக்க வேண்டும். நாள்தோறும் அடிக்கடி, அடிவயிற்றிலும் தலையிலும் ஈரத் துணிப்பட்டி, ஈரக்களிமண் பட்டி போட்டு வரவேண்டும். வெயிலில் அலையக் கூடாது. இடுப்புக் குளியல் நாள் தோறும் எடுத்து வரலாம். எலுமிச்சம்பழச் சாறு அடிக்கடி அருந்தலாம். தலையிலும் எலுமிச்சம்பழத்தைப் பிழிந்து, நன்கு தேய்த்து வரவும்.

பைத்தியம் நீங்க திராட்சைப்பழங்களைப் பன்னீரில் ஊற வைத்துக் காலையில் 40 நாட்கள் தொடர்ந்து உண்ண வேண்டும். நாள்தோறும் ஆப்பிள்பழம் சாப் பிடவும். அகத்திக்கீரையை அரிசி களைந்த நீரிலிட்டுச் சீரகம் கலந்து காய்ச்சி, கஞ்சியாக வேகவைத்து உண்டு வரலாம். பாதிரிப் பச்சிலையைக் காய்ச்சிக் குடிக்கலாம். எலுமிச்சம்பழச் சாற்றில் பாதிரிப் பச்சி லைச் சாற்றைக் கலந்து தலைக்குத் தேய்த்து குளிக்கலாம்.

முழு இயற்கை உணவில் வாழ்ந்து வருதல் சிறப்பாகும். இயலாவிடில், இயற்கை உணவை அதிகமாக்கி, சமையலுணவைக் குறைத்துக் கொடுத்து வர வேண்டும். இயற்கை பானங்களையே அருந்தக் கொடுத்து வரவேண்டும்.

பைத்தியம் தெளியும் வரை, நல்லதோர் இயற்கைச் சூழலில், அமைதி நிலவு மிடத்தில் வாழவைப்பது பலனளிக்கும்.

மூளை வளர்ச்சிக் குறைவு

மூளைக்கு உணவு பழங்கள் என ஜப்பான் நாட்டுப் பழமொழி ஒன்றுண்டு. நாமனைவருமே பெரும்பாலும் பழங்களை உண்பதில்லையென்றே கூறலாம். மூன்றுவேளையும் தானியத்தையே சமைத்து உண்டு வருகிறோம். எனவே, மூளை வளர்ச்சிக் குறையுடைய குழந்தைகளின் எண்ணிக்கை அதிகமாகிக் கொண்டே வருகிறது; ஆங்காங்கே, மூளை வளர்ச்சி குன்றிய குழந்தைகள் காப்பகம் உண்டாகி வருகின்றன.

பழங்கள் உண்பதால் சளி பிடிப்பதில்லை; மாறாக, உடலுக்குள்ளிருக்கும் சளியை அகற்றி உடலை சளி இல்லாதவாறு, சுத்தப்படுத்துகிறது. நாளடைவில், சளி முழுவதும் வெளியேறிய பின் குழந்தைகள் எவ்வளவு பழங்களை உண்டாலும் சளி ஏற்படாது;

எனவே, மூளை வளர்ச்சிக் குறைவு ஏற்படுவதைத் தவிர்க்கவும், மூளை வளர்ச்சிக் குறைவு ஏற்பட்டதை குணமாக்கவும், குழந்தைகளுக்கு நிறையப் பழவகைகளை கொடுக்க வேண்டும். சமைத்த தானிய சைவ உணவைக் குறைக்க வேண்டும். கர்ப்பிணிப் பெண்கள், கரு உண்டாகிய நாளிலிருந்தே பழங்களை அதிகமாக உணவில் சேர்த்து உண்டு வரவேண்டும். குறிப்பாக, குழந்தைகளுக்கு எந்தப் பழங்கள் அதிகமாகப் பிடிக்குமோ அந்தப் பழங்களை அதிகமாகக் கொடுக்கலாம். அனைத்துப் பழவகைகளையும் குழந்தைகளுக்கு, முக்கிய உணவாகக் கொடுத்து வரவேண்டும்.

மேலும், குழந்தைகளுக்கு, சிரசாசனம் அல்லது அர்த்த சிரசாசனம், நின்றபாத ஆசனம், பாதஹஸ்தாசனம், சக்கராசனம், அல்லது பிறையாசனம், சாந்தி ஆகிய ஆசனங்களைப் பயிற்றுவித்து நாள்தோறும் செய்துவரத் தூண்டவேண்டும். இது போன்ற ஆசனங்கள் செய்யும் போது சிரசு கீழ் நோக்கியிருப்பதால், சிரசுக்கு அதிக இரத்தவோட்டம் ஏற்பட்டு மூளை வளர்ச்சி மிகுதியாகும்.

காலை, மாலை இருவேளையும் குளிர்ந்த நீரில் குளிக்கப் பழக்க வேண்டும்.

ஞாபக மறதி

பொதுவாக, கவலைகள், மன அமைதியின்மை, பிரச்சினைகள் நிறைந்த வாழ்க்கை ஆகியனவே ஞாபக மறதிக்குக் காரணங்கள். ஞாபக மறதி நீங்கி, நினைவாற்றல் அதிகமாகக் கவலைகள் இல்லாதிருக்க வேண்டும். மன அமைதியுடன் வாழவேண்டும். எந்தவொரு பிரச்சினையையும் தீர்ப்பதற்கு ஒரு வழி உண்டு.

ஞாபக மறதி நீங்க, காலையில் எழுந்ததும் வெறும் வயிற்றில் நிறைய தண்ணீர் அருந்த வேண்டும். மலம் தங்க விடாமல், எனிமாக் குவளை மூலம் எனிமா எடுத்து வரவேண்டும். பல் துலக்கியபின், வல்லாரை இலைச் சாறு அருந்தி வரலாம்.

காலையும், மாலையும் சமையலுணவைத் தவிர்த்து, இயற்கை உணவு உண்டு வாழ வேண்டும். பகல் ஒருவேளை மட்டும் சமைத்த சைவ உணவு உண்டு வாழலாம்.

இருவேளையும் தண்ணீரில் நன்கு குளிக்க வேண்டும். நாள்தோறும் சிரசாசனம் அல்லது அர்த்த சிரசாசனம், நின்றபாத ஆசனம், சாந்தியாசனம் செய்து வருதல் வேண்டும். நாடி சுத்தி, தியானமும் தினமும் செய்து வருதல் சிறப்புடையது.

நினைவாற்றல் அதிகமாக, திப்பிலிப் பொடியைத் தேனில் குழைத்துத் தினமும் உட்கொண்டு வரலாம்.

தலைவலி

தலைவலிக்குப் பொதுவான காரணங்கள், காபி, டீ, மிகுதியாகக் குடிப்பதும், மலச் சிக்கலுமாகும். எனவே காபி, டீ குடிப்பதை இயன்ற அளவு நிறுத்துவதும், மலச்சிக்கல் இல்லாமல் வாழ்வதுமே தலைவலி வராமலிருக்கும் வழிகள்.

மலச்சிக்கலை நீக்க, எனிமாக்குவளையைப் பயன்படுத்தி மலத்தை வெளி யேற்றலாம். காலையில் துயில் எழுந்ததும் வெறும் வயிற்றில் இயன்ற அளவு பச்சைத் தண்ணீர் குடித்தல், இடையிடையே அவ்வப்போது பச்சைத் தண்ணீர் குடித்தல், அடிவயிற்றில் ஈரத் துணிப்பட்டி, ஈரக் களிமண்பட்டிகள் போடுதல், காலையில் துயில் எழும் முன், படுக்கையில் மல்லாந்து படுத்தவாறு பவன முக்தா சனம் செய்தல், இடுப்புக் குளியல் தொட்டியில் 20 நிமிடங்கள் இடுப்புக் குளியல் எடுத்தல், இரவு படுக்கச்செல்லும் முன்பு சிறிதளவு கடுக்காய்த் தூளைத் தண்ணீரில் கலந்து குடித்தல் ஆகியனவும் மலச்சிக்கல் இல்லாமல் வாழும் வழிகள்.

ஒரு பாத்திரத்தில் இளஞ்சூடான நீர், மற்றொரு பாத்திரத்தில் குளிர்ந்த தண்ணீர் வைத்துக் கொண்டு, தலைவலி வரும் பொழுது, இரு பாதங்களையும் இளஞ்சூடான நீரில் நனையும் வண்ணம் சில நிமிடங்கள் வைத்திருந்து, பின் குளிர்ந்த தண்ணீரில் இரு பாதங்களும் நனையும்படி சில நிமிடங்கள் வைத்திருக்கவும். இவ்விதம் தலைவலி தீரும்வரை மாற்றி மாற்றி பாதக் குளியல் எடுத்தால், தலைவலி நின்றுவிடும்.

தலைவலி வரும்பொழுது, நெற்றி முழுவதும் ஈரத் துணிப்பட்டி, அல்லது ஈரக் களிமண்பட்டி 20 நிமிடங்கள் போட்டாலும் தலைவலி நிற்கும்.

பலா மரத்தின் சிறுவேரைப் பிழிந்து, அச்சாற்றை ஓரிரு துளிகள் மூக்கில் விட்டால் நீண்டநாள் தலைவலி கூட குணமாகும்.

நொச்சி இலைச்சாறு, வில்வ இலைச் சாறு, எலுமிச்சம் பழச்சாறு ஆகியன அருந்தியும் தலைவலியைக் குணப்படுத்தலாம். மூக்கில் நீர் வடிந்து கொண டிருக்கும் தலைவலிக்கு நொச்சி இலையை நீரில்போட்டுக் கொதிக்க வைத்து ஆவி பிடிக்கலாம். தும்பைப் பூவின் சாற்றை இருதுளிகள் மூக்கிலிட தும்மலுண்டாகி நீரேற்றத்தாலுண்டான தலைவலி தீரும். ஓமம், மிளகு, பூண்டுத் தோல் மூன்றையும் தூள் செய்து நெருப்பிலிட்டு அதன் புகையை முகர்ந்து வர, மூக்கில் நீர் வடிதல் குணமாகும். வெற்றிலையை நைத்து சாறு எடுத்து, இச் சாற்றுடன் ஐந்து கிராம்பை அம்மியிலிட்டு அரைத்து, இருபக்க பொட்டுகளிலும் கனமாகப் பூசலாம். மூன்று வெள்ளைப்பூண்டு பற்களை நைத்து, அதை ஒரு இரும்புக் கரண்டியில் வைத்து, ஒரு தேக்கரண்டி தேங்காயெண்ணெயை ஊற்றி அடுப்பில் சூடேற்றி, சிவந்துவரும் சமயம் இறக்கி ஆறியபின், அரைத்துப் பொட்டுகளில் தடவலாம். வெற்றிலையை நைத்துச் சாறு எடுத்து, அதனுடன் சிறிதளவு கற்பூரம் சேர்த்துக் குழைத்துப் பொட்டுகளில் கனமாகத் தடவலாம். குப்பைமேனி இலைச் சாற்றில் சந்தனம் உரைத்து இருபக்கப் பொட்டுகளிலும் கனமாகப் பூசலாம். சாம்பார் வெங்காயம் பெரிதாக ஒன்றை எடுத்து, குறுக்கு வசமாக மையத்தில் நறுக்கி இருபக்கப் பொட்டுகளிலும் நன்றாகத் தேய்க்கலாம். ஒரு கடுக்காய் தோல், பத்து கிராம்பு ஆகியவற்றை ஒருகோப்பை நீரில் கொதிக்க வைத்து இறக்கி வடிகட்டி, தேவையான அளவு சர்க்கரை சேர்த்துக் குடிக்கலாம். சுக்கை உரை கல்லில் உரைத்து, அதை இரு பக்கப் பொட்டுகளிலும் வட்டமாகக் கனமாகப் பற்று போட்டாலும் தலைவலி நிற்கும். நொச்சியிலையைக் கசக்கிப் பிழிந்து சாறு எடுத்து, அச்சாற்றை இருபக்கப் பொட்டுகளிலும் கனமாகப் பூசலாம்.

கரிசலாங்கண்ணிச் சாற்றுடன் சிறிது நல்லெண்ணெய் சேர்த்து 4 சொட்டு மூக்கில் விட்டாலும் தலைவலி குறையும். நெல்லிக்காயைப் பாலில் வேக வைத்து நெய் சேர்த்து அரைத்து பற்றுப்போடலாம். தேற்றாங்கொட்டையை

அரைத்துப் பற்றுப் போடலாம். வெற்றிலையை நைத்து இரு பொட்டுகளிலும் தடவலாம். ஓர் இரும்புக் கரண்டியை அடுப்பில் காயவைத்து, நன்கு காய்ந்த பின், எலுமிச்சம் பழச்சாற்றை அதில் விட்டால், பொங்கி எழுந்து தணியும். அதை வேறோர் ஒரு இரும்புக் கரண்டியால் கிளறிவிட்டு இளஞ்சூடாகப் பொட்டுகளில் தடவலாம். கொஞ்சம் மிளகு, செம்மண், ஒரு மிளகாய் சேர்த்து அரைத்து ஓர் இரும்புக்கரண்டியில் போட்டுக் கொஞ்சம் தண்ணீர் விட்டு, குழம்பு போல் கொதிக்க வைத்து, அதை இரு பக்கப் பொட்டுகளிலும், நெற்றியிலும் பற்றுப் போட்டால் தலைவலி, தலைப்பாரம் நீங்கும். கொஞ்சம் மிளகு எடுத்து, தண்ணீர் விட்டு பட்டுப் போல் அரைத்து, ஒரு கரண்டியில் வைத்துச் சூடேற்றி, அத்துடன் கொஞ்சம் மண்ணெண்ணெய் விட்டுக் கிளறி, இரு பொட்டுக்களிலும் பற்றுப் போடலாம்.

கண் நோய்

இரவில் நீண்ட நேரம் கண் விழித்தல், அளவுக்கதிகமாகத் திரைப்படங்கள், தொலைக்காட்சிகள் பார்த்தல், உயிர்ச்சத்து 'ஏ' பற்றாக்குறை, உடற்சூடு அதிக மாகுதல் ஆகிய காரணங்களால் இந்நோய் ஏற்படுகிறது.

கண்நோய் என்றால், கிட்டப் பார்வை, தூரப்பார்வை, கிளைக்கோமா, கண்வலி, கண்புரை (கேட்ராக்ட்) முதலிய கண்ணில் தோன்றும் அனைத்து நோய்களையும் குறிக்கும்.

கண்நோய் குணமாக, காலை இயற்கை உணவும், பகல் ஒருவேளை மட்டும் சமைத்த சைவ உணவும் உண்டு வாழலாம். கண் நோய் தீர இயற்கை உணவுகள் பப்பாளிப்பழம், மாம்பழம், கேரட், பொன்னாங்கணிக் கீரை மற்றும் பிற கீரை வகைகளை அதிக அளவில் உண்டு வரவேண்டும். வாழைப்பழம், திராட்சைப் பழம், எலுமிச்சை, ஆரஞ்சு ஆகியவற்றையும் அதிகம் சேர்க்கலாம்.

கண் பார்வைக் குறைவு நீங்க, கேரட் சாறு நாள்தோறும் அருந்த வேண்டும். சுவை வேண்டின், கேரட் சாற்றுடன் தேவையான அளவு தேங்காய்ப்பால், தேன் அல்லது நாட்டு வெல்லம், சிறிது ஏலக்காய் கலந்து அருந்தலாம். கண் பார்வை தெளிவாகப் பப்பாளிப்பழம், மாம்பழம் அதிகம் உண்ண வேண்டும்.

தோல் நீக்கிய இளம் மாம்பிஞ்சை. அரைத்துப் பசைபோல கண்ணின் மீது லேசான துணியைப் போட்டு, அதன் மேல் வைத்துக் கட்டிகொண்டு படுத்துக் கொண்டால், கண் எரிச்சல் நீங்குவதுடன், வெல்டிங் முதலிய வேலை செய்வதால், வரும் கண் எரிச்சல் முதலியனவும் நீங்கும். கண்ணில் படலம் (கேட்ராக்ட்) உள்ளவர்கள் தொடக்க காலத்தில் பன்னீரை (சுத்தமான ரோஸ் வாட்டர்) கண்ணில் விட்டு வந்தால் குணம் பெறலாம்.

வில்வ இலைச் சாறு, கீழாநெல்லிச் சாறு, கண் எரிச்சலைக் குணமாக்கும் மஞ்சள்பூ கரிசலாங்கண்ணி, நாட்டு நெல்லிக்காய்ச் சாறு, ஆவாரம்பூ, முருங் கைக்கீரை, பொன்னாங்கணிக் கீரை ஆகியனவும் நாள்தோறும் உணவில் சேர்க்கலாம்.

அடுக்கு நந்தியாவட்டைப் பூக்களை நாள்தோறும் படுக்கும் பொழுது, இரு கண்கள் மீதும் வைத்து, துணியால் கட்டிக்கொண்டு படுத்து வந்தால், கண் ஒளி மிகும்.

கண்கழுவும் குவளையைக் குடிநீரால் நிரப்பி, அக்குவளை நீருக்குள் முதலில் ஒரு கண்ணை வைத்து 10 முதல் 20 முறை கண்களை மூடி, மூடித் திறக்க வேண்டும். பின் அக்குவளையிலுள்ள நீரை வெளியே கொட்டிவிட்டு, வேறு புதிய குடிநீரை மீண்டும் நிரப்பி, மற்றொரு கண்ணை அக்குவளை நீருக்குள் வைத்து 10 முதல் 20 முறை மூடி, மூடித் திறக்க வேண்டும். பின்னர், குவளையிலுள்ள நீரை வெளியே கொட்டி விட வேண்டும். இவ்விதம், நாள்தோறும், காலையில் துயிலெழும்போதும், இரவில் தூங்கச் செல்லும்போதும் கண் கழுவும் குவளை மூலம் ஆயுள் முழுவதும் கழுவி வந்தால், கண் பார்வை குன்றாது; குன்றிய கண்பார்வை மிகுதியாகும். கண் கழுவும் குவளை இல்லாதவர்கள். மல்லாந்து படுத்துக்கொண்டு ஈரப்பஞ்சு அல்லது ஈரத் துணி (கதர் அல்லது கைத்தறித் துணி)யை இரு கண்கள் மீதும், நாள்தோறும் காலையும் இரவும் 15 முதல் 30 நிமிடங்கள் போட்டு வரலாம்.

தினமும் காலையில் சூரியோதயத்தின் போதும், மாலையில் சூரிய அஸ்த மனத்தின் போதும் கண் பயிற்சிகள் செய்ய வேண்டும். கண் கருவிழிகளை மட்டும் இடமிருந்து வலமாக **'Clockwise'** இல் சுற்றுதல்; பின்னர் வலமிருந்து இடமாக **'Anti clockwise'**; சுற்றுதல் அடுத்து கருவிழிகளை மேலும் கீழும் அசைத்து, பின் பக்கவாட்டில் அசைத்து, 'ஆக **'+'** (கூட்டல்) போன்று அசைக்க வேண்டும். கருவிழிகளை **'x'** (பெருக்கல்) போன்று அசைக்க வேண்டும். பின் இரு கண்களையும் நன்கு இறுக மூடி உடன் அகல விரித்துத் திறக்க வேண்டும்; இவ்வாறு மாறி, மாறிச் செய்ய வேண்டும். பந்தைத் தரையில் எறிந்து இடக் கையில் பிடித்தல், பின் பந்தைத் தரையில் எறிந்து வலக்கையில் பிடித்தல், இவ்வாறு மாறி, மாறிச் செய்ய வேண்டும்; இவ்வாறு செய்யும்போது கண் பார்வையைப் பந்தின் அசைவு மீது செலுத்த வேண்டும்.

சித்தாசனம், சர்வாங்காசனம், மத்ஸ்யாசனம், அர்த்தமச்சேந்திராசனம், சிரசா சனம் அல்லது அர்த்த சிரசாசனம், நின்றபாத ஆசனம், விபரீதகரணி, பாதஹஸ் தாசனம், சக்கராசனம், சாந்தி ஆசனம் போன்ற ஆசனங்களைத் தினமும் செய்து வரவும்.

சுத்தமான தேனைக் கண்களில் மைபோல் தீட்டி வந்தால் கண்நோய்கள் குணமாகும். கண் பார்வை தெளிவாகும். பாதிரி மரவேரை வெயிலில் காய

வைத்து இடித்துப் பொடி செய்து ஒரு கண்ணாடிப் புட்டியில் பத்திரப்படுத்தி வைத்துக்கொண்டு இப்பொடியை ஒரு வேளைக்கு ஒரு தேக்கரண்டி தேனில் குழைத்துத் தினம் காலை, மாலை இருவேளை வீதம் 3 நாள்கள் சாப்பிட்டு வந்தால் கண் எரிச்சல் குணமாகும். கண் தொடர்பான எல்லா நோய்களும் குணமாகும். மா, பலா, வாழைப்பழங்களைத் தேனில் ஊறவைத்து, 21 நாட்கள் சாப்பிட்டு வந்தால் கண் பார்வை தெளிவாகும், பலாச் சுளையைத் தேனில் ஊற வைத்துச் சாப்பிட்டால் சீதள உடல்வாகு உள்ளவர்களுக்கு வெப்பத்தைக் கொடுக்கும்; கண்நோய் குணமாகும்.

கண்கள் குளிர்ச்சியடைய, நெல்லிக்காயை அரைத்துத் தலை உச்சியில் தேய்த்துத் தலை முழுகலாம். வல்லாரைக் கீரையைப் பாலுடன் உண்டால், மாலைக்கண் குணமாகும். விமலசோதி வேர்ப்பட்டைத் தூளின் மீது மூக்கரட்டைச் சாறு தேக்கி, களிம்பு செய்து, இக்களிம்பினைக் குறைபாடுள்ள கண்ணிமையில் மூன்று வாரம் மைதீட்டி வந்தால், கண் ஒளிபெறும். பசும்பாலைக் காய்ச்சி குங்குமப் பூவைக் கலந்து குடித்து வந்தால், கண் பார்வை தெளிவாகும். மாதுளம் சாற்றைக் கண்களில் இட்டு வந்தால் கண்ணொளி மிகும். துவரம் பருப்புடன் கொத்துமல்லிக் கீரையைச் சமைத்து 40 நாட்கள் உண்டு வந்தால், கண் பார்வை தெளிவாகும். கருந்துளசி சாற்றை கண்களில் விட்டு வந்தால், மாலைக்கண் மாறும். தான்றிக்காய்த் தூளுடன் வெண்சர்க்கரையைக் கலந்து உண்டால், பார்வை தெளிவாகும்.

பனங்குருத்தோலையைத் தீயில் வாட்டிச் சாறு எடுத்துக் கண்ணில் விட்டால், கண்ணில் பூ விழுந்தது குணமாகும்.

தேனில் சம அளவு வெங்காயச்சாறு கலந்து கண்ணில் விட்டால், கண்வலி நீங்கும்.

தாமரைப்பூத் தேனைக் கண்களில் இட்டு வந்தால் கண் கூச்சம் மாறும்.

தாய்ப்பாலில் பேரீச்சம்பழக் கொட்டையை மைபோல் உரசி கண்ணில் இட்டால், கண்ணில் சதை வளர்ந்தது மறையும்.

வீங்கிய கண் இமையில் தேக்குமரச் சாம்பலைப் பூசி வந்தால், வீக்கம் குறையும்.

கண்களின் கட்டிமீது கறிவேப்பிலைக்கொழுந்துச் சாற்றை தினமும் பூசி வந்தால், கட்டி உடையும்.

தேக்கு விதைச் சாற்றைக் கண்களில் இட்டு வந்தால் கண் நோய்கள் குணமாகும்.

மருதோன்றி இலையை அரைத்து உள்ளங்கால்களில் வைத்துக் கட்டிவந்தால், கண் எரிச்சல் நீங்கி, கண் சிவப்பு மாறும்; அம்மை போட்ட காலங்களில் இவ்வாறு செய்தால் கண்களைப் பாதிக்காது.

சிற்றாமணக்கு எண்ணெயையும், தாய்ப்பாலையும் சேர்த்து கண்ணில் இரு சொட்டுகள் விட்டால் கண் எரிச்சல் நீங்கும்.

பசுவின்பாலைக் காய்ச்சி, அதில் சற்றுக் கனமான துணியை நனைத்துப் பிழிந்து, தாங்கக் கூடிய சூட்டுடன் கண்ணில் ஒத்தடம் கொடுத்தால் கண்ணிமை வீக்கம் குணமாகும்.

நந்தியாவட்டைப் பூவைக் கசக்கிச் சாறெடுத்துக் கண்களில் இரண்டு சொட்டு விட்டால் கண்வலி நீங்கும்; அல்லது நந்தியாவட்டைப் பூவைக் கண்களில் ஒத்திக் கொண்டிருந்தாலும் கண்வலி குணமாகும்.

வெங்காயம், நற்சீரகம், ஓரிதழ்த் தாமரை ஆகிய மூன்றையும் சமமாக வைத்து நசுக்கி, மெல்லிய துணிக்குள் வைத்துக் கண்ணில் பிழிந்தால், கண்களிலுள்ள முப்படலமும் நீங்கும். காலையில் மட்டும் மூன்று சொட்டுகள் வீதம் மூன்று நாட்கள் பிழிந்தால் போதும்.

வில்வ இலையைச் சட்டியில் போட்டு வதக்கி இளஞ்சூடாக இருக்கும்போது இரவில் கண் மீது வைத்துக் கட்டினால், கண் நமைச்சல், கண்வலி, கண் சிவப்பு குணமாகும்; அல்லது நில ஆமணக்கு இலையை நசுக்கிச் சாறு எடுத்து, ஒரு கண்ணுக்கு ஒரு துளிவீதம் இரு கண்களுக்கும் விட்டு வரலாம்.

கண் சிவப்பு மாற, சோற்றுக் கற்றாழையின் மேல் தோலைச் சீவி, உள்ளேயுள்ள கண்ணாடி போன்ற சதையைக் கண் அகலத்திற்கு வெட்டி எடுத்து, படுக்கும் முன் கண்ணின் மேல் வைத்துத் துணியைக் கொண்டு 3 நாள்கள் கட்டி வரலாம்.

கண் எரிச்சல், கண் பார்வை மந்தம் குணமாக, எள்ளுப் பூவை ஒரு சட்டியிலிட்டுப் பதமாக வதக்கி, படுக்கும் முன் கண்களில் வைத்துக் கட்டி, காலையில் அவிழ்க்க வேண்டும் இவ்விதம் குணமாகும் வரை தொடர்ந்து செய்துவர வேண்டும்.

ஒரு நாளுக்கு ஓர் எலுமிச்சம்பழம், தினம் தொடர்ந்து 21 நாட்கள் சாப்பிட்டு வந்தால், கண் பார்வை தெளிவாகும். இதர கண்நோய்களும் குணமாகும்.

வெங்காயப் பூவைக் கசக்கிப் பிழிந்து, சாறு எடுத்து, ஒரு கண்ணுக்கு இரண்டு சொட்டு வீதம் காலையும், மாலையும் விட்டு வந்தால் 3 நாட்களில் கண் பார்வை தெளிவாகும்.

வாய்ப் புண்

சிலருக்கு வாய், நாக்குப் பகுதிகளில் புண்கள் ஏற்பட்டு, உணவு உண்ணும்போது எரிச்சல் ஏற்படும். இவ்விதம் வாய்ப்புண்

ஏற்பட்டவர்கள், குணமாகும் வரை, காலை, மாலை இருவேளையும் எனிமாக் குவளை மூலம் எனிமா எடுத்து, மலத்தை நன்கு வெளியேற்றி வரவேண்டும். காலையில் எழுந்ததும் வயிறு நிறைய தண்ணீர் அருந்தி வர வேண்டும். காலையில் பல் துலக்கியதும் மணத் தக்காளி இலைச் சாறு, வெண் பூசணிச் (சாம்பல் பூசணி அல்லது தடியங்காய்) சாறு அருந்த வேண்டும். காலை, மாலை இருவேளையும் குளிர்ந்த தண்ணீரில் குளிக்க வேண்டும்.

காலை, மாலை இருவேளையும் கனிகள் நிறைந்த இயற்கை உணவும், பகலில் மட்டும் சமைத்த சைவ உணவும் (காரமில்லாது) உண்டு வரவேண்டும்.

இரவு படுக்கும்முன் அரை முதல் ஒரு கோப்பை குளிர்ந்த தண்ணீரில் இரண்டு தேக்கரண்டி தேன் கலந்து அருந்தலாம். வாய்ப்புண் மீது தேனைத் தடவலாம். நெல்லிக்காய்ச் சாற்றுடன் தேன் கலந்து குடித்து வரலாம். நாவல் மரப்பட்டையின் கஷாய நீரைக்கொண்டு நாள்தோறும் வாய் கொப்பளிக்கலாம்.

பல் வலி

ஒவ்வொரு வேளை உணவிற்குப் பிறகும் வேதிப் பொருள் கலவாத இயற்கைப் பொருட்கள் கொண்டு பல்துலக்கி வந்தால், பல்நோய் வராமல் ஓரளவு தடுக்கலாம். அல்லது, காலையிலும், இரவு படுக்கைக்குச் செல்லும் முன்பும் அவசியம் பல் துலக்குதல் வேண்டும்.

இளந்தளிர் மா இலையை வாயில் போட்டு மென்றால் பல் ஈறு நோய்கள், பல்வலி, வாய்ப்புண், தொண்டைக் கரகரப்பு, இருமல் முதலிய உபாதைகள் நீங்கும். நாவல் மர இளந்தளிர்களை வாயில் போட்டு மெல்லுவதால் வாயில் துர்நாற்றம், பல் ஈறுகளில் இரத்தம் வருதல் குணமாகின்றன. நாவல் மரப்பட்டையின் சாற்றை வாயிலிட்டுக் கொப்பளித்தால் பல்வலி, வாய்ப்புண் குணமாகிறது. குறு மிளகுப் பொடி, மாதுளம்பழத் தோல் பொடி, உப்பு ஆகியன சரி சமமாகக் கலந்து பல் துலக்கினால் பயோரியா குணமாகிறது: பல்வலி குணமாகிறது. பல் ஈறுகளையும் பற்களையும் வலுவாக்கி நீண்ட நாட்கள் பாது காக்கிறது. அத்திமர இளந் தளிர்களை வாயில் போட்டு மெல்லுவதால் வாயில் துர்நாற்றம், பல் ஈறுகளில் இரத்தம் வருதல் ஆகியன குணமாகின்றன.

கண்டங்கத்தரி, அருகம்புல் சாறு ஆகியன பல் நோயைக் குணப்படுத்தும் மூலிகைகளாகும்.

நெல்லிக்காய்ச் சாறு, கேரட் சாறு, ஆரஞ்சு, எலுமிச்சை, மாம்பழம், திராட்சைப் பழம், தேங்காய், பேரிக்காய் ஆகியன பல்நோய் வராமல்

தடுக்கும் இயற்கை உணவுகள்.

சிரசாசனம், அர்த்த சிரசாசனம் செய்து வந்தாலும், பல்நோய் வராமல் காக்கப்படும்; பற்கள் உறுதியாக இருக்கும்.

இஞ்சிச் சாற்றுடன் தேன் கலந்து சொத்தைப் பல் மீது தடவி வந்தால் பல்வலி குணமாகும். காட்டாமணக்குச் செடியின் பட்டையைப் பச்சையாக சிறுசிறு துண்டுகளாக நறுக்கி, சட்டியில் போட்டு வதக்கி, ஒரு துணியில் பொட்டலம் கட்டி, பொறுக்கும் அளவு சூட்டோடு வலியுள்ள இடத்தில் கன்னத்தின் மீது ஒத்தடம் கொடுத்து வந்தால் வலி உடனே நீங்கும். இருமுறை கொடுத்தால் வீக்கமும் குணமாகும். அரிசித் திப்பிலியைப் பொடி செய்து, நெய் சேர்த்து, பல் துலக்கினால், பல்வலி குறையும். வெந்தயத்தைப் பொடி செய்து பல் துலக்கினால் பல்வலி குறையும். முருங்கை வேருடன் கடுகு சேர்த்துக் கஷாயம் 100 மி.லி. தயார் செய்து வாய் கொப்பளித்தால், பல்வலி, தொண்டைவலி தீரும்.

பல்வலி குணமாக, எலுமிச்சம்பழச் சாற்றில் பெருங்காயத்தை உரைத்து, வலிக்கும் பல்லின் மீது வைக்கலாம். புதினா இலையைப் பொடி செய்து உப்பில் கலந்து பல் தேய்க்கலாம். தான்றிக்காய்த் தோல் சாம்பல், சர்க்கரை ஆகிய இரண்டையும் வெந்நீரில் கலந்து குடிக்கலாம். கிராம்பை இடித்துச் சிறிதளவு தூளை வலியுள்ள பல்லின் மீது வைக்கலாம். மகிழ மரப்பட்டையைத் தூளாக்கி, பல்வலிக்கும் நேரத்தில் தேய்க்கலாம். மிளகையும் சர்க்கரையையும் தூள் செய்து வலியுள்ள பல்மீது அழுத்தி வைக்கலாம். நன்னாரி வேரைக் கஷாயமிட்டுக் காடி நீரில் கலந்து வாய்கொப்பளிக்கலாம்.

மூட்டுவலி

மூட்டுவலி என்றால், பெரும்பாலும் இருகால் மூட்டுக்களிலும் வலி ஏற்பட்டு, இருகால்களையும் மடக்குவதற்கு மிகவும் சிரமப்படுவதாகும். வயதானவர்களிடத்தில் இந்நோய் காணப்படுகிறது. மேல்நாட்டு நாகரிகம் நம்மிடையே மிகுந்து காணப்படுவதால் இப்போது நம்மில் பலர் தரையில் காலை சம்மணம் போட்டு உட்காருவதேயில்லை. சிறு குழந்தையிலிருந்தே நாற்காலியில் உட்கார்ந்தே சில தலைமுறைகளாகப் பழக்கப்பட்டு வருவருதும் இந்நோய் ஏற்படுவதற்கான காரணங்களில் ஒன்று. மற்றும் அனைத்து நோய்களுக்கான காரணங்களான தவறான உணவும், போதிய உடலுழைப் பின்மையுமே இந்நோய்க்கான இதர காரணங்கள்.

எனவே அனைத்து நோய்களுக்கும் கூறியிருப்பதைப்போல், இந்நோயுள்ள வர்களும் அதிகாலையில் எழுந்து நிறையக் குளிர்ந்த நீர் அருந்த வேண்டும். காலை, மாலை இருவேளைகள் எனிமா எடுக்கவும். இருவேளைகள் தண்ணீரில்

குளிக்கவும். காலையில் குளித்ததும் யோகாசனப் பயிற்சி, மூச்சுப் பயிற்சி, தியானம் செய்யவும். குறிப்பாக உட்கட்டாசனம், நின்றபாத ஆசனம், பத்மா சனம். வஜ்ராசனம் போன்ற ஆசனங்கள் செய்து வரவேண்டும்.

காலை, மாலை இருவேளையும் இயற்கை உணவு, பகலில் மட்டும் சமைத்த சைவ உணவு உண்ணலாம். குறிப்பாக முட்டைக்கோசைப் பச்சையாகச் சாறு எடுத்து அருந்தியோ, அல்லது பச்சைக் காய்கறிக் கலவையில் முட்டைக் கோஸ் சற்று அதிகமாகக் கலந்தோ உண்ணலாம்.

மூட்டுவலி இருக்கும்பொழுது இரு கால் மூட்டுக்களைச் சுற்றியும் ஈரத் துணிப்பட்டி போட்டு வரவேண்டும். இருகால் மூட்டுக்களைச் சுற்றியும் ஈரக் களிமண்ணை நன்கு கட்டியாக சந்தனம் பூசுவது போல் பூசி அம்மண் நன்கு காயும் வரை (சுமார் முப்பது நிமிடங்கள்) வைத்திருக்க வேண்டும். அதன் பின் தண்ணீரில் கழுவவும்

முதுகு வலி (Back Pain)

முதுகுவலி ஒரே இடத்தில் நீண்ட நேரம் உட்கார்ந்தபடியே செயல்படும் அலுவலர்களிடையே அதிகம் காணப்படுகிறது. அதுவும் நேராக நாற்காலியில் தொண்ணூறு டிகிரியில் அமர்வதில்லை. சாய்ந்தவாறும், நெஞ்சை நிமிர்த்தி உட்காராமல் கூன் விழுமாறும் அமர்ந்து அலுவல்கள் செய்கின்றனர்.

அதிகாலையில் எழுந்து நிறையக் குளிர்ந்த நீர் அருந்த வேண்டும். காலை, மாலை இருவேளையும் எனிமா எடுத்து, அவ்வப்போது மலத்தை வெளியேற்ற வேண்டும். நடைப்பயிற்சி அல்லது எளிய உடற்பயிற்சி, மூச்சுப் பயிற்சி, தியானம் செய்துவர வேண்டும். இருவேளையும் குளிர்ந்த நீரில் குளிக்க வேண்டும்.

அவ்வப்போது குளியல் தொட்டியில் மல்லாந்து படுத்து, முதுகுத் தண்டுப் பகுதியில் மட்டும் தண்ணீர் இருக்குமாறு சிறிதளவு குளிர்ந்த நீரை அத்தொட்டிக்குள் விடவேண்டும். இரு கால்களும் பூமியில் படாதவாறு, ஒரு சிறு மரக் கட்டையைப் பூமியில் வைத்து, அதன்மீது இரு கால்களையும் வைத்துக் கொள்ளவேண்டும். தலையில் ஒரு ஈரத்துண்டைச் சுற்றித் தலைப்பாகை கட்டிக் கொள்ளலாம். இவ்வாறு சுமார் முப்பது நிமிடங்கள் நாள்தோறும், நோய் குணமாகும் வரை, முதுகுத்தண்டுக் குளியல் காலை மாலை எடுத்து வரலாம்.

பசித்த பொழுதெல்லாம் முழு இயற்கை உணவில் வாழ்ந்து வருதல் விரைவில் நலமளிக்கும்; இயலாதெனில், காலையும் மாலையும் இயற்கை உணவும், பகலில் மட்டும் சமைத்த சைவ உணவும் உண்டு வரலாம். இயற்கை பானங்கள் அருந்த வேண்டும்.

படுத்து ஓய்வெடுக்கும் பொழுது தலைக்குத் தலையணை பயன்படுத்தக் கூடாது; தலையணை இல்லாது, தலைக்கு எவ்வித உயரமும் வைக்காது,

தலையை கீழே வைத்துப் படுக்க வேண்டும். படுக்கக் கட்டில் பயன்படுத்தினால், கட்டிலின் நடுவில் தொய்வு இல்லாதவாறு நேராக உள்ள கட்டிலில் (மரக்கட்டிலில்) படுக்க வேண்டும்.

காது மந்தம்; காது வலி

இயற்கைக்கு மாறாக உண்டு, வாழ்ந்து வரும் மனிதருக்குத்தான் காதுமந்தம், பிறவிச் செவிடு போன்ற குறைகளும் நோய்களும் உள்ளன. இயற்கையாக உண்டு, இயற்கையோடு இணைந்து வாழும் பறவைகள், விலங்குகளுக்கு இது போன்ற குறைகளும், நோய்களுமில்லையென்றே கூறலாம்.

எனவே, பிற உயிரினங்களைப் போல், இயன்ற அளவு இயற்கையாக உண்டு, இயற்கையோடியைந்து வாழப் பழகி வருவது இன்றியமையாதது மட்டுமன்று; வருங்காலச் சந்ததியினருக்கும் நன்மை தருவதாகும்.

காலையில் எழுந்ததும் வெறும் வயிற்றில் வயிறு நிறையக் குளிர்ந்த நீர் அருந்தி, இருவேளை எனிமாக் குவளை மூலம் எனிமா எடுத்து மலத்தை நன்கு வெளியேற்றி வரவேண்டும். பல் துலக்கியபின், தூதுவளை இலைச் சாறு அருந்தலாம். இருவேளையும் குளிர்ந்த தண்ணீரில் நீராடி வர வேண்டும். நாள்தோறும், காலையில் குளித்ததும் யோகாசனம், பிராணாயாமம், தியானம் செய்ய வேண்டும். குறிப்பாக சிரசாசனம், அல்லது அர்த்த சிரசாசனம் ஓரிரு நிமிடம் செய்து வரவேண்டும். சிரசாசனம் செய்யும் பொழுது, தலைகீழாக நிற்பதால், இரத்தம் அதிக அளவு சிரசுப் பகுதிக்கு வருகின்றது. காது பகுதிகளில் அதிக ரத்த ஓட்டம் ஏற்பட்டு, நாளடைவில் காதுமந்தம் நீங்கும். சாந்தி யாசனம் செய்ய வேண்டும். காதுமந்தம் நீங்க, பிராமரி பிராணாயாமம் செய்து வர வேண்டும்.

இயன்ற வரை இயற்கை உணவையே உண்டு, வருதல் சிறப்புடையது. இயலாதெனில் காலை, மாலை இருவேளைகள் இயற்கை உணவு; பகலில் மட்டும் சமைத்த சைவ உணவு (தூதுவளை ரசம், தூதுவளைக் கீரை, தூதுவளை வற்றல் குழம்பு போன்றவற்றை நாள்தோறும்.) உண்டு வரலாம்.

காதுகளில் வலியுள்ளவர்கள், வெதுவெதுப்பான சிறிதளவு வெந்நீரில் எலுமிச்சைச் சாற்றைக் கலக்கிச் சில துளிகள் காதுகளில் விடுவது நல்லது. காதில் சீழ் வடிந்தால், ஜாதிமல்லி இலைச் சாற்றுடன் தேன் சேர்த்து நான்கு சொட்டு விட்டு வந்தால், காது துர்நாற்றம், சீழ் வடிதல் குறையும். முருங்கைப் பட்டைச் சாற்றுடன், நல்லெண்ணெயும் சேர்த்துச் சிறிது சூடு செய்து நான்கு நாட்கள் காதில் விட்டு வந்தால், காதுவலி குணமாகும். பழுத்த எருக்க இலையை நெய்யில் புரட்டி, நெருப்பில் வாட்டி, சாறு பிழிந்து நான்கு சொட்டுகள் காதில்

விட்டு வந்தால், காதுவலி தீரும். காதிரைச்சல் இருந்தால், நான்கு சொட்டுகள் கடுகு எண்ணெயைச் சிறிது சூடு செய்து, காதில் விட்டு வரலாம்.

இரு மூக்குத் துவாரங்களின் வழியாகக் காற்றை நன்கு ஆழமாக உள்ளிழுத்து, இரு கைகளின் ஆட்காட்டி விரல்களை, இரு காது துவாரங்களில் வைத்து, நன்கு அழுத்தி, காது துவாரங்களை அடைத்து, வண்டு ரீங்காரம் செய்வது போன்று, 'ம்...ம்...ம்...ம்...ம்...ம்' என ரீங்கார ஒலி எழுப்பியவாறு இரு மூக்குத் துவாரங்களின் வழியாகக் காற்றை மெதுவாக வெளிவிடுவது 'பிராமரி பிராணாயாமம்' ஆகும்.

ஊமை, செவிடு

ஊமை, செவிடு ஆகிய இரு குறைபாடுகளும் பெரும்பாலும், பிறவியிலேயே ஏன், கருவிலேயே ஏற்படுகின்றன. சில குழந்தைகள் பிறக்கும் பொழுதே ஊமை, செவிடாக இருப்பதால், ஆங்காங்கே சில செவிடு, ஊமை பள்ளிகள் (**Deaf and Dumb School**) இவர்களுக்காக நிறுவப்பட்டு, கல்வி புகட்டி வரப்படுகிறது. கருவுற்ற மகளிர் உடல் நலத்திற்கு ஒவ்வாத உணவுகள் உண்பதாலும், கருவுற்ற பின்னரும் தம்பதியர் அதிகமாக உடலுறவு வைத்துக் கொள்வதாலும் செவிடு, ஊமைக் குழந்தைகள் பிறக்கலாம்.

செவிடு, ஊமைக் குழந்தைகள் பிறக்காமல் தடுக்க, கருவுற்ற பின்னராவது மகளிர் அசைவ உணவுகளை முற்றிலும் தவிர்த்து, பழவகைகள், பச்சைக் காய்கறிகள், இயற்கை உணவுகளை அதிகம் உண்டு, சமைத்த சைவ உணவுகளை மிகக் குறைவாக உண்ணலாம்; இவ்வாறு அதிக அளவு இயற்கை உணவிற்கு மாறுவதால், செவிடு, ஊமைக் குழந்தைகள் பிறப்பதைத் தவிர்ப்பதோடு, சுகப்பிரசவம், தாய்ப்பால் உற்பத்தி அதிகமாதல் ஆகிய நன்மைகளும் கிடைக்கும்.

கருவுற்றபின், பிரசவிக்கும் வரை தம்பதியர் உடலுறவு வைத்துக் கொள்ளக் கூடாது; இல்லையேல், உடலுறவை எவ்வளவுக்கெவ்வளவு தவிர்க்க இயலுமோ, அவ்வளவுக்கவ்வளவு தவிர்க்க வேண்டும். இதற்காகத்தான் தமிழகத்தில் பழங்காலத்தில் மனைவி கருத்தரித்த பின் பிரசவமாகும் வரை கணவன் முடி வெட்டிக் கொள்ளவோ; முகச்சவரம் செய்து கொள்ளவோ கூடாது என்ற சம்பிரதாயம் இருந்து வந்தது; இவ்வாறு இருந்தால், கணவன்-மனைவி இடையே காம உணர்வு குறைந்து தெய்வீக உணர்வுகள் அதிகமாகும். மேலும், அந்தக் காலத்தில் கருவுற்ற பெண்ணை, சுமார் ஐந்து மாதக் கர்ப்பிணியாக இருக்கும்பொழுதே பிறந்த வீட்டிற்கு அழைத்துச் சென்று விடுவர். இதனால், கணவன்-மனைவி இடையே உடலுறவு கொள்ளும் வாய்ப்பு, தவிர்க்கப்பட்டு வந்தது.

'லங்கணமே பரமஔஷதம்', 'உண்ணா நோன்பே உயரிய மருந்து' எனும் பொன்னான சொற்றொடர்கள்படி, உண்ணா நோன்பை அதிகப்படுத்தும்பொழுது, இரத்தம் சுத்தமாகி, இரத்த ஓட்டம் செம்மையாக நடைபெறுகிறது. கேட்கும் திறனுள்ள செவிகளிலும், பேசும் திறனுள்ள வாயிலும் உள்ள நரம்புகள் செயலிழந்து போனதால் செவிடு, ஊமை ஏற்படுகிறது. அடிக்கடி உண்ணா நோன்பு இருந்து வந்தால் செவியிலும், வாயிலும் செயலிழந்த நரம்புகள், தூண்டப்பெற்று, நாளடைவில் செயலாக்கம்பெற்று, செவிடு, ஊமை நீங்கி, கேட்கும் திறனும், பேசும் திறனும் பெற வாய்ப்பு உள்ளது.

டென்மார்க் நாட்டில் கும்ளி கார்டன் தீவில் பழ உணவு மருத்துவமனை (Fruit Cure Sanatorium) நடத்திய ஆங்கில மருத்துவர், கிறிஸ்டின் நோல்பி, எல்.டி. அவர்கள் தம் பழ உணவு மருத்துவமனையில் பழவகைகளையே முற்றிலும் உணவாகக் கொடுத்து, பிறவிச் செவிடு, ஊமைக் குழந்தைகள் செவிடு, ஊமை நீங்கிக் கேட்கும் திறனும், பேசும் திறனும் பெற்றதாக அவரது நூலில் குறிப்பிட்டுள்ளார். ஏன்? நம் தமிழகத்தில் தூத்துக்குடி மாவட்டம், திருவைகுண்டம் எனும் திருநகரில் அவதரித்த குமரகுருபர சுவாமிகள் பிறக்கும் பொழுதே ஊமையாகப் பிறந்து, ஐந்து வயது வரையிலும் பேச இயலாமல், ஊமையாக வளர்ந்து வந்தார். இதனால் பெரிதும் வருத்தமுற்ற அவரது பெற்றோர், அக்குழந்தையை எடுத்துக் கொண்டு திருச்செந்தூர் முருகன் ஆலயத்திற்கு வந்து, கொடி மரத்தடியில் குழந்தையைக் கிடத்தி அக்குழந்தை பேசும்வரை அக்குழந்தையும் தாங்களும் உண்ணா நோன்பிருப்பதாகத் தெய்வீக சங்கல்பம் எடுத்துக்கொண்டு, உண்ணா நோன்பிருந்து வந்தனர். இவ்விதம், பெற்றோருடன் ஐந்து வயது நிரம்பிய ஊமையான குமரகுருபர சுவாமிகளும் உண்ணாநோன்பிருந்து வந்த பொழுது, திடீரென்று, அக்குழந்தை ஊமை நீங்கி, வாய் பேசி, 'கந்தர்கலி வெண்பா' பாடியதாக வரலாறு கூறுகிறது. பின்னர் அவர் காசியாத்திரை சென்று, காசியில் மடம் நிறுவியதாகவும், தஞ்சாவூர் மாவட்டம், திருப்பனந்தாளில் ஆதீனம் நிறுவியதாகவும் வரலாறு உள்ளது.

பிற நோய்களுக்குக் கூறியிருப்பதுபோல் இந்நோய்க்கும் அதிகாலையில் எழுந்து, நிறைய குளிர்ந்த நீர் அருந்தி வரவேண்டும். நாள்தோறும் காலை, மாலை இருவேளைகளிலும் எனிமா எடுத்து வரவேண்டும். காலையில் பல் துலக்கியதும், வேளைக்கு 30 மி.லி. நல்லெண்ணெய் எடுத்து வாயில் ஊற்றித் தொடர்ந்து பதினைந்து நிமிடங்கள் கொப்பளித்துக் கொண்டேயிருந்து, பின்னர் வெளியில் துப்பிவிட வேண்டும். இதற்கு, 'எண்ணெய் மருத்துவம்' (Oil Pulling) எனப் பெயர். தோல் நோய்களுக்கும் இவ்வெண்ணெய் மருத்துவம் நல்ல பலனளிக்கும். இவ்விதம் காலை, மதியம், இரவு உணவுகளுக்கு முன்பு

மூன்று வேளையும் எண்ணெய் கொப்பளித்து வரலாம். இவ்வாறு விடாது தொடர்ந்து குறைந்தது 48 நாட்கள் எண்ணெய் கொப்பளித்து வந்தால் செவிடு, ஊமைக் குறைபாடுகள் நீங்க வாய்ப்புள்ளது.

காலை, மாலை இருவேளையும் குளிர்ந்த நீரில் குளித்து யோகாசனப் பயிற்சி, மூச்சுப் பயிற்சி, தியானம் செய்து வரவேண்டும். குறிப்பாக சிரசாசனம், அல்லது அர்த்த சிரசாசனம், நின்றபாத ஆசனம், பாதஹஸ்த ஆசனம், பிறையாசனம், திரிகோணாசனம், சாந்தியாசனம் செய்ய வேண்டும்.

மூக்கில் நீர் ஒழுகுதல்

சிலருக்கு மூக்கிலிருந்து, தண்ணீர் போன்று, பழுக்காத சளி ஒழுகிக் கொண்டேயிருக்கும். அதைத் துடைத்துத் துடைத்து கைக்குட்டை நனைந்து விடும்.

இவ்வாறு மூக்கிலிருந்து நீர் ஒழுகுபவர்கள், காலையில் பல் துலக்கியதும், வெறும் வயிற்றில், முசுமுசுக்கை இலைச்சாறு அருந்தி வந்தால் நல்ல பலன் கிடைக்கும். அல்லது முசுமுசுக்கை இலைப்பொடியை வேளைக்கு ஒரு தேக்கரண்டி தேனில் குழைத்து உண்டு வந்தாலும் நல்ல குணம் கிடைக்கும்.

குணமாகும் வரை மூக்குக் கழுவும் குவளை கொண்டு, மூக்கை நாள்தோறும் கழுவி வரலாம். காலை, மாலை இருவேளையும் இயற்கை உணவும், பகலில் மட்டும் சமைத்த சைவ உணவும் உண்டு வரலாம். பொதுவாக அசைவ உணவு, முட்டை, பால் மற்றும் பால் பொருட்கள், உப்பு ஆகியவற்றை உணவில் தவிர்க்க வேண்டும்.

காலை, மாலை யோகாசனங்கள் மூச்சுப் பயிற்சி செய்து வருதல் நலம் பயக்கும்.

பிராங்கைடிஸ்

பிராங்கைடிஸ், ஈஸ்னோபிலியா, ஆஸ்த்மா, காசம், சைனஸ் ஆகிய நோய்கள் அனைத்துமே சளியின் காரணமாகவே ஏற்படுகின்றன. எனவே, சளியை ஏற்படுத்தும் உணவுகளான அனைத்து அசைவ உணவுகள், முட்டை, பால், உப்பு, சமைத்த தானிய உணவு ஆகிய உணவு வகைகளை முற்றிலும், அல்லது எவ்வளவுக்கெவ்வளவு தவிர்க்க இயலுமோ அவ்வளவுக்கவ்வளவு தவிர்க்க முயல வேண்டும். அனைத்துப் பழவகைகளும் சளியை ஏற்படுத்தாது சளியை வெளியேற்றும்.

அதிகாலையில் எழுந்து வயிறு நிறையக் குளிர்ந்த நீர் அருந்தவும். எனிமாக் குவளை மூலம், காலை, மாலை இருவேளையிலும் எனிமா எடுத்து மலத்தை வெளியேற்றவும். பல் துலக்கியதும், எலுமிச்சம் பழச்சாறு கலந்த

நீர், துளசியிலைச் சாறு, தூதுவளைச் சாறு, மஞ்சள் பூ கரிசாலங்கண்ணியிலைச் சாறு, ஆடாதொடையிலைச் சாறு. ஆகியவற்றில் ஏதேனும் ஒரு சாறு வெறும் வயிற்றில் தினமும் மாற்றி மாற்றி அருந்தி வரவேண்டும். இருவேளையிலும் குளிர்ந்த தண்ணீரில் நன்கு குளித்து, யோகாசனம், மூச்சுப் பயிற்சி, தியானம் செய்யவும். மூக்குக் கழுவும் குவளை மூலம் மூக்கைக் கழுவி, சளியை வெளி யேற்றி, சுத்தம் செய்யவும்.

இருவேளையிலும் இயற்கை உணவு உண்டு, பகலில் மட்டும் சமைத்த காய்கறிகள், கீரைகள் அதிகமாகவும் தானிய உணவு குறைவாகவும் உண்ணவும்.உப்பு இல்லாது, அல்லது உப்பு மிக மிகக் குறைத்துச் சமைக்க வேண்டும். இயற்கை பானங்களை அருந்தவும்.

தேனைத் துளசிச் சாற்றில் கலந்து குடித்து வந்தால் பிராங்கைடிஸ் சளி, தொண்டைவீக்கம் முதலியன குணமாகும்.

சளி

சமைத்த தானிய உணவு, உப்பு, பால் அல்லது பால் பொருட்கள் முட்டை, மற்றும் இதர அசைவ உணவுகள் உண்பதால் உடலில் சளி ஏற்படுகிறது. இச்சளி நாளடைவில் அதிகமாகி, நுரையீரல், மூக்கு, மூச்சுக்குழல், இரத்தக் குழாய்களில் பரவிப் பிரைமரி காம்ப்ளக்ஸ், ஆஸ்துமா, காசம், சைனஸ் போன்ற பல நோய்களை ஏற்படுத்திக் காலப்போக்கில் மரணத்தை வரவழைக்கிறது.

எனவே சளி ஏற்படக் காரணமான மேற்கூறிய உணவுகளை இயன்ற அளவு தவிர்த்து, தேங்காய், பச்சைக் காய்கறிகள், சமைத்த காய்கறிகள், கீரைகள், அவல், முளைவந்த தானியங்கள், அனைத்துப் பழவகைகள் ஆகியவற்றை நம் உணவில் அதிகம் சேர்த்தால், உடலிலுள்ள சளி வெளியேற்றப்பட்டு பின்னர் உடலில் பெரும்பாலும் சளி இல்லாமல் பராமரிக்கப்படும்.

சளியை அகற்ற எனிமாக் குவளையைப் பயன்படுத்தி, மலத்தை வெளி யேற்றலாம். மூக்கு கழுவும் குவளையைப் பயன்படுத்தலாம். ஆப்பிள்பழம், எலுமிச்சம் பழச்சாறு, மாதுளை ஆகியன சளியை வெளியேற்றும். துளசிச் சாற்றில் தேன் கலந்து அருந்தி வந்தால் சளி, தொண்டை வீக்கம், பிராங்கைடிஸ் நீங்கும். கண்டங்கத்தரி, வல்லாரை இலைச்சாறு, துளசி இலைச்சாறு, நெல்லிக் காய்ச் சாறு, வில்வ இலைச் சாறு, முசுமுசுக்கையிலைச் சாறு, மணத்தக்காளி இலைச் சாறு, தூதுவளை, ஆடாதோடை ஆகிய மூலிகைகள் உண்டும் சளியை நீக்கலாம்.

தினம் மூச்சுப் பயிற்சி (நாடிசுத்தி) செய்தும் சளியை வெளியேற்றலாம். காலையில் குளிர்ந்த நீரில் தேன் கலந்து அருந்தி வந்தால் சளி ஏற்படாது.

கருந்துளசிச் சாறு ஒரு தேக்கரண்டி வீதம் தினம் இருவேளை குடித்தும், முள்ளங்கிச் சாற்றுடன் தேன் கலந்து அருந்தியும், தூதுவளைச் சாற்றுடன் வெந்நீர் கலந்து குடித்தும் சளியைப் போக்கலாம்.

கண்டங்கத்திரியும், நெல்லிக்காய்ச் சாறும் மூக்கடைப்பைப் போக்குகின்றன.

இருமல்

இருமலுக்கு முக்கிய காரணம், சளியே. சளியும், இருமலும் குணமாக, ஆடாதோடா இலை, பூ உண்ணலாம். மணத்தக்காளியிலைச் சாறு, தூதுவளையிலைச் சாறு, நெல்லிக்காய்ச் சாறு, எலுமிச்சம்பழச் சாறு ஆகியனவும் அருந்திவரலாம். வாழைப் பூவைக் கறியாகச் சமைத்து சாப்பிடலாம். ஆரஞ்சுப் பழச் சாறும் அருந்தலாம்.

வெங்காயமும், அரைக்கீரையும் சேர்த்து வேக வைத்து உண்டு வரலாம். துளசியிலைக் கஷாயம் அருந்தலாம். விளா மரத்தின் பிசின் தூளுடன் நெய்யைக் கலந்து உண்ணலாம். துத்தி இலைக் கஷாயத்துடன் கற்கண்டு சேர்த்துக் குடிக்கலாம்.

சித்தரத்தை, அதிமதுரம், சுக்கு, வால்மிளகு நான்கும் கலந்த கஷாயம் அருந்தி வர இருமல் தீரும்.

மஞ்சள் தூள் அரைத் தேக்கரண்டி, தேன் அரைத் தேக்கரண்டி கலந்து அருந்தி வரலாம். கற்பூரவல்லி இலைச் சாறு ஒரு தேக்கரண்டி, தேன் ஒரு தேக்கரண்டி, சேர்த்துச் சாப்பிடலாம். ஆடா தோடா இலை - 3, கண்டங்கத்திரியிலை- 5, துளசியிலை - 10, தும்பையிலை -5, தூதுவளை இலை - 10, ஆகியவற்றைச் சுத்தம் செய்து, நறுக்கி, அத்துடன் அதிமதுரம் ஒரு துண்டு, (5 கிராம்) சேர்த்து 250 மி.லி. நீர் விட்டு 60 மி.லிட்டராகச் சுண்டக் காய்ச்சி வடிகட்டி, தேன் கலந்து ஒரு நாளுக்கு இருவேளை அருந்தலாம். தூதுவளை வேர் 10 கிராம், பசும்பால் விட்டு அரைத்துக் காலையில் உட்கொள்ளலாம். ஆடாதோடாயிலைச் சாறு 60 மி.லிட்டருடன் 6 கிராம் மிளகு சேர்த்து அரைத்து ஏழு நாட்கள் உட்கொள்ளவும். கடுக்காய், திப்பிலி சமன் எடை எடுத்து, இடித்துத் தூள் செய்து, 2 கிராம் தூளுடன் தேன் சேர்த்துத் தினம் இருவேளை சாப்பிடலாம்.

தினம் ஒருவேளையாவது இயற்கை உணவு (இரவில்) உண்டு வரவேண்டும். பஸ்திரிகா, கபாலபதி பயிற்சிகள் செய்யலாம்.

கக்குவான் இருமல்

சளி மிகுதியாலும், செரியாமை மிகுதியாலும் கக்குவான் இருமல் ஏற்படலாம். எனவே, கக்குவான் இருமலைப் போக்க, சளியை வெளியேற்ற

வேண்டும்; சளி ஏற்படுத்தாத உணவை உட்கொள்ள வேண்டும். நல்ல செரிமானம் தரும் உணவை உண்டு, செரிமானத்தை மந்தப்படுத்தும் உணவைத் தவிர்க்க வேண்டும்.

அசைவ உணவு, முட்டை, பால் மற்றும் பால் பொருட்கள் சமைத்த தானிய உணவு புளித்த உணவு ஆகிய அனைத்தும் உடலில் சளியை உண்டாக்கும்; செரியாமையையும் ஏற்படுத்தும்; எனவே, இவ்வுணவுகள் அனைத்தையும் தவிர்த்து, சளியையும், செரியாமையையும் ஏற்படுத்தாத இயற்கை உணவுகளை நாம் அதிகம் உட்கொள்ள வேண்டும்.

காலையில் எழுந்ததும், வயிறு நிறையக் குளிர்ந்த நீர் அருந்த வேண்டும். பல் துலக்கியதும், நாட்டு நெல்லிக்காய்ச் சாறு, தூதுவளை இலைச்சாறு, துளசி இலைச்சாறு ஆகியவற்றில் ஒன்றை அருந்தி வரவேண்டும். எனிமாக் குவளை மூலம் எனிமா எடுக்க வேண்டும். காலை, மாலை இருவேளை தண்ணீரில் குளித்து வரவேண்டும். நன்கு ஆழ்ந்த மூச்சுப் பயிற்சி, யோகாசனப் பயிற்சி செய்து வர வேண்டும்.

உடல் வளர்ச்சி

உடல் வளர்ச்சிக்குப் பொன்னாங்கண்ணிக்கீரை, தூதுவளை ஆகியன உணவில் பயன்படுத்த வேண்டும். மாம்பழம் உண்பதால் எலும்பு வளர்ச்சி பெறுகிறது. திராட்சைப்பழம் உண்பதால் எலும்பு உறுதியாகிறது. பொதுவாக, இருவேளை இயற்கை உணவும், ஒருவேளை சமையுலுணவும் உண்டு, தினம் யோகாசனப் பயிற்சி, மூச்சுப் பயிற்சி செய்து வந்தால், நல்ல உடல் வளர்ச்சி பெறலாம்.

மேலும், பாதாம் பருப்பு - 2, தேன் -1 தேக்கரண்டி, நாட்டு வெல்லம் ஒரு தேக்கரண்டி ஆகியன சேர்த்து நாள்தோறும் உட்கொண்டால் உடல் வலிமை பெறும். பப்பாளிப்பழம் -30 கிராம், தேன் நான்கு தேக்கரண்டி ஆகிய இரண்டும் கலந்து, நன்கு பிசைந்து, இரவு படுக்கும் முன் உண்டு வந்தால் உடல் வலிமை பெறும்.

வில்வப் பூ லேகியம் உண்டும், தேனுடன் நெல்லிக்காய்த் துண்டைப் போட்டுக் காய்ச்சி, இளஞ்சூட்டில் 40 நாட்கள் உண்டும், வல்லாரையுடன் மிளகு சேர்த்து அரைத்து மோரில் கலக்கிக் குடித்தும், சீத்தா மரப்பட்டைக் கஷாயம் தயார் செய்து குடித்தும் உடல் வலிமை பெறலாம். நன்கு பழுத்த வில்வப் பழத்தின் விதையை நீக்கி, சதையை மட்டும் சீனாக் கற்கண்டில் கலந்து, இலந்தப்பழ அளவு காலையில் மட்டும் உண்டுவர, உடல் வலு ஏற்படும்; 20 வேளையிலேயே நல்ல குணம் தெரியும்; புளி, காரம் குறைக்கவேண்டும்.

நரம்புத் தளர்ச்சி, உடல் தளர்ச்சி

மிகுதியாக காபி, டீ பருகுவதாலும், மிகுதியாக உடலுறவு கொள்வதாலும் நரம்புத் தளர்ச்சி ஏற்படலாம்.

இக்குறையைப் போக்க, காலையில் வெறும் வயிற்றில் அருகம்புல் அல்லது வல்லாரை இலைச்சாறு அருந்தலாம், பப்பாளிப்பழத்துடன் வெங்காயச் சாறு, தேன் கலந்து உண்ணலாம். ஆப்பிள் பழத்துடன் தேனும், ரோஜா இதழ்களும் கலந்து சாப்பிடலாம். எலுமிச்சம்பழச் சாறு, ஆப்பிள்பழச் சாறும் அருந்தலாம்.

அவ்வப்போது சூரியஒளிக் குளியல் (Sun Bath) எடுக்கலாம். யோகாசனப் பயிற்சிகள் செய்தால், நல்ல பலன் கிட்டும்.

காலை உணவாக, அரிசிக்குப் பதில், கேழ்வரகு, கோதுமை, கம்பு போன்ற தானியத்தால் சமைத்த சிற்றுண்டியும், பகல் உணவாகச் சமைத்த அரிசி உணவும், இரவு உணவாக இயற்கை உணவும் உண்பது நன்மை தரும். இயற்கை உணவில் குறிப்பாக, மாதுளம்பழம், ஆப்பிள் சேர்ப்பது மிகுதியான பலனைத்தரும். பகல் உணவில் முளைக்கீரை சேர்ப்பது நல்ல முன்னேற்றத்தைத் தரும்.

ஓரிலைத் தாமரையை ஒரு கண்ணாடிப் பாத்திரத்தில் வைத்து தேனில் ஊறவைத்துச் சாப்பிட்டு வரலாம். வில்வரமரப் பூக்களைக் காயவைத்துப் பொடி செய்து, இரண்டு தேக்கரண்டித் தூளை தேனில் குழைத்து, காலையில் வெறும் வயிற்றில் தினம் சாப்பிட்டு வரலாம்.

உடல் குளிர்ச்சி பெற

உடற்சூடு தணிந்து, குளிர்ச்சி பெற இடுப்புக் குளியல் தொட்டியில் 20 நிமிடங்கள் இடுப்புக் குளியல் எடுக்கலாம். அடி வயிற்றில் ஈரத்துணிப் பட்டி, ஈரக்களிமண் பட்டி 20 நிமிடங்கள் போடலாம். காலையில் எழுந்ததும் வயிறு நிறைய குளிர்ந்த தண்ணீர் அருந்தலாம். இடையிடையேயும் வயிறு நிறைய குளிர்ந்த தண்ணீர் அருந்தலாம். இளநீர் அருந்தலாம்.

ஒரு கைப்பிடி முருங்கைப் பூவைச் சுத்தம் செய்து ஒரு சட்டியில் போட்டு இரு தேக்கரண்டி பசு நெய்யை விட்டு, பூவை லேசாக வதக்கி ஒரு கோப்பைத் தண்ணீர் விட்டு நன்கு கொதிக்க வைத்து இறக்கி வடிகட்டித் தேவையான அளவு வெல்லம் சேர்த்துக் காலையில் மட்டும் குடித்து வந்தால், ஏழு நாட்களில் உடற்சூடு தணியும்.

நெருஞ்சி செடியைக் கழுவிச் சுத்தம் செய்து பொடியாக நறுக்கி ஒரு கைப்பிடியளவு எடுத்து ஒரு சட்டியில் போட்டு ஒரு கோப்பை தண்ணீர்விட்டு

அடுப்பில் நன்கு கொதிக்க வைத்து வடிகட்டி, காலை, மாலை அரைக் கோப்பை வீதம் மூன்று நாட்கள் தொடர்ந்து சாப்பிடலாம்.

அமுக்கிராங் கிழங்கு அரை ரூபாய் எடை எடுத்து நைத்து, ஒரு சட்டியில் போட்டு ஒரு கோப்பை தண்ணீர்விட்டு நன்றாகக் கொதிக்க வைத்து இறக்கி வடிகட்டி, காலை, மாலை அரைக் கோப்பை அளவு வீதம் மூன்று நாட்கள் ஆறு வேளை சாப்பிட்டு வந்தால் உடற்சூடு தணியும்.

உடலில் வறட்சி

நிலம் வறண்டு போனால், நிலத்தில் தாவரங்கள் வளராது. உடல் வறண்டு போனால், உடலில் உயிர் நிலைக்காது. எனவே உடலோம்ப, உயிரோம்ப, உடலில் வறட்சி ஏற்படாது பராமரிக்க வேண்டும்.

உலகின் பரப்பளவில் முக்கால் பரப்பளவு தண்ணீர்; கால் பரப்பளவே பூமி. அதுபோல், நமது உடலிலும் பெரும்பங்கு தண்ணீர் இருக்க வேண்டும். அதனால் தான் வள்ளுவர் பெருமானும், தம் திருக்குறளில், 'நீரின்றி அமையாது உலகு' எனக் கூறியுள்ளார்.

நம் உடலிலிருந்து அவ்வப்போது, சிறுநீர் மூலமாகவும், வியர்வை மூலமா கவும் நீர் வெளியேறுகிறது; இவ்வாறு உடலிலிருந்து வெளியாகும் நீரை ஈடுசெய்ய நாம் தண்ணீர் குடித்து சரிக்கட்ட வேண்டும்.

நாம் எப்பொழுதெல்லாம் தண்ணீர் குடிக்கலாம்? அதிகாலையில் துயில் எழுந்து, வாயைக் கொப்புளித்து விட்டு, நல்ல தண்ணீரை இயன்ற அளவு வயிறு நிறையக் குடிக்க வேண்டும். நெருப்பில் கொதிக்க வைத்து ஆறிய நீரையும், குளோரின் கலந்த நீரையும், உப்புத் தன்மையுள்ள நீரையும் தவிர்க்கவும். பின்னர் இருவேளைகள் உணவுகளுக்கு இடைவெளியில், அல்லது ஒவ்வொரு வேளை உணவுக்கும் ஒரு மணிநேரம் முன்னதாகத் தேவையான தண்ணீரைக் குடித்து உடலில் வறட்சி ஏற்படாது பார்த்துக்கொள்ள வேண்டும். உணவு உண்டவுடன் தண்ணீர் குடிக்கக் கூடாது; தேவைப்பட்டால், ஒரு கோப்பை அளவு தண்ணீர் குடிக்கலாம். உடலில் சூடு, வறட்சி ஏற்படாமலிருக்கவும், உடலிலுள்ள கழிவுகளை நீக்கி உடலையும் குருதியையும் தூய்மையாக்கவும் தண்ணீர் அருந்துவது மிக மிக அவசியம். குடி தண்ணீரைச் சுத்தப்படுத்த, நன்கு வெயிலில் காயவைத்து, பின் நிழலில் வைத்து, ஒரு மண் பானையில் ஊற்றி, அதில் துளசியிலைகள் போடலாம்; அல்லது சில சொட்டுகள் எலுமிச்சம் பழச்சாறு பிழியலாம். வில்வம் இலைகளும் சிறிது போடலாம்.

உடலில் வறட்சி ஏற்படாமலிருக்க, ஆவாரம்பூ இதழ்களும் உண்டு வரலாம். ''ஆவாரை பூத்திருக்க சாவாரைக் கண்ட துண்டோ?'' எனக் கூறுகிறது சித்தர் பாடல்.

உடலில் கற்றாழை நாற்றம்

சிலர் உடலிலிருந்து காற்றாழை நாற்றம் வீசும். அவர் அருகில் யாரும் இருக்க விரும்பாது ஒதுங்குவர். அவ்வாறு காற்றாழை நாற்றம் வீசும் உடலையுடையவர்களுக்கு மலச்சிக்கல் இருக்கும்; அசைவ உணவு அதிகம் விரும்பி உண் பவராக இருப்பர்; மது அருந்துவதிலும் அதிக நாட்டமுடையவராக இருப்பர்.

எனவே காற்றாழை நாற்றம் வீசுவதை நிறுத்தவேண்டுமென்றால், மலச் சிக்கல் நீங்கக் காலையில் எழுந்ததும் வயிறு நிறைய தண்ணீர் அருந்த வேண்டும்; காலை, மாலை எனிமாக் குவளை மூலம் எனிமா எடுத்துவர வேண்டும். மலச்சிக்கலை நீக்கும் நார்ச்சத்துள்ள காய்கறிகள், கீரைகள், கனிகள் நிறைந்த உணவை உட்கொள்ள வேண்டும். நாள்தோறும் யோகாசனம் செய்துவர வேண்டும்; அல்லது ஏதேனும் உடற் பயிற்சிகள் செய்துவர வேண்டும்.

உடலைத் தூய்மைப்படுத்தும் பொருட்டு, வாரம் ஒரு முறை மண் குளியல், வாழையிலைக் குளியல் எடுத்துவர வேண்டும். நாள்தோறும் சூரியஒளிக் குளியல் எடுக்க வேண்டும். இருவேளை குளிர்ந்த தண்ணீரில் குளிக்க வேண்டும்.

காலையில் பல் துலக்கியதும், ஆவாரம்பூ இதழ்கள் அல்லது ஆவாரம் பூத்தூளுடன் சிறிது தேன் கலந்து உண்டு வர வேண்டும். அருகம்புல் சாறும் அருந்தலாம்.

காலை, மாலை இருவேளைகள் இயற்கை உணவும் மதியம் ஒருவேளை மட்டும் சமைத்த சைவ உணவும் உண்டு வருதல் வேண்டும். அசைவ உணவு உண்ணுதல், மது அருந்துதல் ஆகியவற்றை அவசியம் தவிர்த்தல் வேண்டும்.

கல்லீரல் குறைபாடு

நம் உடலுறுப்புகளில் மிக முக்கியமான உறுப்பு மூளைதான் என்பதை அறிவோம். அடுத்து, இதயம்தான் மிக முக்கியமான உறுப்பு என்றாலும், குறிப்பாக கல்லீரலும் (Liver) முக்கிய உறுப்புதான்.

இத்தகைய மிக முக்கிய உறுப்பான கல்லீரலில் எவ்விதக் குறைபாடும் ஏற்படாது, சரியான உணவு உண்டு, செம்மையாகப் பராமரித்தால், வயிறு சார்ந்த நோய்களை கூடியவரை தவிர்க்கலாம்.

கல்லீரலில் குறைபாடு ஏற்படாமல் பராமரித்து வரவும், குறைபாடிருந்தால் தானாக அக்குறைபாடு நீங்கிச் செம்மையடையவும், காலையில் எழுந்ததும்

வயிறு நிறையக் குளிர்ந்த நீர் அருந்துதல் அவசியம். மலச்சிக்கலிருந்தால் காலை, மாலை இருவேளையும், மலச்சிக்கல் நீங்கும்வரை, எனிமா எடுப்பதும் அவசியம். பல் துலக்கியபின், மஞ்சள் பூ கரிசலாங்கண்ணி இலைச் சாறு அருந்தலாம்; அல்லது மஞ்சள் பூ கரிசலாங்கண்ணி இலைகளை நன்கு கழுவி வாயில் போட்டு மென்று சாப்பிடலாம்.

காலை, மாலை இருவேளை இயற்கை உணவும் பகல் மட்டும் சமைத்த சைவ உணவும் உண்ணலாம். செயற்கை பானங்களைத் தவிர்த்து, இயற்கை பானங்களையே அருந்தவும் இயற்கை உணவாக மாம்பழம், முலாம்பழம், அத்திப்பழம், பன்னீர் திராட்சை, எலுமிச்சை ஆகியவற்றை அதிக அளவில் சேர்த்துக் கொள்வது, கல்லீரல் செயல்திறனுக்கு மிக உதவியாக இருக்கும்.

இடுப்புக் குளியல் தொட்டி மூலம், இடுப்புக் குளியல் எடுத்து வந்தால் கல்லீரல் குறைபாடு நீங்கும். அடி வயிற்றில் ஈரத் துணிப்பட்டி, அல்லது ஈர மண்பட்டி போடலாம்.

காலையில் குளித்ததும் யோகாசனங்கள் செய்து வருவது நல்ல பலனைத் தரும். குறிப்பாக, பவனமுக்தாசனம். யோகமுத்ரா, மகாமுத்ரா, தனுராசனம், சலபாசனம், உட்டியானா, நௌலி, சாந்தியாசனம் போன்றவற்றைச் செய்து வருவது கல்லீரலை வலுவடையச் செய்யும்.

தினமும் மூக்கரட்டைக் கீரையை சாப்பாட்டில் சேர்த்தால் கல்லீரல்நோய் குணமாகும்.

பித்தம்

உடலின் புரதச் சத்து மிகுதியானால், பித்தம் ஏற்படலாம். பித்தம் உள்ளவர் கட்கு, அவ்வப்போது தலைச் சுற்று ஏற்பட்டு, மயக்கம் போட்டு, கீழே விழுந்து விடுவர். அவ்வாறு உடலில் பித்தம் மிகுந்து, தலைச் சுற்று ஏற்படும்பொழுது, நிற்காமல், உடனே கீழே அமர்ந்து கொண்டால், மயக்கம் ஏற்படுவதையும், கீழே விழுவதையும் தவிர்க்கலாம்.

காலையில் பல்துலக்கியதும், வெறும் வயிற்றில், நாட்டு நெல்லிக்காய்ச் சாறு, எலுமிச்சம்பழச் சாறு ஆகியவற்றில் ஏதேனும் ஒன்று அருந்தி வரலாம். இருவேளையும் தண்ணீரில் குளிக்கலாம். இருவேளையும் இயற்கை உணவு உண்பது சிறப்பு. இயற்கை உணவில் வாழைப்பழம், திராட்சைப்பழம், ஆப்பிள் ஆகியன சேர்த்துக் கொள்ளவும். பகலில் மட்டும் சமைத்த சைவ உணவு உண்ணலாம்; சைவ உணவில் முருங்கைக்கீரை சேர்த்து வரவும். சுக்குக் கஷாயம் குடிக்கலாம்; உணவில் சேர்த்துக் கொள்ளலாம்.

நாள்தோறும் சூரிய நமஸ்காரம், யோகாசனம், நாடிசுத்தி, தியானப் பயிற்சிகள் செய்து வரலாம்.

பித்தம் நீங்க, வேப்பம் மலர்களைக் காய்ச்சிக் குடித்து வரலாம். நாள்தோறும் புதினா இலைகளை உண்டு வரலாம். வில்வ இலைகள் வேகவைத்த நீரை ஒரு மாதம் அருந்தி வரலாம்.

கொத்துமல்லி விதை, சந்தனப் பொடி, நாட்டுநெல்லி வற்றல் ஆகிய மூன்றையும், வகைக்குப் பத்து கிராம் வீதம் சேர்த்து, ஒன்றிரண்டாக நசுக்கி, நீரில் ஊறவைத்து, பிசைந்து, வடிகட்டி, வேளைக்கு ஓர் அவுன்சு வீதம், காலை, மாலை இருவேளை அருந்தி வரவும்.

பித்த மயக்கம் குணமாக ஓர் எலுமிச்சம்பழச் சாற்றில் ஒரு கரண்டி சீரகத்தை ஊறப் போட்டு நிழலில் காயவைத்துச் சாப்பிடலாம்.

பிரண்டைத் துவையல் உண்டாலும் பித்தம் நீங்கும்.

தொண்டைப் புண்

பொதுவாக, உடலில் அதிக வறட்சியாலும், வெப்பத்தாலும் தொண்டையில் புண் ஏற்படலாம்.

காலையில் எழுந்ததும், வயிறு நிறையக் குளிர்ந்த நீர் அருந்திவர வேண்டும். காலை, மாலை எனிமா எடுக்க வேண்டும். காலையில் பல் துலக்கியதும், தேன் கலந்த தண்ணீர் அருந்தலாம். இருவேளையும் குளிர்ந்த நீரில் குளிக்கவும்.

இருவேளையும் இயற்கை உணவும், பகலில் மட்டும் சமைத்த சைவ உணவும் சாப்பிடவும். இயற்கை உணவில், ஆப்பிள், பப்பாளிப்பழம், அன்னாசிப்பழம், மாதுளம்பழம் ஆகியவற்றை அதிகம் சேர்க்கவும்.

இரவில் படுக்கச் செல்லும் முன்பு, தேன் கலந்து நீர் அருந்தவும்.

எலுமிச்சம்பழச் சாற்றுடன் தேன் கலந்து அருந்தலாம்; பாகற்காய் வேரை அரைத்துத் தேன் கலந்து சாப்பிடலாம்; அன்னாசிப்பழச் சாறு அருந்தலாம்.

டான்சில்ஸ், டிப்தீரியா

டான்சில்ஸ் என்பது வாய்க்குள் உள்நாக்கு வளர்வதாகும். இதை அறுவை சிகிச்சை செய்து அகற்றினாலும், மீண்டும் உள்நாக்கு வளர்வதுண்டு. இந்நோய் பெரும்பாலும் சிறுவர்களுக்கே உண்டாகும்.

டான்சில்ஸ் ஏற்பட்டதைக் குணப்படுத்தவும், வராமலிருப்பதற்கும் சிறுவர்கள் ஐஸ், ஐஸ் கிரீம், மற்றும் இதர குளிர் பானங்கள் உட்கொள்ளக்கூடாது.

அதிகாலையில் எழுந்து நிறையக் குளிர்ந்த தண்ணீர் அருந்த வேண்டும். பல் துலக்கியதும் அருகம்புல் சாறு அல்லது அன்னாசிப்பழச் சாறு ஏதேனும்

ஒன்று அருந்தலாம். இருவேளையும் குளிர்ந்த நீரில் குளிக்க வேண்டும். யோகாசனப் பயிற்சி, மூச்சுப் பயிற்சி, தியானம் செய்து வரலாம்.

காலை, மாலை இருவேளையிலும் இயற்கை உணவு உண்ண வேண்டும். பகலில் மட்டும் சமைத்த சைவ உணவு உண்ணலாம். இயற்கைப் பானங்களை அருந்த வேண்டும். இயற்கை உணவில் அன்னாசிப்பழம் அதிகம் உண்பது நல்லது.

தைராயிடு

தைராயிடுநோய் குரல் வளையில் ஏற்பட்டுத் தொல்லைப்படும் மக்கள் நாளுக்கு நாள் அதிகமாகிக் கொண்டு வருகின்றனர்.

இந்நோய்க்கும், எந்நோய்க்கும் மருத்துவம் நாட வேண்டாம்; குறிப்பாகப் பக்க விளைவுகள் தரும் ஆங்கில மருத்துவம் தவிர்க்கலாம்.

இந்நோய் வந்தவர்களும் பொருந்தா உணவான அனைத்து சமையலுணவு களை இயன்ற வரையில் தவிர்த்து, பொருந்தும் உணவான இயற்கை உணவுகளை (தேங்காய், பழ வகைகள், மற்றும் பிற சமைக்காத உணவுகள்) இயன்றவரையில் உண்டு வந்தாலே; நாளடைவில் தைராயிடுநோய் நீங்கும். அனைத்து செயற்கை பானங்களைத் தவிர்த்து, இயற்கை பானங்களை (தண்ணீர், இளநீர், பழச்சாறுகள், காய்கறிச் சாறுகள், இலைச் சாறுகள் முதலியன) அருந்தி வரவும். எனிமாவும் நோய் தீரும் வரை எடுத்து வரவும். சிம்மாசனம், சசாங்காசனம், உஷ்ட்டாசனம், பிறை யாசனம், ஹலாசனம், சர்வாங்காசனம், ஆகிய ஆசனங்களும் செய்து வந்தால், மிக்க பலன் தரும்.

காக்கா வலிப்பு (Fits)

பெற்றோர்க்கு இந்நோயிருந்தால், குழந்தைகளுக்கும் வர வாய்ப்பு உண்டு. இந்நோய் நரம்பு சம்பந்தமுடையது. இந்நோய் வந்தால் கை, கால்கள் வெட்டி வெட்டி இழுத்துக் கீழே விழுந்து விடுவர்; இந்நோய் வந்தவுடன் கையில் பிடித்துக்கொள்ள ஓர் இரும்பைக் கொடுப்பர்; அவ்விரும்பை பிடித்த சில நிமிடங்களில் கை, கால்கள் வெட்டுவது நின்று விடும்.

அதிகாலையில் எழுந்து வயிறு நிறையக் குளிர்ந்த நீர் அருந்தி, காலை, மாலை இருவேளையிலும் எனிமா எடுத்து மலத்தை வெளியேற்ற வேண்டும். இருவேளையும் குளிர்ந்த நீரில் குளிக்கவும். இருவேளையும் இயற்கை உணவும் பகலில் மட்டும் சமைத்த சைவ உணவும் உண்ணலாம். இயற்கை

பானங்களையே அருந்த வேண்டும். காபி, தேயிலை அருந்தக்கூடாது இயற்கை உணவில் அன்னாசிப்பழம் அதிகம் உண்ணலாம்.

காலையில் குளித்ததும், யோகாசனப் பயிற்சி, மூச்சுப் பயிற்சி, தியானம் ஆகியன செய்ய வேண்டும். இடுப்புக் குளியல், சூரியஒளிக் குளியல் நாள் தோறும் எடுத்து வரலாம். வாழையிலைக் குளியல், மண் குளியல் வாரமொரு முறை எடுப்பது நன்மை தரும்.

அவுரி இலையைப் பொடி செய்து தேனில் குழைத்துத் தினமும் காலையில் வெறும் வயிற்றில் உண்டு வரவும்.

மனஉளைச்சல்

நரம்புத் தளர்ச்சி உடையவர்கட்கும், குடும்பக் கவலைகள் அதிகமுள்ளவர் கட்கும், விபத்தால் அதிர்ச்சி அடைந்தவர்கட்கும், மனத்தைச் சதா குழப்பிக் கொள்பவர்கட்கும், பொருளாதாரச் சிக்கலுள்ளவர்கட்கும், வாழ்க்கையில் பல முறை தோல்வியைச் சந்தித்தவர்கட்கும், பெரும்பாலும் இந்நோய் வருகின்றது.

காலை, மாலை இருவேளை இயற்கை உணவும், பகல் ஒருவேளை மட்டும் சமையலுணவும், நோய் குணமாகும் வரை உண்ண வேண்டும். இந்நோய் குணமாகப் பல மாதங்கள் பிடிக்கும்; சற்றுப் பொறுமையாக இருக்க வேண்டும். பிற நோய்கள் பெரும்பாலும் 15 முதல் 30 நாட்களில் குணமாகும். குறிப்பாக, மாம்பழம், திராட்சைப்பழம் (மூளைக்குப் பிராணவாயு கொடுக்கிறது), எலுமிச்சை, ஆப்பிள், நாட்டு நெல்லி ஆகிய இயற்கை உணவுகளை அதிகம் சேர்க்க வேண்டும்.

ஒரு கோப்பை மாம்பழச் சாற்றுடன், பாலும், தேனும் கலந்து ச ாப்பிட்டால், அது ஓர் ஊட்டச் சத்துணவு ஆவதுடன், உடலுக்கு வேண்டிய சக்தி, நினைவாற்றல் ஆகியவற்றை அதிகமாக்குவதுடன், பசியையும் சீராக வைக்க உதவுகிறது; பப்பாளிப்பழத்துடன் வெங்காயச் சாறு, தேன் கலந்து சாப்பிடுவதால் நரம்புத் தளர்ச்சி, பலவீனம், நினைவாற்றல் குறைவு அனைத்தும் மட்டுப்பட்டு, உடலுக்கு நல்ல தெம்பும் ஏற்படுகிறது.

துளசி இலைச்சாறு, வில்வ இலைச் சாறு, வல்லாரை இலைச்சாறு, தூதுவளை, மஞ்சள் பூ கரிசலாங்கண்ணி (பொற்றலைக் கையாந்த கரை) ஆகிய இலைச் சாறுகளும் அருந்தலாம். திப்பிலிப் பொடியைத் தேனில் குழைத்துத் தினமும் உட்கொண்டு வந்தால் நினைவாற்றல் அதிகமாகும்.

செம்பருத்திப் பூக்களை எண்ணெயில் போட்டுக் காய்ச்சி நாள்தோறும் தலையில் தேய்க்கலாம். திராட்சைப்பழங்களைப் பன்னீரில் ஊற வைத்து

40 நாட்கள் காலையில் உண்ணலாம். தினம் ஆப்பிள் பழம் சாப்பிட்டால், ஆரம்ப நிலைப் பித்து குணமடையும். அகத்திக் கீரையை, சீரகம், உப்பு கலந்து அரிசி களைந்த நீரில் காய்ச்சி, கஞ்சியாக வேகவைத்து உண்ணலாம். பாதிரிப் பச்சிலையைக் காய்ச்சிக் குடிக்கலாம். பாதிரி பச்சிலைச் சாறை, பழச் சாற்றில் கலந்து தலைக்குத் தேய்த்துக் குளிக்கலாம். துளசியும், பச்சைக் கற்பூரமும் சேர்ந்த நீர் அருந்தலாம். கருந்துளசிச் சாற்றுடன் கற்கண்டு சேர்த்து காய்ச்சி 40 நாட்கள் உண்ணலாம். தாமரைப் பூக்களை வெந்நீரில் வேகவைத்து சாற்றைத் தினம் குடிக்கலாம். குங்குமப் பூவினைப் பாலில் கலந்து குடிக்கலாம். இஞ்சிச் சாற்றுடன் தேன் கலந்து அருந்தினால், நரம்புத் தளர்ச்சி குணமாகும்.

தினம் தியானம் செய்வது அவசியம். நல்ல மரங்களடர்ந்த இயற்கைச் சூழலில் வாழ்ந்து வருவதும் நலம் பயக்கும்.

உடலில் அரிப்பு

உடலில் அரிப்பு ஏற்படுவதைத் தடுக்க, நாள்தோறும் காலையில் வெறும் வயிற்றில் அருகம்புல் சாறு அல்லது தூதுவளையிலைச் சாறு அருந்தி வரலாம்.

அசைவ உணவுகளைக் கண்டிப்பாகத் தவிர்க்க வேண்டும்; சைவ உணவிலும் உப்பைப் படிப்படியாகக் குறைத்து, உப்பில்லாமல் அல்லது உப்பு மிக மிகக் குறைத்து உண்பது நல்லது.

நாள்தோறும், மூன்று வேளை உணவுகளில், ஒருவேளை அல்லது இரு வேளை கனிகள் நிறைந்த இயற்கை உணவு உண்பது மிக்க பயனைத் தரும். காலை, மாலை இருவேளையும் எனிமாகக் குவளை மூலம் எனிமா எடுத்து வரவேண்டும். வாரத்தில் ஒரு நாள் 'வாழையிலைக் குளியல் எடுக்க வேண்டும். (Banana Leaf Bath)' நாள்தோறும். 'சூரிய ஒளிக் குளியல்' காலையில் 10 முதல் 11 மணிக்குள், சுமார் முப்பது நிமிடங்கள் எடுத்து, பின் சிறிது நேரம் நிழலில் இருந்துவிட்டு நன்கு குளிக்கவும்.

குளியலுக்கு ஆவாரம்பூவுடன் பாசிப்பயறு சேர்த்தரைத்துத் தேய்த்துக் குளிக்கலாம்.

நாள்தோறும் காலையில் குளித்துவிட்டு யோகாசனங்கள் செய்து வரலாம்.

(செரிமானசக்திக் குறைபாடு) பசியின்மை

செரிமானசக்தி குன்றுவதால் பசியின்மை ஏற்படுகிறது. வெறும் வயிற்றில் துளசியிலைச் சாறு, நெல்லிக்காய்ச் சாறு, வில்வ இலைச்சாறு, எலுமிச்சம்பழச் சாறு ஆகியன அருந்தி வந்தால், செரிமானசக்தி பெருகி, பசியின்மை நீங்கும்.

சுண்டைக்காயைச் சமையலுணவில் சேர்த்துச் சாப்பிடுவதால் செரிமானசக்தி அதிகமாகும்.

வாழைப் பூவைக் கறியாகச் சமைத்து உண்ணலாம். பிஞ்சு மாங்காய்த் துண்டுகளுடன், மிளகுத் தூளும், தேனும் சேர்த்து சாப்பிடலாம். ஒரு கோப்பை மாம்பழச் சாற்றுடன், பாலும் தேனும் கலந்து உண்பதால், பசியின்மை நீங்குவதுடன் நினைவாற்றலும் அதிகமாகும். பலாப்பழச் சுளையுடன் தேன் கலந்து சாப்பிடலாம்.

பப்பாளிக் காயை மோர்க்குழம்பு, தயிர்க்குழம்பில் சமைத்துச் சாப்பிடலாம். பூசணிக்காயை எந்தெந்த முறையில் சமைக்கிறோமோ அந்தந்த முறையில் பப்பாளிக் காயையும் சமைக்கலாம். இவ்விதம் பப்பாளிக் காயைச் சமைத்து சாப்பிடுவதால், வயிற்றில் நன்கு செரிக்காத உணவுகளையும் செரிக்கச் செய்து, நல்ல உணவாக மாற்றும் பப்பாளிப் பழத்தைத் துண்டுகளாக நறுக்கிச் சீரகப் பொடி, எலுமிச்சம்பழச் சாறு கலந்து சாப்பிட்டால் நீண்டநாள் செரியாமை, தாய்ப்பால்குறைவு நீங்கும், மலேரியாக் காய்ச்சல் வந்து, கல்லீரல் வீங்குதல் போன்ற நோய்களுக்குச் சிறந்த மருந்து.

இயற்கை உணவில், ஆப்பிள், மாம்பழம், மாதுளை, பப்பாளி, ஆரஞ்சு, திராட்சை, வாழைப்பழம், நாவல்பழம், தர்ப்பூசணிப்பழம், அன்னாசிப்பழம் ஆகிய கனி வகைகளைச் சாப்பிட்டு வந்தால், பசியின்மை நீங்கும்.

உணவு இடைவெளிகளில் நிறையத் தண்ணீர் குடிக்கலாம். யோகாசனப் பயிற்சி அல்லது உடற்பயிற்சி அவசியம் செய்தல் வேண்டும். குறிப்பாக பச்சிமோத்தாசனம், வஜ்ராசனம், பவன முக்தாசனம், ஹலாசனம், மயூராசனம், உட்டியானா, நௌலி, சாந்தியாசனம் செய்யலாம்.

ரோம வளர்ச்சி

தலையில் முடி வளர்வது என்பது நம்மில் பெரும் பாலோர்க்குக் குறைவாகவே உள்ளது. மனிதர்களில் மட்டுமே வழுக்கைத்தலை, நரை முடியைக் காண முடிகிறது. இயற்கையாக உண்டு, இயற்கையாக வாழும் மற்ற உயிரினங்களான பறவைகள், விலங்குகளிடையே முடி உதிர்தல், நரைமுடி முதலிய குறை இல்லையென்றே கூறலாம்.

எனவே, நாமும் நமது மூன்று நேர சமையலுணவை, மாற்றி பகலில் ஒரு வேளை மட்டும் சமைத்த சைவ உணவும், பிற இருவேளைகளில் தேங்காயும், பழவகைகளுமான இயற்கை உணவு உண்டு வாழ்ந்தால் முடி உதிர்தல் இல்லாமல் ரோம வளர்ச்சி அடர்த்தியாக இருக்கும்; முடி நரைக்காது.

மேலும் காலையில் எழுந்ததும், பல் துலக்கியபின், நெல்லிக்காய்ச் சாறு (பெருநெல்லி அல்லது நெல்லி வற்றலைத் தண்ணீரில் ஊறவைத்துக் கிடைக்கும் சாறு) தினமும் ஒரு கோப்பை அருந்தி வர, ரோம வளர்ச்சி மிகும்.

தினமும் சிரசாசனம் (தலை கீழ் நிற்பது) அல்லது அர்த்த சிரசாசனம் ஓரிரு நிமிடங்கள் செய்து வருவதும் அவசியம். சிரசாசனம் செய்யும் பொழுது, நம் உடலிலுள்ள இரத்த வோட்டம் சிரசுப்பகுதிக்கு அதிகம் வந்து, நாளடைவில் ரோம வளர்ச்சியை அதிகப்படுத்தும்.

மருதோன்றி இலையைத் தேங்காயெண்ணெயில் போட்டுக் காய்ச்சி, ஆறிய பின் தினம் தலைக்குத் தேய்த்து வந்தாலும் ரோம வளர்ச்சி அதிகமாகும்.

காரத்தன்மை (Alkaline)

மனிதனின் உடலில் காரத்தன்மை (Alkaline) மிகுந்து, அமிலத்தன்மை (Acidity) குறைந்து காணப்பட வேண்டும்; அப்போதுதான், அவன் ஆரோக்கி யமாக வாழ முடியும். ஆனால், இன்றைய மனிதர்களின் உடலில் அமிலத்தன்மை மிகுந்து, காரத்தன்மை குறைந்துள்ளதால், நோய்கள் பெருகி, நோயில்லாத மனிதரையே உலகில் பார்ப்பது அரிதாகிவிட்டது.

உடலில் அமிலத்தன்மை மிகுதியாகக் காரணம், சமைத்த தானிய உணவையே அதிகமாக உண்டு, நாளடைவில் குடலில் செரியாமை ஏற்பட்டு, குடலில் புளிப்புத்தன்மையுண்டாகி அமிலத்தன்மையை அதிகமாக்குகிறது. சோற்றுப்பானையில் உள்ள சோறு, நாட்கள் செல்லச் செல்லப் புளித்துக் காடியாவது போல், குடலிலும் ஏற்படுகிறது.

எனவே அமிலத்தன்மை மிகுந்துள்ள சமைத்த தானிய உணவை நாம் அன்றாட உணவில் மிகக் குறைத்து, காய்கறிகள், கீரைகள், பழங்களை நம் உணவில் அதிகப்படுத்தி உண்டு வாழ்ந்தால், நம் உடலில் அமிலத்தன்மை மிகுதியாகாது; நோய்நொடிகள் ஏற்படாது. நோய் நொடிகள் எது வந்தாலும் நம் உடல் தன்னைத்தானே விரைவில் குணப்படுத்திக் கொள்ளும். மேலும் குடலின் செரிமானத்தன்மையை நன்கு பராமரிக்க வேண்டும். அதற்குப் போதிய உடலுழைப்பு, அல்லது யோகா போன்ற உடற்பயிற்சி தினமும் செய்து வருதல் வேண்டும்.

தினமும் காலையில் பல்துலக்கியதும், வெண்பூசணிச் (சாம்பல் பூசணி - தடியங்காய் - (Ash Gourd) சாறு ஒரு கோப்பை அருந்தி வந்தால், நம் உடலில் தேவைக்கு அதிகமாயுள்ள அமிலத்தன்மையைக் குறைத்து விடும். மேலும் வாழைத்தண்டுச் சாறு, கேரட் சாறு, அருகம்புல் சாறு அருந்தியும் அமிலத்தன்மையைக் குறைக்கலாம்.

அமிலத்தன்மை (Acidity)

உடலில் காரத்தன்மை (Alkaline) 70%ம், அமிலத்தன்மை (Acidity) 30%ம் இருக்க வேண்டும். ஆனால், உண்ட உணவு செரிக்கவில்லையெனில், உடலில் அமிலத்தன்மை (புளிப்பு) அதிகமாகி, பல நோய்களுக்குக் காரணமாகிறது.

உடலில் அதிகமான அமிலத்தன்மையைக் குறைக்க, காலையில் எழுந்ததும் வெறும் வயிற்றில் வயிறு நிறையக் குளிர்ந்த நீர் அருந்த வேண்டும். பின் பல்துலக்கியதும், சாம்பல் பூசணிச்சாறு, வாழைத்தண்டுச் சாறு, கேரட் சாறு, அருகம்புல் சாறு ஆகியன அருந்தலாம். இருவேளையும் குளிர்ந்த தண்ணீரில் குளித்து வரவேண்டும். பின்னர் யோகாசனப் பயிற்சிகள் அவசியம் செய்து வந்தால், நல்ல செரிமானம் ஏற்பட்டு உடலில் அமிலத்தன்மை குறையும்.

காலை, மாலை இருவேளையும் கனி வகைகள் நிறைந்த இயற்கை உணவும், பகலில் மட்டும் சமைத்த சைவ உணவும் உண்டு வரவேண்டும். இரவு உணவை ஏழு மணிக்குள் முடித்துவிட வேண்டும்.

ரத்த பேதி, சீத பேதி

அடிக்கடி சிறிது சிறிதாக மலம், ரத்தம், சளி கலந்து வெளியேறும். எல்லா வயதினருக்கும் இந்நோய் ஏற்படும். இந்நோய் ஏற்பட்டால் உணவில் காரம் (எரிப்பு) சேர்க்கக் கூடாது.

இந்நோய் கண்டவர்கள், பழச்சாறு மட்டும் உண்டு, உண்ணாநோன்பு சில நாட்கள் (இந்நோய் குணமாகும் வரை) இருப்பது நல்லது. உண்ணாநோன்பை முடிக்கும்பொழுது, சாறுள்ள பழங்கள் (பப்பாளி, ஆரஞ்சு, தர்பூசணி, வெள்ளரிப் பழங்கள்) உண்டு. பின்னர் அடுத்தவேளை உணவில் காரம் சேர்க்காமல் சில நாட்கள் உண்ண வேண்டும்.

இந்நோய் குணமாகும் வரை, அடி வயிற்றில் ஈரத் துணிப்பட்டி, அல்லது ஈரப் புற்றுமண் (அல்லது களிமண்) பட்டி அடிக்கடி போட்டு வர வேண்டும். இடுப்புக் குளியல் தொட்டி மூலம் இடுப்புக் குளியல் எடுக்கலாம்.

காலையில், பல் துலக்கியதும், வெறும் வயிற்றில் நாட்டு நெல்லிக்காய்ச் சாறு அருந்தி வரலாம்; வில்வ இலைச் சாறும் அருந்தலாம்; சிறு குழந்தைகளுக்குச் சீதபேதி ஏற்பட்டால், ஆப்பிள் பழக்கூழ் கொடுக்கலாம். பெரியவர்களுக்கு ஏற்பட்டால், மாங்கொட்டைப் பருப்பு (பத்து முதல் இருபது அரிசி எடை அளவு) உண்ணலாம். பால் அல்லது தேனுடன் மா இலைச் சாறு கலந்து அருந்தலாம். மாதுளம்பழச் சாறும் அருந்தலாம். மாதுளம் பிஞ்சுக் கஷாயம், மாதுளம்பழத் தோல் கஷாயம், மங்குஸ்தான்பழத் தோல் கஷாயம், வில்வப்பழம் அல்லது

வில்வக்காய் கஷாயம் ஆகியனவும் அருந்தலாம். உணவாக விளாம்பழம் முலாம்பழம் உண்ணலாம். நாவற்பழமும் உண்ணலாம். எலுமிச்சம்பழச் சாறும் அருந்தலாம். வாழைப்பழக் கூழ் அருந்தலாம். நாவற்பழக்கொட்டைத் தூளைத் தேனுடன் கலந்து உண்ணலாம். இளம் மாம்பிஞ்சின் தோலைப் பசைபோல அரைத்து, ஒருதேக்கரண்டி அளவு எடுத்து, மோரில் கலக்கி மூன்று முறை சாப்பிட்டு வந்தால் குணம் கிடைக்கும். இளம் மாந்தளிர்ச் சாற்றுடன் பாகற்காய்ச் சாறும் ஒரு தேக்கரண்டி வீதம் கலந்து தொடர்ந்து சாப்பிட்டால் நல்ல குணம் கிடைக்கும்.

இருவேளை குளிர்ந்த நீரில் நன்கு குளித்து வர வேண்டும்.

புளியங்கொட்டையின் மேல் தோலை மட்டும் எடுத்து சிவக்க வறுத்துப் பொடி செய்து, இப்பொடியை ஒரு வேளைக்கு அரைத் தேக்கரண்டி எடுத்து, ஒரு தேக்கரண்டி தேனில் குழைத்து, நாள்தோறும் மூன்றுவேளை சாப்பிட்டு வரலாம். கடுக்காய்த் தோலைத்தூள் செய்து 2 கிராம் தூளை 2 கிராம் தேனில் குழைத்துச் சாப்பிட்டு வரலாம். ஒரு மூடி தேங்காயைத் திருகிப் பால் எடுத்து, பத்து கிராம் காசுக் கட்டியையும் கூட்டி, இருவேளை சாப்பிட்டால், சீதபேதி நிற்கும்.

ரத்த சுத்தி (ரத்த விருத்தி)

இரத்தம் மாசுபடக் காரணம் அசைவ உணவு, மலச்சிக்கல், போதிய உடலுழைப்பு அல்லது உடற்பயிற்சி இன்மையேயாகும். அதற்கடுத்தபடியாக, மூன்றுவேளைகளும் சமைத்த உணவையே உண்டு வாழ்வதாலும் ஓரளவு இரத்தம் கெடுகிறது.

எனவே, இரத்தத்தைச் சுத்தி செய்ய, ரத்த விருத்தி ஏற்பட அசைவ உணவை நிறுத்த வேண்டும். மலச்சிக்கல் ஏற்படாமலிருக்க, நார்ச்சத்து, தவிட்டுச் சத்துள்ள காய்கறிகள், கனிகள், கைக்குத்தலரிசி அல்லது அவல் போன்ற உணவுகளை அதிகம் சேர்க்க வேண்டும். காலையில் எழுந்ததும், வாயைக் கொப்பளித்து, வயிறு நிறைய இயன்ற அளவு பச்சைத் தண்ணீர் அருந்திவர வேண்டும். நன்கு உடலுழைப்பு அல்லது யோகா போன்ற உடற்பயிற்சி செய்து வரவேண்டும்.

தினமும் காலையில் பல்துலக்கியதும், ஒரு கோப்பை அருகம்புல் சாறு அல்லது நன்னாரிச் சாறு அல்லது எலுமிச்சம்பழச் சாறு, தேன் கலந்த தண்ணீர் அருந்தி வந்தால், இரத்த சுத்தி ஏற்படும்.

பகலில் ஒருவேளை சமைத்த சைவ உணவும், காலை, இரவு இருவேளை களிலும் தேங்காய், திராட்சைப்பழம், மாம்பழம், பப்பாளிப்பழம், அன்னாசிப் பழம், பேரீச்சம்பழம், ஆரஞ்சுப்பழம், மாதுளம்பழம் முதலிய பழவகைகள்

நிறைந்த இயற்கை உணவு உண்டு வந்தால்,விரைவில் இரத்த சுத்தியும் இரத்த விருத்தியும் உண்டாகும்.

அனீமியா

அனீமியாவும் ஒரு கொடிய நோயே. பொதுவாக, மனிதனுக்கு ஏற்படக் கூடிய அனைத்து நோய்களுக்கும் அடிப்படைக் காரணம் சமைத்துண்ணும் பழக்கமும், போதிய உடலுழைப்பின்மையுமேயாகும்.

இந்நோய் கண்டவர்கள், நோய் குணமாகும் வரை, காலையில் வெறும் வயிற்றில் நாள்தோறும் அருகம்புல் சாறு, வில்வம் இலைச்சாறு, எலுமிச்சம்பழச் சாறு ஆகிய சாறுகளில் ஏதேனும் ஒன்றை மாற்றி, மாற்றி அருந்திவர வேண்டும்.

முழு இயற்கை உணவில் வாழ்வது சிறப்பு, பன்னீர் திராட்சை, அன்னாசி, மாதுளை, ஆரஞ்சு, தக்காளி, பேரீச்சை, அத்தி ஆகிய பழங்கள் இவர்களது இயற்கையுணவில் பெரும்பங்கு வகிக்க வேண்டும். இளம் வெயிலில் சூரிய குளியல் எடுக்கலாம். நாடிசுத்தி, தியானம் செய்துவர வேண்டும். தண்ணீர் போதிய அளவு அருந்த வேண்டும்.

வயிற்றோட்டம்

வயிற்றுக்கோளாறு, செரியாமை, நோய்க்கிருமிகள், உணவு மாற்றம் காரணமாக வயிற்றோட்டம் ஏற்படலாம். குழந்தை வளர்ச்சிக் கட்டங்களிலும் வயிற்றோட்டம் ஏற்படலாம். உடலிலுள்ள கழிவுகள் வெளியேறும் பொருட்டும் வயிற்றோட்டம் ஏற்படலாம்.

வயிற்றோட்டம் நிற்க. இடுப்புக்குளியல் தொட்டி மூலம் இடுப்புக் குளியல் எடுக்கலாம். வயிற்றோட்டம் நிற்கும் வரை, அடிவயிற்றில் ஈரத் துணிப்பட்டி, அல்லது ஈரப் புற்றுமண்பட்டி அடிக்கடி போட்டு வரலாம். வயிற்றோட்டம் நிற்கும் வரை எதுவும் உண்ணாமல், அல்லது அருந்தாமல், 'உலர் உண்ணா நோன்பு (Dry Fasting) இருந்து வரலாம். வயிற்றோட்டமுள்ள போது, அடிக்கடி குளிர்ந்த தண்ணீரில் நன்கு குளிக்கலாம்.

குழந்தைகளுக்கு வயிற்றோட்டம் நிற்க. ஆப்பிள் பழக் கூழ் அல்லது ஆப்பிள்பழச் சாறு கொடுத்து வரலாம்; மாம்பழ விதையின் உட்பருப்பைக் காயவைத்துப் பொடி செய்து, இரண்டு கிராம் பொடியைத் தேனில் குழைத்துக் கொடுத்தால் குணம் கிடைக்கும்.

பெரியவர்கள் எலுமிச்சம்பழச் சாறு அருந்தலாம். வில்வப்பழம், விளாம்பழம், வாழைப் பழக்கூழ், நாவற்பழம், பேரீச்சம் பழம் ஆகியன உண்ணலாம். உலர்ந்த

மாம்பூ, பலாமர வேர்க்கஷாயம், நாவற்பழக்கொட்டைத் தூள், பலாமர இளந் தளிர் கஷாயம், ஆகியனவும் கொடுத்து வரலாம். மாங்கொட்டைப் பருப்பைப் பசைபோல் அரைத்து ஒரு தேக்கரண்டி எடுத்து, ஒரு கோப்பை மோரில் கலந்து மூன்றுமுறை கொடுத்து வரலாம். அத்திமரப் பட்டையை வெயிலில் காயவைத்துப் பொடி செய்து, வேளைக்கு ஐந்து முதல் 10 கிராம் பொடியை மோரில் கலந்து தினமும் மூன்றுமுறை கொடுத்து வரலாம். பழுக்காத முதிர்ந்த நாவற்காயைக் காயவைத்துப் பொடி செய்து, ஒரு தேக்கரண்டி பொடியை ஒரு கோப்பை மோரில் கலந்து குடிக்கலாம். சப்போட்டாப் பழம் மட்டும் சாப்பிட்டு வந்தாலும், வயிற்றுப்போக்கு நிற்கும். வெற்றிலையுடன் சம எடை ஓமத்தைக் கலந்து இடித்துப் பிழிந்து சாறெடுத்து, அச்சாற்றுடன் தேன் கலந்து குடித்து வந்தால் வயிற்றோட்டம் நிற்கும்.

இரைப்பை வீக்கம்

இயற்கையோடியைந்த இயற்கை வாழ்வியலுக்கு இயன்ற அளவு திரும்பி, இயன்ற போதெல்லாம், இயன்ற நாட்களில் நீர் உண்ணாநோன்பு (Water Fasting) அல்லது சாறு உண்ணாநோன்பு (Juice Fasting) இடையிடையே இருந்து வந்தாலே போதும்; நாளடைவில் எத்தகைய வீக்கம் அல்லது கட்டியும் கரைந்து விடும்.

உண்ணாநோன்பை முடித்த பின், கனி வகைகள் நிறைந்த முழு இயற்கை உணவு அருந்தி வருதல் நல்லது. சமையலுணவைத் தவிர்க்க வேண்டும். குறிப்பாக, இரைப்பை வீக்கத்திற்கு, மாதுளம்பழம் அதிக அளவில் சாப்பிட்டு வரலாம்.

வீக்கம் மறையும் வரை, இடுப்புக் குளியல் தொட்டி மூலம் இடுப்புக் குளியல் நாள்தோறும் எடுத்து வரலாம். அவ்வப்போது, அடிவயிற்றில் ஈரத் துணிப்பட்டி அல்லது ஈரப் புற்றுமண்பட்டி போட்டு வருவதும் நல்லது.

சிறுநீரக நோய்

சிறுநீரக நோய்கள் வர காரணம், நம் உணவில் உப்பு அதிகம் சேர்த்து உண்டு வருவதாலும், செயற்கை இனிப்பு (வெள்ளைச் சீனி - White sugar) கலந்த காபி, டீ, பாயசம், லட்டு, அல்வா, உண்பதாலும் மற்றும் இதர இனிப்புப் பொருள்களை உண்பதாலும் அதிகம் ஏற்படுகிறது. எண்ணெயில் தயாரித்த உணவுகள் அதிகம் உண்பதாலும் இந்நோய் ஏற்படுகிறது.

எனவே சிறுநீரகநோய், வராமல் காக்கவும் வந்தபின் குணம் பெறவும் நம் உணவில் உப்பு சேர்க்காது உண்டு பழக வேண்டும்; அல்லது உப்பை

மிக மிகக் குறைத்துச் சேர்த்துப் பழக வேண்டும். நம் உடலுக்கு வேண்டியது தாது உப்புக்கள் (Mineral Salt) தான்; இத்தாது உப்புக்கள் கீரைகள், எலுமிச்சம்பழம், பச்சைக் காய்கறிகள், பழங்களில் மிகுதியாக உள்ளது, தானியங்களில் இல்லை. சோடியம் குளோரைடு உப்பை உணவில் சேர்ப்பதால் நம் உடலுக்குத் தீங்கு களே ஏற்படுகின்றன.

அதிகாலையில் எழுந்து பல்துலக்கியதும், வெள்ளை முள்ளங்கிச் சாறு அருந் தலாம். தண்ணீரை மிகக் குறைவாக அருந்தலாம். காலை, மாலை இருவேளையும் எனிமா எடுத்து மலத்தை அப்புறப்படுத்த வேண்டும். இருவேளையும் குளிர்ந்த நீரில் குளிக்கவும். காலையில் குளித்ததும் யோகாசனங்கள், மூச்சுப் பயிற்சி, தியானம் செய்யவும். குறிப்பாக புஜாங்காசனம், சலபாசனம், தனுராசனம், மச்சா சனம் (மத்ஸ்யாசனம்) ஆகிய முதுகு வளையக் கூடிய ஆசனங்கள் செய்யலாம்; ஏனெனில், சிறுநீரகங்கள் முதுகின் அடிப்பாகத்தில்தான் அமைந்துள்ளன. பசித்த பொழுதெல்லாம், சமைக்காத இயற்கை உணவையே உண்டு வந்தால், விரைவில் நல்ல பலன் கிட்டும். எனவே அனைத்து சமைத்த உணவுகளையும் முற்றிலும் தவிர்ப்பது சிறப்பாகும். பச்சைத் தண்ணீர், இளநீர், கரும்புச் சாறு, தேன் கலந்த தண்ணீர், அனைத்துப் பழச்சாறுகள் அருந்தவும்.

குறிப்பாக, அன்னாசிப்பழம், பன்னீர் திராட்சை, வெள்ளரிப்பழம் அல்லது வெள்ளரிக்காய், ஆப்பிள், பப்பாளிப்பழம், தர்பூசணி, நாட்டு நெல்லிக்கனி, நாவற்பழம், மாதுளம்பழம் ஆகியவற்றை இயற்கை உணவில் அதிகம் சேர்க்க வேண்டும்.

கரிசலாங்கண்ணியிலைச்சாறு, அல்லது அதன் தூளுடன் தேன் கலந்து உண்டு வரலாம். சிறுநீரகங்கள் பழுதுற்று மாற்று சிறுநீரகம் பொருத்த வேண்டியவர்களும், டயாலிசிஸ் எனப்படும் இரத்தச் சுத்திகரிப்பு செய்பவர்களும் மேற்கூறியவாறு வாழ முயன்றால், நாளடைவில் குணமடையும்; பழுதுற்ற சிறுநீரகத்திற்குப் பதில் மாற்று சிறுநீரகம் பொருத்த வேண்டியதுமில்லை; மாறாகப் பழுதுற்ற சிறுநீரகம் வலிமை பெற்று, நன்கு செயல்படத் தொடங்கும்.

சிறுநீர் அடைப்பு

(சோடியம் குளோரைடு) உப்பு உணவில் அதிகம் சேர்த்து உண்பதாலும், அதிகமாக அசைவ உணவு உண்பதாலும் சிறுநீர் அடைப்பு ஏற்படலாம். இத்தகைய சிறுநீர் அடைப்பு ஏற்பட்டால், அறுவை சிகிச்சை அல்லது லேசர் சிகிச்சை செய்து, நிவாரணம் தேடவேண்டாம். இயற்கை வழிகளைப் பின்பற்றினால் பணச் செலவும் இல்லை; பக்க விளைவும் இல்லை; உடலுக்கு ஊறுமில்லை; பிற மருத்துவரைத் தேடி அலையாது, தனக்குத்தானே எளிமையாக சிறந்த மருத்துவம் செய்து கொள்ளலாம்.

காலையில் வெறும் வயிற்றில் வாழைத்தண்டுச் சாறு அருந்தி வரலாம். வாழைத்தண்டைப் பச்சையாக சிறு துண்டுகளாக நறுக்கி, அத்துடன் தேங்காய்த் துருவல், வெங்காயத் துண்டுகள், மிளகுத்தூள், சீரகத்தூள் ஆகியன கலந்து சாப்பிட்டு வந்தால், வயிற்றுக்குள் சேர்கின்ற சிறு கல், மண் போன்ற வேண்டாத பொருட்களை அழித்து, மூத்திரப் பையில் சேரும் கற்களையும் கரைத்து, சிறுநீர் அடைப்பை நீக்கிவிடும்.

புதிய கேரட்டைச் சாறு பிழிந்து, அத்துடன் மாம்பழச் சாறு சம அளவு கலந்து ஒரு கோப்பை வீதம் தொடர்ந்து ஒரு மாதம் சாப்பிட்டால், மூத்திரத் தாரைகள், குடலில் சேர்ந்துள்ள கல் மண் கரைந்து நிவாரணம் கிடைக்கும்.

ஓர் அவுன்சு திராட்சை இலைச்சாறு பிழிந்து அத்துடன் கேரட் சாறு கலந்து தினமும் சில நாட்கள் சாப்பிட்டு வந்தால் மூத்திரத் தாரைகளில் உண்டாகும் கல்லைக் கரைத்து விடும். நாள்தோறும் இரண்டு தக்காளிப் பழங்கள் சாப் பிட்டு வந்தால், வைட்டமின் 'ஏ' 'சி' இரண்டும் போதிய அளவு கிடைப்ப துடன், மூத்திரத் தாரைகளில் உண்டாகும் அடைப்பையும் அண்டவிடாமல் தடுத்துவிடும்.

காலையும், மாலையும் இயற்கை உணவு, பகலில் மட்டும் ஒருவேளை சமைத்த சைவ உணவு (உப்பு மிகமிகக் குறைத்து) சாப்பிட்டு வரவும். விரைவில் நல்ல பலன் கிட்டும்.

கருஞ்செம்பை இலைச்சாறு - 2 தேக்கரண்டி, தேன் - 2 தேக்கரண்டி கலந்து குடித்தால், கால் மணி நேரத்தில் சிறுநீர் பிரியும். நாவல் விதைப் பொடியை மாங்கொட்டைப் பருப்புத் தூளுடன் கலந்து சாப்பிட்டு வரலாம்; வாழைத் தண்டுச் சாறு, முள்ளங்கிச் சாறு அருந்தி வரலாம். மாதுளம்பழ விதையைத் தூள் செய்து, பாலில் கலந்து குடித்து வந்தாலும் சிறுநீரடைப்பு நீங்கிவிடும்.

குன்மக் கட்டி

குன்மக் கட்டி கரைய அல்லது பழுத்து உடைய, மஞ்சள்பூ கரிசலாங்கண்ணி சாறு அருந்தலாம். உடலில் ஏற்படும் இரத்தச் சிலந்தி போன்ற கட்டிகளுக்கு வாழைப்பழத்தைக் குழைத்துப் போட்டால், விரைவில் பழுத்து, சீழ் வெளியேறி, புண் ஆற உதவியாக இருக்கும்.

சிலந்தி நாயகம் என்ற பட்டாசுச் செடியின் இலைகளைச் சுத்தம் செய்து, இடித்துச் சாறு எடுத்து, ஒரு தேக்கரண்டிச் சாறுடன் ஒரு தம்ளர் காய்ச்சிய பசும் பால் சேர்த்து, காலை மாலை குடித்து வந்தால் உடலிலுள்ள கட்டி பழுத்து உடையும்; அல்லது அமுங்கும். சிலந்தி நாயகம் செடியின் இலைகளை மைபோல் அரைத்து கட்டியின் மேல் கனமாகப் பூசி வந்தாலும், கட்டி பழுத்து உடையும்.

பொன் முசுட்டை இலைகளைச் சிற்றாமணக்கு எண்ணெயில் வதக்கிக் கட்டியின் மேல் வைத்துக் கட்டி வந்தாலும், கட்டி பழுத்து உடையும்.

வெங்காயத்தை நெருப்பிலிட்டு சுட்டு, மைபோல் அரைத்துக் கட்டியின் மேல் பற்றுப் போட்டு வந்தால், கட்டி பழுத்து உடையும்.

சப்பாத்திக் கள்ளிப் பூக்களில் விளக்கெண்ணெய் விட்டு அரைத்துப் பூசி வந்தால், கட்டி பழுத்து உடையும்.

மாவிலங்கப் பட்டை இரண்டு பங்கு, சுண்ணாம்பு ஒரு பங்கு வீதம் சேர்த்து மைபோல் அரைத்து, நல்லெண்ணெயில் குழைத்துப் போட்டுவந்தால், கட்டி பழுத்து உடையும்.

பச்சரிசி மாவைக் களியாகக் கிண்டி, கட்டியின்மேல் விளக்கெண்ணெய் தடவிக் களியை வைத்துக் கட்டிவந்தால், கட்டி பழுத்து உடையும்.

ஆளி விதையை அரைத்து விளக்கெண்ணெய் விட்டு களியாகக் கிண்டி கட்டியின் மேல் வைத்துக் கட்டி வந்தால், கட்டி பழுத்து உடையும்.

கொடிவேலை இலை, வரட்பூலா இலை, கோவை இலை ஆகிய மூன்று இலைகளையும் சம அளவு எடுத்து அரைத்துக் கட்டிகளுக்குப் போட்டுவந்தால் நன்றாகப் பழுத்து உடையும்.

தேனுடன் சிறிது சுண்ணாம்பைக் கலந்து கட்டியின்மீது பற்றுபோட்டால், கட்டி பழுத்து உடையும்.

வேப்பம்பூ, எள் ஆகிய இரண்டையும் சேர்த்தரைத்துக் கட்டியின் மேல் கட்டி வரவேண்டும்.

நல்லெண்ணெய், சுண்ணாம்பு, மாவிலங்கப்பட்டை ஆகிய மூன்றையும் நன்கரைத்துக் கட்டி மீது பூசிவர வேண்டும்.

புளியாரைக் கீரையை மஞ்சளுடன் சேர்த்தரைத்துக் கட்டியின் மீது பூசலாம்.

சதுரக்கள்ளிச் செடியின் பூவை அரைத்துக் கட்டியின்மேல் கட்டி வரலாம்.

எருக்கஞ்செடியின் பழுத்த இலையை அரைத்தெடுத்துக் கட்டியின்மேல் பூசி வரலாம்.

தக்காளிப்பழச் சதை அல்லது வாழைப்பழச் சதையை கட்டியின் மீது வைத்துக் கட்டி வரலாம்.

அழலை (கட்டி)

அழலை அல்லது கட்டியுள்ள பகுதி பெரிதாகாமல் அமுங்கிப்போக, எருக்கம் பாலுடன் மஞ்சளை உரைத்து, கட்டியின் உச்சியில் மட்டும் சிறிய அளவில், காலை, மாலை இருவேளை தடவி வந்தால் கட்டி அமுங்கிவிடும். வெங்காயத்தை நெருப்பிலிட்டுச் சுட்டு, அதை மைபோல் அரைத்து, கட்டியின்

மேல் பற்றுப்போட்டுவந்தால், கட்டி நன்கு பழுத்து உடையும். சப்பாத்திக் கள்ளியின் பூவில் விளக்கெண்ணெய் விட்டு அரைத்துப் பூசி வந்தால், கட்டி பழுத்து உடையும். தக்காளிப்பழச் சதையைக் கட்டி மீது வைத்து வந்தால் கட்டி உடையும். நன்கு பழுத்த வாழைப்பழச் சதையைக் கட்டி மீது வைத்து வந்தாலும் கட்டி உடையும்.

கட்டி அமுங்கும்வரை, அல்லது உடையும் வரை மூன்று வேளையிலும் இயற்கையுணவு உண்டு வந்தால், விரைவில் குணமாகும். இயலவில்லையெனில், காலை, இரவு இருவேளையிலும் இயற்கை உணவு, பகலில் மட்டும் சமைத்த சைவ உணவு உண்டு வந்தாலும் நாளடைவில் குணம் பெறலாம்.

கட்டிமீது புற்றுமண் அல்லது களிமண்ணைத் தண்ணீர் விட்டு நன்கு குழைத்துக் கெட்டியாகப் பூசி வந்தாலும் குணம் கிடைக்கும்.

விஷ முறிவு

பாம்பு, தேள், நட்டுவாக்காளி மற்றும் விஷப் பூச்சிகள் கடித்தால் கடிவாய்க்கு சிறிது மேலே உடனடியாக கயிறு கொண்டு இறுக்கமாகக் கட்டினால் விஷம் மேலே ஏறாது.

விஷ முறிவு செய்ய, ஆடு தின்னாப் பாளை இலைச்சாறு, வேலிப்பருத்திப் பால் (அ) இலைச்சாறு, வாழைத்தண்டுச் சாறு, வில்வ இலைக் கஷாயம், பலா இலைக் கஷாயம் ஆகியன அருந்தலாம். வாழைப்பட்டை மீது படுக்க வைக்கலாம். பாம்பு கடியால் வாய் கிட்டிப் போய், வாய் திறக்க முடியாதவர்களை, வாழைப்பட்டையை உரித்துப் பரப்பி, அதன் மீது படுக்க வைத்த சிறிது நேரத்தில் வாய் திறக்கக் கூடிய அளவில் உடலில் மாறுதலைப் பார்க்கலாம். பின், வாழைப்பட்டையின் சாறு, அல்லது வாழைத்தண்டின் தண்ணீரை அருந்தக் கொடுத்தால் நல்ல பலன் கிடைக்கும். நாவல் மரத்தின் இளந்தளிர்களிலிருந்து பிழிந்தெடுத்த சாற்றைத் தேள் கடிக்கு மேலே அப்பினால் குணம் கிடைக்கும். தேள் கடித்த இடத்தில் ஒன்றிரண்டு சொட்டு எலுமிச்சம்பழச் சாற்றை விட்டால் உடனே நிவாரணம் கிடைக்கும்.

தேள் அல்லது பூச்சி கடித்த இடத்தில் தேனைத் தடவி சூடு காட்டலாம். தேள் கொட்டினால், புங்கை இலைத் துளிரை மோரில் அரைத்துக் கடிபட்ட இடத்தில் தடவி விடலாம். உப்பைத் தண்ணீரில் கரைத்து, வடிகட்டி, இரண்டு சொட்டு கண்ணில் விடலாம். மஞ்சள் பொடியை நெருப்பில் தூவி, அப்புகையைப் தேள் கொட்டிய இடத்தில் காண்பிக்கலாம்.

தேள் கொட்டினால், சர்க்கரைவள்ளிக் கிழங்கின் இலைச்சாறு எடுத்து, தேள் கொட்டிய இடத்தில் கனமாகப் பூசலாம். நாயுருவி வேரை பட்டாணி அளவில் மூன்று துண்டுகளாக வெட்டி, ஒவ்வொரு

துண்டாக வாயிலிட்டு மென்று சாற்றை உள்ளே இறக்கிவிட்டு சக்கையைக் கீழே துப்பவும். இவ்விதமாக, மூன்று துண்டுகளின் சாற்றை விழுங்குவதற்குள் தேள் விஷம் முறிந்துவிடும். 9 மிளகை எடுத்து ஒரு வெற்றிலையில் மடித்து வாயில் போட்டு மென்று விழுங்கி, 4 தேங்காய் பத்தைகளைக் கொஞ்சம் கொஞ்சமாகக் கடித்து நன்கு மென்று உண்டால், அரைமணி நேரத்திற்குள் விஷம் முறிந்து கடுப்பு நிற்கும். ஒரு வெங்காயத்தைக் குறுக்காக நறுக்கி, ஒரு பகுதியின் நறுக்கிய பாகத்தை கொட்டு வாயில் வைத்து நன்கு தேய்த்துக் கொண்டே இருக்க வேண்டும். மற்றொரு பாகத்தை வைத்துச் சாறு எடுத்து ஒரு கண்ணுக்கு இருதுளிகள் வீதம் விட்டால் விஷம் முறிந்து. கடுப்பு நிற்கும்.

புளியங்கொட்டையளவு புளியம்பழச் சதையையும், அதே அளவு சுண்ணாம் பையும் உள்ளங்கையில் வைத்துப் பிசைந்தால், அதில் தாங்க முடியாத சூடு ஏறும், உடனே அதைச் சிறிய வில்லையாகத் தட்டிக் கொட்டு வாயில் வைத்து அழுத்திப் பிடித்தால் கொட்டு வாயில் ஒட்டிக் கொள்ளும். விஷம் முறிந்து கடுப்பு நிற்கும். நன்கு கழுவிய பத்து துளசி இலைகளை எடுத்துக் கசக்கி தேள் கொட்டிய இடத்தில் வைத்து பத்து நிமிடங்கள் வரை நன்கு தேய்த்து, நெருப்பின் சூடு காண்பித்தால் தேள் விஷம் இறங்கி, கடுப்பு நிற்கும்.

நட்டுவாக்காலி விஷம் முறிய: கொட்டியவுடன் ஒரு கோப்பை அளவு தேங்காய்ப் பாலைக் குடிக்க வேண்டும். கொப்பரைத் தேங்காயை மென்று தின்னலாம். முற்றிய தேங்காயையும் மென்று தின்னலாம்.

பூரான் கடிக்கு: பனை வெல்லத்தை உடன் உட்கொள்ள வேண்டும். நாயுருவி வித்தைப் பொடி செய்து தேன் கலந்து காலையும் மாலையும் உண்ணலாம்.

சிலந்திக் கடிக்கு: ஆடாதொடையிலையைப் பச்சை மஞ்சளுடனும், மிளகு டனும் சேர்த்தரைத்து, கடித்த இடத்தில் வைத்துக் கட்டலாம். தேள் கொடுக்குப் பச்சிலையைச் சாதிக்காய் சேர்த்தரைத்து, மூன்று நாட்களும், காலை மாலை என மொத்தம் ஆறுவேளை உண்ணலாம்.

பாம்பு கடிக்கு: பெரியா நங்கையிலையை அரைத்துச் சிறு சுண்டைக்காயளவு சாப்பிட்டால், உடன் குணம் தெரியும். அன்று முழுவதும் உப்பில்லாப் பத்திய மிருந்து தீர வேண்டும். துளசியிலைச் சாற்றுடன் நல்லெண்ணெய் சேர்த்துக் குடிக்கலாம். தும்பையிலை, பூனைக்காஞ்சேரியிலை இவ்விரண்டையும் சேர்த் தரைத்து உண்ணலாம். ஆடு தீண்டாப் பாளையின் வேரை அரைத்து உண்டு, கடிவாயிலும் அதைப் பூசலாம்.

பேய்ச்சுரையின் வேரை நன்கு அரைத்து அவ்விழுதை உண்ணலாம். மஞ்சள், மரமஞ்சள் ஆகிய இரண்டும் நல்ல பாம்பின் நஞ்சை முறிக்கும் மருந்து. பாம்புக்கடி மயக்கம் தெளிய, பெருந்தும்பைப் பூச்சாற்றைப் பாம்பு கடிபட்டவர் மூக்கில் நசியமிடுதல் வேண்டும். பாம்புகள் வராமலிருக்க வெண்பூண்டின் சாறெடுத்து இச்சாற்றுடன் நீர்கலந்து பாம்பு இருக்குமிடத்தில் தெளிக்கலாம்.

பாம்பு, நட்டுவாக்காலி, தேள், சிலந்தி ஆகிய எதன் விஷமும் ஏறாமலிருக்க, பெருமருந்து வேரை வாயிலடக்கிக் கொள்ள வேண்டும்.

பல்லி கடிக்குப் பனைவெல்லம் சிறிது உண்ண வேண்டும்.

எலி கடிக்கு: குப்பைமேனி வேருடன் கரிசலாங் கண்ணியிலை, திப்பிலி சேர்த்தரைத்து உண்ண வேண்டும். குப்பைமேனி பச்சிலையை நைத்து, எலி கடித்த இடத்தில் ஏழு நாட்கள் கட்ட வேண்டும்.

பூனை கடிக்கு: சுண்ணாம்பு, உப்பு, மஞ்சள் ஆகிய மூன்றையும் சேர்த்தரைத்து, கடித்த இடத்தில் பூச வேண்டும். குப்பைமேனி வேருடன் பசும்பால் கலந்து அரைத்து நாள்தோறும் குடிக்க வேண்டும். பூச்சி கடிக்கு, நன்னாரி வேரினையும் சோற்றுக் கற்றாழையையும் சேர்த்தரைத்து உண்ண வேண்டும். துளசியை அரைத்துத் தேன் கலந்து உண்ண வேண்டும். வண்டுகடிக்குப் பப்பாளி இலையின் சாறெடுத்து வண்டு கடித்த இடத்தல் பூச வேண்டும். செம்பருத்தி இலைச் சாறெடுத்துக் குடிக்கலாம்.

குளவி கொட்டிற்கு: நாயுருவி இலையை மை போல் அரைத்துக் கொட்டிய இடத்தில் பூச வேண்டும். புளியையும் சுண்ணாம்பையும் குழப்பிச் சூடாகக் குளவி கொட்டிய இடத்தில் பூச வேண்டும்.

நாய்கடிக்கு : நாட்டு வெங்காயமும் பிரண்டையும் சேர்த்து அரைத்து மூன்று நாட்கள் நாய் கடியில் பூச வேண்டும். திருமணித் தக்காளிப் பச்சிலையின் சாற்றை நாள்தோறும் இருவேளை குடிக்க வேண்டும். வெறிநாய் கடித்தால், இலவம் பிசினையும் கல் சுண்ணாம்பையும் சேர்த்தரைத்துக் கடித்த இடத்தில் பூச வேண்டும். நாயுருவி வேரை எலுமிச்சை விதையுடன் சேர்த்தரைத்து ஏழு நாட்கள் உண்ண வேண்டும்.

மனிதக் கடிக்கு: அவுரி வேர், நன்னாரி வேர் ஆகிய இரண்டையும் நன்கு அரைத்துப் பாலுடன் கலந்து மூன்று நாட்கள் உண்ண வேண்டும். அரளி விதை தின்ற நஞ்சு முறிய, கடுக்காய்க் கஷாயம் சிறந்த மருந்து. ஊமத்தை தின்ற நஞ்சு முறிய, பருத்தியிளம்காய் பூவைக் காய்ச்சிக் குடிக்க வேண்டும். போதை மருந்தின் நஞ்சு முறிய, பலாக்கொட்டையை வேகவைத்து உண்ண வேண்டும். தாவர நஞ்சு முறிய, புளியாரைக் கீரைச் சாறு இருமடக்கு குடிக்க வேண்டும். எல்லா வகை விஷக்கடிகளுக்கும், அவுரி வேரை அரைத்துப் பசும்பாலில் கலந்து குடிக்க வேண்டும்.

பாம்பு கடி முதலான அனைத்து நஞ்சுகளும் முறிய, கொண்டைச்சாணி, கெட்டிப்பாலை அல்லது நஞ்சு முறிச்சான் எனப்படும் கொடியை வேருடன் பிடுங்கிச் சுத்தமாகக் கழுவிப் பொடியாக நறுக்கி வெயிலில் சருகு போல் காயவைத்து 50 கிராம் இடித்துத் தூளாக்கி, சலித்து ஒரு கண்ணாடிப் புட்டியில் வைத்து இப்பொடி 2 தேக்கரண்டியுடன், 2 தேக்கரண்டி தேனில் குழைத்து, தினமும் இருவேளை வீதம், 3 நாட்கள் உண்டு வரலாம். பூச்சி கடி, வண்டு கடிக்கு, துளிசியிலைப் பொடி - 1 தேக்கரண்டி தேன்-1 தேக்கரண்டியுடன் குழைத்து, சாப்பிட்டு வரலாம்.

கரப்பான், சிரங்கு

கரப்பான், சிரங்கு உடையவர்கள் அனைத்து அசைவ உணவுகளையும் தவிர்த்து, உப்பையும் இயன்ற அளவு குறைக்க வேண்டும். இயற்கை உணவு களை அதிகம் உண்பது நல்லது. குறிப்பாக, நெல்லி, ஆரஞ்சு, எலுமிச்சை, பப்பாளி, முலாம்பழம், அன்னாசிப்பழம், தக்காளிப்பழம் ஆகியவற்றை உணவில் அதிகம் சேர்க்கலாம்.

உடல் முழுவதும் புற்றுமண், செம்மண், வண்டல் மண் இவற்றில் ஏதேனும் ஒரு மண்ணை நீர் விட்டு நன்கு குழைத்து, தலை முதல் பாதம் வரை கெட்டியாகப் பூசி, சுமார் 30 நிமிடங்கள் வெயிலில் நின்று, பின் நிழலில் 15 நிமிடங்கள் இருந்து, பின்னர் தண்ணீரில் நன்கு குளிக்கலாம். இதற்கு மண் குளியல் என்று பெயர். வாரம் ஒருமுறை அல்லது இருமுறை இவ்வாறு செய்யலாம். மலம் நன்கு வெளியேற எனிமாக் குவளையை தினம் (குணமாகும் வரை) பயன்படுத்தலாம். தினம், சுமார் 20 நிமிடங்கள் சூரியஒளிக் குளியல் எடுக்கலாம். கடற்கரையில் வசிப்பவர்கள், குணமாகும்வரை, தினம் கடலில் நீராடலாம்.

நல்லெண்ணெய், ஒருவேளைக்கு 30 மி.லி. எடுத்து வாயில் ஊற்றி, விடாது தொடர்ந்து 15 நிமிடங்கள் கொப்பளித்துக்கொண்டே இருக்க வேண்டும். கொப்பளித்த பின்னர், அவ்வெண்ணெயை வெளியில் துப்பிவிட வேண்டும். காலையில் பல்துலக்கிய பின், ஒருவேளை இவ்வாறு செய்ய வேண்டும்; காலை, பகல், இரவு மூன்று வேளைகளிலும் உணவிற்கு முன், இவ்வாறு தினம் கொப்பளிக்கலாம். இவ்வாறு தொடர்ந்து 48 நாட்கள் இவ்விதம் கொப்பளிக்க ஆரம்பித்த ஆறாவது நாளில் நோய் அதிகப்பட்டு, பிறகு தணியும். ஆறாவது நாளில் நோய் அதிகமாவதைக் கண்டு பயந்து, எண்ணெய் கொப்பளிப்பதை நிறுத்தக் கூடாது. இதற்கு எண்ணெய் மருத்துவம் எனப் பெயர். இவ்வெண்ணெய் மருத்துவத்தை அனைத்து நோய்களுக்கும் பயன்படுத்தலாம்;

சர்வரோக நிவாரணி, குறிப்பாக அனைத்துத் தோல் நோய்களுக்கும் இது சிறந்த மருத்துவமாகும்.

குப்பைமேனி இலையை நன்கு அரைத்து, கரப்பான், சிரங்கு உள்ள பகுதிகளில் கனமாகப் பூசலாம். அருகம்புல் சாற்றை வெறும் வயிற்றில் அருந்தலாம். கரப்பான், சிரங்கு உள்ள பகுதிகளில் மாம்பிஞ்சை அரைத்துத் தடவலாம். மா இலைச் சாம்பலை, தேங்காயெண்ணெயுடன் குழைத்துப் பூசினால் புண்கள், தீக்காயங்கள் ஆறும். மாதுளை இளந்தளிர் இலைகளைப் பசைபோல் அரைத்துத் தடவி வந்தால், சொறி, சிரங்கு, சேற்றுப்புண் குணமாகும். குப்பைமேனி இலைச் சாற்றை உப்புடன் கலந்து சிரங்கு மேலே தடவலாம்.

அருகம்புல்லுடன் சிறிது மஞ்சள் சேர்த்து அரைத்துத் தடவிவர சொறி, சிரங்கு, படர்தாமரை நீங்கும். படர்தாமரை குணமாக, சீமை அகத்தி இலையை எலுமிச்சம்பழச் சாறு விட்டு அரைத்து மேலே பூசலாம்; பூவரங்காயை இடித்து வரும் சாற்றை மேலே தடவலாம். அக்கி குணமாக, பசலைக் கீரையை வெண்ணெய் சேர்த்து அரைத்து, அக்கியின் மீது தடவலாம். குளிர்ச்சி உண்டாகும். நெல்லிக்காய்களை, ஒரு புட்டியில் போட்டு, அது மூழ்கும் அளவுக்குத் தேன் ஊற்றி, 15 நாட்கள் சூரிய வெளிச்சத்தில் வைத்து, தினமும் 1 நெல்லிக்காயை அத்தேனுடன் சேர்த்து 48 நாட்கள் சாப்பிட்டு வந்தால் இரத்தம் சுத்தமாகி, தோல்நோய்கள் அனைத்தும் குணமாகும். ஊமத்தை இலையை நன்கரைத்து வெண்ணெயில் குழைத்து அக்கியில் பூசினாலும், அக்கி குணமாகும்.

நீரடி முத்தின் விதைகளை நன்கு அரைத்து நீடித்த தோல்நோய் மேல் பூசினால், நோய் குணமாகும். வெங்காய வித்தைப் பொடி செய்து, தேன் கலந்து தேமல் மீது பூசலாம். வெண்பூண்டும் வெற்றிலையும் நன்கு அரைத்துத் தேமல் மீது பூசலாம். சரக்கொன்றைப் பூவை எலுமிச்சஞ்சாற்றில் நன்கு அரைத்துப் பூசிக் குளித்தால் தேமல் குணமாகும். கோவை இலையை அரைத்து, வெண்ணெயுடன் கலந்து தேய்த்துக் குளித்தால் கரப்பான் நோய் குணமாகும். எலுமிச்சஞ்சாறுடன் வெண்பூண்டுச் சாறுகலந்து, பற்று, படை மீது பூசினால் அவை, மறையும்.

மருதோன்றி இலையுடன் சிறிது பச்சை மஞ்சள் கூட்டி அரைத்து, எலுமிச்சம் பழ அளவு எடுத்து, 6 அவுன்ஸ் தேங்காயெண்ணெயில் கலக்கி, அதனைக் கோழி இறகால் சொறி சிரங்கு மீது தடவலாம்.

வீக்கம் (பாண்டு)

மானிட உடல் இயற்கையானது, இயற்கையான மானிட உடலை இயக்குவதற்கும், பராமரிப்பதற்கும், உண்ணும் உணவும் இயற்கையானதாகத்

தானிருக்க வேண்டும். அதனால்தான் வள்ளுவப் பெருமானும், தம் திருக்குறளிலே, மருந்து எனும் அதிகாரத்தில்,

''மாறுபா டில்லா வுண்டி மறுத்துணின்

ஊறுபா டில்லை யுயிர்க்கு.''

எனும் ஒப்பற்ற குறளை நமக்கு வழிகாட்டிச் சென்றுள்ளார்.

மாறுபாடில்லா உண்டியெனில், இயற்கைக்கு மாறு பாடில்லா உண்டி எனப் பொருள் கொள்வதே பொருத்தமாகத் தெரிகிறது. இப்பேருண்மை, பல்வேறு நோய்களுக்கு ஆட்பட்டு எவ்வித மருத்துவத்திலும், குணம் கிட்டாது இயற்கை உணவு உண்டு நோயிலிருந்து குணமடைந்த பலரது அனுபவங்களின் மூலம் நமக்குப் புலனாகிறது.

ஆனாலும், நாம் உண்ணும் உணவை உற்பத்தி செய்யப் பயன்படுத்தும் இரசாயன உரம். இரசாயனப் பூச்சிக்கொல்லிகள் எல்லாம் நாம் உண்ணும் உணவிலேயே கலந்து, நம் உடலுக்குள் சென்று, நமக்கு அன்னியப் பொருட்களாக நம் உடலில் கலக்காமல், நமது உள்ளுறுப்புக்களில் படிந்துவிடுகின்றன. மேலும் நம் உணவில் கலக்கும் சோடியம் குளோரைடு எனும் உப்பும் நமக்கு அன்னியப் பொருளே. அன்னியப் பொருளான இவ்வுப்பை நம் உடல், வியர்வை, சிறுநீர் மூலம் இயன்ற அளவு வெளியேற்றி வருகிறது. நம் உடலுக்கு ஏற்றது காய்கறி, கீரை, பழங்களில் அடங்கியுள்ள 'தாது உப்புகள் (Mineral Salt)' தான்; சோடியம் குளோரைடு உப்பு அல்ல.

உணவோடு, சேர்ந்துள்ள மேற்கூறிய அன்னியப் பொருட்கள் நம் உடலுக்குள் தங்கி, பின்னர் நாளடைவில் உடலில் வீக்கம் அல்லது பாண்டு ஏற்படுகிறது.

வீக்கத்திற்குக் காரணமான அன்னியப் பொருட்களான இராசயனப் பொருட்கள் கலந்துள்ள மருந்து, மாத்திரைகள், மற்றும் செயற்கைக் குளிர் பானங்கள், வெள்ளைச் சீனியில் (சர்க்கரை அல்லது White Sugar) தயாரிக் கப்பட்ட இனிப்பு உணவுகள் மற்றும் பிறவற்றை நாம் உண்பதை, அருந்துவதைத் தவிர்க்க வேண்டும். பின்னர், கீழ்க் குறிப்பிட்டுள்ள இயற்கை வழிகள் மூலம் எளிமையாக, பெரும் பணச் செலவில்லாது நமக்கு நாமே வீக்கத்தைக் கரைப்பது அல்லது வீக்கத்தை உடையச் செய்வதே சிறப்பாகும்.

காலையில் எழுந்ததும் வயிறு நிறையக் குளிர்ந்த நீர் அருந்தவும். காலை, மாலை இருவேளையும் எனிமாக் குவளை மூலம் எனிமா எடுத்து, மலத்தைச் சுத்தமாக வெளியேற்றவும். பல் துலக்கியபின், மஞ்சள்பூ கரிசலாங்கண்ணிச் சாறு, அல்லது எலுமிச்சம்பழச் சாறு அருந்தலாம். வாரம் ஒரு முறை மண் குளியல், வாழையிலைக் குளியல் எடுக்கலாம். பிற நாட்களில் சூரியஒளிக் குளியல் எடுக்கவும். இடையிடையே சில நாட்கள் பழச்சாறு மட்டும் அருந்தி

உண்ணாநோன்பு இருந்து வருவது நல்லது. பசித்தபொழுதெல்லாம் இயற்கை யுணவையே உண்டு, முழு இயற்கை உணவில் வாழ்ந்து வருதல் நன்மை தரும்; இயலவில்லையானால், காலை, மாலை இயற்கை உணவும், பகலில் மட்டும் சமைத்த சைவ உணவும் சாப்பிடலாம்.

மேலும், அவ்வப்போது, வீக்கத்தின் மீது ஈரப் புற்றுமண், அல்லது ஈரக் களிமண்ணை, சந்தனம் பூசுவது போன்று கட்டியாகப் பூசிவரலாம். பலாமரத்தின் வேரைப் பிழிந்து அதன் சாற்றை வீக்கத்தின் மீது தடவி வந்தால், இரத்தக் கட்டிகள், கழலை வீக்கங்கள் குணமாகும். உடலில் ஏற்படும் கட்டிகளுக்கும், வீக்கங்களுக்கும் தக்காளிப்பழத்தின் வேகவைத்த சதையைக் கட்டி வந்தால், விரைவில் பழுத்து, சீழ் வெளிவரும். வேப்பிலையும் மஞ்ச ளும் சேர்த்து அரைத்து வீக்கத்தின் மீது கட்டி வரலாம்.

வாழைப் பூவைத் தண்ணீர் சேர்க்காமல் அரைத்துக் கட்டிமேல் பூசி வரலாம். பேரீச்சம்பழக் கொட்டையைத் தண்ணீர் விட்டு அரைத்துப் பூசலாம். தேனுடன் சிறிது சுண்ணாம்பைக் கலந்து வீக்கத்தின் மீது பற்றுபோட்டு வந்தால், கட்டி பழுத்து உடைந்து முளை வெளிவரும். வேப்பம் பூவையும் எள்ளையும் சேர்த்து அரைத்துக் கட்டியின் மீது கட்டி வரலாம். சப்பாத்திக்கள்ளியின் பூவை விளக்கெண்ணெயில் அரைத்துக் கட்டி மீது பூசி வரலாம். சுண்ணாம்பு, நல்லெண்ணெய், மாவிலங்கப் பட்டை ஆகிய மூன்றையும் நன்கு அரைத்துக் கட்டிமீது தடவலாம். எருக்கஞ் செடியின் பழுத்த இலையை அரைத்துக் கட்டி மீது பூசி வரலாம்.

யானைக்கால்

யானைக்கால்நோய் தஞ்சாவூர் மாவட்டத்தில் பரவலாகக் காணப்படுகிறது. யானைக்கால்நோயினால் பாதிக்கப்பட்ட கால் பெரிதாக, யானைக்கால் அளவு வீங்கிக் காணப்படும்.

எல்லா நோய்களையும் போல், இந்நோயையும் அதிகப் பணச் செலவில் லாமல், எவ்விதப் பக்கவிளைவுமின்றி, அறுவை சிகிச்சையின்றி இயற்கை உணவு மருத்துவத்தில் சில மாதங்களில் எளிதாகக் குணப்படுத்தி விடலாம்.

இந்நோய் குணமாக, பசித்தபொழுதெல்லாம் இயற்கை உணவுகளை மட்டும் உண்டு, சமைத்த உணவுகளைத் தவிர்த்து, வாழ வேண்டும்; அதுபோல் செயற்கை பானங்களைத் தவிர்த்து இயற்கை பானங்களை அருந்திவர வேண்டும். காலையில் எழுந்ததும், வெறும் வயிற்றில் வயிறு நிறையத் தண்ணீர் அருந்த வேண்டும். பல் துலக்கியதும் வல்லாரை இலைச் சாறு அருந்தலாம். காலையும் மாலையும் எனிமாக் குவளையைப் பயன்படுத்தி எனிமா எடுத்து, மலக்குடலில் மலம் தங்கிவிடாமல் பார்த்துக்கொள்ள வேண்டும். இருவேளையும் குளிர்ந்த தண்ணீரில் குளிக்க வேண்டும்.

வாரம் ஒருமுறை மண்குளியலும், வாழை இலைக் குளியலும் வெவ்வேறு நாட்களில் எடுக்க வேண்டும். இதர நாட்களில் யானைக்கால்நோய் உள்ள பகுதியில் ஈரப் புற்றுமண்ணை நன்கு கெட்டியாகச் சந்தனம் பூசுவது போல் பூச வேண்டும். சுமார் 30 நிமிடங்களில் அம்மண் நன்கு காய்ந்தபின், தண்ணீர் விட்டு நன்கு கழுவிச் சுத்தம் செய்யலாம். நாள்தோறும் யோகாசனப் பயிற்சி களைச் செய்து வருவது நலம் பயக்கும்.

பப்பாளி இலையை அரைத்து, யானைக் கால் பகுதியில் பற்றுப்போட்டால் வீக்கம் குறையும், பத்துகிராம் கடுக்காய்த் தோலை, இரு தேக்கரண்டி ஆமணக் கெண்ணெயில் வறுத்துப் பொடி செய்து ஏழு தினங்கள் சாப்பிடலாம்.

பித்த வெடிப்பு, கால் ஆணி

வறட்சியின் காரணமாகக் கரிசல் பூமியில் வெடிப்புகள் ஏற்படுவதுபோல், குதிகாலின் பின்புறம் வெடிப்புகள் தோன்றும். இவ்வாறு வெடிப்புகள் தோன்றாமலிருக்க, காலை, மாலை இருவேளையும் குளிக்கும்போது குதிகாலை நன்கு கல்லில் தேய்த்துக் குளித்து வந்தால் பித்த வெடிப்புகள் தோன்றாது. குதிகாலின் பின்புறம் அழுக்குச் சேர்ந்து அவ்வழுக்கை அவ்வப்போது சரியாகச் சுத்தப் படுத்தாமலிருப்பதே, பித்த வெடிப்புகள் தோன்ற முக்கிய காரணமாகும்.

பித்த வெடிப்புகள் தோன்றிய பகுதிகளில் மாமரப் பட்டையை வெட்டினால் பிசின்போன்று வரும் மாமரப் பாலை நாள்தோறும் தடவி வந்தால், பித்த வெடிப் புகள் மறையும். விளாமர இலைக் கஷாயம் அருந்தலாம். அரச மரத்தைக் குத்தி வரும் பாலை, பித்த வெடிப்புகளின் மீது தடவி வந்தால், பித்த வெடிப்புகள் மறைந்து விடும். பீர்க்கு இலையுடன் சுண்ணாம்பு சேர்த்து அரைத்துப் பித்த வெடிப்புகளில் தடவலாம். மா இலைச் சாறும் தடவலாம்.

கால் ஆணி குணமாக, துருசுக் கட்டியை எடுத்துக் கால் ஆணியில் தேய்த்து வந்தால் இரத்தம் வடியும்; இரத்தம் வடிவதைத் தடுக்க இரத்தம் வரும் பகுதியில் மஞ்சளை அரைத்துப் பூசவேண்டும். இவ்வாறு செய்து வந்தால் கால் ஆணி குறைந்து விடும். மஞ்சள், வசம்பு, மருதோன்றியிலை ஆகிய மூன்றையும் சேர்த்தரைத்துக் கால் ஆணிமேல் கட்டி வந்தால் கால் ஆணி குணமாகும்.

கால் ஆணி உள்ள இடத்தில் அம்மான் பச்சரிசி மூலிகைப் பாலைத் தடவினால், கால் ஆணி குணமாகும். மயில் துத்தத்தை உரைத்துப் போட கால் ஆணி குணமாகும்.

நிறைவுரை

மன்+இதன்=மனிதன். 'மன்' என்றால், நிலைத்திருப்பது. 'இதன்' என்றால், 'இன்புற்றிருப்பது' ஆக, இன்பம் நிலையாக நிலைத்திருக்கப் படைக்கப்பட்டிருக்கும் உயர்ந்த உயிரினம் 'மனிதன்' - இயற்கை பலகோடி ஆண்டுகள் முயன்று, பரிணாம வளர்ச்சி பெற்று, நிலைத்த இன்பமுடையவனாக மனிதன் படைக்கப்பட்டிருக்கிறான்.

ஆனால் இமயம், நியமம், ஆசனம் பிராணாயாமம், தியானம் இல்லாத, செயற்கை வாழ்வில் தோய்ந்த இன்றைய மனிதனிடம் இன்பமில்லை; நோயற்ற வாழ்வில்லை. மனிதனுக்கு மட்டும் எண்ணற்ற மருந்துகள், மருத்துவ மனைகள், மருத்துவ வல்லுநர்கள் நாளுக்கு நாள் அதிகரித்தும் கூட, ஆரோக்கியம் அதிகரிப்பதற்குப் பதில், நோய்கள் அதிகரித்து வருகின்றன இவற்றிற்கெல்லாம் அடிப்படைக் கார ணம், இயற்கைக்கு மாறான தவறான உணவு, போதிய உடலுழைப்பின்மை, தூய்மை யில்லாச் சூழல், செயற்கை வாழ்வேயாகும். கிருமிகளோ, பரம்பரையோ, அல்லது கர்ம வினையோ அல்ல.

மனிதன் நோயற்ற வாழ்வு வாழ, நோய் மருந்து எனும் சொற்களை மறந்து, வாழ, நிலைத்த இன்ப வாழ்வு வாழ, இயற்கைக்கு மாறுபாடில்லாத சரியான உணவு, போதிய உடலுழைப்பு, தூய சூழல் ஆகியவற்றை உருவாக்கவேண்டும். இயற்கையோடியைந்த இயற்கை வாழ்வே இதற்கு உறுதுணையாகும்.

திருநெல்வேலி மாவட்டம் சிவசைலம், நல்வாழ்வு ஆசிரம நிறுவனர் தவத்திரு மூ.இராமகிருட்டிணனார்அவர்களின்வழிகாட்டுதலின்படி,இன்றையகாலகட்டத்தில், 'இயற்கை வாழ்வியல் இயக்கம்' ஆங்காங்கே உலகெல்லாம் தோன்றிப், பரவி, வலுவடைவது இன்றியமையாதொன்றாகிறது அன்னாரின் நல்லாசிகளாலும், பேராதரவாலும், உருவாக்கப்பட்டதே, 'இயற்கை வாழ்வு நிலையம்' 32/1, கீழத்தெரு, குலசேகரன்பட்டினம் - 628 206 தூத்துக்குடி மாவட்டம், தமிழ்நாடு. இந்தியா எனும் முகவரியில் இயங்கி வரும் நிறுவனம். இந்நிறுவனம் எழில்மிகு கடற்கரையில் உள்ளது. இதன் தொலைபேசி எண்: 9944042986/ 9380873645 ஆகும்.

மனிதனுக்குப் பிணிகள் வருவதும் தவறான உணவினால் தான், மனிதனுக்குப் பிணிகள் விலகுவதும் சரியான உணவால்தான், இயன்ற அளவு தூய்மையான இயற்கை உணவை உண்டு, 'இயற்கை வாழ்வியல்' எனும் வாழும் நெறிகளோடு மனிதன், இயற்கைக்குத் திரும்பினால், மனிதன் நோயற்ற வாழ்வு வாழ்ந்து, குறைவற்ற செல்வம் சேர்ப்பது உறுதி!

மேலே குறிப்பிட்டுள்ள முகவரியில் நிறுவப்பட்டுள்ள நிறுவனம், மனிதன் வாழும் நெறிகளை, இயற்கை வாழ்வியலை, மறந்து போய்க் கொண்டிருக்கின்ற மானிடருக்கு நினைவூட்டி வருகின்றது. மருந்து, மருத்துவத்தை மறக்கச் செய்கின்றது. நோயற்ற வாழ்விற்கு அழைத்துச் செல்கின்றது.

மருந்தை நம்பி மோசம் போகும் மனிதன், இயற்கை உணவை நம்பலாம்! இயற்கை வேளாண்மையில் கிடைக்கும்

இயற்கை உணவு மாசற்ற தூய உணவு.

இயற்கை உணவை ஏற்போம்! சமையலுணவை மறப்போம்!

மரங்களை நடுவோம்! இயற்கை வாழ்வு வாழ்வோம்!

இயற்கை வாழ்வே இன்ப வாழ்வு!

இயற்கையின் பேராற்றல் உலகெலாம் பரவட்டும்!

உங்களுக்கு
சந்தோஷமான செய்தி வாசக
அன்பர்களின் வேண்டுகோளுக்கிணங்க
இப்புத்தகம் மிக விரைவில்
நம் பதிப்பகத்தின் மூலம் ஆங்கில
மொழியில் வெளிவர
இருக்கிறது என்பதை
தெரிவித்துக் கொள்கிறோம்.

நன்றி
பதிப்பாசிரியர்